W0356929

Kohlhammer

Manfred Grohnfeldt (Hrsg.)

# Lehrbuch der Sprachheilpädagogik und Logopädie

**Band 1:** Selbstverständnis und theoretische Grundlagen

**Band 2:** Erscheinungsformen und Störungsbilder

**Band 3:** Diagnostik, Prävention und Evaluation

**Band 4:** Beratung, Therapie und Rehabilitation

**Band 5:** Bildung, Erziehung und Unterricht

Manfred Grohnfeldt (Hrsg.)

# Lehrbuch der Sprachheilpädagogik und Logopädie

## Band 2
## Erscheinungsformen und Störungsbilder

Verlag W. Kohlhammer

Die Deutsche Bibliothek – CIP-Einheitsaufnahme

Lehrbuch der Sprachheilpädagogik und Logopädie – Manfred Grohnfeldt (Hrsg.). –
Stuttgart ; Berlin ; Köln : Kohlhammer, 2001
Bd. 2. Erscheinungsformen und Störungsbilder. – 2001
ISBN 3-17-016991-1


Stuttgart Berlin Köln
Verlagsort: Stuttgart
Umschlag: Data Images GmbH
Gesamtherstellung:
W. Kohlhammer Druckerei GmbH + Co. Stuttgart
Printed in Germany

# Vorwort

Das fünfbändige „Lehrbuch der Sprachheilpädagogik und Logopädie" wendet sich bei einer interdisziplinären Ausrichtung an alle Berufsgruppen, die in Theorie und Praxis mit sprach-, sprech-, rede-, stimm- und schluckgestörten Menschen arbeiten. Es ist vom Mitarbeiterkreis und der Interessenlage her bewusst breit angelegt. Dies soll durch den Titel signalisiert werden, mit dem ohne standespolitische Einengung von der Sache ausgehend das gesamte Handlungsfeld der Sprachheilpädagogik und Logopädie angesprochen wird.

Dem Charakter eines Lehrbuchs entsprechend erfolgt ein systematischer Überblick zu den einzelnen Aufgabengebieten, wobei die Darstellung in knapper Form den Stand der Forschung repräsentiert. Stichworte und Zusammenfassungen am Rand erleichtern eine Nutzung als Nachschlagewerk.

Die Verschiedenartigkeit der einzelnen Störungsformen beeinträchtigter Kommunikation und das stark angestiegene Wissen auf diesen Gebieten in den letzten Jahren dokumentieren sich in einem breiten Spektrum der damit verbundenen Aufgabenstellungen. Die inhaltlichen Schwerpunkte werden dabei auf 5 Bände verteilt:

Band 1: Selbstverständnis und theoretische Grundlagen
Band 2: Erscheinungsformen und Störungsbilder
Band 3: Diagnostik, Prävention und Evaluation
Band 4: Beratung, Therapie und Rehabilitation
Band 5: Bildung, Erziehung und Unterricht

Der vorliegende 2. Band geht auf Merkmale der Erscheinungsbilder der jeweiligen Störungsphänomene ein. Die Vielfalt der beobachteten Abweichungen, ihre Relativität der Abgrenzung, diffizile Überschneidungen und Querverbindungen sowie die nur in Ausnahmefällen eindeutige ätiologische Zuordnung spiegeln sich in einer komplexen Aufgabenstellung. Dabei steht weniger eine vermeintlich eindeutige Klassifikation, sondern eine möglichst genaue Beschreibung der beobachteten Erscheinungsformen im Vordergrund, um gezielt helfen zu können. Damit werden Grundlagen für Fragestellungen der Diagnose und Therapie gelegt, die in Band 3 und 4 des Lehrbuchs behandelt werden.

Es versteht sich, dass das hier dargestellte Wissen prinzipiellerweise eine Momentaufnahme in einer steten Abfolge veränderter Auffassungen im Rahmen einer epochalen Weiterentwicklung der beteiligten Wissenschaften darstellt. Dass diese Zäsur an der Jahrtausendwende erfolgt, ist historischer Zufall wie persönlicher Anspruch zugleich. Dabei sollte

man sich des Blicks nach vorne im Sinne einer Vision des Möglichen stets bewusst sein.
Die bei der Erstellung dieses Bandes beteiligten Fachvertreterinnen und Fachvertreter haben sich den damit verbundenen Anforderungen gestellt. Ihnen gilt mein besonderer Dank ebenso wie auch dem Kohlhammer Verlag, durch den die Möglichkeiten der Ausstattung und Verbreitung eines Lehrbuchs unterstützt wurde, von dem zu hoffen ist, dass es zu einem Standardwerk für Studierende, Theoretiker und Praktiker gleichermaßen wird.

Manfred Grohnfeldt

# Inhaltsverzeichnis

# Notwendigkeiten und Probleme der Einteilung von Störungsbildern und ihrer Bedingungshintergründe

*Manfred Grohnfeldt*

## 1 Schwierigkeiten der Klassifikation

Auffälligkeiten der Sprache und Kommunikation im weitesten Sinne sind durch eine außerordentliche Vielfalt des Erscheinungsbildes und Schweregrades gekennzeichnet. Im Zusammenhang damit sind unterschiedliche Einteilungsformen entwickelt worden, um Strukturhilfen zur Kennzeichnung des Störungsbildes als Ansatz für weitere diagnostische und therapeutische Fragestellungen zu geben.

Jede Klassifikation versucht dabei, die Komplexität des vorliegenden Phänomens überschaubar zu machen, ist aber auch mit einer prinzipiellen Verengung der Perspektiven verbunden. Damit ist jedes Einteilungsschema ein Spiegelbild eigener Sichtweisen, deren Relativität man sich immer vor Augen halten sollte. Letztlich handelt es sich bei Kategorienbildungen um Erkenntnismittel, die am Schluss des Verstehensprozesses wieder aufgegeben werden sollten. In Analogie zu einem Vergleich bei WITTGENSTEIN (1951) muss man quasi die Leiter, auf der man hochgestiegen ist, hinter sich hochziehen.

Relativität von Klassifikationen

Daraus ergibt sich, dass Klassifikationen zwar notwendig, in ihrem Aussagewert aber generell begrenzt sind.

> Von daher sollte nicht eine Objektivität vortäuschende Einteilung, sondern eine möglichst genaue Beschreibung des Erscheinungsbildes im Vordergrund stehen, die auf das Phänomen selbst, aber auch auf die Merkmale des jeweiligen Kontextes (Teil und Ganzes) bezogen ist.

Möglichkeiten und Grenzen eines deskriptiven Ansatzes

Doch auch ein derartiges deskriptives Vorgehen hat Grenzen, denn das, was wir erkennen können, ist nur die Oberfläche dessen, was dahinter abläuft. In Anlehnung an ein Bild von VAN RIPER (1978, 36) werden die einzelnen Erscheinungsbilder und Störungsbilder als Spitzen von Eisbergen bzw. Gipfel von Bergen verdeutlicht (s. Abb. 1), wobei

- mögliche Zusammenhänge und Querverbindungen hinsichtlich der vermuteten Bedingungshintergründe signalisiert werden,
- fließende Übergänge zwischen den einzelnen Erscheinungsformen sowie einer fiktiven Normalität zu beobachten sind, wobei Mischformen und Syndrombildungen, beim Überschreiten von kritischen Schwellenwerten auch in sich geschlossene Störungsbilder entstehen können.

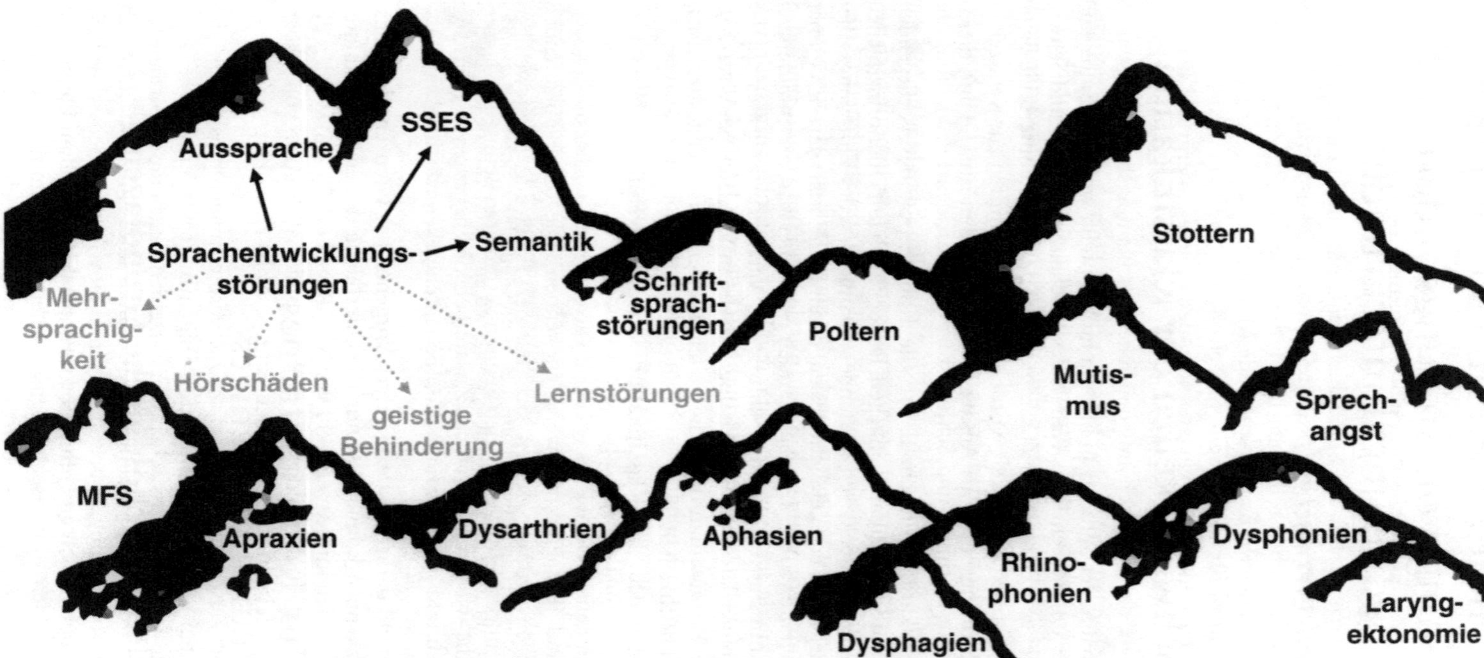


**Abb. 1**
Erläuterungen der Abkürzungen in Abb. 1

SSES Spezifische Sprachentwicklungsstörungen
MFS Myofunktionelle Störungen

Neben den „eigentlichen“ Sprachentwicklungsstörungen sind dabei Beeinträchtigungen des Spracherwerbs im Zusammenhang mit Hörschäden, Verarbeitungs- bzw. Lernstörungen sowie bei geistiger Behinderung festzustellen. Eine Sonderfragestellung nimmt der Spracherwerb bei Mehrsprachigkeit ein. Hier handelt es sich um *keine* Störung. Andererseits ergeben sich für die Sprachheilpädagogik und Logopädie unter Beachtung des linguistischen, kulturellen und psychosozialen Kontextes wesentliche Aufgabenstellungen im Hinblick auf die Prävention, Beratung und spracherwerbsunterstützende Maßnahmen.

Übergreifend ist für alle Sprach-, Sprech-, Rede- und Stimmstörungen zu beachten, dass nicht nur ein analoger Bedingungshintergrund bei verschiedenartigen Oberflächenphänomenen möglich ist. Es kann ebenso vorkommen, dass ein nach außen gleiches Erscheinungsbild unterschiedliche Ursachen hat (Shukowa, Mastjukowa & Filitschewa 1978). Dies bedingt eine Dialektik der Aufgabenstellungen, die selten einfache Lösungen und häufig die Notwendigkeit differenzierter Antworten nach sich zieht.

Dialektik der Aufgabenstellungen

Ebenso vielschichtig sind die Zusammenhänge der einzelnen Sprach-, Sprech-, Rede-, Stimm- und Schluckstörungen mit den Entwicklungsdimensionen der Sensorik, Motorik, Kognition, Emotionalität und Sozialität. Für die Erklärung der Störungsphänomene, ihre hypothetisch angenommenen Bedingungshintergründe und die daraus abgeleiteten Arten des therapeutischen Vorgehens wird dabei ein vielfältiges Meinungsspektrum genannt. Wie in einem Kippbild aus der Gestaltpsychologie werden dabei Merkmale der Sprachspezifität und Unspezifität herausgestellt (vgl. die Beiträge von Dannenbauer und Schöler & Schakib-Ekbatan in diesem Band).

Insgesamt wird erkennbar, dass es im Sinne eines komplexitätstheoretischen Denkens (Lewin 1993) nicht genügt, die Mikroeigenschaften eines Phänomens zu analysieren. Ebenso notwendig ist es, die Netzwerkqualitäten zu verstehen. Dazu ist es wiederum erforderlich, vorher die Teile des Systems und ihre Funktionsweise zu kennen. Die dabei ablaufenden kreisförmigen Prozesse zeigen sich bei der Erklärung der jeweiligen Sprachstörungen selbst, aber auch in ihren vermuteten Bedingungshintergründen, die wiederum durch das Zusammenspiel neuropsychologischer Grundlagen und psychosozialer Komponenten gekennzeichnet sind.

Komplexitätstheorie

# 2 Zur Komplexität des Bedingungsgefüges

## 2.1 Neuropsychologische Grundlagen

Sprache ist eine höhere psychische Funktion des Menschen, die auf zugrunde liegenden motorischen, sensorischen und kognitiven Verarbeitungsprozessen aufbaut. Andererseits wirkt sie jedoch auch auf diese

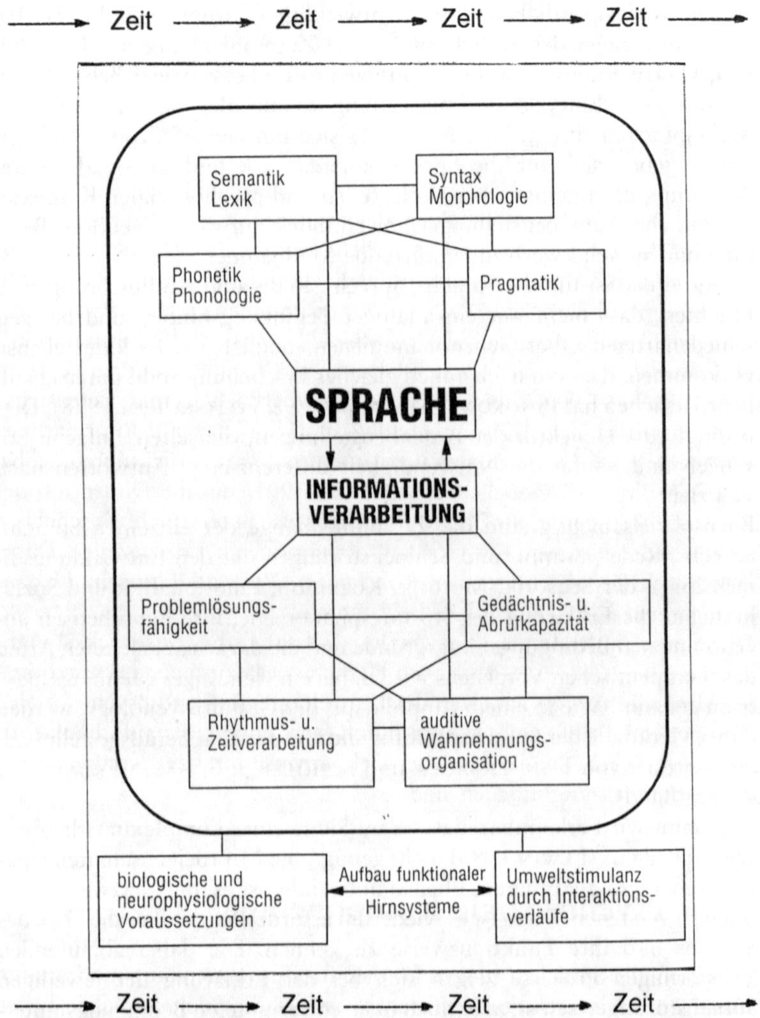


**Abb. 2:** Sprache und Informationsverarbeitung

funktionale Hirnsysteme

Basisfunktionen zurück. Die in dem Zusammenhang beobachteten Abläufe sind Ausdruck eigenaktiver, sich selbst regulierender funktionaler Hirnsysteme (LURIJA 1970). Die dabei ablaufenden Prozesse lassen sich nicht im Sinne einer eindimensionalen Zuordnung, sondern eher als Merkmal *rekursiver Schleifen* interpretieren.
Dementsprechend selten sind eindeutige Ursache-Wirkungs-Korrelationen bei Sprachstörungen festzustellen (z. B. bei Hörschäden oder Lippen-Kiefer-Gaumenspalten). Viel häufiger muss auf relativierende Erklärungsmodelle zurückgegriffen werden:

– *Kumulative Schwellenwertphänomene*

Es wirken mehrere Faktoren zusammen, die möglicherweise erst durch eine Verkettung unglücklicher Umstände zu einer Sprachstörung führen.

Dies kann auch durch das gleichzeitige Auftreten unterschiedlicher Abweichungen hervorgerufen werden, die an und für sich unwirksam sind und sich erst in ihrer Gesamtheit potenzieren, wenn ein kritischer Grenzwert überschritten wird.

– *Multifunktionsprinzip*

Eine zugrunde liegende Störung (z. B. der Wahrnehmungsverarbeitung) kann zu mehreren Auffälligkeiten gleichzeitig führen, wobei die Bereiche der Sprache, des Lernens und Verhaltens kombiniert betroffen sein können. Dadurch kann es zu strukturellen Veränderungen mit vielfältigen Erscheinungsbildern und Syndromformen kommen.
Es versteht sich, dass kumulative Schwellenwert- und Multifunktionsphänomene gleichzeitig auftreten können, was zu einer weiteren Verkomplizierung führt. Die dabei beobachteten Oberflächen- und Tiefenstrukturen lassen sich auf Zusammenhänge von Sprache und Informationsverarbeitung (s. Abb. 2, analog GROHNFELDT 1995) zurückführen, wobei das ursprüngliche Modell (GROHNFELDT 1991) um die Dimension der Zeit erweitert wurde, um den – möglicherweise unterschiedlich schnellen – Verlauf der einzelnen Entwicklungsdimensionen herauszustellen. Dabei lassen sich Zeitabschnitte der *Kontinuität, Plateaubildungen, Phasensprünge* und *Kipp-Phänomene* beobachten.

Sprache und Informationsverarbeitung

Die hierbei auftretenden Entwicklungsschritte sind Ausdruck somatischer Reifungsprozesse, aber auch im Sinne des Konzepts der funktionalen Hirnsysteme von Faktoren der Umweltanregung und psychosozialen Komponenten abhängig, wobei durch sich kumulativ aufschaukelnde bzw. abschwächende Prozesse der Dekompensation bzw. Kompensation in der Entwicklung möglich sind.

## 2.2 Psychosoziale Komponenten

wechselseitige kommunikative Beeinträchtigung

Praktisch alle Sprachstörungen können im Zusammenhang mit kommunikativen Beeinträchtigungen stehen, wobei dies den Sprachgestörten selbst, aber auch seine Gesprächspartner betreffen kann (MOTSCH 1989). Weiterhin werden häufig Veränderungen der psychosozialen Situation beobachtet, die sich auf den Einzelnen und/oder auf das soziale Umfeld beziehen.

– *Sichtweise vom Einzelnen her*

Die Annahme spezifischer Persönlichkeitseigenschaften im Zusammenhang mit bestimmten Sprachstörungen wurde als Ausdruck vorurteilsbehafteter Zuschreibungsprozesse erkannt. Dies besagt nicht, dass der Lebenslauf eines Menschen und sein Verhalten beim Auftreten einer Sprachstörung einen anderen Weg nehmen können. Man sollte sich jedoch vor monokausalen Erklärungsmustern und vorschnellen Ableitungen aus Mittelwertuntersuchungen auf den Einzelfall hüten. Von entscheidender Bedeutung sind dabei Fragen des individuellen *Störungserlebens* und der *Lebensbedeutsamkeit* einer Sprachstörung für den Einzelnen. In letzter Zeit haben dabei Ansätze zur Resilienzforschung (z. B.

Störungserleben und Lebensbedeutsamkeit

Opp, Fingerle & Freytag 1999) dazu beigetragen, das Verständnis zu erweitern, warum manche Kinder schwere (früh-) kindliche seelische Verwundungen im Laufe ihres Lebens überwinden und andere weniger.

– *Sichtweise von der Umwelt her*

Stigmatisierung

Der einzelne sprachgestörte Mensch kann immer zum Auslöser für Stigmatisierungsprozesse werden, die sein Umfeld entscheidend beeinflussen und zum Auslöser für kommunikative Veränderungen werden, die Sprachstörungen verstärken bzw. begünstigen können. Wesentlich ist hier das Ausbilden einer negativen Erwartungshaltung, die das Verhalten des Einzelnen, aber auch das seiner Umwelt entscheidend verändern können.

Systemtheorie

Es wird deutlich, dass die Einnahme bestimmter Perspektiven aus der Sicht des Einzelnen wie einer fiktiv angenommenen Umwelt letztlich idealtypisch ist und eigentlich wie bei einem Kippbild das Eine das jeweils Andere bedingt. Aus systemtheoretischer Sicht spricht man von *„zirkulärer Kausalität“* (dazu: Von Schlippe & Schweitzer 1997, 90 ff). Man versteht darunter einen Prozess, bei dem Teile eines Systems in Wechselwirkung aufeinander bezogen sind, wobei jede Handlung eine Rückwirkung auf die agierende Person ausübt.

Damit schließt sich der Kreis zu den o. g. funktionalen Hirnsystemen (Lurija 1970), die ebenfalls vor dem Erklärungsmodell einer Selbstreferenz, Polyvalenz und Eigenaktivität interpretiert werden. Organisches Substrat und höhere psychische Funktion sind aufeinander bezogen. Die Einzigartigkeit und Individualität der dabei ablaufenden Vorgänge verbietet simple Einteilungsmuster.

Was bedeutet das für die Sprachheilpädagogik und Logopädie?

# 3 Perspektiven eines einzelfallorientierten Vorgehens

Notwendigkeit der Komplexitätsreduktion bei gleichzeitiger Perspektivenverengung

Die bisherigen Darlegungen haben gezeigt, dass Klassifikationen zur Einteilung von Sprachstörungen zwar einerseits zur Komplexitätsreduktion notwendig sind, aber andererseits die Vielfalt des Erscheinungsbildes durch eine prinzipielle Perspektivenverengung simplifizieren. Wesentlicher als eine vermeintliche Eindeutigkeit durch Kategorienschemata ist eine möglichst genaue Beschreibung des Erscheinungsbildes mit den jeweiligen Stärken und Schwächen sowie den dabei beobachteten Verlaufsprozessen.

Die sich in einem hypothesengeleiteten Vorgehen ständig zu erweiternde Kenntnis des Bedingungshintergrundes vermag dabei wesentliche Hinweise für eine gezielte Therapie zu geben, obwohl ein wirklich ursachenspezifisches Vorgehen nur in Einzelfällen möglich ist. Im Vordergrund steht die *Individualisierung der Maßnahmen.* Dies ist Anspruch und Begrenzung zugleich:

Anspruch und Grenzen der Individualisierung

Einerseits ist es notwendig, eine permanente Anpassung des didaktisch-methodischen Vorgehens an die jeweiligen Lernvoraussetzungen und die psychosoziale Situation des betreffenden sprachgestörten Menschen vorzunehmen, andererseits ist es klar, dass es sich um eine Sisyphusarbeit handelt, die in ihrer Totalität nie vollständig eingelöst werden kann (GROHNFELDT 1995 a, 1996). Die darin enthaltene Dialektik der Aufgabenstellung zwingt zu einer ständigen Veränderung des Vorgehens. In den Bänden 3 und 4 dieses Lehrbuches wird darauf im Einzelnen eingegangen.

# Aussprachestörung – Phonetik

*Elisabeth Wildegger-Lack*

## 1 Einleitung

Definition: phonetische Störung

Die phonetische Störung (synonym: Artikulationsstörung), die in diesem Kapitel dargestellt werden soll, beschreibt die fehlerhafte Bildung eines Sprachlauts. Einzelne Laute oder Lautverbindungen werden nicht entsprechend der Umgebungssprache artikuliert. Das für das Sprechen notwendige phonologische Regelsystem ist intakt, aber die direkte, auch bewusste Produktion eines Sprachlauts durch Kehlkopf, Mund und Zunge auf der Laut-, Silben-, Wort- und Satzebene gelingt nicht.

> Auf der Ebene der Aussprache muss zwischen einer Sprechstörung (phonetischen Störung) und einer Sprachstörung (phonologischer Störung) unterschieden werden. Eine klare Trennung der phonetischen und phonologischen Störung in der täglichen sprachtherapeutischen Praxis ist allerdings oft nur unzureichend möglich, da die Übergänge beider Störungsbilder fließend sind. Phonetische Störungen können sowohl isolierte Störungen im Vorschulalter darstellen, als auch neben phonologischen, syntaktisch-morphologischen und semantischen Störungen Merkmal einer spezifischen Sprachentwicklungsstörung (vgl. DANNENBAUER, GLÜCK, HACKER & WILGERMEIN in diesem Buch) sein.

Zur Beschreibung der Symptomatik und des Erscheinungsbilds einer Aussprachestörung bedarf es einer umfangreichen Datenerhebung spontaner Äußerungen eines Kindes, um die Art und Weise seiner phonetischen und/oder phonologischen Störung genau analysieren zu können.

## 2 Begriffsbestimmung

medizinische Sichtweise

Zur Bezeichnung phonetischer Störungen bzw. Artikulationsstörungen wird der traditionell bekannte Begriff Stammeln (SCHULTHESS 1830) heute im deutschsprachigen Raum in der täglichen Praxis meist durch den synonym verwendeten Begriff Dyslalie ersetzt. Dys- ist die griechische Vorsilbe von abweichend, schlecht, krankhaft und –lalie ist die griechische Nachsilbe für sprechen, reden. Der historisch bedeutsame und vor allem medizinisch geprägte Begriff Dyslalie (vgl. BÖHME 1997, WIRTH 1994) beschreibt eher die phonetisch orientierte Aussprachestörung. Zur detaillierten Beschreibung der Aussprachestörungen wurden

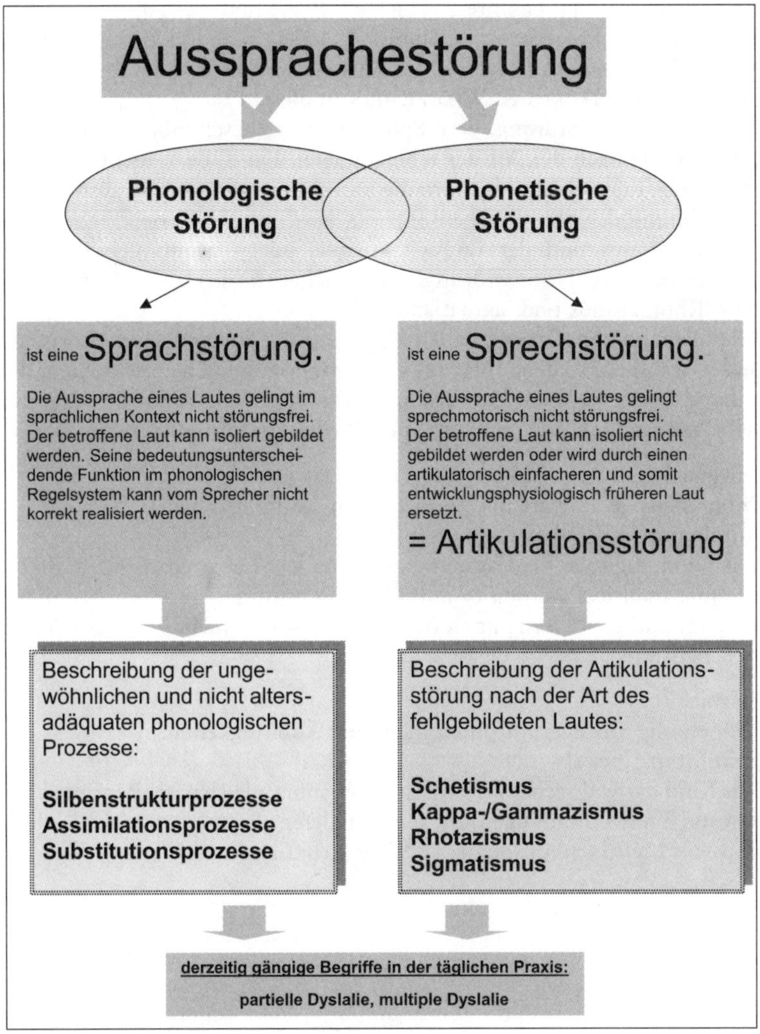


**Abb. 1:** Begriffsbestimmung Aussprachestörung

die verschiedenen Bedingungshintergründe nach quantitativen, qualitativen und ätiologisch begründeten Kriterien klassifiziert: u. a. partiell, multiple, universell, inkonsequent, konstant, funktionell, audiogen, sensorisch, konstitutionell, psychogen, motorisch, mechanisch oder organisch bedingt. Im Gesundheitswesen wird auch heute noch zur Beschreibung von Aussprachestörungen der Begriff „multiple Dyslalie" in den aktuellen Verträgen zwischen Sprachheilpädagogen/Logopäden und gesetzlichen Krankenkassen verwendet.

linguistische Sichtweise

Aus linguistischer Sicht müssen Aussprachestörungen in phonetische und phonologische Störungen aufgeteilt werden (siehe Abb.1). SCHOLZ (1969, 1970, 1974) hat bereits Anfang der siebziger Jahre auf die Bedeutung dieser Unterscheidung hingewiesen. Die phonologische Störung,

phonologische Störung

eine Sprachstörung, beschreibt ungewöhnliche und nicht altersadäquate phonologische Prozesse eines Kindes. Es lassen sich drei Gruppierungen bilden: Silbenstrukturprozesse, Assimilationsprozesse und Substitutionsprozesse (vgl. HACKER & WILGERMEIN in diesem Buch).

phonetische Störung

Die phonetische Störung, eine Sprechstörung, beschreibt die Artikulationsstörung nach der Art des fehlgebildeten Lauts, d. h. nicht das phonologische Regelsystem, sondern die Sprechbewegungen sind gestört. Die Bezeichnung der phonetischen Störung wird mit dem griechischen Namen des Lauts und der Endung –tismus oder –zismus gebildet. Die häufigsten Artikulationsstörungen sind Schetismus, Kappa-/Gammazismus, Rhotazismus und Sigmatismus.

phonetisch-phonologische Störung

Wie oben erwähnt, kann es auch zu Überschneidungen beider Störungsbilder kommen, so genannter phonetisch-phonologischer Störungen, die anhand zweier Beispiele kurz erläutert werden sollen, wobei die Diagnose selbstverständlich nicht anhand eines Wortes zu formulieren ist:

Beispiel 1:
Phonologische Störung mit phonetischen Auffälligkeiten:
[sotola:dntusn] statt [ʃokola:dnkuXn]
Das phonologische Regelsystem kann vom Kind vermutlich nicht altersadäquat realisiert werden (= auffälliger Substitutionsprozess: Alveolarisierung) und gleichzeitig kann der Laut [ʃ] isoliert nicht gebildet werden (= Schetismus).

Beispiel 2:
Phonetische Störung mit phonologischen Auffälligkeiten:
[seke] statt [ʃneke]
Das Kind hat wahrscheinlich einen Schetismus, gleichzeitig kommt es bei Konsonantenverbindungen mit fehlgebildetem Laut [ʃ] zu einer Reduktion von Mehrfachkonsonanz (= Silbenstrukturprozess).

# 3 Verlauf der kindlichen Entwicklung des Lautsystems

Der kindliche Erwerb des Lautsystems von der Geburt bis zum 6. Lebensjahr durchläuft verschiedene Entwicklungsstufen. Das Lautinventar wird vom Kind nach und nach aufgebaut, wobei die Entwicklung von motorisch leichter zu realisierenden Lauten (zum Beispiel: [m]) zu Lautverbindungen mit komplexer mundmotorischer Koordination (zum Beispiel: [ʃtr]*) verläuft.

kindlicher Erwerb des Lautsystems

Im ersten Lebensjahr bildet das Kind erste Wörter durch die gezielte Lautverbindung von Labialen [m], [b], [p] und Vokalen. Die Alveolare [n], [d], [t], [l] werden in der Regel im zweiten Lebensjahr erworben, wobei die stimmhaften meist vor den stimmlosen Konsonanten realisiert werden (vgl. Bernthal & Bankson 1993). Mit zirka 3 Jahren produziert das Kind erste einfache Konsonantenverbindungen (z. B. [bl], [fl]). Auffälligkeiten bei der Realisierung schwieriger Lautverbindungen sind in diesem Alter noch normal. Die Velare [k], [g], [ŋ], [X], Palatale [j], [ç] und

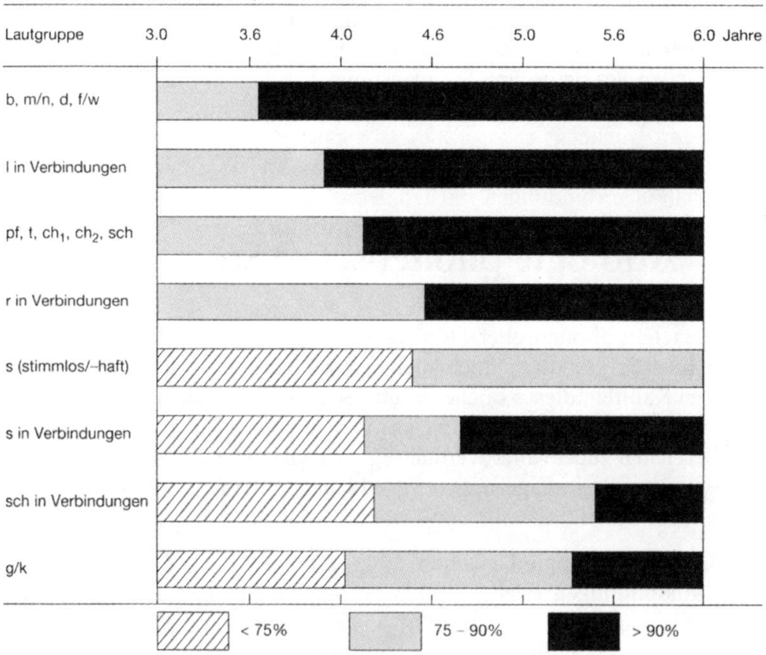


**Abb. 2:** Lautentwicklung bei drei- bis sechsjährigen Kindern (Grohnfeldt 1980)

* Im Deutschen gibt es drei gleichwertige Realisierungsmöglichkeiten des Vibranten: [r]/[R]/[ʁ]. Es soll jedoch aus Gründen der Übersichtlichkeit hier und bei den weiteren Lautbeispielen nur das [r] verwendet werden. Näheres dazu unter Punkt 5.3.

der Alveopalatal [ʃ] müssen bis zum Ende des 4. Lebensjahres vom Kind ebenfalls noch nicht alle korrekt realisiert werden können. Auch der Alveolar [s] wird bis zum 6. Lebensjahr häufig noch interdental oder addental gebildet, ohne dass von einer Artikulationsstörung gesprochen wird (vgl. Wendlandt 2000).

Der Erwerb des Lautsystems sollte im Vorschulalter abgeschlossen sein. Das Kind muss nun alle Laute und Lautverbindungen, auch schwierige wie z. B.: [ʃtr], [ʃpr], [pfl] korrekt artikulieren können (vgl. Grohnfeldt 1980, Abb. 2).

Dialekt
Umgangssprache
Standardsprache

Die deutsche Sprache ist durch eine Fülle von dialektbedingten Variationsmöglichkeiten der Aussprache gekennzeichnet. Es gibt eine Vielzahl niederdeutscher und hochdeutscher Dialekte (vgl. Wiesinger 1983), die in der heutigen Zeit besonders durch ihre Ausgleichsformen zwischen Dialekt und Standardlautung, der so genannten Umgangssprache, von Bedeutung sind. Die Grenze zwischen Dialekt, Umgangssprache und Standardsprache ist fließend (vgl. Pompino-Marschall 1995). Zur Beschreibung der Störungsbilder soll im weiteren von der deutschen Standardsprache ausgegangen werden. Inwiefern spezifische dialektbedingte Besonderheiten der Aussprache in den verschiedenen Regionen Deutschlands die Häufigkeit und Relevanz der phonetischen Störung beeinflussen, ist derzeit noch nicht empirisch untersucht worden. Ein Kappazismus in Berlin oder ein Schetismus in Stuttgart wird vermutlich deutlicher aus der Umgebungssprache hervorstechen als in manch anderen Teilen des deutschen Sprachraums.

# 4 Ätiologie phonetischer Störungen

Die Ursachen phonetischer Störungen können unterschiedlich sein und sollen hier dargestellt, jedoch nicht weiter vertieft werden, da dies in späteren Kapiteln dieses Buches noch der Fall sein wird. Für die phonetische Störung als Sprechstörung können mögliche Ursachen folgenden vier Bereichen zugeordnet werden (vgl. Wendlandt 2000, S. 58ff), wobei es auch zu Überlagerungen verschiedener Ursachen kommen kann (siehe Abb. 3):

organisch bedingt

- „organisch bedingte Ursachen“:
  - Missbildungen oder postoperative Veränderungen der Artikulationsorgane (vgl. Hochmuth & Neumann in diesem Buch) und Kiefer- und Zahnanomalien (vgl. Hahn in diesem Buch)
  - Zentrale und/oder periphere Hörstörungen, sodass die Perzeption der Sprachlaute beeinträchtigt ist (vgl. Coninx in diesem Buch)
  - Motorische Störungen: u. a. Spastik oder Entwicklungsdyspraxie (vgl. Schulte-Mäter in diesem Buch)
  - Neurologische Störungen, wodurch die für die Aussprache notwendigen zentralen Verarbeitungsprozesse prae-, peri- oder postnatal gestört wurden (vgl. Wilken in diesem Buch).

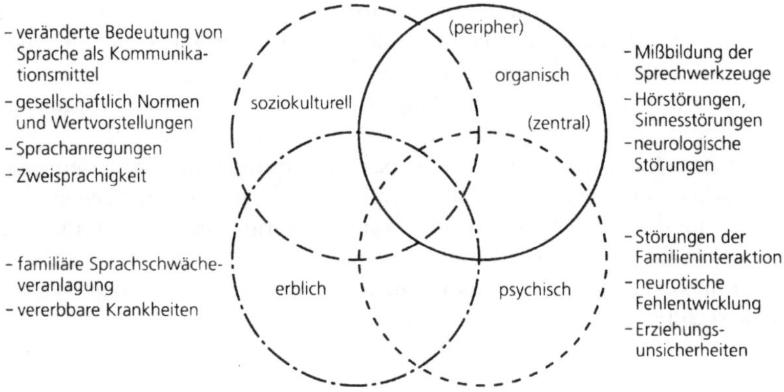


**Abb. 3:** Vier Ursachenbündel von Störungen des Sprechens und der Sprache (WENDLANDT 2000, S. 58)

soziokulturell bedingt

- „soziokulturell bedingte Ursachen“:
  - Das direkte zwischenmenschliche Gespräch kommt in unserer Gesellschaft zunehmend zu kurz. Neue Kommunikationsmittel (Fernsehen, Video und Computer) verdrängen mehr und mehr unmittelbare Sprechsituationen wie u. a. Geschichtenvorlesen.
  - Gleichzeitig ist der Anspruch, gut sprechen zu können, in unserem Kulturkreis sehr hoch. Eine erfolgreiche Schullaufbahn und eine günstige Berufswahl stehen in direkter Abhängigkeit zu den sprachlichen Fähigkeiten eines Kindes.
  - Ungünstige Bedingungen bei mehrsprachiger Erziehung oder schwierigen Lebensumständen können eine Sprach- oder Sprechstörung bedingen.

    Mehrsprachigkeit ist jedoch keine unmittelbare Ursache für Sprach- und Sprechstörungen, auch wenn die Lautentwicklung durch den komplexeren Entwicklungsverlauf beeinflusst wird. Das Lautsystem einer Sprache kann nicht 1:1 unmittelbar auf das Lautsystem einer anderen Sprache übertragen werden.

    Ein Beispiel: So gibt es im Deutschen drei gleichwertige Realisierungsmöglichkeiten des Vibranten: [r], [R] oder [ʁ]. Im Spanischen oder Griechischen ist dagegen nur der Laut [r] möglich. Ein z. B. deutsch und spanisch sprechendes Kind verwendet in beiden Sprachsystemen den Laut [R]. Hat dieses Kind nun im Spanischen eine phonetische Störung? (vgl. JEDIK in diesem Buch)

erblich bedingt

- „Erblich bedingte Ursachen“:
  - Sprach- und Sprechstörungen können nicht wie andere Merkmale des Menschen (z. B. Größe) vererbt werden. Durch die Erbanlagen kann aber sehr wohl eine allgemeine familiäre Sprachschwäche das Auftreten einer Sprachstörung begünstigen.
  - Vererbbare Krankheiten, die mit einer Sprech- oder Sprachstörung einhergehen.

psychisch bedingt

- „psychisch bedingte Ursachen“:

- Störungen der Familieninteraktion, verursacht durch Trennung der Eltern, Geschwisterrivalität oder längere, unter Umständen auch traumatisch erlebte Trennungen von der Familie.
- Neurotische Fehlentwicklungen des Kindes können ebenfalls die Sprach- oder Sprechentwicklung ungünstig beeinflussen.
- Erziehungsunsicherheiten (z. B. Überbehütung oder Inkonsequenz)

Zwischen den Gesprächspartnern werden nicht nur Wörter gegenseitig ausgetauscht, sondern die Art der Kommunikation verdeutlicht auch die jeweilige Einstellung zueinander. Die psychischen Anteile einer Sprach- oder Sprechstörung dürfen daher nicht unterschätzt werden (vgl. WENDLANDT 2000).

# 5 Symptomatik phonetischer Störungen

Theoretisch betrachtet kann jeder Laut fehlgebildet werden. In der Praxis sind es jedoch meist die in der Lautentwicklung zuletzt erworbenen Laute, die von einer phonetischen Aussprachestörung besonders häufig betroffen sind (siehe Abb. 2).

Aspekte phonetischer Störungen

Folgende Aspekte müssen bei der Beschreibung phonetischer Aussprachestörungen berücksichtigt werden und beinhalten auch Konsequenzen für die Diagnose und Therapie:

- Die Stellung eines Lauts innerhalb einer Silbe
  Beispiel: das [ʃ] in ‚Schuh' und ‚Tisch'
- Die Betonung einer Silbe im Wort
  Beispiel: betonte und unbetonte [ʃi]-Silbe in ‚Geschirrspülmaschine'
- Die Länge des Vokals einer Silbe im Wort
  Beispiel: das [k] in ‚Haken' und ‚Hacke'
- Die Bedeutung von Silbengrenzen
  Beispiel: Es besteht ein artikulatorischer Unterschied zwischen ‚Hans' (= [ns] Auslaut einer Silbe)
  und ‚ansagen' (= [s] Anlaut einer Silbe)

Die korrekte Realisierung der Laute [ʃ], [k], [g], [r]/[R]/[ʁ], [s]/[z] ist mundmotorisch komplex und dadurch störungsanfälliger. Die Symptomatik und spezifischen Merkmale dieser im Deutschen am häufigsten auftretenden phonetischen Störungen soll nun im Einzelnen näher dargestellt werden.

## 5.1 Schetismus

[ʃ] im Deutschen

Der hier fehlgebildete Laut [ʃ] ist ein Frikativ bzw. Reibelaut. Die korrekte Artikulationsstelle dieses Lauts ist alveopalatal. Dieser Konsonant wird als einziger Laut des Deutschen mit dem vorderen Teil des Zungenblatts und einer deutlichen Lippenrundung gebildet.

Der Laut [ʃ] wird in allen Wortpositionen im Deutschen realisiert und ist Teil einer Fülle von Konsonantenverbindungen (siehe Tab. 1). Auch wird der Laut [ʃ] im Deutschen nur stimmlos gebildet, der oppositionell stimmhafte Laut [ʒ], wie z. B. in dem Wort ‚Garage', gehört nicht zum zentralen deutschen Lautsystem.

Beim Schetismus wird der Laut [ʃ] meist durch ein alveolares oder interdentales [s] ersetzt. Bei einer Lautersetzung durch [t] oder [d] kann eine phonologische Störung vermutet werden: das Ersetzen eines Frikativs durch einen Plosiv verletzt das Regelsystem.

[ʃ]-Fehlbildung

**Tabelle 1:** Lautverbindungen mit [ʃ] im Deutschen

| [ʃ] als Anlaut eines Worts oder einer Silbe | [ʃ] als Auslaut eines Worts oder einer Silbe |
|---|---|
| [ʃ] vor Vokal | [ʃ] nach Vokal |
| [ʃm], [ʃn] | [nʃ] |
| [ʃr], [ʃl] | [rʃ],[lʃ] |
| [ʃv] | |
| [ʃt], [ʃtr] | [tʃ] |
| [ʃp], [ʃpr] | [pʃ] |
| | und in Konsonantenverbindungen mit [t] am Wortende: [ʃt], [nʃt], [rʃt], [lʃt], [tʃt], [pʃt] |

Beispielsatz:
Die Men**sch**en kla**tsch**ten dem **sch**nellen **S**portler auf der **S**tra**ß**e Beifall und beglückwün**sch**ten ihn zu seinem er**s**taunlichen **S**treckensieg.

In Analogie zum Sigmatismus kann es noch drei weitere nicht so häufige Fehlbildungen des Lauts [ʃ] geben, die eine veränderte Zungen- bzw. Gaumensegelfunktion und abnorme Luftführung während der [ʃ]-Bildung aufweisen:

[ʃ]-Fehlbildung ohne phonologische Funktion

- Schetismus interdentalis
- Schetismus lateralis
- Schetismus nasalis

Diese Arten der Lautfehlbildung haben keine phonologische d. h. bedeutungsunterscheidende Funktion, beeinträchtigen jedoch die Klarheit der Artikulation.

## 5.2 Kappazismus/Gammazismus

Die hier fehlgebildeten Laute [k] und [g] sind Plosive bzw. Verschlusslaute, die sich hauptsächlich durch ihre unterschiedliche Stimmgebung unterscheiden. Die korrekte Artikulationsstelle dieser Laute ist velar und seine Bildung erfolgt mit dem hinteren Zungenrücken am Gaumensegel. An der gleichen Artikulationsstelle werden auch die Laute [ŋ] und [X] produziert. Die Plosive [k] und [g] sind meist die letzten Laute des kindlichen Spracherwerbsprozesses, da sie zum einen nur sehr kurz wahrnehmbare Verschlusslaute sind und zum anderen velar und somit am Mundbild nicht erkennbar gebildet werden.

[k] u. [g] im Deutschen

Auch [k] und [g] müssen im Deutschen in einigen Konsonantenverbindungen realisiert werden, wobei [k] in allen Wortpositionen gebildet werden kann und der stimmhafte Plosiv [g] nur als Anlaut eines Worts oder einer Silbe im Deutschen produziert wird, z. B.: ‚Berge' und ‚Bergspitze' (siehe Tab. 2).

**Tabelle 2:** Lautverbindungen mit [k] und [g] im Deutschen

| [k]+[g] als Anlaut eines Worts oder einer Silbe | [k] als Auslaut eines Worts oder einer Silbe |
|---|---|
| [k], [g] vor Vokal | [k] nach Vokal |
| [kn] | [nk] |
| [kr], [gr] | [rk] |
| [kl], [gl] | [lk] |
| [ks] | [ks] |
| [kv] | |
| | und in Konsonantenverbindungen mit [t] am Wortende [kt], [nkt], [rkt], [lkt], [kst] |

Beispielsatz:
Der **k**leine **K**nabe auf der Ban**k** stec**k**t zwanzig Mar**k** e**x**tra vorsichtig in die lin**k**e Jac**k**entasche und geht **k**urz darauf mit **X**aver über die gro**ß**e Brü**ck**e.

[k] und [g] Fehlbildungen

Beim Kappazismus bzw. Gammazismus werden die Laute [k] und [g] meist durch die alveolaren Plosive [t] und [d] ersetzt. Liegt ein Kappazismus bzw. Gammazismus vor, so wird auch meist der velare Nasal [ŋ], der nur als Auslaut eines Worts oder einer Silbe im Deutschen realisiert werden kann, als alveolarer Nasal [n] fehlgebildet. Wird darüber hinaus der Laut [X] auch nicht realisiert und kein Vibrant [R] gebildet, so kann die velare Artikulationsstelle vom Sprecher noch gar nicht verwendet werden und die Symptomatik des Kappazismus bzw. Gammazismus ist wesentlich gravierender: das Regelsystem ist gestört, es kommt zu einer Alveolarisierung der Velare. Dies hat wiederum Konsequenzen für die Therapie.

Aspekt der Koartikulation

Ferner ist der Aspekt der Koartikulation beim Kappazismus bzw. Gammazismus von besonderer Bedeutung. Abhängig vom darauf folgenden Vokal verlagert sich die Artikulationsstelle (siehe Abb. 4 und 5). Beispiel: Ein Kind realisiert das [k] in Wörtern wie ‚Katrin', ‚Kuchen' oder ‚Kohlen' korrekt, hat jedoch mit der [k]-Bildung in den Wörtern ‚Kilian', ‚Küche', ‚Kirsche' artikulatorische Probleme. Der Laut [k] kann somit vom Kind nur weiter hinten am Gaumen in Verbindung mit Hinterzungenvokalen korrekt realisiert werden.
Ferner kann aus den Abb. 4 und 5 ersehen werden, dass der Lenis-Laut [g] eine größere Berührungsfläche mit dem Gaumen hat als der Fortis-Laut [k]. Auch dieses phonetische Wissen hat Auswirkungen auf die Therapieplanung.

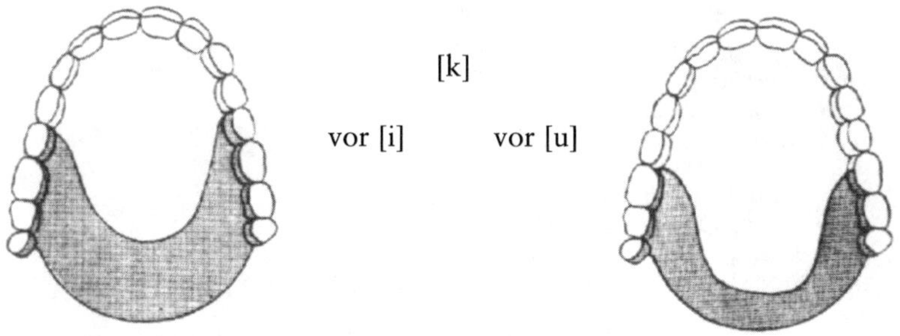


**Abb. 4:** [k]-Lautbildung vor [i] und [u]

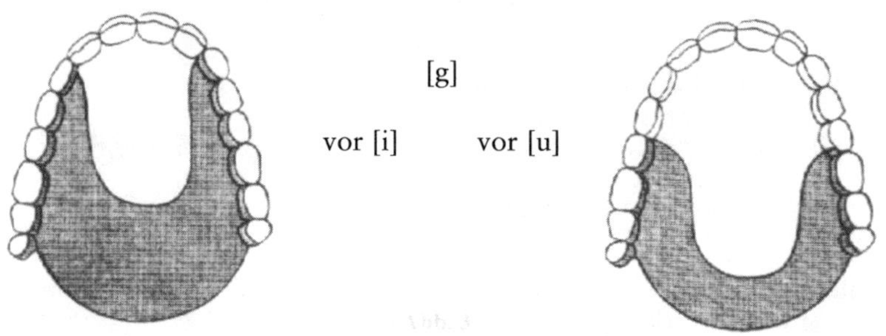


**Abb. 5:** [g]-Lautbildung vor [i] und [u]

## 5.3 Rhotazismus

der Vibrant im Deutschen

Der hier fehlgebildete Vibrant kann im Deutschen ohne Bedeutungsunterscheidung auf mehrere Arten realisiert werden:

- [r]: die Vibration zur Lautbildung erfolgt mit der Zungenspitze vor den Alveolen
- [R]: die Vibration zur Lautbildung erfolgt mit dem Zäpfchen gegen den Zungenrücken
- [ʁ]: die Engebildung zur Lautproduktion erfolgt an der Artikulationsstelle des [X]-Lauts (= ein pharyngealer Frikativ). Diese Lautbildung findet immer größere Verbreitung (vgl. MARTENS & SCHEEREN-MARTENS 1993).

Der einzige Vibrant bzw. gerollte Laut im Deutschen wird nicht in allen Wortpositionen gleich realisiert. Nur als isolierter Anlaut und in Konsonantenverbindungen im Anlaut von Wörtern und Silben wird das [r]/[R]/[ʁ] immer gerollt oder als pharyngealer Frikativ realisiert. In Vokal- und Konsonantenverbindungen am Wort- oder Silbenende wird der Vibrant entweder in Endungen vokalisiert, z. B.: ‚Uhr', ‚Ober' oder ‚ihr' oder deutlich reduziert, wie z. B.: in ‚Wurm', ‚scharf' oder ‚hart' (siehe Tab. 3).

**Tabelle 3:** Lautverbindungen mit [r]/[R]/[ʁ] im Deutschen

Gerolltes [r]/[R] und [ʁ] als Anlaut
eines Worts oder einer Silbe

[r]/[R]/[ʁ] vor Vokal
[br]/[bR]/[bʁ], [pr]/[pR]/[pʁ]
[dr]/[dR]/[dʁ], [tr]/[tR]/[tʁ]
[gr]/[gR]/[gʁ], [kr]/[kR]/[k ʁ]
[fr]/[fR]/[fʁ], [ʃr]/[ʃR]/[ʃʁ], [ʃpr]/[ʃpR]/[ʃpʁ], [ʃtr]/[ʃtR]/[ʃtʁ]

Beispielsatz:
Frau Braun betrachtet den gestreiften Rock.

Vokalisations- und Reduktionsformen der [r]/[R]/[ʁ]-Bildung
in Vokal- und Konsonantenverbindungen am Wort- oder Silbenende

[r]/[R]/[ʁ] nach Vokal
und in Konsonantenverbindungen:
[rp]/[Rp]/[ʁp], [rt]/[Rt]/[ʁt], [rk]/[Rk]/[ʁk]
[rm]/[Rm]/[ʁm], [rn]/[Rn]/[ʁn]
[rf]/[Rf]/[ʁf], [rs]/[Rs]/[ʁs], [rts]/[Rts]/[ʁts],
[rX]/[RX]/[ʁX], [rʃ]/[Rʃ]/[ʁʃ]

Beispielsatz:
Ihre Mutter und ihr Vater gehen gerne mit einem Korb voller Kirschen durch den Park zur Kirche.

Vibrant-Fehlbildung

Beim Rhotazismus wird der Laut [r]/[R]/[ʁ] meist durch den Liquiden [l] ersetzt. Nur aufgrund der vielen abweichenden Variations- und Reduktionsformen der [r]/[R]/[ʁ]-Bildung, die in der deutschen Sprache allgemein verbreitet und akzeptiert sind, steht der Rhotazismus nicht an erster Stelle aller phonetischer Störungen (vgl. WÄNGLER & BAUMAN-WÄNGLER 1985).

## 5.4 Sigmatismus

[s]/[z] im Deutschen

Der hier fehlgebildete Laut [s]/[z] ist ein Frikativ bzw. Reibelaut. Die korrekte Lautbildung erfolgt im Deutschen apikal oder prädorsal (siehe Abb. 6) und wird in Wort- und Silbenanlautpositionen vor Vokalen stimmhaft und/oder stimmlos gebildet. Die Unterscheidung zwischen stimmhaft und stimmlos kann auch bedeutungsunterscheidend sein, z. B.: in ‚reisen' und ‚reißen' oder in ‚weise' und ‚weiße' oder in ‚heiser' und ‚heißer' (vgl. SCHLENKER-SCHULTE & SCHULTE 1990).

[s]/[z]-Fehlbildung ohne phonologische Funktion

Anders als bei den bisher besprochenen phonetischen Störungen enthält der am häufigsten auftauchende Ersatzlaut [Θ] im Deutschen keine bedeutungsunterscheidende Funktion. Anders ist dies im Englischen (z. B.: ‚mouth' und ‚mouse'). Die weitere Entwicklung des primären und sekundären Sprachsystems wird im Deutschen durch einen Sigmatismus nicht beeinträchtigt, wenngleich die Form der Aussprache insgesamt nicht unauffällig erscheint und insbesondere für Sprechberufler ungünstig ist.

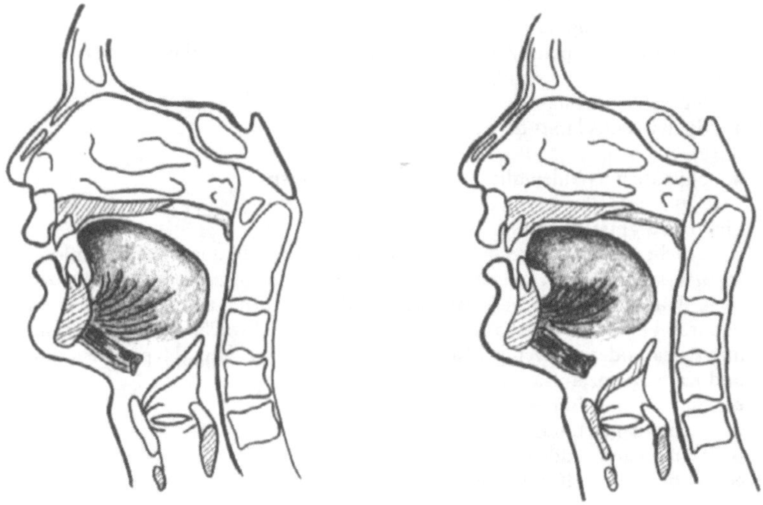

apikales [s] prädorsales [s]

**Abb. 6:** s-Lautbildung apikal und prädorsal

**Tabelle 4:** Lautverbindungen mit [s]/[z] im Deutschen

| [s]/[z] als Anlaut eines Worts oder einer Silbe | [s] als Auslaut eines Worts oder einer Silbe |
|---|---|
| [s]/[z] vor Vokal | [s] nach Vokal |
| | [ps] |
| [ts], [tsv] | [ts] |
| | [rs], [ls], [ns], [ms] |
| | [rts], [lts], [nts] |
| [ks] | [ks] |
| | und in Konsonantenverbindungen mit [t] am Wortende: |
| | [st], [pst], [kst], [mst], [nst], [st] |
| | [lst], [çst], [Xst], [ʃst] |
| | [tst], [rtst], [ltst], [ntst] |
| Beispielsatz: Im **z**weiten **Z**ug zum **S**ee **s**it**zt** ein gro**ß**er Arti**st** mit Hal**s**tuch und Chi**ps**. | |

Die Fehlbildung des Lauts [s]/[z] erfolgt aufgrund abnormer Lippen-, Zungen- oder Gaumensegelfunktion, wodurch die verschiedenen Sigmatismen jeweils spezielle artikulatorische und auditive/akustische Merkmale mit veränderter Luftführung aufweisen (vgl. Schlenker-Schulte & Schulte 1990).

Schlenker-Schulte & Schulte (1990) teilen die verschiedenen Formen der [s]/[z]-Fehlbildung in unterschiedliche Hauptgruppen mit ihren entsprechenden Sigmatismus-Ausprägungen ein (siehe Schlenker-Schulte & Schulte 1990, S. 110ff):

„Labio-dentale Sigmatismen
d. h. abnorme Lippen-, Zahn-, Kieferfunktion, einschl. Zahnstellungsanomalien

| | |
|---|---|
| • Sigmatismus bilabialis | |
| • Sigmatismus labio-dentalis | – superior |
| | – inferior |
| • Sigmatismus bidentalis | – clausus |
| | – apertus |

Linguale Sigmatismen
d. h. nicht funktionsgerechte Zungenformation zur Bildung von stimmlosem [s] bzw. stimmhaftem [z]: Abweichungen der Zungenbewegung i.d. Horizontalen, Lateralen und/oder Vertikalen, an der falschen Artikulationsstelle und dadurch bedingte fehlerhafte, zu starke oder zu schwache Luftführung, und mit zu viel oder zu wenig Muskelspannung (Hyper- bzw. Hypotonisierung) und Konsequenzen für die notwendige Engebildung

- Sigmatismus linguolabialis
- Sigmatismus interdentalis
- Sigmatismus addentalis
- Sigmatismus lateroflexus
- Sigmatismus lateralis
- Sigmatismus palatalis
- Sigmatismus cacuminalis
- Sigmatismus stridens

Velare Sigmatismen
d. h. abnorme Funktion des Gaumensegels oder organischer Defekt im Gaumenbereich

| | |
|---|---|
| • Sigmatismus nasalis | – totalis |
| | – partialis |
| • Sigmatismus velaris | – totalis |
| | – partialis |

Pharyngeale Sigmatismen
d. h. abnorme Rachenfunktion

| | |
|---|---|
| • Sigmatismus pharyngealis | – simplex |
| | – nasalitus (partialis) |

Laryngeale Sigmatismen
d. h. abnorme Kehlkopffunktion

| | |
|---|---|
| • Sigmatismus laryngealis | – simplex |
| | – nasalitus (partialis)“ |

multiple Interdentalität

Werden neben dem Alveolar [s]/[z] auch die anderen Alveolare interdental gebildet, so handelt es sich um eine multiple Interdentalität, die meist in Verbindung mit orofazialen Störungen zu beobachten ist (vgl. HAHN in diesem Buch). Von einer multiplen Interdentalität können die Laute [s]/[z], [l], [d], [t], [n] betroffen sein, die vom Sprecher abnorm mit interdentaler Zungenlage gebildet werden.

# 6 Schlussbemerkung

Wie in Abb. 1 bereits dargestellt, gibt es in der Praxis eine Vielzahl von Überschneidungen zwischen phonetischen und phonologischen Störungen. Vor der Analyse gestörter phonologischer Prozesse muss die genaue Diagnose der phonetischen Fähigkeiten eines Kindes, d. h. sein Lautbestand, ermittelt werden.

# Phonologie

*Detlef Hacker und Herbert Wilgermein*

## 1 Definition

Als Teilgebiet der Linguistik beschäftigt sich die Phonologie mit der Funktion, den Eigenschaften und den Prinzipien der Verteilung sprachlich relevanter Lauteinheiten. Den Ausgangspunkt bildet hierbei das Phonem als kleinste bedeutungsdifferenzierende Einheit und als Bündel distinktiver artikulatorischer oder akustischer Eigenschaften. Die Phonologie steht damit im Gegensatz zur Phonetik, die „... mit physiologischen und physikalischen Eigenschaften von Lauten zu tun hat – mit dem, was an Lauten hör- und messbar ist ...“ (VATER 1996, 29).

Phonem

## 2 Historischer Abriss

phonologische Verfahren

Die Anwendung phonologischer Methoden und Verfahren in der Sprachpathologie hat in den vergangenen vierzig Jahren wesentlich zum Verständnis von Störungen der Aussprache beigetragen, worüber DANNENBAUER (1998) einen Überblick gibt. Lieferte die strukturelle Linguistik schon frühzeitig den theoretischen Rahmen und das praktische Werkzeug zur Erfassung der Lautstruktur bis dahin unerforschter Sprachen, so ließ seine Anwendung auf Kindersprache noch Jahrzehnte auf sich warten. Nach der von JAKOBSON (1969) bereits in den vierziger Jahren vorgelegten Studie über die linguistische Struktur der Kindersprache werden in den sechziger Jahren die ersten phonologischen Analysen ausgewählter Sprachproben von aussprachegestörten Kindern vorgenommen. Exemplarisch steht hierfür das Ergebnis der Auswertung weniger Äußerungen des sechsjährigen Kevin von HAAS (1963). Die von ihm gewählten Analyseschritte werden in nachfolgenden Untersuchungen auch von anderen Autoren befolgt: Erhebung einer repräsentativen Sprachstichprobe, enge oder weite phonetische Transkription, phonologische Analyse, Vergleich mit der Zielsprache, Schlussfolgerungen für die Therapie. Gleichwohl ändern sich die methodischen Verfahren in der Folge linguistischer Theoriebildung. Analysen auf der Grundlage distinktiver Merkmale (MC REYNOLDS & ENGMANN 1975), die Ableitung phonologischer Regeln als Teil der generativen Phonologie (COMPTON 1970) sind Vorläufer

strukturelle Linguistik

phonologische Analyse

generative Phonologie

unterschiedlicher phonologischer Prozessanalysen, die von STAMPE (1973) ausgehend seit den achtziger Jahren breite Anwendung finden (WEINER 1979, HODSON 1980, SHRIBERG & KWIATKOWSKI 1980, INGRAM 1981). Für den deutschen Sprachraum liegen seit 1989 erste vergleichbare Verfahren vor (HACKER 1989, BABBE 1994, HACKER & WILGERMEIN 1999). Letztlich haben sich mit den Prozessanalysen Verfahren durchgesetzt, die auch dem linguistisch weniger geschulten Therapeuten zugänglich sind. Über die angesprochene Zeitspanne hinweg lässt sich eine zunehmend adäquatere Beschreibung und Bewertung kindlicher Aussprachestörungen konstatieren. Vielversprechende neuere Ansätze insbesondere aus der Nicht-Linearen Phonologie (CHIN & DINNSEN 1991, BERNHARDT & STOEL-GAMMON 1994) scheitern bislang noch an der mangelnden praktischen Verwertbarkeit in der sprachtherapeutischen Praxis.

Prozessanalyse

Nicht-Lineare Phonologie

# 3 Phonologische Störungen

Ist der praktische Nutzen phonologischer Analysen unbestritten, so gibt es doch keine Übereinstimmung in der Bewertung ihrer Ergebnisse. Ging es noch in den fünfziger Jahren um das Eindämmen von (phonetischen) Datenmassen, gleichsam um die Filterung und Bewertung von Sprachdaten individueller Sprachkorpora, so war seit jeher strittig, ob mit einer wie immer gearteten phonologischen Analyse zugleich eine neue Störung geboren sei. Und dieser Streit um eine phonologische Störung (z. B. SCHOLZ 1983) oder auch eine phonologische Lernstörung (HAAK 1994) bleibt weiterhin Gegenstand heftiger Kontroversen. Im anglo-amerikanischen Sprachraum konkurrieren die uneinheitlich verwendeten Termini phonological disorder (z. B. STOEL-GAMMON & DUNN 1985), phonological disability (z. B. GRUNWELL 1981) und phonological impairment (z. B. LEONARD 1995) miteinander, ohne dass sich erkennen lässt, dass die verschiedenen Autoren um eine klare Begrifflichkeit bemüht sind. Weitgehende Übereinstimmung herrscht allenfalls über die Frage, was phonetisch einerseits und phonologisch andererseits beschreibbar ist. So bietet die Phonologie zunächst eine generalisierende Deskription abweichenden lautlichen Sprachgebrauchs unter Ausklammerung ätiologischer Fragestellungen, über die es beim gegenwärtigen Stand der Forschung müßig sei, zu spekulieren (SCHOLZ 1990).

phonologische Störung

phonological impairment

generalisierende Deskription

Die Unsicherheit in der Verwendung des Begriffs einer phonologischen Störung in der Sprachpathologie entspringt mehreren Quellen. So divergiert der Begriff in Abhängigkeit der jeweiligen linguistischen Theorie, zugleich werden ihm unterschiedliche Konzeptualisierungen attribuiert (ROMONATH 1991). Darüber hinaus schwankt der Terminus zwischen ätiologisch-explikativen und symptomatisch-deskriptiven Annäherungen (HAAK 1994). Steht er einerseits als übergreifende und damit wenig gehaltvolle Überschrift jeglicher Aussprachestörung, so findet er andererseits geradezu private und exklusive Verwendung für spezifische Aspekte sprachlichen Wissens. Häufig wird er in wenig sinnvoller Weise para-

sprachliches Wissen

digmatisch anstelle traditioneller Termini verwendet. Aber auch die von SCHOLZ vehement vertretene streng sprachwissenschaftlich begründete Definition phonologischer Störungen (1987, 1990) ist in der Folgezeit nicht unbestritten geblieben und bedarf weiterhin notwendiger empirischer Belege. Er weist phonologische Störungen der Kompetenz zu und charakterisiert sie mit einem System, „das im Vergleich zu der Sprache einer entwicklungsmäßig korrespondierenden Population abweichend strukturiert ist" (SCHOLZ 1990, 68). „Das heißt, die Gesamtheit aller zu einem phonologischen System gehörenden Elemente (segmentale und suprasegmentale Einheiten, phonologische Regeln) konstituieren eine Struktur, die in dieser Form bei normal sich entwickelnden Kindern nicht zu finden ist" (ebd. 68). Als Fazit muss die Frage unbeantwortet bleiben, ob der Begriff der phonologischen Störung nicht eher zur Verwirrung denn zur Klärung von Aussprachestörungen beigetragen hat. Dennoch werden wir ihn weiterhin verwenden, da er auf Sachverhalte verweist, die mit der tradierten logopädischen und sprachheilpädagogischen Begrifflichkeit nicht ausreichend zum Ausdruck kommen. Den Begriff der phonologischen Störung verwenden wir im weiteren rein deskriptiv im Sinne eines linguistisch systematisch abweichenden Verhaltens, das sich in nicht altersgemäßen phonologischen Strukturen manifestiert.

Kompetenz

phonologisches System

systematisch abweichendes Verhalten

# 4 Phonologisches Wissen und Repräsentationen

Beschäftigt sich die Phonologie mit der Funktion und der Verteilung sprachlich relevanter lautlicher Einheiten, so werden phonologische Störungen vorrangig der Ebene des sprachlichen Wissens zugeordnet; denn weitgehende Übereinstimmung besteht in der Auffassung, dass dem phonologisch gestörten Kind ein gegenüber der Umgebungssprache abweichendes Regelsystem zugrunde liegt. So wird immer wieder über Kinder berichtet, die sich zwar in der Lage zeigen, bestimmte Zielphoneme erwartungsentsprechend zu realisieren, deren Einsatz aber beispielsweise auf einzelne Wortpositionen beschränkt bleibt. HACKER (1990a) beschreibt in einer Fallstudie einen sechsjährigen Jungen, der sämtliche Frikative und Affrikaten wortinitial durch [h] ersetzt, in intervokalischer und Auslautposition hingegen ausschließlich Plosive verwendet. In diesem wie auch in anderen Fällen geht es folglich weniger um die artikulatorische Genauigkeit bei der Aussprache als vielmehr um die Frage der Organisation individueller Lautsysteme. Mit der phonologischen Störung wird also die in der Vergangenheit nahezu ausschließlich fokussierte perzeptuo-motorische Ebene der Sprachverwendung um die kognitive ergänzt. Den Zusammenhang beider Ebenen macht die Abb. 1 deutlich (DANNENBAUER & DIRNBERGER 1992, 29). Welchen Anteil und Umfang phonologische Störungen in Abgrenzung zu phonetischen Störungen tragen, kann aufgrund der terminologischen Unschärfen nicht bestimmt werden. Gleichwohl kommt der kognitiven Ebene unstrittig eine wesent-

abweichendes Regelsystem

kognitive Ebene

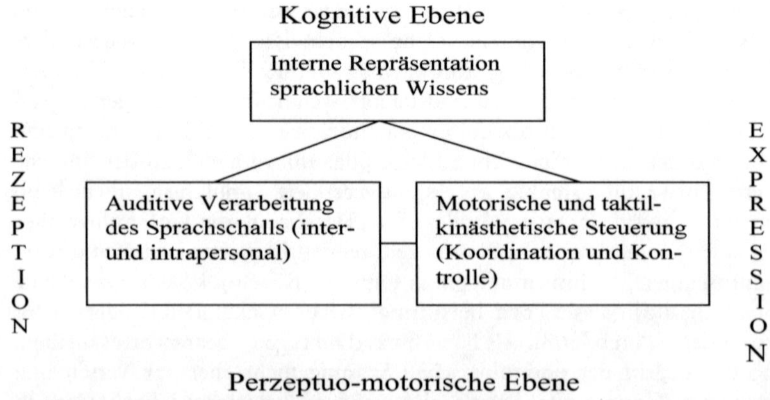


**Abb. 1** nach Dannenbauer & Dirnberger (1992, 29)

liche Bedeutung für das Verständnis von Ausspracheströrungen zu. Dennoch wird sich nur im Einzelfall klären lassen, ob es sich bei einer vorliegenden Aussprachestörung um eine perzeptuo-motorische Problematik oder aber um eine Störung der sprachlichen Wissenskonstruktion handelt. Dieser Differenzierung steht in der Praxis erschwerend entgegen, dass beide Aspekte nicht unabhängig voneinander betrachtet werden können. Schließlich erscheint der Status perzeptuo-motorischer Funktionen hinsichtlich der notwendigen sprachlichen Wissenskonstruktion unklar.

sprachliche Wissenskonstruktion

phonologische Repräsentation

Gemeint ist damit die Frage nach der Beziehung zwischen den abstrakten phonologischen Repräsentationen und den konkreten Sprechprodukten eines Kindes. Unterschiedliche Modellvorstellungen sind hierzu vorgetragen worden. Zum einen wird impliziert, dass ein Kind über zumindest erwachsenenähnliche interne Repräsentationen verfügt, die durch zu definierende Regeln die konkreten Sprachproduktionen leiten (z. B. Smith 1973). Demgegenüber steht die Vorstellung einer doppelten Repräsentation, die zwischen rezeptions- und produktionsbezogenen Repräsentationen unterscheidet (z. B. Dannenbauer & Kotten-Sederqvist 1987). Damit wäre erklärbar, warum phonologisch gestörte Kinder bei perzeptiven Aufgaben zumeist deutlich bessere Leistungen erbringen als ihre sprachlichen Äußerungen dies vermuten lassen. Die unterschiedlichen Modelle haben bislang noch kein Stadium erreicht, das zu gefestigten Annahmen über die Natur phonologischer Störungen geführt hätte, obwohl dies für ihr Verständnis und ihre Therapie nachhaltige Konsequenzen erwarten ließe.

doppelte Repräsentation

# 5 Unabhängige und abhängige Analyse

Lautprüfverfahren

Ist es das Ziel herkömmlicher Lautprüfverfahren (z. B. Metzker 1967, Gey 1976), die kindliche Aussprache im Vergleich zur Zielsprache in

Form fehlerhafter Abweichungen einzelner Lautproduktionen und damit als defizitär zu bewerten, so bildet dies im Rahmen einer phonologischen Analyse mit der lautübergreifenden Betrachtung regelhafter Abweichungen erst den zweiten Schritt. An erster Stelle beinhaltet sie nämlich die Betrachtung der kindlichen Aussprache wie einen eigenständigen Idiolekt, gleichsam wie eine fremde Sprache. Der abhängigen Analyse geht also die unabhängige voraus. Erst dieser Blickwinkel, ermöglicht durch die von der Phonologie entwickelten Methoden und Verfahrensweisen, gestattet eine positive Beschreibung des kindlichen Sprachsystems als ein autonomes System mit all seinen Organisationsstrukturen, seinen phonotaktischen Regeln und lautlichen Oppositionen. Dabei geht es beispielsweise um die Frage auftretender Phontypen, klassifizierbarer Phoneme, Lautkombinationen und phonotaktischer Regelhaftigkeiten.

Idiolekt

autonomes System

Um Aspekte der unabhängigen Analyse aufzeigen zu können, werden exemplarisch einige Äußerungen aus einer Sprachstichprobe des phonologisch gestörten siebenjährigen Matthias herangezogen (Abb. 2), auf die auch in der weiteren Darstellung zurückgegriffen werden wird.

| Item | Ziel | Realisierung |
|---|---|---|
| 28 | Kissen | tiʔə |
| 29 | Wecker | zɛtə |
| 30 | Sessel | zɛʔə |
| 31 | Wäsche | vɛʔə |
| 32 | Klammer | dɑmɒ |
| 33 | Zange | nɑnə |
| 74 | Stock | tɔ |
| 75 | Nuss | nʊ |
| 76 | Topf | tɔ |
| 77 | Gong | dɔn |
| 78 | Schiff | nɪ |
| 79 | Busch | bʊ |
| 80 | Blatt | bɑ |
| 81 | Dach | dɑ |
| 82 | Bank | bɑ |
| 88 | Schloss | nɔ |
| 89 | Loch | nɔ |
| 90 | Schatz | nɑ |
| 92 | Schaf | nɑː |

**Abb. 2:** Sprachstichprobe eines phonologisch gestörten Kindes

Analyseverfahren

Die Nummerierung der Prüfwörter ergibt sich aus dem angewandten Analyseverfahren AVAK (Analyseverfahren zur Ausspracheuntersuchung bei Kindern, HACKER & WILGERMEIN 1999). Gleichwenn die geringe Datenmenge eine aussagekräftige Analyse nicht zulässt, soll sie doch das generelle Vorgehen verdeutlichen. Verschiedene Aussagen lassen sich schlussfolgern, wie sie nachfolgend dargestellt werden.

phonotaktische Gesichtspunkte

Vokaltrapez

Minimalpaare

Unter phonotaktischen Gesichtspunkten fällt die Realisierung einfacher Konsonant-Vokal-Folgen (KV) auf. Eindeutig dominiert die einfache offene Silbe. Die vokalischen Segmente umfassen grob die Eckpfeiler des Vokaltrapezes. Gemäß der Zungenposition werden vordere, zentrale und hintere Vokale produktiv ebenso differenziert wie solche mit hoher, mittlerer oder tiefer Zungenlage. Einzelne vokalische Segmente sind als Phoneme klassifizierbar, so wie sie in Minimalpaaren einander gegenübergestellt werden können wie beispielsweise /ʊ/ und /a/ in [bʊ] gegenüber [ba], /a/ und /ɔ/ in [na] gegenüber [nɔ]. Dass es sich fast ausschließlich um das System der Kurzvokale handelt, liegt offensichtlich an den vorgelegten Prüfwörtern. Als konsonantische Segmente sind vorrangig labiale und alveolare Nasale und Plosive zu konstatieren, Frikative beschränken sich auf dieselben Artikulationsstellen. Als Silbengrenze wird vereinzelt der glottale Verschluss (harter Stimmeinsatz) genutzt. Damit muss das Phoninventar dieses Jungen als ganz erheblich eingeschränkt bezeichnet werden, allemal die drei natürlichen Klassen der Plosive, Nasale und Frikative jeweils nur durch einzelne Vertreter repräsentiert werden. Will man die Lautfolgen mit Hilfe von Minimalpaaren segmentieren und anschließend einzelne konsonantische Phoneme klassifizieren, so können beispielhaft die Minimalpaare [ba] und [da], [t] und [n] sowie [da] und [na] herangezogen werden. Danach lassen sich die Plosive /b/ und /d/ ebenso wie der Nasal /n/ als lautlich relevante Einheiten des Systems von Matthias erkennen, bei denen zumindest die aufgezeigten Oppositionen bestehen. Es sind also sowohl die distinktiven Eigenschaften labial vs. alveolar als auch nasal vs. oral funktionell bedeutsam. Nicht hingegen lässt sich aus dieser Sprachprobe ableiten, dass die in der Hochsprache genutzte Distinktion fortis/lenis systematisch zur Bedeutungsunterscheidung genutzt wird. Obwohl die Sprachprobe mit [t] und [d] zwei Konsonanten enthält, bei denen diese Eigenschaft hochsprachlich distinktiv ist, findet sich in der Sprachprobe nicht der Nachweis, dass den beiden Konsonanten Phonemstatus zukommt. Vielmehr würde man sie zunächst aufgrund ihrer phonetischen Ähnlichkeit als allophonische Varianten eines Phonems auffassen. Verallgemeinernd trifft die Aussage zu, dass das Auftreten spezifischer lautlicher Elemente nicht unbedingt darauf schließen lässt, dass diese auch systematisch zur Bedeutungsdifferenzierung genutzt werden.

Phoninventar

distinktive Eigenschaften

Phonemstatus

Letztlich eröffnet sich erst mit der unabhängigen Analyse der Weg zu einer entwicklungsorientierten und individuellen Betrachtung der Aussprache eines Kindes. So wird es bei Matthias in der Therapie darauf ankommen, aus dem angedeuteten System selbst die nächsten Schritte des Erwerbs abzuleiten, was beispielsweise in die Etablierung geschlossener Silben oder die Auflösung vorhandener Homophonien münden kann. Bei der unabhängigen Analyse darf gleichwohl nicht außer acht bleiben, dass das Ziel der kindlichen Entwicklung nicht beliebig ist, vielmehr von der

Homophonie

Kontakt zur Umgebungssprache

Umgebungssprache vorgegeben wird. Mit anderen Worten: der Kontakt zur Umgebungssprache darf nicht übersehen werden.
Werden mit phonetischen oder Artikulationsstörungen häufig Abweichungen lautlicher Realisierungen innerhalb der Grenzen einzelner Phoneme wie beispielsweise die verschiedenen Sigmatismen als Realisierungsvarianten für /s/ genannt, so betreffen phonologische Störungen in der Regel lautübergreifende Veränderungen. So weit hierbei von Abweichungen gesprochen wird, ergibt sich dies aus der Betrachtung der kindlichen Sprache in seiner Beziehung zur Umgebungssprache. Diese Betrachtungsweise stellt die abhängige Analyse dar. Symptomatisch lassen sich auf dieser Grundlage bei phonologischen Störungen folglich Veränderungen von Wortstrukturen, Silbentypen und natürlichen Klassen von Phonemen beschreiben, wobei es sich nicht immer um Vereinfachungen vorgegebener Zielstrukturen handelt. Symptomatisch werden Substitutionen, Harmonisierungen, Elisionen, Additionen, mitunter auch Metathesen genannt. Für einige dieser Typisierungen liefert wiederum der erwähnte Matthias einige Beispiele. Substitutionen sind in den Items 28 ([k] > [t]) , 29 ([v > z]) zu erkennen. Eine Harmonisierung als Ausdruck einer lautlichen Angleichung in der Lautreihe ergibt sich mit dem Item 33 ([tsange] > [nane]). Tatsächlich handelt es sich hier um eine Assimilation im Sinne einer Angleichung der Luftstromführung ebenso wie eine Angleichung der gewählten Artikulationsstelle. Elisionen insbesondere finaler Konsonanten tauchen in allen aufgeführten Einsilbern außer in Item 77 auf.

Substitution

Harmonisierung

Addition

Additionen meinen lautliche Hinzufügungen, die in dem vorliegenden Korpus nicht nachgewiesen werden können. Ein häufigeres Beispiel besteht im Einschub des Murmelvokals [ə] („Schwa“) in Konsonantencluster wie beispielsweise bei der Veränderung von [blat] zu [bəlat]. Metathesen schließlich beinhalten lautliche Umstellungen in der Lautreihe, deren Status aber unklar ist. Als Beispiel mag die Veränderung von [fI] zu [If] gelten.
Neben den genannten Abweichungen wird immer wieder darauf hingewiesen, dass phonologisch gestörte Kinder einzelne lautliche Elemente zwar als Ersetzungen verwenden, diese Laute aber nicht an den Stellen realisieren, an denen diese als Zielstrukturen von der Umgebungssprache gefordert werden.

# 6 Symptomatik phonologischer Störungen

Die Beschreibung der Symptomatik phonologischer Störungen erfolgt üblicherweise als Ergebnis einer abhängigen Analyse. Zwei grundlegende Probleme stehen diesem Vorhaben entgegen. Zum einen muss der Kenntnisstand über die normale phonologische Entwicklung (vgl. Hacker 1999) zumindest für deutsch sprechende Kinder als äußerst dürftig bezeichnet werden. Eine große empirische Untersuchung über Lautbildungsschwierigkeiten von Schulkindern (MÖHRING 1938) kann wegen erheblicher methodischer Mängel und der Ausrichtung auf phonetische Fragestellungen schwerlich Berücksichtigung finden. Zum anderen liegen aber auch über phonologisch gestörte Kinder neben Fallstudien (HACKER 1990b, WILGERMEIN 1999, PENN 1999, WIMMER & HACKER 1999, JÄCKLEIN 1999) nur zwei umfangreichere empirische Arbeiten von HACKER & WEISS (1986) und von ROMONATH (1991) vor, die andeutungsweise Verallgemeinerungen über die Symptomatik phonologischer Störungen zulassen. Letztere Arbeit berücksichtigt als Vergleichsgruppe auch Kinder mit normaler Sprachentwicklung. Die Ergebnisse der genannten Arbeiten zeigen gleichwohl eine verblüffende Übereinstimmung mit empirischen Arbeiten insbesondere anglo-amerikanischer Autoren, so dass sie an dieser Stelle mit einiger Berechtigung vorgetragen werden können. Dabei wenden wir uns zunächst der Ebene distinktiver Merkmale zu.

distinktive Merkmale

JAKOBSONS (1969) für die Spracherwerbstheorie und für die Betrachtung kindlicher Aussprachestörungen einflussreichen Arbeiten nehmen ihren Ausgangspunkt nicht beim Phonem als kleinster bedeutungsunterscheidender Einheit der Sprache. Vielmehr gelangt er zu der Auffassung, dass sich die einzelnen vokalischen und konsonantischen Segmente aus spezifischen artikulatorischen oder akustisch zu definierenden Einheiten zusammensetzen. Und diese Merkmale sind es schließlich, die den Aneignungsgegenstand des phonologischen Erwerbs bilden. So wird der Lautspracherwerb als Aneignung der Unterschiede zwischen den verschiedenen Lautklassen und einzelnen Phonemen bezeichnet. Bezogen auf den gestörten Spracherwerb ist es damit möglich, Fehlrealisierungen ganzer Klassen von Phonemen auf die Nichtbeachtung einzelner distinktiver Merkmale zurückzuführen.

Lautklassen

Ausgehend von CHOMSKY & HALLE (1968) sind auch für das Deutsche verschiedene Merkmalssysteme vorgeschlagen worden, die sämtliche Phoneme mit ihren jeweiligen Eigenschaften eindeutig definieren. Zur Illustration stellen wir in der Abb. 3 eine Merkmalsmatrix für deutsche Konsonanten vor. Dabei handelt es sich um binäre Merkmale, die mit (+/-) Werten versehen sind.

Merkmalssystem

binäre Merkmale

Betrachten wir unter dem Gesichtspunkt distinktiver Merkmale die in der Abb. 2 aufgeführte Sprachstichprobe, so lässt sich unschwer erkennen, dass die Merkmale [hoch] ebenso wie [hinten] für Matthias nicht relevant sind. Er realisiert nämlich weder ein Phonem mit dem Merkmal [+ hoch] noch eines mit dem Merkmal [+ hinten]. Anders formuliert: Zielkonsonanten mit den genannten Eigenschaften werden verändert zu Phonemen mit den Eigenschaften [- hoch] und [- hinten]. Unschwer erkennen lässt sich folglich, dass sich die vielfältigen Fehlrealisierungen, wie sie sich in der genannten Sprachprobe offenbaren, auf die Veränderung nur einzelner Merkmale zurückführen lassen.

Obwohl einige Grundannahmen von Jakobson über die phonologische Entwicklung inzwischen als widerlegt gelten, sind andere empirisch bestätigt und mit Sprachproben phonologisch gestörter Kindern verglichen worden. Die wichtigsten Erkenntnisse dabei sind unstrittig darin zu sehen, dass die Erwerbsfolgen normaler und gestörter phonologischer Entwicklung einander in der Abfolge erstaunlich ähneln. So gehören die

| | p | b | f | v | m | t | d | s | z | n | l | r | ʃ | ç | j | k | g | x | η | R |
|---|---|---|---|---|---|---|---|---|---|---|---|---|---|---|---|---|---|---|---|---|
| konson. | + | + | + | + | + | + | + | + | + | + | + | + | + | + | + | + | + | + | + | + |
| sonor. | - | - | - | - | + | - | - | - | - | + | + | + | - | - | - | - | - | - | + | + |
| dauernd | - | - | + | + | - | - | - | + | + | - | + | + | + | + | + | - | - | + | - | + |
| koronal | - | - | - | - | - | + | + | + | + | + | + | + | + | - | - | - | - | - | - | - |
| hoch | - | - | - | - | - | - | - | - | - | - | - | - | + | + | + | + | + | + | + | - |
| hinten | - | - | - | - | - | - | - | - | - | - | - | - | - | - | - | + | + | + | + | + |
| nasal | - | - | - | - | + | - | - | - | - | + | - | - | - | - | - | - | - | - | + | - |
| stimmh. | - | + | - | + | + | - | + | - | + | + | + | + | - | - | + | - | + | - | + | + |

**Abb. 3** nach Vater (1996): Merkmalsmatrix

Merkmale [±nasal] ebenso wie [±koronal] zu den früheren, [±dauernd], [±hinten] und [±hoch] zu den späteren.

natürliche Phonologie

Mit Erscheinen der so genannten natürlichen Phonologie (STAMPE 1979) hat sich die Sichtweise und Beschreibung der phonologischen Entwicklung erneut wesentlich gewandelt. Diese Form der Beschreibung der Aussprache stellt als zentrale Kategorie den phonologischen Prozess in den Vordergrund. Mit seiner Hilfe werden lautliche Veränderungen erfasst, die ganze Lautklassen oder auch Lautfolgen betreffen. Nimmt man auch für phonologisch gestörte Kinder erwachsenenähnliche Repräsentationen von Wörtern an, so beschreiben phonologische Prozesse den Vorgang, wie diese abstrakten Wortformen den individuellen Möglichkeiten angeglichen werden. Die in dieser Auffassung enthaltene Annahme einer psychischen Realität der Prozesse, die demzufolge phonetisch motiviert wären, ist jedoch umstritten. Es steht ihr vor allem die Auffassung gegenüber, die phonologische Prozessanalyse lediglich als eine generalisierende Form einer Fehleranalyse von Aussprachestörungen zu begreifen. So kommt beispielsweise ROMONATH (1991) bei der Diskussion ihrer Untersuchungsergebnisse zu der Feststellung, dass die vorgelegten Daten „zwar die Beschreibungsadäquatheit, nicht aber die Erklärungsadäquatheit der natürlichen Phonologie von STAMPE bestätigen" (435). So werden phonologische Prozesse nachfolgend genutzt, um lautliche Abweichungen der Aussprache phonologisch gestörter Kinder gegenüber der Hochlautung regelhaft und systematisch zu beschreiben.

phonologischer Prozess

phonologische Prozessanalyse

Umfang an Prozessen

Je nach Zielsetzung und theoretischem Hintergrund werden phonologische Prozesse bezogen auf ihre Art und ihren Umfang von verschiedenen Autoren in der Sprachpathologie uneinheitlich verwendet. Gehen SHRIBERG & KWIATKOWSKI (1980) von acht Prozessen aus, benennt BABBE (1994) in seinem Verfahren insgesamt fünfzig. Letztlich hängt die Anzahl der Prozesse wesentlich vom Verallgemeinerungsgrad einzelner ab (HACKER & WILGERMEIN 1999). So lässt sich die Rückverlagerung (backing) gemäß verschiedener Möglichkeiten eines Wechsels von Artikulationsstellen in unterschiedliche phonologische Prozesse differenzieren, beispielsweise in Palatalisierung, Velarisierung, Glottalisierung. Weitgehende Einigkeit besteht dennoch in der Auffassung, dass sich der weit überwiegende Teil abweichender lautsprachlicher Äußerungen eines phonologisch gestörten Kindes mit einer begrenzten Anzahl von Prozessen adäquat beschreiben lässt.

Unter Verweis auf die in der Abb. 2 vorgestellte Sprachstichprobe eines phonologisch gestörten Kindes werden einige der daraus abzuleitenden Prozesse in der Abb. 4 beispielhaft aufgeführt. Die Einteilung folgt der Definition phonologischer Prozesse, wie sie von HACKER & WILGERMEIN vorgelegt worden sind (ebd.).

| Prozess | Beispiele |
|---|---|
| Auslassung finaler Konsonanten (AFK) | Kissen [tɪʔɘ], Sessel [zɛʔɘ], Stock [tɔ], Nuss [nʊ], Topf [tɔ], Schiff [nɪ], Busch [bʊ], Blatt [na] |
| Nasalassimilation | Zange [nanɘ] |
| Reduktion von Mehrfachkonsonanz (RMK) | Klammer [dama], Stock [tɔ], Blatt [ba], Bank [ba], Schloss [nɘ] |
| Alveolarisierung (ALV-V) | Kissen [tɪʔɘ], Klammer [dama], Gong [dɔ], Schiff [nɪ], Schloss [nɘ], Schatz [na], Schaf [na:] |
| Alveolarisierung (ALV-R) | Wecker [zɛtɒ] |
| Glottalisierung | Kissen [tɪʔɘ], Sessel [zɛʔɘ], Wäsche [vɛʔɘ] |
| Plosivierung | Kissen [tɪʔɘ], Sessel [zɛʔɘ], Wäsche [vɛʔɘ] |
| Nasalierung | Zange [nanɘ], Schiff [nɪ], Schloss [nɔ] Loch [nɔ], Schatz [na], Schaf [na:] |

**Abb. 4:** Phonologische Prozesse einer Sprachprobe eines phonologisch gestörten Kindes

Die Mehrzahl der in Abb. 4 vorgestellten Prozesse sind auch beim ungestörten Spracherwerb nachzuweisen. Ungewöhnlich hingegen erscheint die Glottalisierung bei gleichzeitiger Plosivierung einiger Frikative in intervokalischer Position. Mitunter betrifft dieser Vorgang bei anderen Kindern die gesamte Gruppe der Obstruenten. Die zweifache Aufführung der Realisierung von Zange durch [nanɘ] als Nasalassimilation und Nasalierung dient lediglich einer beispielhaften Darstellung; denn tatsächlich darf angenommen werden, dass /ts/ kontextunabhängig durch [n] ersetzt wird.

Prozesstypen

Eine grundlegende Aufteilung phonologischer Prozesse nimmt HACKER (1999) mit der Differenzierung zwischen Silbenstruktur-, Harmonisierungs- und Substitutionsprozessen vor. Sie konzentrieren sich auf den Zeitraum des Erwerbs des phonologischen Systems. Die erwähnten Untersuchungen von HACKER & WEISS (1980) sowie von ROMONATH (1991) ebenso wie zahlreiche anglo-amerikanische Arbeiten lassen die verallgemeinernde Feststellung zu, dass phonologisch gestörte Kinder auf die gleichen Prozesse zurückgreifen, die bei normal sprechenden in vergleichsweise früherem Alter auftreten. Damit lässt sich verallgemeinern, dass phonologische Störungen symptomatisch vergleichbar sind mit frühen Stufen des normalen Spracherwerbs. Dies gilt für die verschiedenen sprachlichen Strukturebenen. Die von phonologisch gestörten Kindern verwendeten Wort- und Silbenstrukturen entsprechen gehäuft einfachen und frühen Formen des normalen Spracherwerbs. Auch auf der Lautebene wird deutlich, dass gewöhnlich früh angeeignete Laute auch von

normaler Spracherwerb

phonologisch gestörten Kindern relativ früher erworben und mit größerer Genauigkeit artikuliert werden als spätere Laute.
Dennoch erscheinen einfache und damit harmonische Entwicklungsretardierungen im Sinne eines Verharrens auf früheren Entwicklungsstufen eher Ausnahmen zu bilden. Auch muss bedacht werden, dass Kinder mit phonologischen Störungen in der Regel über ein größeres Lexikon verfügen als Kinder vergleichbaren phonologischen Erwerbsstands in früherem Alter. Diskutiert wird bei phonologischen Störungen insbesondere der Aspekt unausbalancierter Systeme (Hacker 1999). Dabei kommt es zu einem asynchronem Verlauf des Erwerbs in der Weise, dass phonologische Prozesse, die gewöhnlich unterschiedlichen Erwerbsstufen zugeordnet werden, zeitgleich auftreten. Eine Orientierungshilfe über den zeitlichen Ablauf der Überwindung phonologischer Prozesse geben Hacker & Wilgermein (1999). Offensichtlich gehören die Auslassung finaler Konsonanten und Harmonisierungsprozesse eher zu den frühen Stadien, die Alveolarisierung als Vorverlagerung sowie die Reduktion von Mehrfachkonsonanz hingegen zu späteren Formen.

unausbalancierte Systeme

# Spezifische Sprachentwicklungsstörung

*Friedrich Michael Dannenbauer*

## 1 Einleitung

Unter normalen Umständen ist der kindliche Spracherwerb ein rapides und robustes Lebensereignis: d. h. Kinder eignen sich die Einheiten und Strukturen ihrer Umgebungssprache rasch, mühelos und erfolgreich an, ungeachtet beträchtlicher Unterschiede der psychophysischen und soziokulturellen Rahmenbedingungen. Wenn die kindliche Entwicklung durch irgendwelche Primärbeeinträchtigungen behindert ist (z. B. kognitive oder sensorische Defizite), so ist als *Folge* davon häufig auch der Spracherwerb in Mitleidenschaft gezogen. Daneben gibt es aber auch Kinder (etwa 15 %), die mit 2 Jahren noch keine 50 Wörter und kaum konstruktive Wortkombinationen verwenden, *ohne* dass hierfür irgendein Grund ersichtlich wäre. Mindestens die Hälfte dieser so genannten *late talker* können noch im Vorschulalter sprachlich zu ihren Altersgenossen aufholen.

late talker

Ein Teil von ihnen lässt jedoch massive und anhaltende Defizite der rezeptiven und/oder expressiven Sprachverwendung erkennen, ohne dass sich zu deren Erklärung andere Primärbeeinträchtigungen wie geistige Entwicklungsverzögerung, Hörschädigung, neurologische Anomalien oder sozioaffektive Auffälligkeiten heranziehen lassen (allgemeine Prävalenzrate 6–8 %; vgl. TOMBLIN et al. 1997).

Prävalenzrate

> Diese *per Exklusion* charakterisierte so genannte *spezifische* (primäre, umschriebene) Störung der Sprachentwicklung wird bisher noch nicht positiv definiert (d. h. im Hinblick auf die genaue Natur der Störung), da sich hinter der einheitlichen Bezeichnung eine sehr heterogene Population verbirgt. Aufgrund der Vielschichtigkeit und Dynamik der individuellen Störungsbilder konnten noch keine allgemein anerkannten Untergruppen ermittelt werden. Es ist auch fraglich, ob entsprechende Forschungsbemühungen zu brauchbaren Ergebnissen kommen werden. Beispielsweise zeigte sich, dass bei clusteranalytisch ermittelten Subkategorien ein erheblicher Teil der Kinder (45 %) innerhalb eines Jahres von einer Subgruppe in eine andere wechselte (Conti-Ramsden & Botting 1999).

Studien wie die soeben genannte verdeutlichen aber auch, dass unter den Kindern, die für die Klassifikation *spezifische Sprachentwicklungsstörung* (SSES) in Frage kommen, diejenigen mit einem phonologisch-syntaktischen sowie lexikalisch-syntaktischen Defizitsyndrom (RAPIN & ALLEN 1987) den größten Anteil ausmachen. In der internationalen Forschung wird mit dem Terminus SSES bzw. SLI *(specific language impairment)* in der Regel auf diese Störungstypen Bezug genommen.

# 2 Charakteristische Merkmale von SSES

In den folgenden Ausführungen sollen nun die Probleme von Kindern mit SSES im Mittelpunkt stehen, die sich vorrangig auf die Bewältigung der formalen Aspekte von Sprache erstrecken. Diese können zu verschiedenen Entwicklungszeitpunkten mehr oder weniger hervorstechend in den sprachlichen Teilbereichen Phonologie, Morphologie, Syntax, Lexikon und Schriftsprache in Erscheinung treten.

formale Aspekte

## 2.1 Deskriptive Skizze eines für SSES relativ typischen Entwicklungsverlaufs

Obwohl die Tatsache der Heterogenität von SSES und die Notwendigkeit ihrer Aufklärung unbestritten bleibt, gibt es vielfach übereinstimmende Züge in der sprachlichen Entwicklung betroffener Kinder. Sie sollen hier zusammenfassend skizziert werden, damit ein erster Eindruck von der vielseitigen Dynamik des Geschehens entsteht. Natürlich kann ein solcher Überblick angesichts beträchtlicher individueller Variation nur der Groborientierung dienen.

übereinstimmende Züge

### 2.1.1 Aussprache und Lexikon

Kinder mit SSES beginnen verspätet zu sprechen. Das Ausmaß der Verzögerung kann erheblich variieren. Es ist ein prognostisch bedeutsamer Faktor für mögliche Fortschritte in der Sprachtherapie, ob ein Kind früher oder später begonnen hat, Wörter für kommunikative Zwecke zu verwenden (Allen & Rapin 1980). Anfangs bleibt der Wortschatz der Kinder beschränkt auf wenige Wörter (oder Namen), die oft nur für die Bezugspersonen verständlich sind. Von Eltern wird manchmal berichtet, dass ihr Kind danach längere Zeit stagnierte oder gar wieder aufhörte zu sprechen. Die frühen Wörter sind meist von sehr einfacher Silbenstruktur und weisen ein eingeschränktes Lautrepertoire auf. Anscheinend gelingt es den Kindern längere Zeit nur unzureichend, die phonologische Binnenstruktur von Wörtern einschließlich ihrer rhythmisch-prosodischen Eigenschaften aufzufassen und präzisere Repräsentationen abzuspeichern. Viele dieser frühen Wörter sind Homophone („gleich klingend") oder in ihrer Lautgestalt variabel. Dadurch wird die Verständlichkeit eines Kindes für Außenstehende sehr herabgesetzt.

Verzögerung

einfache Silbenstruktur

*Beispiele von Martin, der mit 2;8 Jahren erst über ein Lexikon von etwa 30 Wörtern verfügte* (DANNENBAUER 1994, S. 15):

| | |
|---|---|
| *nana* | „Martin“ |
| *la* | „schlafen“ |
| *gigi* | „Igel“ |
| *eisch* | „heiß“ |
| *lala* | „singen“, „Musik“ |
| *gaga* | „Bagger“, „Vogel“, „Ente“ |
| *buh* | „Kuh“, „Milch“, „zu“ |
| *auf* | „rauf/hoch“, „aufmachen“, „aufhören“ |

Bei der Begegnung mit neuen Wörtern gelingt ihnen die Zuordnung von Wortform und Referent nicht so rasch wie sprachunauffälligen Kindern. Ihr frühes Lexikon nimmt nur langsam an Umfang zu. Der im frühen Vorschulalter typischerweise einsetzende Wortschatzspurt bleibt meist aus. Der Übergang zu einer phonologischen Verarbeitung mit *subsilbischen* Einheiten (z. B. Silbenansatz und Reim) ist verzögert (BISHOP 1997).

Aussprache

Bei manchen Vorschulkindern mit SSES stehen Auffälligkeiten der Aussprache so sehr im Vordergrund, dass sie weitere Dimensionen der Störung zunächst überdecken können. Die Natur der Sprechprobleme kann dabei unterschiedlich sein. Fehlartikulationen einzelner Laute kommen häufig vor. Aber selbst wenn die korrekte Bildung der Laute möglich ist, zeigen sich bei vielen Kindern *systematische* Abweichungen von der Lautstruktur der Umgebungssprache, die mit Hilfe phonologischer Prozesse beschrieben werden können (so genannte *phonologische Störung*, vgl. HACKER & WILGERMEIN in diesem Band). Bei einer Minderheit können auch dyspraktische Symptome in Erscheinung treten, die keine konsistenten Fehlermuster erkennen lassen (vgl. SCHULTE-MÄTER in diesem Band).

Im späteren Vorschulalter und vor allem nach Schulbeginn nehmen die Schwierigkeiten der Aussprache – besonders bei sprachtherapeutischer Betreuung – immer mehr ab, so dass die meisten Kinder gut zu verstehen sind. Zugleich werden aber ihre weiteren sprachlichen Symptome immer offensichtlicher.

semantisch-lexikalische Defizite

Ein bedeutsamer Teil der Kinder lässt semantisch-lexikalische Defizite erkennen, die durch eingeschränktes Wortwissen und dessen schwache Speicherung und Vernetzung im mentalen Lexikon bedingt sind (vgl. GLÜCK in diesem Band). Dadurch kann es zu Problemen

Wortfindung

der Wortfindung kommen, welche die Effizienz der sprachlichen Planung und den Redefluss beeinträchtigen.

> Beispiel extremer Wortfindungsprobleme von einem 6;2 Jahre alten Jungen im Gespräch mit seiner Therapeutin (Dannenbauer 1998, S. 12 f):
> Sascha: *Äh...em...Ich...dings...einmal Skateboard. Und dann...dann...äh...der Pi...Pfi...Phillipp hey, hey rufen hat. Dann rum...rum...äh...gemacht äh...so* [demonstriert: Kopf umdrehen]. *Dann an des Dings...so wie Eisen. Wie sagst?* [häufiges Stereotyp]
> Therapeutin: *An den Eisenzaun?*
> Sascha: *Neiiin, wo Auto...äh bremsen und Leute rüber.*
> Therapeutin: *Meinst du Ampel?*
> Sascha: *Ja, an des Pam...Mam...Ampel hinbumst. Und hinflogen. Des da, da drinnen* [zeigt Schlüsselbein] *kaputt. Und...äh...Auto tatü, tatü...äh, wie sagst?*
> Therapeutin: *Der Krankenwagen?*
> Sascha: *Ja. In Krankenhaus fahren. Alles da...äh...so...so rum und rum* [zeigt: verbinden]. *Dann in Bett und äh...der dings...die Frau*
> Therapeutin: *Die Schwester?*
> Sascha: *Äh...Pla...äh wie sagst... Papletten und immer Tee...geholt...äh...bringen. Sonst nix mehr.*

Der Dialogausschnitt zeigt, dass Sascha große Schwierigkeiten hat, auf Wörter in seinem Lexikon zuzugreifen, die ein Junge seines Alters eigentlich gut kennen müsste. Diese sind nicht nur durch schwache semantische Elaboration bedingt (Verknüpfung mit anderen Beständen lexikalischen Wissens), sondern auch durch offensichtlich ungenau abgespeicherte oder unvollständige phonologische Repräsentationen der Wortformen. Selbst bei relativ einfachen Aufgabenstellungen wie dem fortlaufenden, möglichst raschen Benennen von Darstellungen geläufiger Objekte, Farben oder Ziffern kann sich eine reduzierte Verfügbarkeit über Wörter zeigen. Viele Kinder mit SSES unterscheiden sich von sprachunauffälligen Kindern durch deutlich verlängerte Latenzzeiten und eine erhöhte Anzahl an Fehlbenennungen. Das Ausmaß und der Bedingungshintergrund solcher Leistungseinschränkungen variiert natürlich bei einzelnen Kindern. Generell verlangsamte Reaktionszeiten, rezeptive Schwächen, diffuse lexikalische Repräsentationen oder Probleme der phonetischen Programmierung können dabei eine unterschiedliche Rolle spielen (Lahey & Edwards 1999).

rasches Benennen

## 2.1.2 Grammatik und Sprachverständnis

Neben den lexikalischen Defiziten zeigt der Dialogausschnitt mit Sascha ein charakteristisches Merkmal der SSES, das als „Leitsymptom" bezeichnet werden kann (Heese 1963), nämlich die Schwierigkeit bei der Erzeugung altersgemäßer grammatischer Satzstrukturen (Syntax und Morphologie). Traditionell wird diese Symptomatik als „Dysgrammatismus" bezeichnet. Mit meist mehr als einjähriger Verspätung beginnen die Kinder überhaupt Wörter zu kombinieren, um komplexere Inhalte zu kommunizieren. Danach werden ihre Probleme immer offensichtlicher, den Erwerb grammatischer Formen und Prinzipien zügig und koordiniert zu bewältigen. Über Jahre hinweg kann der Dysgrammatismus das Erscheinungsbild der SSES dominieren. Auf Grund seiner herausragenden Bedeutung soll er im folgenden Hauptabschnitt eigens näher beschrieben werden.

Leitsymptom

Dysgrammatismus

Rezeption

Die morphologisch-syntaktischen Probleme der Kinder wirken sich aber nicht nur auf die Produktion, sondern auch auf die Rezeption von Sprache aus. Das Sprachverständnis, das bei vielen Kindern bereits auf Laut- und Wortebene erschwert ist, wird durch die grammatischen Defizite meist auch auf Satz- und Textebene betroffen (BISHOP 1997). In verschiedenen Entwicklungsetappen dürften sich rezeptive und expressive Komponenten von SSES unterschiedlich mischen, so dass manche Kinder als rezeptiv-expressiv, andere als rein expressiv beeinträchtigt klassifiziert werden. Dabei ist davon auszugehen, dass etliche Kinder im Lauf der Zeit die Kategorie wechseln.

> Offensichtlich ist SSES eine zunächst rezeptiv bedingte Beeinträchtigung bei der Verarbeitung sprachlicher Information. Einem Teil der Kinder gelingt es jedoch, genügend sprachstrukturelles Wissen aufzubauen und so weit im Prozess des Sprachverständnisses einzusetzen, dass sie als relativ unauffällig erscheinen, während bei anderen Verständnisprobleme offensichtlich sind. Es hängt allerdings von der Sensitivität eingesetzter Prüfverfahren ab, ob eine unzureichende Dekodierung sprachlicher Strukturen entdeckt wird. Werden in Prüfaufgaben grammatische Merkmale so isoliert, dass keine semantischen Strategien mehr greifen (z. B. *Es ist der Opa, der den/den der Jäger grüßt.* Wer grüßt wen?), dann zeigen auch scheinbar rein expressiv gestörte Kinder bemerkenswerte Verständnisprobleme (vgl. ADAMS 1990).

Risiko

Derartige Einschränkungen des Sprachverständnisses überdauern offensichtlich auch bis ins Jugend- und Erwachsenenalter, sofern es den Kindern nicht gelingt, bis etwa zum Beginn des Schulalters ihre SSES zu überwinden und sprachunauffällig zu werden. Dann nämlich haben sie ein hohes Risiko für langdauernde Sprachbeeinträchtigungen, die auch die rezeptive Seite betreffen (STOTHARD et al. 1998). Beispielsweise gelang es TOMBLIN et al. (1992), junge Erwachsene mit gut dokumentierter Vorgeschichte als Kinder mit SSES mit hoher Treffsicherheit von sprachunauffälligen Kontrollpersonen zu unterscheiden. Zu den differenzierenden Prüfaufgaben gehörten bezeichnenderweise Tests zum rezeptiven Lexikon und Satzverständnis.

### 2.1.3 Erzählstrukturen und Schriftsprache

narrative Strukturen

In den Anfangsklassen der Schule nehmen (bei sprachtherapeutischer Betreuung) die hervorstechendsten Symptome des Dysgrammatismus in der Regel so weit ab, dass die Kinder von manchen Laien nicht mehr als Fälle von SSES angesehen werden. Unter der Oberfläche dieser relativen Unauffälligkeit wirken aber die sprachlichen Schwächen in einer subtileren Weise weiter. Sie treten unter Umständen wieder dramatisch in Erscheinung, wenn die Kinder einen Sachverhalt zusammenhängend zu berichten versuchen. Die Organisation narrativer Strukturen, die den Bedürfnissen des Hörers entsprechend den Inhalt kohärent und gegliedert in aufeinander aufbauenden Episoden fassen, ist eine sprachlich komplexere Leistung, als einen *turn* (Redebeitrag) in der Konversation wahrzunehmen. Infolgedessen können die Defizite wieder eine markante Gestalt annehmen.

> Maik (8;9 Jahre) versucht einen im Fernsehen gesendeten Karl-May-Film zu erzählen (mit dialektaler Färbung):
>
> *Winnetoue/ de der Winnetoue/ des des ersch xxx/ das sind Drieg* [Krieg] *.losganga/ un da hab de der Winnetoue sag// Winnetoue hab gsagt dann/ de de/ die kommen/ dann sin die komma un ham was gsagt//i weiß au nimmer genau/ un dann ha die Frau gsagt/ kommt mit/ na hab der Winnetoue gsagt/ nein/ na habt se gsagt/ doch du sollst mitkommen/ na hab der Winnetoue gsagt/ komm kleiner Bruder/ du sollst komma/ na is er komma// dann äh sind se doch mitgrat/ gritta* [geritten]*/ und/ un da// da sind se weitergrittet/ un net mit/ hinterher grittet/ und dann sind se woanders in Wald reing..grittet/ un dann warn se verschwunden/ dann / die ham nix gmerkt/ un dann ist Winnetoue un der kleine Bruder/ is dann/ grittet/ un dann ham se einer/ n schießen ghört* (und so fort ca. 15 Min.)
>
> / = kurze Pause, // = längere Pause, xxx = unverständlich (eigene Daten)

Dieses drastische Beispiel eines fast 9-jährigen Jungen lässt erkennen, dass zwar die Merkmale des Dysgrammatismus nicht mehr so ausgeprägt sind wie bei Sascha, dass aber noch bemerkenswerte morphologische Defizite festzustellen sind. Das Ausdrucksvermögen des Jungen ist deutlich eingeschränkt. In unbeholfener und unflüssiger Weise versucht er, Einzelheiten zu einem roten Faden anzureihen. Aber es gelingt ihm nicht, einen für den Hörer interpretierbaren Zusammenhang zu schaffen.

Neben fortbestehenden lautsprachlichen Mängeln treten im Schulalter bei einem Teil der Kinder mit SSES – die Schätzungen schwanken zwischen 40 und 70 Prozent – erhebliche Probleme im Erwerb der Schriftsprache in Erscheinung, die in manchen Fällen sogar extreme Ausmaße annehmen können. Zu den Bedingungsfaktoren gehören metasprachliche Defizite und Schwächen der phonologischen Verarbeitung, speziell des phonologischen Bewusstseins, das z. B. bei der Segmentierung von Wörtern in subsilbische Einheiten (Silbenansatz und Reim, Einzelsegmente) und der Identifizierung von Phonem-Graphem-Korrespondenzen eine entscheidende Rolle spielt. Aber auch die lexikalischen und grammatischen Schwächen haben Einfluss auf den Schriftspracherwerb. So wird die Worterkennung durch eine schlechte Aktivierbarkeit lexikalischer Einträge und Wortformen behindert. Auch die Identifizierung morphologischer Komponenten in Wörtern und die Antizipation von syntaktischen Zusammenhängen sind wesentliche Leistungen beim Aufbau schriftsprachlicher Kompetenzen, die bei vielen Kindern mit SSES nicht vorausgesetzt werden können.

Schriftsprache

phonologisches Bewusstsein

Kinder mit verspäteter Sprachentwicklung *(late talkers)*, vor allem aber Kinder mit SSES sind somit eine Risikogruppe ersten Ranges für Schriftsprachprobleme. Schon im Vorschulalter haben sie zum Teil ein weniger bewusstes Verhältnis zur Schrift *(print awareness)* und können z. B. Druckbeispiele geläufiger Markennamen schlechter den Produkten zuordnen als sprachunauffällige Kinder (GILLAM & JOHNSTON 1985). Im Schulalter weisen die Ergebnisse der Überprüfung ihrer phonologischen Bewusstheit sowie der Geschwindigkeit und Exaktheit bei der Benennung von Objektabbildungen einen Zusammenhang mit ihrer Fähigkeit zur Worterkennung (dem *Erlesen*) auf, während die Maße ihrer allgemeinen

print awareness

sprachlichen Entwicklung eher mit ihrem Leseverständnis korrelieren (Catts et al. 1994).

Sogar bei denjenigen Kindern, deren Sprachentwicklungsprobleme vor dem Schuleintritt überwunden zu sein schienen und die in den ersten Schuljahren im Schriftspracherwerb in der Normalitätsbreite lagen, zeigten sich mit 15 Jahren trotz unauffälliger lautsprachlicher Testergebnisse signifikante Defizite der phonologischen Bewusstheit und Verarbeitung sowie der Lesefertigkeiten und Orthografie. Das Mithalten mit sprachunauffälligen Altersgenossen war anfangs vermutlich nur scheinbar gewesen. Mit wachsenden Leistungsanforderungen wurden ihre Rückstände wieder deutlicher (Stothard et al. 1998).

Man kann annehmen, dass auch der enorme Entwicklungsschub, den der Erwerb schriftsprachlicher Fertigkeiten für den Ausbau des Lexikons, für Weltwissen und metasprachliche Fähigkeiten mit sich bringen kann, bei Kindern mit SSES verringert ist. Eine spontane Schreibprobe des von Ute Haffner (1995) betreuten Daniel belegt die schwer wiegenden schriftsprachlichen Probleme, die dieser Junge noch mit 10;6 Jahren hatte:

> Daniel schreibt unter der Überschrift „Es ist nicht schön, ein Kind zu sein"
>
> *Ich habe nicht schön Daeinen keinen froeude zu haben hat schbchfelre sbelen benen gazuaerleiln in hoert hat keine fereute wez schbafiler ein habe in der Schule hbeilchsön nch keienfde.*
>
> Ich habe nicht schön -?- keinen Freunde zu haben hat Sprachfehler spielen -?- ganz allein in Hort hat keine Freunde wegs [mundartlich „wegen"] Sprachfehler ein habe in der Schule habe ich schön noch keine Freunde.

Mit großem Einsatz und viel Unterstützung gelang es dem Jungen schließlich, elementare Lesefertigkeiten zu erwerben. Es ist jedoch ziemlich unwahrscheinlich, dass er in seinem Leben von schriftsprachlichen Medien einen Gebrauch machen wird, der ihm ihr Bildungspotenzial in größerem Umfang erschließt. Vielen anderen Betroffenen geht es ebenso. Nicht zuletzt aus diesem Grund können etliche von ihnen den Anforderungen der Regelschule nicht genügen.

Bildungspotenzial

> Ein solcher Entwicklungsgang ist allerdings keineswegs zwangsläufig. Es gibt nämlich auch Kinder, die die Aufgabe des Schriftspracherwerbs durchaus bewältigen. In Einzelfällen kann dieser bei optimaler Didaktik sogar zu einem Motor der Entwicklung werden, der die lautsprachlichen Lernprozesse unterstützt, indem bei bewusst-analytischen schriftsprachlichen Operationen Strukturen verfügbar werden, die in lautsprachlichen Spontanproduktionen noch fehlen (Füssenich 1998).

## 2.1.4 Langzeitperspektive

Generell ist festzuhalten, dass kein Grund zur Entwarnung besteht, wenn die sprachlichen Schwierigkeiten von Kindern mit SSES nicht mehr sofort „hörbar" sind. Subtilere grammatische Defizite können persistieren, narrative Fähigkeiten, Satz- und Textverständnis bleiben womöglich eingeschränkt und die schriftsprachlichen Kompetenzen erreichen oft nur unterdurchschnittliches Niveau. Leider sieht so der allgemeine Trend aus, der sich in der *Outcome*-Forschung abzeichnet (Nachfolgeuntersuchungen). SCHÖLER et al. (1998) stellten z. B. bei Jugendlichen zwischen 15 und 17 Jahren, die sie 10 Jahre nach der Erstuntersuchung noch einmal überprüften, schwerwiegende Schwächen bei der Reproduktion vorgegebener Sätze fest. Insbesondere wenn diese aus Kunstwörtern bestanden, waren die Jugendlichen – wie 10 Jahre zuvor – nicht im Stande, diese zu imitieren. In der bereits erwähnten Studie von TOMBLIN et al. (1992) wurden 35 ehemalige Kinder mit SSES als jetzt unauffällige junge Erwachsene in folgenden Bereichen überprüft: Rezeptiver Wortschatz, Satzverständnis, Orthografie, Erkennung geschriebener Wörter, Diskrimination zeitlich strukturierter Tonfolgen, Nachsprechen von Sätzen und semantisch-syntaktische Qualität der Spontansprache. In *all* diesen Bereichen waren die jungen Erwachsenen einer Kontrollgruppe ohne Vorgeschichte von SSES unterlegen.

Outcome-Forschung

junge Erwachsene

Demnach lässt sich bei gezielter Überprüfung ein Spektrum laut- und schriftssprachlicher Fertigkeiten auf unterdurchschnittlichem Niveau ermitteln, selbst wenn in alltäglicher Kommunikation keine sprachlichen Auffälligkeiten mehr in Erscheinung treten. Diese persistierenden sprachlichen Schwächen sind eine Bedrohung für die kognitive und schulische Entwicklung und führen nicht selten zum Versagen in der Regelschule.

## 2.2 Zum Problem des Dysgrammatismus

Im Vorschulalter und den ersten Schuljahren tritt die dysgrammatische Symptomatik häufig so dominierend in Erscheinung, dass sie bei manchen Kindern das einzige Problem zu sein scheint. Daher hat sie mehr als andere Symptombereiche der SSES Aufmerksamkeit auf sich gezogen.

### 2.2.1 Aspekte der Syntax

Die frühesten Wortkombinationen dysgrammatisch sprechender Kinder sind hinsichtlich ihrer linguistischen Eigenschaften kaum erforscht worden. Die existierenden Untersuchungen analysierten vor allem die semantischen (bzw. thematischen) Rollen, die von Kindern sprachlich realisiert wurden, z. B. *Agens, Aktion, Patiens, Lokation* etc. Es scheint so zu sein, dass sich in dieser Hinsicht wenig Unterschiede zwischen Kindern mit SSES und sprachunauffälligen jüngeren Kindern ergeben mit der Ausnahme, dass erstere eher ein weniger breites Spektrum solcher Relationen verwenden (JOHNSTON 1988).

Rollen

Als Beispiele für erste Mehrwortkonstruktionen sind hier einige Äußerungen eines 3;5 Jahre alten Jungen aufgeführt, der später vier Jahre lang eine Sprachheilschule besuchte.

Mehrwortkonstruktionen

Kai spielt zusammen mit seiner Mutter mit einer Holzeisenbahn (eigene Daten):

| | |
|---|---|
| *Kai gerne pielen* | *wieder rücke fahn (zurück)* |
| *Lokotive au pielen* | *noch runterfallen Brücke* |
| *Lokotive wegtragen* | *Baulötze böse (Bauklötze)* |
| *Sascha Zug spielen* | *weide Schienen butt (beide?, kaputt)* |
| *muss Mama reinfahrn* | *moga neue Zug kaufen (morgen)* |
| *da nicht dalang* | *Kai au Puschen (Hausschuhe)* |

Diese Satzstrukturen würden niemandem als unüblich auffallen, wenn das Kind erst zwei Jahre alt wäre. Bei einem Kind mit fast 3 $^1/_2$ Jahren ist es aber ungewöhnlich, wenn es noch kaum mehr als drei Wörter kombiniert, keine Artikel oder andere Funktionswörter verwendet und Verben unflektiert an das Äußerungsende setzt. Das bedeutet, dass in frühen Stadien die dysgrammatische Sprache von Kindern mit SSES den Eindruck einer zeitlichen Verzögerung der grammatischen Entwicklung vermitteln kann. Auch bei älteren dysgrammatisch sprechenden Kindern können noch strukturelle Ähnlichkeiten mit den Äußerungen jüngerer sprachunauffälliger Kinder festgestellt werden. Dies verdeutlicht die folgende Gegenüberstellung (eigene Daten):

strukturelle Ähnlichkeiten

| Johanna (2;2,15) | Christian (5;9,27) |
|---|---|
| *Kind da hinesetzt,* | *ich noch was brauch,* |
| *Hanna au da hinsetzen,* | *du auch das anschaue,* |
| *ich Haare wascht (gewaschen),* | *hey ich doch eine esse will,* |
| *ich mit de Pube (Puppe) Haare wascht,* | *und die Poledei (Polizei) auch* |
| *Hanna da fällt um,* | *Hunger hab,* |
| *ich nomoi (nochmal) eine Bume* | *ich alle Dinger tot mach,* |
| *(Blume) hinestellt,* | *ich jemand fange hab,* |
| *Hanna Anna Schaufel hebn (geben),* | *da is des Fängnis (Gefängnis),* |
| *ich ein Schaufel haben,* | *keine Lenkrad mehr habe,* |
| *Mensch das nich geht,* | |

Auf den ersten Blick ist kein dramatischer Unterschied zwischen den Satzstrukturen des sprachlich normal entwickelten Mädchens und des fast 6-jährigen Jungen zu erkennen. Vor allem zeigt sich, dass ein besonders auffälliges Merkmal des Dysgrammatismus im Deutschen, die meist infinite Verwendung des Verbs in der Finalstellung (Infinitiv oder Partizip), auch in einer normalen Sprachentwicklung – meist weniger häufig und nur kurze Zeit – vorkommt.

Finalstellung

Dieses Merkmal, das den Eindruck von „verdrehten" Sätzen hervorrufen und als eine Fehlentwicklung der Syntax interpretiert werden könnte, ist eine Besonderheit des Deutschen und bedarf einer Erläuterung. Im Gegensatz zum Englischen, das nach der Grundstellung der Satzkonstituenten eine reine SVO-Sprache ist (Subjekt-Verb-Objekt), ist das Deutsche weniger klar zuzuordnen. Im Hauptsatz besteht SVO-Stellung *(ich hole das Buch)*, im Nebensatz dagegen SOV-Stellung *([weil] ich das Buch hole)*. Viele Linguisten sind der Auffassung, dass die Konstituentenstellung des Nebensatzes die zu Grunde liegende des Deutschen ist, aus der

Besonderheit des Deutschen

die Stellung des Hauptsatzes durch Bewegungsregeln abgeleitet wird. Mit dem besonderen Sprachtyp des Deutschen hängt es zusammen, dass auch im Hauptsatz sehr häufig Teile des Verbs oder der Verbkonstruktion in die Finalstellung rücken, wenn Präfixverben, Auxiliare (Hilfsverben), Modalverben oder Kopulae (Verbindungswörter) verwendet werden: *Ich lege das Buch weg; ich habe das Buch geholt; ich muss das Buch holen; leider ist das Buch langweilig*. In jedem Fall steht das finite (tempus- und kongruenzmarkierte) Verbelement in der Zweitposition, das infinite Verbelement in der Finalstellung.

Da gegenüber kleinen Kindern viele Konstruktionen mit Auxiliaren und Modalverben gebraucht werden, finden sie also in der Umgebungssprache sehr häufig gerade die *semantisch bedeutsamsten* Verbelemente in infiniter Form am Äußerungsende. Kleine Kinder im Spracherwerb wie auch dysgrammatisch sprechende Kinder, die Verben in infiniter Form an das Äußerungsende setzen, verstoßen also nicht gegen Stellungsmuster des Deutschen, sondern zeigen im Grund ihre Sensibilität für diese, da in einfachen deutschen Sätzen infinite Verben in die Finalposition gehören.

In Sprachen mit anderen Bauprinzipien, z. B. im Englischen, gibt es weder bei unauffälligen Kindern noch bei Kindern mit SSES das Phänomen der Verbfinalstellung:

Beispiele von englischen Kindern mit SSES (3–11 Jahre):

| | |
|---|---|
| *the four bus go in Boucherville* | *them take all cookie* |
| *the superman is say good-by and hiding* | *and he going down hill* |
| *puppets on here* | *and put back on road again* |
| *she shout with my brother* | *fell on ground* |
| *me no more playroom* | *somebody push me* |

Die „Grammatikalität“ der Äußerungen von Kindern mit SSES scheint im Deutschen auf Grund der lange dominierenden Verbfinalstellung noch stärker beeinträchtigt zu sein als im Englischen. Jedoch kann dieses Merkmal nicht unbedingt als ein Defizit der Syntax interpretiert werden, da es eine relative Normalität aufweist. Diese zeigt sich noch in anderer Hinsicht. Es geht dabei um die Frage, ob es berechtigt ist, von „verdrehten“ Sätzen zu sprechen. Die folgenden Auszüge aus Transkripten von Erzählproben eines 5- und eines 7-jährigen Jungen dienen der Veranschaulichung:

relative Normalität

Michael (5;2) rekonstruiert anhand vorgelegter Bilder das Märchen von Hänsel und Gretel:

*Hänsel und Ledel doldhin läue (?)/ un der Vater laufe/* [„wohin?"] *in Wald hin/ un Diefmutter nimmermehr sehen magen dene Tinder// in einen den Hexe sehe und und Ledel is da/ dann Hänsel und Ledel dann ein/ xxx eindehn/ den Hexe dann den Mitzikatze in den Buckel habe/ der Hänsel mit dann Käfig linnen is/ dann immer sein Nogge (Knochen) lausstone (raustun?)// die Hexe sage/ dass niebes (?) immer da so deibe (treibe?)/ dann Hänsel sag/ mi..mir des Wasser hol/ un des Wasser debe/ dann Wasser des Wasser dann Hänsel laufsütte// dann des Mädlein dann/ ma dann den Hexe des Mädlein Backofen leinsupfe/ dann der/ der Hänsel dann lacke (lache)/ dem den Setz (Schatz?) habe/ dann mir mal saue(schaue)/ dann den Lüssel hole/ dann mal/ dann des mal saue/ mir dann Dold finde/ dann Hänsel sage/ i de des Dasse (Tasche) vollsöpfe/ Hänsel den Do/ des den Satz (Schatz) mit..wemme (mitnehme)//*

Jonas (7;0) erzählt von Zuhause:

*m m mir ich ein kleinen Bruder hab/ wo ich hingehen/ un der is au mitgehen/ i nausgehen/ un der is au mit rausgehen/ in mein Zimmer gehen/ un der is mitgehen/ un mein Aufgab machen/ un der mir alles verschlampern/ un dann ich sagen Andreas deb her mir/ un dann Andreas mir auslachen/ un dann Andreas abhauen i muss mir noch nie so Arbeit vorauskommt (?)// un dann Andreas Fernseh ganz allein anmachen/* [„Wie alt ist der Andreas?"] *zweieinhalb/* [„Der macht allein den Fernseher an?"] *mhm/ un selber die Türe an/ auf// äh mir die Türe zumachen/ un dreas äh Andreas äh mir weg/ dann Andreas äh dann Andreas äh die zwei Füße nehmen/ un dann hoch/ äh die Zehenstütz..-spitze nauf nen/ un Andreas den Hebel runterzieng/ un dann die Türe aufgehen// un dann Andreas den Fernseh auf..anmachen//*

/ = Intonationseinschnitt, // = Pause, xxx = unverständlich, (?) = unklar (eigene Daten)

Sprachproduktion

Offensichtlich haben beide Jungen Schwierigkeiten bei der Planung ihrer Sprachproduktion. Ihre Ausdrucksweise wirkt angestrengt und unbeholfen und ist durch Abbrüche, Mehrfachansätze und Unflüssigkeiten belastet, die zum Teil durch verschiedene Probleme (narrativer Aufbau, lexikalischer Zugriff, evtl. Artikulation), vor allem aber durch Erschwernisse der Generierung syntaktischer Strukturen bedingt sind. Wieder sticht die Dominanz infiniter Verbformen in der Finalstellung ins Auge. Sieht man aber von diesen Besonderheiten oder gelegentlichen Vergreifungen ab, so sind im Grunde keine „bizarren" Muster der Wortstellung für diese Kinder charakteristisch. Damit sind solche gemeint, die nach den Stellungsregeln des Deutschen nicht möglich und auch im unauffälligen Spracherwerb nicht zu beobachten wären (z. B. Modifikatoren *nach* dem Nomen). Clahsen (1988) kommt auf der Grundlage der Analyse umfangreicher Spontansprachproben dysgrammatisch sprechender Kinder zu dem Schluss, dass diese keine „wilden" Grammatiken konstruieren, die nicht mehr in den Gültigkeitsbereich der Prinzipien und Beschränkungen für natürliche Sprachen fallen (Universalgrammatik), sondern dass ihre Phrasenstrukturen insgesamt gesehen intakt, d. h. muttersprachlich organisiert sind.

„bizarre" Muster

| SUBJ | + ADV | + OBJ/ADVK | + ADV | + PRÄF/V/ADJ | + MOD/AUX |
|---|---|---|---|---|---|
| a Labe (Rabe) | au | in Buckel | ____ | sitze | ____ |
| ____ | schon wieder | in Küche | so | schmutzig | ____ |
| ich | ____ | den Noten (Knoten) | leine (alleine) | aufmach | ____ |
| ____ | ____ | in Wald | ____ | nicht bringen | kannst |
| wir | jetzt | gescheites Haus | dahin | baun | muß |
| du | schnell | den Sand | ____ | heimfahren | ____ |
| ____ | heute | ____ | hier | rein | derf (darfst) |
| die | ____ | uns | ganz | gelügt | haben |
| Baby | noch nicht | Kindergarten | heute | ____ | ____ |

SUBJ=Subjekt, ADV=Adverbial, OBJ=Objekt, ADVK=für den Satzbauplan konstitutive Adverbialbestimmung, ADJ=prädikatives Adjektiv, PRÄF=Präfix, V=Vollverb, MOD=Modalverb, AUX=Auxiliar;
*Alle Konstituenten sind fakultativ.*

**Abb. 1:** Beispieläußerungen verschiedener Kinder nach dem Schema der Konstituentenstellung von KALTENBACHER & KANY (1985):

„kanonische Schemata"

Dennoch kann nur von einer *relativen* Normalität der Syntax gesprochen werden. Dass die Kinder nämlich syntaktische Schwierigkeiten haben, zeigt sich nicht nur in erschwerter Satzplanung, sondern auch an dem eingeschränkten Bereich syntaktischer Möglichkeiten, der von ihnen genutzt wird. Schon MOREHEAD & INGRAM (1973) hatten festgestellt, dass Kinder mit SSES über lexikalische Hauptkategorien nur in einem eingeschränkten Bereich syntaktischer Kontexte verfügen können. Auch GRIMM (1991) weist auf die geringe Variabilität und auffallende Rigidität der kindlichen Äußerungsstrukturen hin (Tendenz zu „kanonischen Schemata"). Aus Sprachproben ihrer Versuchspersonen analysierten KALTENBACHER & KANY (1985) ein lineares Stellungsmuster, dem sich eine Vielzahl kindlicher Äußerungen zuordnen lässt. Dieses ist hier mit Beispielen aus Sprachproben verschiedener Kinder belegt (eigene Daten):
Natürlich können die bevorzugten Stellungsmuster bei einzelnen Kindern variieren, aber die Tendenz, sich auf wenige zu beschränken, ist weit verbreitet.

Funktionswörter

Syntaktische Schwierigkeiten liegen wohl auch der Tatsache zu Grunde, dass in kindlichen Äußerungen häufig obligatorische Elemente ausgelassen werden. Davon sind in erster Linie so genannte Funktionswörter betroffen (Auxiliare, Artikel, Präpositionen usw., siehe unten). Aber auch Subjekte und Vollverben fehlen häufig, insbesondere wenn sie aus dem gegebenen Kontext erschlossen werden können. Somit erscheinen die Äußerungen der Kinder eher *lückenhaft* als „verquer“. Deutlich ist auch ihre Tendenz, Satzstrukturen mit geringer hierarchischer Komplexität zu verwenden (CROMER 1978). Beispielsweise werden Distanzstellungen und Umstellungen diskontinuierlicher Konstituenten mit Einfügungen (z. B. bei Präfixverben) vermieden. Leider gibt es im deutschen Sprachraum bisher keine systematischen Untersuchungen der Spontansprache von Jugendlichen, die keine dysgrammatische Symptomatik mehr aufweisen. Es besteht aber Grund zu der Vermutung, dass zumindest bei einem Teil von ihnen die syntaktische Komplexität ihrer Äußerungen niedriger und der Bereich unterschiedlicher Konstruktionstypen eingeschränkter ist als beim Durchschnitt sprachunauffälliger Altersgenossen.

syntaktische Komplexität

## 2.2.2 Aspekte der Morphologie

Sämtliche hier angeführten Sprachbeispiele (besonders die englischen) zeigen eine deutliche Schwäche der Kinder in der Verwendung grammatischer Morphologie (Flexionen und Funktionswörter). Nicht wenige Forscher auf dem Gebiet der SSES halten dieses Defizit für das Hauptproblem der formalsprachlichen Entwicklung betroffener Kinder (z. B. LEONARD 1998). In den ersten Wortkombinationen können grammatische Morpheme – wie bei Kai – fast völlig fehlen, bzw. flektierte Formen lediglich als memorierte Einheiten auftauchen *(Baulötze, Schienen, Puschen)*.

memorierte Einheiten

Im weiteren Verlauf der Entwicklung wird dann deutlich, dass sich die Probleme nicht im gleichen Ausmaß auf alle morphologischen Merkmale und Formen erstrecken. Beispielsweise haben die Kinder – trotz gelegentlicher Fehlbildungen – vergleichsweise weniger Schwierigkeiten mit der Markierung des Plurals oder mit der Bildung von Partizipen als mit der Verbflexion oder dem Kasussystem (CLAHSEN 1999). Vor allem die Verbflexion spielt im Deutschen eine besondere Rolle. Erst wenn Kinder das Prinzip der Finitheit erkannt und die verschiedenen Verbflexive identifiziert und kategorisiert haben (Flexionsparadigma), ist zu erwarten, dass sie Verben stets kongruent zum Subjekt nach Person und Numerus markieren und auf die zweite Position im Hauptsatz stellen. In der Regel ist dies erst nach dem Erwerb des Flexivs *-st* für die 2. Person Singular der Fall (CLAHSEN 1988; 1999).

Verbflexion

> Eine besondere Schwierigkeit bei der Subjekt-Verb-Kongruenz besteht darin, dass die relevanten Merkmale (Numerus, Person) keine inhärenten Eigenschaften des Verbs sind, sondern ihm von einer anderen Position in der abstrakten Satzkonfiguration (dem Subjekt) zugewiesen werden. Dysgrammatisch sprechende Kinder haben typischerweise massive Probleme, diese Zusammenhänge zu bewältigen. CLAHSEN (1999) und HANSEN (1996) betrachten daher die Finalstellung infiniter Verbformen nicht als syntaktische Anomalie, sondern als *Folgeerscheinung* eines *Kongruenzdefizits*.

Viele Kinder haben zudem Schwierigkeiten mit korrekten Kasusmarkierungen (besonders Akkusativ und Dativ), selbst wenn diese bei Pronomina als möglicherweise memorierte Formen häufiger auftauchen können. Da auch diese Operationen von den kasusfordernden Eigenschaften anderer Kategorien der Satzkonfiguration (Verb oder Präposition) bestimmt sind, ist die Begründung dieses Befunds mit einem allgemeinen Kongruenzdefizit plausibel. Hierfür spricht auch das weniger deutlich belegte Problem der Genuskongruenz zwischen Nomina und Artikeln bzw. Adjektiven (vgl. CLAHSEN 1999).

Subjekt-Verb-Kongruenz

Welch seltsame Formen ein Defizit der Subjekt-Verb-Kongruenz annehmen kann, zeigt das Beispiel eines 11-jährigen Jungen, der keine infiniten Verbformen in der Finalstellung verwendet, sondern stereotyp flektierte (3. Pers. Sing.) Auxiliare. Häufig fehlt das pronominale Subjekt *ich*. So weiß man nicht sofort, von wem gesprochen wird.

Gabriel (11;2) erzählt von seinem Aufenthalt im Krankenhaus (schwäbische Dialektfärbung):

*einmal xxx in Krankenhaus so zf...zehn Tage wegs dem Blinddarm/ xxx dann wieder halt immer gspielt/ un dann so d'Schwesterle gfragt hat/ was spielen will/ dann ja gsagt hat/ dann samma so ABC-Magnetspiel mir gholt hats/ und dann immer gspielt hat/ alle Jahresmonat aufgsch...auf...gm...m...naufgsetzt hat/ un dann/ h...ham..b i einmal/ l...i scho viel gessen hat/ die and..des andere i no net fertig mit den anderen Essen gwesen sind/ na i scho gwesen sin/ bin/ dann no net/ nimmer greicht hats/ dann gfragt habt/ dja die Schwester/ i no was will/ dann ja gsagt ghabt/ hab/ und dann// dann h...hab i no Nudeln gessen/ dann hab i hoch gmüssen/ Ohren auswaschen/* [„Wieso?"] *den Dreck da drin/ ganze Bollen rauskommen sind/ und dann// hab i wi..*[„Wie ist das gegangen?"] *mit so a Spritz/ mit so n..Wasser reingspritzt worden is/ un der ganze Dreck raus is/ mit so a Eisen-kleine-Badewanne* [Nierenschale]/ *un dann hammer/ dann wieder runter dürft hat/ dann wieder gschlafen hat bis zwei Uhr/ dann die Nachspeise geben hat//*

xxx = unverständlich (eigene Daten)

Die linguistische Erklärung des Dysgrammatismus als Kongruenzdefizit kann vielleicht einen Teil der morphologischen Probleme deutscher Kinder mit SSES auf einen Nenner bringen, aber sicher nicht alle.

Die Auslassungen von Funktionswörtern und fehlende oder fehlerhafte Flexionen können auch mit dem semantischen Gehalt der Formen zu tun haben. Es lässt sich nämlich ein allgemeiner Trend beobachten, dass die Kinder solche Elemente besser unter Kontrolle bringen, die sie semantisch interpretieren können, als solche, die rein formale Funktion haben.

Auxiliare und Kopulae *(hat geholt, ist böse)* steuern beispielsweise weit weniger zum Äußerungsinhalt bei als etwa Modalverben (*wollen, müssen, dürfen* etc.). Im Grunde sind sie lediglich bedeutungsfreie Platzhalter für Kongruenzmarkierungen. Infolgedessen sind Auxiliare und Kopulae deutlich anfälliger für Auslassungen als Modalverben, die auch in der unauffälligen Sprachentwicklung etwas früher auftauchen. Warum jedoch dysgrammatisch sprechende Kinder häufig Schwierigkeiten mit der Präpositionalphrase (z. B. *auf dem Tisch*) haben, wobei sie Präposition und/oder Artikel auslassen bzw. die falsche Präposition oder Kasus-

Präpositionalphrase

form wählen, ist auch so nicht plausibel zu begründen. Offensichtlich ist dies eine komplexe Struktur, in der sich inhaltliche und formale Aspekte durchdringen.

Sollte ein Kongruenzdefizit wirklich das Kernproblem von SSES sein, so müsste sich das in irgendeiner Weise auch bei Kindern mit anderen Sprachen zeigen. Im Englischen mit seiner relativ geringen grammatischen Morphologie stechen die häufigen Auslassungen von Funktionswörtern und Flexionen besonders ins Auge (vgl. obige Beispiele). Nach RICE (2000) sind diese weniger auf ein Kongruenzdefizit zurückzuführen, obwohl im *present tense* auch die Subjekt-Verb-Kongruenz betroffen ist (z. B. 3. Pers. Sing. *-s* am Verb), sondern vielmehr auf ein Tempusdefizit. Nach ihrer Auffassung durchlaufen auch sprachunauffällige Kinder ein Stadium des „optionalen Infinitivs", in dem sie nicht wissen, dass finite Verben obligatorisch für Tempus markiert sein müssen. Sie scheinen anzunehmen, dass Tempus lediglich eine Option darstellt, die neben dem Infinitiv besteht (im Englischen der Verbstamm). Bei Kindern mit SSES sei dieses Stadium wesentlich ausgedehnter.

Englisch

Tempusdefizit

„optionaler Infinitiv"

Das Tempusdefizit begründet sie mit der Tatsache, dass bei englischsprachigen Kindern die tempusbezogene Morphologie in hervorstechender Weise von Auslassungen betroffen ist. In der Tat fehlt z. B. das Flexiv für *past tense (-ed)* sehr häufig, obwohl es keine Kongruenzmerkmale markiert. Demnach könnten Auffälligkeiten der Kongruenz im *present tense* eine Begleiterscheinung des eigentlich zu Grunde liegenden Tempusdefizits sein. Einer generellen Gültigkeit dieser Charakterisierung des linguistischen Kernproblems steht allerdings die Tatsache entgegen, dass vielen deutschen Kindern die Morphologie der gebräuchlichsten Vergangenheitsform (Partizip Perfekt) vergleichsweise wenig Schwierigkeiten bereitet. Ein Tempusdefizit kann zudem nicht alle Auffälligkeiten bei Englisch sprechenden Kindern erklären, zum Beispiel die häufige Verwendung von Pronomina im Akkusativ *(me, them)* als Subjekt (z. B. *them drink juice*). Bei deutschen Kindern kommt dieses Phänomen nicht vor.

Bei italienischen Kindern mit SSES ist die grammatische Morphologie relativ besser als bei Kindern mit Englisch als Muttersprache. Es könnte sein, dass sie auf Grund der reicheren Morphologie des Italienischen, das keine unflektierten Wortstämme erlaubt, stärker für morphologische Phänomene sensibilisiert sind (LEONARD 2000 b). Natürlich haben auch sie morphologische Probleme, die wie bei Kindern mit anderen Sprachen *selektiv* sind. Schwierigkeiten zeigen sich vor allem bei Artikeln, klitischen Pronomina, einsilbigen Auxiliarformen und der Verbflexion in der 3. Person Plural. In all diesen Fällen zeigen sich deutliche Schwächen, da nichtfinale schwache Silben involviert sind. Die Beschaffenheit einer morphologischen Form (z. B. ihre Dauer) und ihre Position in einer prosodischen Struktur scheinen im Italienischen besonders relevant zu sein. Eine Erklärung durch Kongruenz- oder Tempusdefizit scheint hier weniger zu greifen, zumal die Kinder keine Kongruenzprobleme bei der 1., 2. und 3. Person Singular zeigen und auch die Kongruenz zwischen Nomina und Adjektiven vermutlich auf Grund vieler phonologisch übereinstimmender Flexionsformen wenig auffällig ist (LEONARD & BORTOLINI 1998).

Italienisch

selektiv

Schon diese knappen Hinweise dürften deutlich gemacht haben, dass sprachvergleichende Untersuchungen morphologischer Defizite von Kindern mit SSES einen guten Prüfstein darstellen für generalisierende Hypothesen über das Profil der morphologischen Stärken und Schwächen. Hierzu gehören z. B. auch die Annahmen, dass die Kinder keine produktiven Flexionsregeln aufbauen, sondern dass sie flektierte Wortformen einzeln speichern (GOPNIK & CRAGO 1991); oder dass sie Probleme haben, Morpheme zu identifizieren und zu kategorisieren, die eine „geringe phonetische Substanz" haben (vorwiegend konsonantisch, niedere Grundfrequenz, kurze Dauer, unbetont; vgl. LEONARD 1998); oder dass in ihren grammatischen Repräsentationen Merkmale wie Tempus oder Numerus völlig fehlen (GOPNIK 1990). Einige der konkurrierenden Hypothesen konnten ihre allgemeine Gültigkeit nicht erweisen. Bei anderen dauern die Diskussionen noch an. Meist sieht es so aus, dass jeweils nur bestimmte Teile der Befunde durch den einen oder anderen Erklärungsansatz besser erfasst werden.

generalisierende Hypothesen

## 2.2.3 Inkonsistenzen

In *priming*-Experimenten (vgl. LEONARD et al. 2000) und anderen gezielten Aufgabenstellungen (z. B. Imitationsproben) können bei Kindern mit SSES oft grammatische Formen evoziert werden können, die fortgeschrittener sind als sie in ihrer Spontansprache auftauchen. Bei erhöhten Anforderungen kann auch das Gegenteil der Fall sein. Solche Inkonsistenzen kommen – in frühen Entwicklungsphasen seltener als in späteren – in der kindlichen Spontansprache ebenfalls vor. Analysiert man umfassendere Sprachproben, so kann man bei den Kindern auch grammatisch korrekte Sätze finden. In Untersuchungen mit englischsprachigen Kindern von etwa 5 Jahren konnte ein Gebrauch der besonders von Auslassungen betroffenen grammatischen Morpheme wie Auxiliare *is* und *are*, 3. Person Singular *-s* oder *past tense -ed* in 20 bis 60 % der obligatorischen Kontexte ermittelt werden. Dabei ist hervorzuheben, dass nur insgesamt 3 % dieser verwendeten Morpheme in unangemessenen Kontexten auftauchten *(these cars is big)*. Bei keinem dieser Morpheme gab es einen Prozentsatz unangemessener Verwendung, der 8 % überstieg (RICE et al. 1995). Das zeigt, dass die Kinder Formen wie *play* und *played* nicht als austauschbare Varianten behandeln. Ferner ist diese Morphemverwendung offensichtlich *nicht* das Ergebnis von mechanischem Einprägen. Es gibt nämlich viele Beispiele dafür, dass ein Kind in einem Moment ein Wort mit passender Flexion gebraucht *(Mommy likes it)*, im nächsten dagegen nicht *(Daddy like it)*. Diese Art von inkonsistenter Flexion bestimmter Wörter erreicht einen signifikant höheren Prozentsatz, als unter der Annahme bloßen Memorierens zu erwarten wäre (LEONARD et al. 2000). Darüber hinaus gibt es Anzeichen der *produktiven* Verwendung solcher Morpheme. Überregularisierungen von Vergangenheitsformen (*throwed* für *threw*, im Dt. *gelügt* für *gelogen*) sind nicht selten. Obwohl Kinder mit SSES im Vergleich zu sprachunauffälligen beim Flektieren von Kunstwörtern meist wesentlich schlechter sind, können manche doch im Spiel auch Formen produzieren wie *er gixt, ...hat...gegixt.*

korrekte Sätze

erklärungsbedürftiges Merkmal

Schon ab dem Vorschulalter findet sich typischerweise eine auffällige Inkonsistenz in der Verwendung grammatischer Formen und Strukturen. Diese ist geradezu als ein *erklärungsbedürftiges Merkmal* von SSES zu betrachten. Inkonsistenzen sind ein Zeichen dafür, dass die Kinder über sprachstrukturelles Wissen verfügen, auf das sie unter bestimmten Bedingungen zurückgreifen können.

Zeitspanne

Wenn Kinder im unauffälligen Spracherwerb neue Regelhaftigkeiten erkannt haben, dauert es meist nicht lange, bis sie ihr System entsprechend rekonstruiert und die Regelhaftigkeiten auch in der Sprachproduktion unter Kontrolle gebracht haben. Bei Kindern mit SSES dagegen beträgt die Zeitspanne, bis sie z. B. tempus- und kongruenzmarkierte Formen bei *allen* Verben in Hauptsätzen verwenden, bisweilen mehrere Jahre, selbst wenn ein Teil ihrer Äußerungen auf eine prinzipielle Fähigkeit zu solchen Operationen schließen lässt. In der Studie von HAMANN et al. (1998) wurden in Sprachcorpora von 50 Kindern zwischen 5 und 10 Jahren im Durchschnitt sogar mehr finite als infinite Verbformen gefunden (57 % vs. 36 %). Die Verbfinalstellung wurde mit 44 % gegenüber der Zweitstellung (30 %) bevorzugt. Ähnliche Inkonsistenzen kann man häufig auch bei Auslassungen von Funktionswörtern (z. B. Auxiliare) oder Kasusmarkierung beobachten.

Produktionsbeschränkung

„eingesprochene" Muster

Es ist sicher nicht unproblematisch, von Daten der Sprachproduktion Rückschlüsse auf zu Grunde liegende Repräsentationen grammatischen Wissens ziehen zu wollen. Die Inkonsistenzen machen aber deutlich, dass dysgrammatische Probleme nicht immer Ausdruck lücken- oder fehlerhafter Wissensstrukturen sein müssen. Unter bestimmten Performanzbedingungen können die Kinder offensichtlich ihre Regelkenntnisse mehr oder weniger aktualisieren (BISHOP 1994). Demnach muss der Dysgrammatismus auch unter dem Aspekt der *Produktionsbeschränkung* gesehen werden. Die Frage, *warum* Kinder ihre sprachlichen Möglichkeiten nur partiell realisieren, ist leider nicht konsequent untersucht worden. Die Forschung hat sich bisher mehr auf die Ermittlung möglicher rezeptiver Bedingungen konzentriert, die Kindern den Erwerb sprachlichen Wissens erschweren (z. B. begrenzte Kapazität der Informationsverarbeitung). Möglicherweise ist das bereits erworbene strukturelle Wissen – oder bestimmte Teile davon – weniger gesichert, integriert, automatisch verfügbar und damit schwerer aktualisierbar in Produktionssituationen, in denen eine Reihe von kognitiven und linguistischen Operationen simultan auszuführen ist, so dass sich „eingesprochene" Muster leichter durchsetzen (SPEIDEL 1989).

> Die Tatsache, dass Kinder erkennbar vorhandenes sprachliches Wissen in der aktuellen Produktion nicht einsetzen, kann von verschiedenen Faktoren beeinflusst sein wie z. B. den pragmatischen Gegebenheiten der Redesituation, den Ansprüchen der Konzeptualisierung von Mitteilungsintentionen, der lexikalischen Selektion, der Konstruktion von Satzrahmen, der phonologischen Enkodierung, vielleicht sogar der motorischen Programmierung. Die Schwierigkeiten der Planung von Äußerungen über verschiedene *interagierende* Produktionsebenen unter Echtzeitbedingungen als eines der *kennzeichnenden* Merkmale des Dysgrammatismus müssen unter anderem durch psycholinguistische Analysen von Inkonsistenzen genauer geklärt werden.

## 2.2.4 Verzögerung oder Abweichung?

Zu der seit langem geführten Diskussion, ob der Spracherwerb, speziell der Dysgrammatismus, von Kindern mit SSES als eine bloße Verzögerung oder als eine Abweichung von den allgemeinen Charakteristika eines unauffälligen Spracherwerbs zu betrachten sei, gibt es auch heute noch unterschiedliche Auffassungen. Allerdings ist das Meinungsspektrum differenzierter geworden. Kaum jemand vertritt noch die Auffassung, dass der beeinträchtigte Grammatikerwerb eine zeitversetzte Kopie oder einen Vorgang in „Zeitlupe" im Vergleich zur unauffälligen Sprachentwicklung darstellt. Dennoch spielt der Verzögerungsfaktor eine bedeutsame Rolle, da der Erwerbsvorgang verspätet einsetzt und sehr in die Länge gezogen ist.

„Zeitlupe"

In frühen Stadien des Dysgrammatismus scheinen Entsprechungen zu den Äußerungsstrukturen von sprachunauffälligen Kleinkindern deutlicher in Erscheinung zu treten (vgl. oben Kai bzw. Christian und Johanna). Aber sehr bald kann man bei den älteren und kognitiv fortgeschritteneren Kindern mit SSES, die schon komplexere Mitteilungsbedürfnisse zu realisieren versuchen, Unterschiede beobachten. Einer der offensichtlichsten ist das Bemühen, in Äußerungsstrukturen, die Ähnlichkeiten mit denen von 2- bis 3-jährigen Kindern aufweisen, mehr Konstituenten zu kombinieren, als in diesem Alter üblich sind (Grimm 1999). Das kann sich bis zu drastischen Missverhältnissen steigern. Beispielsweise richtete Sebastian (5;3) an seine Therapeutin folgende Forderung: *Du sagen wie du heißen und dein Vater wie heißen* (vgl. Dannenbauer & Kotten-Sederqvist 1990). Wenn sprachunauffällige Kinder solche komplexen Sätze verwenden, haben sie das Problem von Verbstellung und Kongruenz längst gelöst. Vorher kommen solche Konstruktionen einfach nicht vor.

mehr Konstituenten

Andererseits produzieren Kinder mit SSES in der Regel keine „unmöglichen" Strukturen, d. h. solche, die vor dem Hintergrund des Systems ihrer Muttersprache und im Vergleich mit Phänomenen eines unauffälligen Spracherwerbs nicht mehr begründbar sind. In linguistischen Untersuchungen stellten sich ihre grammatischen Erwerbsprobleme zunehmend als selektiv heraus. Für das Erscheinungsbild bedeutet dies, dass sich in gewissen Teilbereichen des kindlichen Systems Fortschritte sehr viel langsamer vollziehen (bis hin zu Stagnationen) als in anderen.

keine „unmöglichen" Strukturen

Obwohl sich also in den linguistischen Details meist eine Entwicklungslogik erkennen lässt, stimmt das Gesamtbild nicht mehr mit einem unauffälligen Spracherwerb überein. Es ergeben sich Diskoordinationen und Desynchronisierungen von Teilentwicklungen, die ansonsten synergistisch oder in bestimmten linguistischen und zeitlichen Folgebeziehungen zueinander ablaufen, so dass sich vor dem Hintergrund normaler Sprachentwicklungsdaten das Phänomen einer „unausbalancierten Retardierung" ergibt (Crystal 1980). Zusätzlich lassen sich gelegentlich in einzelnen Bereichen auch Stereotypien und idiosynkratische Formen finden, für die es im unauffälligen Spracherwerb keine Entsprechung gibt (vgl. oben Gabriel).

Nicht nur im Hinblick auf die Ergebnisse, sondern auch auf die Prozesse des Erwerbs formaler Spracheigenschaften kann SSES nicht einfach als verlangsamter Verlauf einer unauffälligen Sprachentwicklung angesehen werden. Unter dem Druck sozialer Lebensnotwendigkeit müssen sich die Kinder nämlich trotz eingeschränkter Kapazitäten für die Verarbeitung sprachlicher Information die erforderlichen Mittel für die Teilhabe an zwischenmenschlicher Kommunikation und für die Realisierung ihrer Sprachhandlungsbedürfnisse aneignen. Man muss davon ausgehen, dass den Prozessen des kindlichen Spracherwerbs unter diesen Bedingungen von Anfang an das Moment der Kompensation inhärent ist und diese dadurch eine besondere Ausprägung erfahren. Welche kompensatorischen Mechanismen in den *frühen* Entwicklungsphasen wirksam sind bzw. sprachtherapeutisch aktiviert werden können, ist bisher nicht genauer erforscht worden.

Kompensation

Auf Grund ihrer Untersuchungen mit Schulkindern kommen SCHÖLER et al. (1998) zu der Ansicht, dass *ältere* Kinder ihre metasprachlichen Möglichkeiten in Anspruch nehmen und über eine kontrollierte, kognitive Ressourcen verschlingende Verarbeitung ihre Lerndefizite zu kompensieren versuchen. Auch wenn dadurch eine scheinbare Unauffälligkeit des Sprachgebrauchs erreicht werden kann, bleibt doch die Leistungsfähigkeit dieses Verarbeitungsmodus den Erwerbsprozessen eines unbeeinträchtigten Spracherwerbs deutlich unterlegen, wie persistierende Defizite der Sprachverarbeitung noch im höheren Jugendalter zeigen.

# 3 Was stimmt nicht bei Kindern mit SSES?

## 3.1 Allgemeine Perspektiven

Die Frage, welche Ursachen oder Bedingungshintergründe für das Auftreten von SSES verantwortlich sind, hat eine enorme Fülle von Untersuchungen in verschiedenen Fachdisziplinen angestoßen. Die Resultate sind in ihrer Erklärungsstärke unterschiedlich und zum Teil schwer miteinander zu vereinbaren. Eine allgemein akzeptierte Beantwortung steht auf Grund der Heterogenität von SSES bisher nicht in Aussicht. Angesichts der Schwierigkeiten, eine ätiologische Erklärung zu finden, hat LEONARD (1991) sogar einmal eine Diskussion über den Sinn solcher Bemühungen ausgelöst. Dabei stellte er die provozierende These auf, dass SSES gar nicht als Störung, sondern als unteres Extrem einer Normalverteilung sprachlicher Begabung aufzufassen sei (ähnlich wie Unmusikalität).

unteres Extrem

zwei Richtungen

Im breiten Spektrum der Erklärungsansätze lassen sich zwei Richtungen ausmachen, die konträr zueinander stehen (LEONARD 2000 a). Auf der einen Seite handelt es sich um linguistisch orientierte Ansätze, die maßgeblich von der Konzeption der generativen Sprachtheorie geprägt sind. Sie betrachten SSES vorrangig als ein Kompetenzproblem (menschliche

Sprachfähigkeit) und betonen besonders das Repräsentationsdefizit (Bishop 2000). Damit ist gemeint, dass in dem von universalgrammatischen Prinzipien gesteuerten Aufbau grammatischer Wissensstrukturen, der weitgehend unabhängig von anderen Entwicklungsbereichen (z. B. Intelligenz) erfolgen soll, gewisse Weichenstellungen falsch sind oder Komponenten fehlen (z. B. Kongruenzprinzip, obligatorisches Tempus).

Repräsentationsdefizit

Aus hoch spezialisierten Untersuchungen wird z. B. erschlossen, dass die Kinder strukturelle Abhängigkeitsbeziehungen in abstrakten Satzkonfigurationen nicht auffassen könnten (z. B. Bindungsprinzipien; vgl. van der Lely & Stollwerck 1997); oder sie hielten an einer Interimsgrammatik (aus dem Frühstadium des Spracherwerbs) fest, mit der es ihnen nicht gelänge, den propositionalen Kern ihrer Äußerung (meist eine IP) mit dem übergreifenden syntaktischen Zusammenhang (der CP-Schale) zusammenzuführen, wodurch sich die spezifische Verteilung ihrer grammatischen Auffälligkeiten begründen ließe (vgl. Hamann et al. 1998). Derartige Ansätze sind wertvoll, weil sie sich darum bemühen, die linguistische Natur der Grammatikprobleme präzise zu spezifizieren.

Bei nativistischer Orientierung (Annahme angeborenen Wissens über die mögliche Form menschlicher Sprachen) wird im Hinblick auf die Warum-Frage häufig auf die genetische Grundlage von SSES verwiesen (siehe unten). Anderen nicht-linguistischen Faktoren wird geringere Bedeutung beigemessen. Im Ganzen gesehen ist jedoch eine rein linguistische Perspektive zu eng, um den realen Erklärungsbedarf bei dieser komplexen Störung abdecken zu können.

genetische Grundlage

Auf der anderen Seite stehen Ansätze mit einer vorrangig psychologischen Orientierung. Sie fassen SSES eher als ein Performanzproblem auf (Bedingungen der Verwendung linguistischer Information) und stellen das Verarbeitungsdefizit in den Vordergrund. Typischerweise wird der Erwerb formaler Spracheigenschaften nicht als Leistung eines spezialisierten linguistischen Einzweckmechanismus betrachtet, sondern als Ergebnis allgemeiner – d. h. auch für andere Wissensbereiche zuständiger – perzeptuell-kognitiver Funktionssysteme, mit denen sich das Kind im Kontext seiner Gesamtentwicklung und in eigenaktiver Auseinandersetzung mit der Umgebungssprache deren formale Kategorien und Prinzipien sukzessiv erschließt. Infolgedessen wird SSES meist nicht als Beeinträchtigung spezifisch linguistischer Fähigkeiten betrachtet, sondern als Folgeerscheinung von Defiziten der Wahrnehmung, des Gedächtnisses, der Anwendung von Strategien etc. Diese Ansätze stehen allerdings immer wieder vor der Schwierigkeit, die Spezifität und Selektivität der linguistischen Charakteristika ausreichend zu erklären.

Verarbeitungsdefizit

Folgeerscheinung

> Sollte es aber Kinder geben, deren Defizite sich tatsächlich auf die Rekonstruktion linguistischen Wissens aus sprachlichen Daten beschränken (vgl. Bishop et al. 2000), so stellen sie eine Herausforderung dar, die zu einer Überwindung dogmatischer Einseitigkeiten im Dialog beider Richtungen beitragen könnte. Eine flexible und konstruktive Auseinandersetzung mit der immer noch offenen Frage, inwieweit spezialisierte linguistische Erwerbsmechanismen und allgemeinpsychische Prozesse im System einer Störung zusammenwirken können, sollte auch zur Aufklärung der Heterogenität von SSES in verschiedenen Entwicklungsphasen beitragen können.

Im Folgenden sollen einige Hinweise auf Sachverhalte gegeben werden, die mit SSES in Verbindung gebracht wurden. Vollständigkeit ist nicht beabsichtigt. Es soll lediglich ein Eindruck von der Vielfalt der Forschungsbemühungen vermittelt werden.

## 3.2 Perzeptuelle und kognitive Aspekte

Schon LIEBMANN (1901) hatte vermutet, dass dysgrammatisch sprechende Kinder nur ungenaue auditive, visuelle und taktile Sinneseindrücke gewinnen, die im Gedächtnis keine bleibenden Spuren hinterlassen. Andere Forscher (z. B. FRÖSCHELS 1931) hatten die Sprachschwierigkeiten der Kinder mit Problemen der *auditiven* Wahrnehmung und des Kurzzeitgedächtnisses („Hörmerkspanne") erklärt. Das Sprachsignal muss z. B. in Sekundenbruchteilen von seiner ungeheuren Vielfalt an sensorischer Informationen reduziert werden auf einen abstrakteren und stabilen Code, der im Kurzzeitgedächtnis bearbeitet werden kann. Schon dieser Prozess des phonologischen Enkodierens kann bei Kindern mit SSES verlangsamt sein. Ferner scheint die Identifikation von Lautvarianten als Mitglieder einer Phonemkategorie ein Problem zu sein (vgl. BISHOP 1997). Auch rhythmisch-prosodische Eigenschaften von Sprache werden unzureichend verarbeitet (WEINERT 1991). SCHÖLER et al. (1998) fanden sowohl in sprachlichen als auch nichtsprachlichen Aufgabenstellungen (Rhythmen) eine deutlich und dauerhaft eingeschränkte Fähigkeit zum Halten und Verarbeiten von auditiver Information.

auditive Wahrnehmung

Arbeitsgedächtnis

Ein Hilfssystem im so genannten Arbeitsgedächtnis ist darauf spezialisiert, phonologische Information zwischenzuspeichern und durch eine Memorierschleife *(rehearsal)* zur weiteren Verarbeitung aufrechtzuerhalten. Es gibt Hinweise sowohl auf eine reduzierte Kapazität dieses Speichers als auch auf eine mangelhafte Funktion des Memorierens (GATHERCOLE & BADDELEY 1990; KIRCHNER & KLATZKY 1985). Eine zu flüchtige oder unvollständige phonologische Repräsentation erschwert oder verhindert die vertiefte Analyse formaler Merkmale, insbesondere wenn unter dem Zeitdruck des Kurzzeit- oder Arbeitsgedächtnisses fortlaufend eintreffende Sprache zu verarbeiten ist.

temporelle Perzeption

Überhaupt stellt *Zeit* einen kritischen Faktor dar. Wenn z. B. Kindern mit SSES kurzdauernde und rasch aufeinander folgende akustische Reizfolgen geboten werden, haben sie große Schwierigkeiten, diese zu identifizieren bzw. von anderen zu unterscheiden. Dieses Defizit der „temporellen Perzeption" wirkt sich bei Sprache besonders aus, da wichtige phonetische Hinweise im Sprachsignal genau diese zeitlichen Eigenschaften haben. Durch ein Intensivtraining mit manipulierter Sprache, in der diese kritischen Merkmale verlängert und verstärkt werden, lassen sich möglicherweise die rezeptiven Sprachfähigkeiten dauerhaft verbessern (TALLAL 2000). Dass von solchen Schwächen der auditiven Verarbeitung besonders morphologische Formen mit geringer phonetischer Substanz (sowie geringer semantischer Signifikanz) betroffen sein können, erscheint durchaus denkbar, obwohl der Erklärungswert dieser „Oberflächenhypothese" nicht sehr weit reicht und diese inzwischen modifiziert wurde (LEONARD 1998).

visuelle Information

Aber nicht nur bei der Verarbeitung auditiver, sondern auch visueller Information zeigen sich Einschränkungen. Zwar mag das visuelle Sequenzgedächtnis bei Kindern mit SSES bei simultan dargebotenen grafischen Formen intakt sein (SCHÖLER et al. 1998), aber bei rapiden visuellen Reizfolgen mit kurzen Intervallen (z. B. Lichtsignale) haben sie die gleichen Erkennungsschwierigkeiten wie in der auditiven Modalität (TALLAL et al. 1998). Vor allem auf höheren Ebenen der Verarbeitung visuell präsentierter Information zeigen sich besondere Schwächen. So brauchen z. B. die Kinder mit SSES wesentlich länger als sprachunauffällige, um zwei komplexe, gegeneinander geneigte Abbildungen abstrakter Formen als gleich oder verschieden zu erkennen („mentale Rotation"; vgl. JOHNSTON & ELLIS WEISMER 1983). Ähnliche Defizite werden auch in anderen Aufgabenstellungen deutlich, die ein Operieren mit visuellen Repräsentationen erfordern. Die Kinder können z. B. nur schlecht die Richtung einer Schnecke an bestimmten Punkten eines gewundenen Pfades antizipieren, d. h. sie diesen „im Kopf" entlang kriechen lassen (SAVIC 1984). Darüber hinaus haben sie unabhängig von ihrem Satzverständnis Schwierigkeiten, sich aus Erzählzusammenhängen implizite, d. h. sachlogisch enthaltene, aber nicht ausformulierte Information zu erschließen, sowohl bei lautsprachlich als auch bildlich vorgegebenen Geschichten. Anscheinend fällt es den Kindern schwer, ein reichhaltiges und integriertes „mentales Modell" des jeweiligen Szenarios mit seinen Vorgängen zu konstruieren (BISHOP & ADAMS 1992).

mentales Modell

taktile Information

Auch bei der Verarbeitung taktiler Information werden Schwächen deutlich. Beispielsweise haben Kinder mit SSES signifikant mehr Probleme als unauffällige Gleichaltrige, mit der Hand ertastete geometrische Formen unter vorgelegten Alternativen wieder zu erkennen (KAMHI et al. 1984). Ferner zeigen sich die bereits bekannten Schwierigkeiten bei der Erfassung von Rhythmen auch dann, wenn diese nicht akustisch dargeboten, sondern direkt auf einen Körperteil appliziert werden (KRACKE 1975).

Selbst wenn also die einzelnen Sinnesmodalitäten potenziell intakt sein sollten, gelingt es Kindern mit SSES nur unzureichend, perzeptuelle Daten unter Einbeziehung des Kontexts und ihres Wissens zu überdauernden und integrierten mentalen Strukturen zu organisieren. Solche supramodalen Verarbeitungsstörungen könnten auch auf allgemeinere kognitive Defizite schließen lassen. Zwar soll bei SSES per Definition eine nonverbale Testintelligenz in der Normalitätsbreite vorliegen, und diese Kinder gibt es tatsächlich. Aber die Forscher tun sich nicht leicht, sie zu finden. In vielen Untersuchungen kann man sehen, dass die meisten Kinder eher am unteren Rand dieses Bereichs liegen (z. B. PREIS et al. 1998). Außerdem lassen sich bei ihnen im Unterschied zu unauffälligen Kontrollpersonen subtile kognitive Defizite finden, wenn die Anforderungen von Aufgabenstellungen steigen (vgl. JOHNSTON 1994). Dazu gehören Auffälligkeiten der „mentalen Repräsentation", die schon bei der visuellen Informationsverarbeitung angeschnitten wurden. Diese können sich unter anderem auch in einer unterdurchschnittlichen Entwicklung des Symbolspiels äußern (*So-tun-als-ob*; vgl. ROTH & CLARK 1987). Die vorliegenden Befunde sind allerdings bisher nicht zureichend

supramodale Verarbeitungsstörungen

mentale Repräsentation

erklärt. Früher hat man als Grund eine Schwäche der allgemeinen Symbolfunktion vermutet (vgl. DANNENBAUER & CHIPMAN 1988). Diese Annahme ist allerdings nicht haltbar, da durch eine generelle Symbolschwäche die unausgewogenen kognitiven und sprachlichen Leistungsprofile nicht erklärt werden. Vielmehr müsste eine durchgehende schwere Entwicklungsbeeinträchtigung die Folge sein.

induktives Denken

Weitere Hinweise auf allgemeinere kognitive Defizite liefern Studien, welche sich mit Prozessen des induktiven Denkens beschäftigen. Kinder mit SSES haben z. B. Schwierigkeiten bei Aufgabenstellungen, die das Generieren und Testen von Hypothesen und analoges Schlussfolgern erfordern (KAMHI et al. 1984; ELLIS WEISMER 1991). Nach JOHNSTON (1988) stellt sich daher nicht mehr so sehr die Frage, *ob* bei Kindern mit SSES kognitive Schwächen vorliegen, sondern *welcher Art* diese sind. Ein Ansatz, der auch im Hinblick auf die Sprachproduktion Erklärungswert bieten könnte, ist die Annahme einer persistierenden Kapazitätsbeschränkung der Informationsverarbeitung in Verbindung mit einer generellen Verlangsamung kindlicher Reaktionszeiten. Dadurch kann z. B. das Verarbeitungssystem von zwei Seiten unter Druck geraten: Zuerst einlaufende Information muss verarbeitet werden, bevor sie im Gedächtnis verblasst, und dies rechtzeitig, bevor weitere Information eintrifft. Bei reduzierter Verarbeitungsgeschwindigkeit kann z. B. die ausreichende Verarbeitung eines Items nicht abgeschlossen werden, bevor das nächste erscheint. Folglich wird manches Material unvollständig oder gar nicht verarbeitet (LEONARD 1998).

Kapazitätsbeschränkung

> Im Hinblick auf den Erklärungswert der hier aufgezählten perzeptuellen und kognitiven Aspekte ergeben sich folgende Probleme: Besonders wenn auf die Annahme spezifisch linguistischer Faktoren verzichtet wird, erscheinen häufig theoretische Lücken in der detaillierten Begründung des tatsächlichen sprachlichen Erscheinungsbilds von SSES (z. B. Selektivität oder Inkonsistenz). Außerdem sind die empirischen Belege oft nicht sehr stark oder unzweideutig. Es gibt keinen Befund, der *ausschließlich* für Kinder mit SSES kennzeichnend ist. Es lassen sich immer sprachunauffällige Kinder finden, die in einschlägigen Aufgabenstellungen Ergebnisse erzielen wie Kinder mit SSES bzw. umgekehrt: Kinder mit SSES, welche die vermuteten Defizite nicht aufweisen (vgl. z. B. SININGER et al. 1989).

## 3.3 Genetische und neurobiologische Aspekte

Stammbaum

Dass SSES in manchen Familien gehäuft auftritt, ist schon von LUCHSINGER (1959) mit entsprechenden Stammbäumen belegt worden („familiärer Sprachschwächetypus"). Verschiedene neuere Untersuchungen haben diese Beobachtungen bestätigt. Allerdings gibt es auch viele Fälle von SSES, bei denen sich *keine* Hinweise auf familiäre Konzentration finden lassen. Jedoch spricht für eine genetische Komponente der Störung die sehr viel höhere Konkordanz des Merkmals SSES bei monozygotischen (eineiigen) im Vergleich zu dizygotischen Zwillingen (TOMBLIN & BUCKWALTER 1998). Großes Aufsehen erregt hat besonders die englische

Konkordanz

Familie K., in der 16 von 30 Personen aus 3 Generationen von ausgeprägten und persistierenden Störungen der Sprachentwicklung, besonders im Bereich der Grammatik, betroffen waren (Gopnik 1990). Die Verteilung der Störung über die Generationen und Geschlechter (ungefähr ausgewogen) ließ einen autosomalen, dominanten Erbgang vermuten und löste Spekulationen über die Existenz eines „Grammatikgens" aus.

Grammatikgen

Tatsächlich wurde bei einer genomweiten Koppelungsanalyse auch eine kritische Zone auf dem 7. Chromosom der betroffenen Personen identifiziert, die ein solches Vererbungsmuster mit voller Penetranz wahrscheinlich macht (Fisher et al. 1998). Jedoch sind Zweifel angebracht, ob es sich bei der Form *dieser* Störung um SSES im Sinne der international gebräuchlichen Definitionen handelt. Die sprachlichen Defizite erwiesen sich als weniger selektiv als ursprünglich angenommen (d. h. beschränkt auf Flexionsregeln). Praktisch alle Aspekte von Sprache und Grammatik waren betroffen. Außerdem gingen die sprachlichen Auffälligkeiten einher mit ausgeprägten Sprechstörungen. Alle betroffenen Personen zeigten Merkmale von orofazialer und verbaler *Dyspraxie* und waren für Außenstehende schwer zu verstehen (Alcock et al. 2000). Ferner gibt es Anzeichen für kognitive Beeinträchtigungen. Die Intelligenzquotienten der betroffenen Familienmitglieder waren im Durchschnitt niedriger als die der nicht betroffenen. Die Studie von Fisher et al. (1998) bestätigt also nicht die Existenz eines Grammatikgens, wohl aber eines einzelnen dominanten, autosomalen Gens, das im Rahmen einer komplexen Sprech- und Sprachstörung eine Rolle spielt.

Dyspraxie

Die Tatsache einer genetischen Komponente bei SSES kann nicht in Frage gestellt werden. Wohl aber ist die Frage offen, ob diese in jedem Fall anzunehmen ist oder nur bei bestimmten Subgruppen und unter welchen Bedingungen sie zum Auftreten von SSES führt oder nicht. Darüber hinaus ist unklar, inwieweit Konvergenzwirkungen verschiedener Gene bei weniger deutlichen Vererbungsmustern eine Rolle spielen können. Die schwer wiegendste Unklarheit betrifft jedoch die Frage, wie denn der Phänotyp genau bestimmt und eingegrenzt werden soll. Dies zeigt der Fall der Familie K. sehr deutlich. So wertvoll genetische Untersuchungen bei der Aufklärung von SSES auch sein mögen, so haben sie doch nur indirekten Erklärungswert. Gene steuern mentale Prozesse wie den Spracherwerb nicht direkt, sondern den Aufbau von Proteinen. Das Bindeglied zwischen den organischen und mentalen Vorgängen stellen eher Reifungsvorgänge neurobiologischer Art dar.

Phänotyp

Vor allem seit bildgebende Verfahren zur Verfügung stehen, gibt es vermehrt Hinweise, dass gewisse neuroanatomische Strukturen bei Kindern mit SSES Besonderheiten aufweisen. Beispielsweise fanden Gauger et al. (1997), dass der *pars triangularis* der Broca-Region in der linken Hirnhemisphäre kleiner war als bei sprachunauffälligen Kontrollpersonen. Ferner wurden bei Kindern mit SSES als weitere Besonderheit der linken unteren Stirnhirnwindung zusätzliche Sulci (Furchen) identifiziert, die möglicherweise auf Veränderungen der pränatalen Hirnentwicklung schließen lassen (Zellmigration). Zusätzliche Sulci in dieser Region wiesen auch mehrheitlich Eltern von Kindern mit SSES auf, wobei aber ihr eigenes Abschneiden in einer Batterie von Sprachtests deutlicher mit

neuroanatomische Strukturen

dieser strukturellen Besonderheit korrelierte als die Verwandschaftsbeziehung allein (vgl. Clark & Plante 1998).

veränderte Symmetrieverhältnisse

Unter den neuroanatomischen Auffälligkeiten, die bislang beschrieben wurden, fanden veränderte Symmetrieverhältnisse besondere Beachtung. Bei sprachunauffälligen Menschen sind die in beiden Hemisphären jeweils in der Sylvischen Furche liegenden *plana temporale* (neben der Heschl'schen Windung) in der Regel asymmetrisch. Das linke *planum temporale*, das zur Wernicke-Region gerechnet wird und in der phonologischen Verarbeitung eine wichtige Rolle spielt, ist größer als das rechte. Bei Kindern mit SSES fand man dagegen häufig Symmetrie bzw. eine umgekehrte Asymmetrie vor. Diese waren aber nicht auf eine Verkleinerung des linken, sondern auf eine Vergrößerung des rechten *planum temporale* zurückzuführen (Plante et al. 1991). Die noch recht uneinheitlichen Befunde über auffällige neuroanatomische Strukturen werden meist in dem Sinne gedeutet, dass die Entwicklung sprachrelevanter Hirnbereiche bei Kindern mit SSES von Anfang an anders verläuft und dadurch der Spracherwerb affiziert ist (Gauger et al. 1997).

Hirnreifung

soziale Kognition

kritische Masse

Nach Lockes (1994; 1997) Auffassung ist dagegen die Entstehung besonderer Hirnstrukturen als *Folge* des beeinträchtigten Spracherwerbs zu erklären. Er meint, dass die Bedingungen für SSES nicht von Anfang an gegeben sind, sondern schrittweise entstehen: Auf Grund einer allgemein verlangsamten Hirnreifung entwickeln sich neben motorischen und perzeptuellen Fähigkeiten auch die rechtshemisphärischen Mechanismen der *sozialen Kognition* unzureichend. Letztere sind aber die Grundlage dafür, dass Kinder in den ersten Phasen des Spracherwerbs genügend Sprachmaterial abspeichern (rezeptiver Wortschatz, unanalysierte Redewendungen). Erst wenn dieses eine kritische Masse erreicht hat, wird das ausschließlich linkshemisphärische, rein linguistische Strukturanalysesystem aktiviert, das die Identifizierung segmentaler Eigenschaften und anschließend der morphologisch-syntaktischen Einheiten und Regeln leistet. Dessen optimales Zeitfenster reicht etwa vom 20. bis 36. Lebensmonat. Danach lässt seine Funktionstüchtigkeit rasch nach.

„Flaschenhals"

Kindern mit SSES gelingt es nicht rechtzeitig, genügend Sprachmaterial für eine ausreichende Aktivierung dieses Systems innerhalb seines Zeitfensters anzusammeln. Die frühe Verzögerung der lexikalischen Entwicklung ist demnach der „Flaschenhals", in dem der Spracherwerb zu stokken beginnt. Eine mangelhafte Aktivierung des (potenziell intakten) linguistischen Analysators wirkt aber wie eine *Schädigung*. Unter dem Druck, Sprache aufbauen zu müssen, beginnt nun das Gehirn zu kompensieren und homologe Strukturen der rechten Hemisphäre in einen für die phonologische (und später auch schriftsprachliche!) und grammatische Entwicklung *dauerhaft nicht-optimalen* Verarbeitungsmodus einzubeziehen. Eine Folge davon könnte die Vergrößerung des rechten Planum temporale sein, da die Beanspruchung von Hirnbereichen Einfluss auf die Ausbildung ihrer Struktur hat.

Mit dieser „hochgradig spekulativen" Theorie (Bishop 2000) steht Locke nicht mehr allein da. Schöler et al. (1998) stützen z. B. ihren Erklärungsansatz für SSES auf diese Theorie. Jedoch scheint Vorsicht geboten zu sein. Dass im Spracherwerb von Kindern mit SSES schon sehr früh kompensatorische Mechanismen eine Rolle spielen, sei unbestritten.

Welcher Art diese sein könnten und welche neurobiologischen Korrelate involviert sind, ist ziemlich ungewiss. Jedenfalls sind die Befunde atypischer intrasylvischer Symmetrieverhältnisse noch nicht gesichert. In der Untersuchung von GAUGER et al. (1997) waren die Ergebnisse nicht überzeugend. Zudem fanden PREIS et al. (1998) bilateral verkleinerte *plana temporale*, die mit dem im Durchschnitt etwas geringeren Volumen des Vorderhirns zu erklären waren. Die Symmetrieverhältnisse (links>-rechts) waren dagegen normal. Insgesamt gesehen ist also der Erklärungsbedarf für SSES auch auf der genetischen und neurobiologischen Ebene noch nicht abgedeckt.

neurobiologische Korrelate

# 4 Ausblick

Bei sorgfältiger Selektion lassen sich Kinder erfassen, bei denen sich Entwicklungsprobleme vorrangig auf den Bereich sprachlicher Funktionen zu konzentrieren scheinen. Für diese hat sich der Terminus *spezifische* Sprachentwicklungsstörung eingebürgert. Aber spezifisch *bleibt* die Störung in der Regel nicht. Mit zunehmendem Alter steigen die Anforderungen an kognitive und kommunikative Fähigkeiten. Dabei können Kinder mit SSES immer weiter hinter ihren sprachunauffälligen Altersgenossen zurückbleiben. Es fällt ihnen schwerer, Sprache als Symbolisierungs- und Mediationssystem in ihre geistigen Aktivitäten zu integrieren und dadurch deren Leistungsfähigkeit zu steigern (z. B. Gedächtnis, Problemlösen). In der Schule, in der Laut- und Schriftsprache allgegenwärtiges Medium und Gegenstand des Unterrichts sind, steigt die Gefahr des Scheiterns enorm an, da gerade die sprachlichen Kapazitäten der Kinder besonders begrenzt sind. Bei vielen Kindern mit SSES erweitert und wandelt sich das Erscheinungsbild in Richtung auf eine Lernbehinderung (vgl. DANNENBAUER 1993). Hinzu kommt das Phänomen des *absinkenden* Intelligenzquotienten. Beispielweise hatten die jungen Erwachsenen aus der Studie von TOMBLIN et al. (1992) im Durchschnitt einen IQ, der um fast 10 Punkte niedriger lag als derjenige, welcher bei ihnen als Kinder mit SSES gemessen worden war.

Anforderungen

Gefahr des Scheiterns

absinkende Intelligenzquotienten

Nicht nur im kognitiven und schulischen, sondern auch im sozio-psychischen Bereich ergeben sich bedenkliche Risiken. Die Interaktion in den Familien ist häufig durch Über- und Unterforderung, Frustration, mangelndes Verständnis und Stress belastet. Von unauffälligen Spielgefährten werden Kinder mit SSES oft zurückgesetzt oder gar abgelehnt, da sie Schwierigkeiten haben, soziale Beziehungen im Diskurs zu regulieren. Erwachsene schätzen ihre allgemeinen Fähigkeiten oft gering ein (RICE 1993). Das Selbstwertempfinden der Kinder wird dadurch beeinträchtigt. Häufig entwickeln die Kinder kompensatorische Verhaltensweisen, die von der Umwelt negativ bewertet werden. Verhaltensauffälligkeiten wie fluktuierende Aufmerksamkeit, Aggressivität, Ängstlichkeit, Rückzugsverhalten und Hyperaktivität wurden oft beobachtet. Der Prozentsatz der Kinder, bei denen schließlich psychiatrische Probleme diagnostiziert werden, ist überproportional hoch.

sozio-psychischer Bereich

Da somit Kinder mit SSES „Risikokinder ersten Rangs“ sind (Grimm 1999), erfordert dieses Störungsbild weiterhin intensive Forschungsanstrengungen, um die vielen noch ungelösten Fragen zu klären. Vor allem müssen zuverlässige Indikatoren für die frühe Differenzierung betroffener Kinder gegenüber der Gruppe der *late talker* mit aufholbaren Reifungsverzögerungen gefunden werden. In dieser Hinsicht besteht differenzialdiagnostischer Forschungsbedarf von höchster Priorität, damit frühzeitig präventive Maßnahmen eingeleitet werden können, die der Entstehung komplexer Ausprägungsformen von SSES und der manchmal schicksalhaften Akkumulation von Fehlentwicklungen entgegenwirken. Es gibt ermutigende Hinweise, dass dies möglich ist (vgl. Dannenbauer 2001).

# Semantisch-lexikalische Störungen als Teilsymptomatik von Sprachentwicklungsstörungen

*Christian W. Glück*

## 1 Vorbemerkungen

Semantisch-lexikalische Störungen bei Kindern erfahren seit wenigen Jahren zunehmende Beachtung. Dies hat verschiedene Gründe:

- Wortschatzdefizite und Wortabrufprobleme sind bei sprachentwicklungsgestörten und lernbehinderten Kindern häufig.
- Teilweise sind die Probleme langanhaltend und haben Folgeauswirkungen auf andere Bereiche der Persönlichkeits-, Sozial- und Leistungsentwicklung des Kindes.
- Das mentale Lexikon als Ort des subjektiven Sprachwissens findet in seiner psycholinguistischen Bedeutung zunehmend Beachtung.
- Das Angebot an deutschsprachiger, wissenschaftlicher Literatur zum Thema ist bislang gering.

Die folgenden Kapitel geben einen knappen Überblick über die Thematik und stehen unter dem Motto:

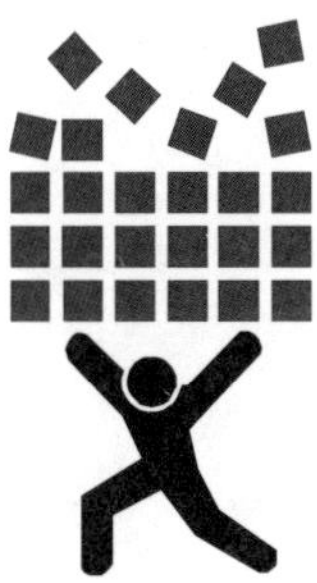

Wörter sind die Bausteine der Sprache.

## 2 Symptomatik

Die semantisch-lexikalischen Probleme von Kindern und Jugendlichen führen zu spezifischen, aber auch zu unspezifischen Symptomen. In der Verwobenheit der semantisch-lexikalischen Entwicklung mit anderen sprachlichen und außersprachlichen Bereichen kann ein unscharfes Symptombild entstehen, das noch dazu situationsspezifisch und aufgabenabhängig variabel ist. Die Symptome betreffen verschiedene quantitative und qualitative Aspekte des Wortschatzes, insbesondere seine Größe und Zusammensetzung, aber auch die Art von Ersatzwörtern und Fehlproduktionen, sowie die Sprachperformanz.

Ein eingeschränkter Wortschatz und Wortfindungsschwierigkeiten prägen die Spontansprache von M. (männl., 10;0) in einem Gespräch über sein Geburtstagsfest in drei Tagen:
M: eine Party wer mer machen .. mach mer Spiele . und s gibt Kuchen ... und
T: du hast doch bestimmt auch einen Lieblingskuchen?
M: ähm ... den Zitronenkuchen
T: was gibt's dazu zu trinken? Kaffee ist ja für euch noch nicht so.
M: . ähm . Wasser
T: Wasser zum Kuchen, erzähl mir doch nicht, gibts da kein Kaba?
M: doch, n Kaba
T: naja also 'n Kaba schmeckt ja wohl besser als 'n Wasser
M: 'n Kaba und 'n Limo ... und ... gar nichts

## 2.1 Wortschatzeinschränkungen

In Gutachten zu sprachentwicklungsgestörten Kindern ist die Bemerkung „eingeschränkter Wortschatz" fast ein Stereotyp. Und tatsächlich steht vielen Kindern eine treffende und nuancenreiche Ausdrucksweise nicht zur Verfügung. Sie setzen für ihre kommunikativen Absichten einen kleinen, umgrenzten Vielzweckwortschatz ein. Ein Nachweis des eingeschränkten Wortschatzes, über die einfache Beobachtung hinaus, wird selten geführt. Das hat auch seine Gründe in den zur Verfügung stehenden diagnostischen Mitteln.

Vielzweckwortschatz

Zusätzlich zum eingeschränkten Gesamtumfang des Wortschatzes ist seine Zusammensetzung auffällig. Diese unterliegt normalerweise entwicklungsbedingten Veränderungen im frühen Lexikon (Bates et al. 1994). Bei Kindern mit semantisch-lexikalischen Problemen bleibt der Anteil der Nomina überproportional zu ungunsten der Anteile der Verben und v.a. der Adjektive. Der Gebrauch von Funktionswörtern, z. B. der Präpositionen mit ihren kasusfordernden Eigenschaften, ist häufig semantisch und syntaktisch inkorrekt.

Übermäßig häufig verwendete Vielzweckwörter (u.U. nur in einzelnen Wortarten wie „Dings", „tun", „super", „und dann") sind Spiegelbild einer eingeschränkten Diversifikation, also einer mangelnden Vielfalt im Wortschatz.

Diese entsteht auch dadurch, dass Kinder mit semantisch-lexikalischen Problemen sich stark auf Wörter zurückziehen, die semantisch gesehen Basiskategorien angehören, sensorisch erfahrbare Referenten haben und damit wenig abstrakt sind.

Basiskategorie (Rosch et al. 1976: basic level object): Begriffe der merkmalsreichsten, semantischen Hierarchieebene, meist früh erworbene Wörter

Diese genannten quantitativen und qualitativen Einschränkungen im Wortschatz müssen durchaus nicht genereller Natur sein. Themengebiete, die dem Kind vertraut sind und die seine Interessen treffen, können lexikalisch gut besetzte Inseln bilden.

## 2.2 Ersetzungen und Fehlproduktionen

Einen sehr prägnanten Ausdruck finden semantisch-lexikalische Probleme häufig in Wortersetzungen. Hierbei verwendet das Kind statt eines treffenden, angezielten Wortes ein Ersatzwort. Dies wird auch als Substitution oder Paraphasie bezeichnet. Folgende Ersetzungskategorien können gefunden werden (vgl. GLÜCK 2000a; WIIG & SEMEL 1984).

(a) semantische Paraphasie: Das Ersatzwort ist dem Zielwort bedeutungsähnlich. Dabei wird das Ersetzungswort in seiner semantischen Relation zum Zielwort beurteilt:
Hyperonym (Überbegriff): „Haus“ statt (Schule)
Kohyponym (nebengeordneter Begriff): „Buch“ (Zeitung),
Meronym (ein Begriff eines Teils / bzw. des Ganzen): „Ast“ (Baum)
Funktionsbezug: „Glattmacher“ (Bügeleisen)
visuelle Ähnlichkeit: „Banane“ (Bumerang)

semantische Paraphasie

(b) phonologische Paraphasie: Das Ersatzwort ist dem Zielwort klangähnlich:
gemeinsame Silben: „telefonieren“ (fotografieren)
Änderung der Phonemfolge: „Lokotomive“ (Lokomotive)
Änderung der Morphemfolge: „Wortstörungsfindungen“ (Wortfindungsstörungen)

phonologische Paraphasie

(c) gemischt semantisch-phonologische Paraphasie: Das Ersatzwort ist dem Zielwort bedeutungs- und klangähnlich: „Schlüssel“ (Schloss)

gemischt semantisch-phonologische Paraphasie

(d) Umschreibungen: Das Ersatzwort drückt Aspekte der Funktion, des Materials oder des Äußeren des Zielwortreferenten aus: „da zum Hochfahren“ (Rolltreppe)

Umschreibungen

(e) Neologismen: Das Ersatzwort ist eine ungewöhnliche Wortneuschöpfung unter Verwendung existierender Wörter (z. B. Substantivierung oder Kompositabildung): „Totmacher“ (Jäger)

Neologismen

(f) unspezifische Wörter und Phrasen: Vielzweckwörter oder unbestimmte pronominale Referenzen ersetzen das korrekte Zielwort: „Solche Dinger, weißt‘ schon“.

unspezifische Wörter und Phrasen

Da in der Alltagskommunikation die Verständigung relativ gut auch durch Überbegriffe, Umschreibungen und unspezifische Wörter sichergestellt werden kann, verlangen gerade die semantischen Paraphasien eine aufmerksame Beobachtung und den Einsatz strukturierter diagnostischer Situationen. Ansonsten bleiben sie u.U. unbemerkt.

## 2.3 Performanzauffälligkeiten

Bestimmte Auffälligkeiten betreffen die aktuelle Sprachverwendung und sind zumeist Symptome, die aus dem stockenden Wortabruf im Sprachproduktionsprozess resultieren.

a) Abbrüche, Neuansätze, Umformulierungen
b) Themenvermeidung
c) Merkmale der Zeitstruktur:
Verzögerungen, Unterbrechungen

Merkmale der Zeitstruktur

Pausenfüller: „uhm, äh"
Perseveration (unnötige Wiederholungen)

selbstgegebene Abrufhilfen

d) selbstgegebene Abrufhilfen:
Nennen des Anfangslautes
artikulatorische Suchbewegungen
Starter: „Also..."
Gesten (als nonverbaler Metakommentar, oder als Ersetzung des Zielwortes mit einer dafür typischen Bewegung)

Metakommentare

e) Metakommentare: „Wie heißt das gleich?"

## 2.4 Begleit- und Folgesymptomatik

Wortschatzarme Kinder können auch dadurch auffallen, dass sie eher weniger eigenaktiv ihrem Neugierverhalten nachgeben, keine Bedürfnisspannung spüren, lexikalische Lücken zu schließen und/oder keine Möglichkeiten entwickelt haben, etwa durch Nachfragen lexikalische Konzepte aufzubauen oder zu verändern. Solche Haltungen können auch über die wechselwirkenden Interaktionen innerhalb eines Familiensystems entstehen oder verstärkt werden.

Rückwirkungen auf die Persönlichkeits-, Sozial- und Leistungsentwicklung

Nicht zuletzt wirken semantisch-lexikalische Probleme selbst bei Kindern und Jugendlichen wieder zurück auf deren Persönlichkeits-, Sozial- und Leistungsentwicklung. Unsicherheiten über Wortschätze und deren Verfügbarkeit schränken die kommunikative Vielfalt ebenso ein wie die Möglichkeiten, über Sprache nach außen, aber auch nach innen, regulierend zu wirken. Gerade bei akademischen Leistungen, wie dem Schriftspracherwerb und -gebrauch sowie dem Fremdsprachenerwerb, laufen diese Kinder und Jugendlichen Gefahr, den schulischen Leistungserwartungen nicht entsprechen zu können.

# 3 Prävalenz, Formen und Entwicklungsverläufe

Genaue Angaben zur Prävalenz sind derzeit nicht möglich, da es bislang keine epidemiologisch angelegte Untersuchung zu semantisch-lexikalischen Störungen gibt. Aus eigener Erfahrung haben Kinder an Schulen zur Lernförderung oder Sprachförderung sehr häufig auch semantisch-lexikalische Defizite. Aufgrund der Verwobenheit der lexikalischen Entwicklung mit der Entwicklung anderer sprachlicher Aspekte können u.U. die Symptome anderen Sprachstörungen zugerechnet werden, sind aber im Grunde semantisch-lexikalischer Natur. Dieser Eindruck wird durch eine amerikanische Schätzung bestätigt, die besagt, dass von allen Kindern mit sprachlichen, aber auch kognitiven Leistungsbeeinträchtigungen ca. 40 % semantisch-lexikalische Störungen aufweisen (German 1994).

Semantisch-lexikalische Störungen sind bei Kindern mit Lernschwierigkeiten häufig

## 3.1 Entwicklungsstörungen

Am häufigsten sind semantisch-lexikalische Störungen im Rahmen von sprachbezogenen Entwicklungsstörungen zu beobachten. Aus der Literatur sind inbesondere folgende Zusammenhänge bekannt, die gleichzeitig die jeweils bevorzugte Forschungsperspektive zum Ausdruck bringen:

- semantisch-lexikalische Störungen im Zusammenhang mit umschriebenen Lernschwächen (*learning disabilities*, WIIG & SEMEL 1984)
- semantisch-lexikalische Störungen im Zusammenhang mit der Spezifischen Sprachentwicklungsstörung (*specific language impairment*, KAIL & LEONARD 1986)
- semantisch-lexikalische Störungen im Zusammenhang mit Leseschwächen (*dyslexia*, WOLF & OBREGÓN 1992).

umschriebene Lernschwächen

Spezifische Sprachentwicklungsstörungen

Leseschwächen

Deutlich ist, dass es sich bei den drei benannten Auffälligkeiten um einander sich überschneidende Definitionen und damit teilweise um die gleiche Population handelt. Ob die semantisch-lexikalischen Probleme auf eine gemeinsame Ursache im sprachlichen oder nicht-sprachlichen Bereich zurückzuführen sind, wird später erörtert.
Hinzu kommt ein bekannter Zusammenhang mit frühkindlichem Autismus. Insbesondere aus der Arbeit mit autistischen Jugendlichen, die über die Methode der gestützten Kommunikation, zu (schriftlichen) Äußerungen kommen, wird von z. T. massiven Beeinträchtigungen durch Wortfindungsstörungen berichtet (BÜTTNER 1995).

## 3.2 Erworbene Störungen

Semantisch-lexikalische Störungen können, ähnlich wie bei Erwachsenen (KOTTEN 1998), auch bei Kindern nach erworbenen Hirnschädigungen, aber auch im Rahmen anderer, neurologischer Beeinträchtigungen auftreten.
Semantisch-lexikalische Störungen können als Symptom kindlicher Aphasien auftreten. Diese kindlichen Aphasien infolge von Hirnverletzungen sind selten, können aber auch im Rahmen kindlicher Epilepsien (Landau-Kleffner-Syndrom, Rolandofokus) auftreten und finden kinderpsychiatrisch zunehmend Beachtung (STRASSBURG 2000).
Semantisch-lexikalische Störungen treten auch auf im Zusammenhang mit kindlichen Demenzen bei seltenen degenerativen Erkrankungen (REMSCHMIDT & NIEBERGALL 1985).

kindliche Aphasien

## 3.3 Entwicklungsverläufe

Aus der Forschung mit spezifisch sprachentwicklungsgestörten Kindern ist bekannt, dass sich die semantisch-lexikalischen Schwierigkeiten zum Einen durchaus nicht bei allen Kindern ausprägen und zum Anderen über

verspäteter Sprechbeginn
langsames Wortschatzwachstum

die Entwicklung hinweg im Charakter verschieben. Stehen am Anfang der lexikalischen Entwicklung der verspätete Sprechbeginn (so genannte *late talker*; RESCORLA, ROBERTS & DAHLSGAARD 1997) und das langsamere Wortschatzwachstum im Vordergrund, so fällt im Vorschul- und Schulalter wortartenspezifisch ein entwickelter Nomenwortschatz auf, der im Kontrast zum eingeschränkten Verb- und Adjektivwortschatz steht. Dieser Wortarteneffekt zeigt sich auch beim Neulernen von (Pseudo-)Wörtern (OETTING, RICE & SWANK 1995). Deutlicher treten in diesem Alter die Wortabrufprobleme zu Tage (WIIG, SEMEL & NYSTROM 1982).

Wortabrufprobleme

Insbesondere die Wortabrufprobleme, wie auch die damit zusammenhängenden Lese- und Rechtschreibprobleme, können lange bestehen bleiben (KORHONEN 1995).

Lese- und Rechtschreibprobleme

Dies entspricht auch den Ergebnissen anderer follow-up Studien bei Kindern mit Spezifischer Sprachentwicklungsstörung, die zeigen, wie langanhaltend, sogar bis ins Erwachsenenalter hinein, die sprachlichen Probleme sein können (HALL & TOMBLIN 1978).

# 4 Anmerkungen zum Begriff

Eine definitorische Fassung des Begriffs der „semantisch-lexikalischen Störung“ birgt eine Anzahl von Schwierigkeiten, die sich u. a. in zwei grundsätzlichen Fragestellungen niederschlagen.

Frage 1:

*Handelt es sich um ein Störungsbild, oder sind darunter zwei Störungsbilder – die Wortschatzdefizite einerseits, die Wortabrufstörungen andererseits – zu sehen?*

Der Ausdruck „semantisch-lexikalische Störung“ bezieht sich auf eine Mehrebenenvorstellung des mentalen Lexikons und des Sprachproduktionsprozesses. Er referiert auf mögliche strukturelle und prozessuale Schwierigkeiten auf diesen Ebenen. Diese können die Umsetzung von Äußerungsintentionen in semantisch angemessene Konzepte ebenso betreffen, wie die Übertragung dieser Konzepte in Worte. Eine vorschnelle Festlegung wird vermieden.

Wortschatzdefizit und Wortabrufstörung

Eine Aufteilung in Wortschatzdefizite und Wortabrufstörungen ließe sich rechtfertigen, wenn im Sinne neuropsychologischer Denkweise eine doppelte Dissoziation nachweisbar wäre. Das bedeutet, dass es Kinder geben muss, die ausschließlich Wortschatzdefizite ohne Wortabrufprobleme (und umgekehrt) haben. Aus verschiedenen Gründen erweist sich aber die Anwendung des Konzepts der doppelten Dissoziation als schwierig. Es vernachlässigt nämlich die für die Betrachtung von Kindersprache unabdingbare Entwicklungsperspektive. Diese muss berücksichtigen, dass es, aufgrund der wechselseitigen Einflüsse verschiedener, sprachlicher Entwicklungsbereiche zu Verschiebungen in der Prominenz von Symptomen kommt. Daher verwundert es nicht, wenn bei den meisten Kindern mit semantisch-lexikalischen Problemen sowohl Wortschatzdefizite als auch Wortabrufschwierigkeiten berichtet werden.

Frage 2:
*Handelt es sich um ein eigenständiges, umschriebenes Störungsbild?*
Nach bisher vorliegenden Beobachtungen muss diese Frage eher so beantwortet werden, dass semantisch-lexikalische Probleme als Teilsymptomatik zu begreifen sind und nicht als eigenständiges Störungsbild. Die geschilderte Beziehung zu (schrift-)sprachlichen Entwicklungsstörungen ist damit aber nicht geklärt, denn die Frage nach der Kausalität kann wiederum verschieden beantwortet werden. So könnten beispielsweise die Leseschwierigkeiten als Sekundärsymptome der semantisch-lexikalischen Störung betrachtet werden. Auch morphologische Probleme von Kindern mit Spezifischer Sprachentwicklungsstörung können als Unterspezifikation von Verben auf der syntaxbezogenen Ebene des mentalen Lexikons interpretiert werden. Eine solche Sichtweise erhöht den Stellenwert semantisch-lexikalischer Probleme erheblich.

kein eigenständiges Störungsbild

Semantisch-lexikalische Störungen bei Kindern und Jugendlichen sind eine Sprachproduktionsstörung, bei der es ihnen häufig und anhaltend nicht altersentsprechend gelingt, eine sprachliche Form zu bilden, die entsprechend der Äußerungsintention angemessen lexikalisch besetzt ist.

Definition

# 5 Modell der Wortproduktion

Als das derzeit am weitesten ausgearbeitete psycholinguistische Modell von Struktur und Prozess im mentalen Lexikon gilt das inkrementelle Sprachproduktionsmodell von Levelt (1989; Levelt, Roelofs & Meyer 1999). Es besteht aus mehreren, aufeinander abfolgenden Verarbeitungsstufen. Dabei kann, wenn eine lexikalische Einheit eine Ebene verlassen hat, bereits die nächste Einheit bearbeitet werden (Fließbandmodus = inkrementell).
Aus diesem Modell kann hier nur der Ausschnitt dargestellt werden, der in engerer Beziehung zu semantisch-lexikalischen Störungen steht. Das betrifft insbesondere die Aspekte der Wortbedeutung, der syntaktischen Eigenschaften von Wörtern, sowie der morpho-phonologischen Wortform.

Die Wortbedeutung – das lexikalische Konzept

Wortbedeutungen sind „schlüpfrige Gebilde" (Aitchison 1988 Übers. cwg). Wortbedeutungen haben keine scharfen Grenzen. Sie sind kontextabhängig bis hin zum metaphorischen Gebrauch. Wortbedeutungen sind subjektive Konstruktionen, die sich durch ein hohes Ausmaß an interindividueller Ähnlichkeit zur Sicherstellung der Kommunikation auszeichnen, die sich aber doch auch unterscheiden.
Levelt und Mitarbeiter sehen Wortbedeutungen als einen momentan aktiven Ausschnitt aus dem gesamten Wissen an, der lexikalisch übersetzt werden kann. Diese lexikalisch übersetzbaren Ausschnitte des gesamten Wissens bezeichnen sie auch als lexikalische Konzepte. Mit den aktivierten, lexikalischen Konzepten realisiert sich damit die Wortbedeutung.

Zwischen einem aktivierten, lexikalischen Konzept und seinen „benachbarten", also semantisch verwandten Konzepten spannt sich eine netzartige Verbindungsstruktur auf. Über diese Verbindungen verteilt jedes aktivierte lexikalische Konzept einen Anteil an der Aktivierung weiter an seine Nachbarn *(spreading activation)*.

Das Lemma – das syntaktische Wissen ist die Spezifikation zu einem Wort (Wortklasse, Genus) mit Parametern, die jeweils für die intendierte Äußerung gesetzt werden (z. B. Tempus, Numerus)

Jedes lexikalische Konzept hat auf einer tieferen Ebene ein zugeordnetes so genanntes Lemma. Auf diese verbundenen Lemmata wird die Aktivierung der lexikalischen Konzepte übertragen. Lemmata können nicht nur aus semantischen Gründen, d. h. vom lexikalischen Konzept aus, sondern auch aus rein syntaktischen Gründen aktiviert werden (z. B. Lemma ES bei „Es regnet.").

Auf dieser Lemma-Ebene kommt es jetzt zum Auswahlwettkampf zwischen den aktivierten Lemmata, den das am stärksten aktivierte gewinnt. Sobald ein Lemma ausgewählt worden ist, aktiviert dieses die ihm zugeordnete Wortform auf der nächsttieferen Ebene.

Die Struktur der Lexeme – die Repräsentation der Wortform

Auf dieser Wortformebene (von anderen Autoren auch Lexem-Ebene genannt) müssen morphologische, phonologische und metrische Informationen aufgerufen und kontextsensitiv verarbeitet werden.

Die hier erstellte Wortform wird anhand einer mentalen Silbendatenbank in Anweisungen an den Artikulationsapparat umgesetzt.

Auch wenn andere Wissenschaftler gewichtige Einwände gegen Details des Modells erhoben haben (Dell et al., 1999), so gibt es doch sehr nützliche Hinweise auf die Orte besonderer Schwierigkeiten.

Kritische, semantisch-lexikalische Aspekte für eine optimale Sprachproduktion

- Es muss ein semantisch differenziert ausgearbeitetes, lexikalisches Konzept geben, das gut in eine Aktivationsnetzstruktur mit anderen lexikalischen Konzepten eingepasst ist.
- Die syntaktische Spezifikation (Wortart, Geschlecht, Modus...) des zugehörigen Lemmas muss gefüllt sein.
- Beim Übergang der Aktivierung von der Lemma- auf die Wortformebene (Lexeme) liegt die größte Schwierigkeit (klassische Wortfindungsstörung).
- Die phonologische Repräsentation auf der Wortformebene muss gut durchgliedert vorliegen.
- Die Information über den Wortakzent muss vorliegen. Sonst kann kein metrischer Rahmen aufgebaut werden, und der Abruf aus der Silbendatenbank misslingt.

# 6 Ursachen

Vorläufige Antworten auf die Ursachenfrage stehen in direktem Zusammenhang mit unterschiedlichen Konzeptualisierungen des Störungsbildes. Im Fokus der Ursachenforschung stehen die Dimensionen des Hypothesenraums (Abb. 1).

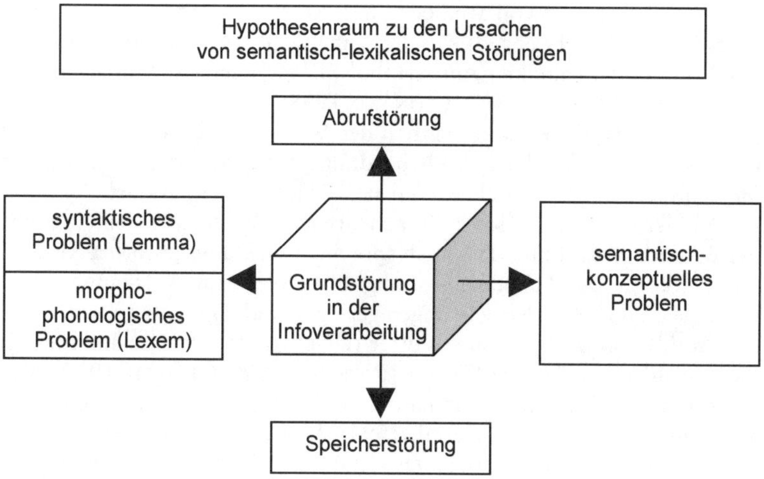


**Abb. 1:** Ursachen semantisch-lexikalischer Störungen

So ergeben sich folgende, mögliche Ansatzpunkte zur Ursache semantisch-lexikalischer Störungen:

mögliche Ursachen

a) Die Ursache liegt auf der semantisch-konzeptuellen Ebene, also auf der Ebene, die allgemeinen, kognitiven Mechanismen unterliegt.
b) Die Ursache liegt auf Ebenen, die v.a. linguistische (syntaktische, morphologische und phonologische) Bedingungen berücksichtigen.
c) Es handelt sich um ein Problem der Speicherung und Speicherorganisation von Einheiten im mentalen Lexikon.
d) Es ist ein Problem des Abrufs dieser Einheiten im Verlaufe des Sprachproduktionsprozesses.
e) Es gibt zugrunde liegende Besonderheiten hinsichtlich Kapazität und Geschwindigkeit der Informationsverarbeitung.

Bisher ist es weder in experimentellen, noch in klinischen Studien gelungen, eine eindeutige Antwort für die Gesamtgruppe der betroffenen Kinder und Jugendlichen zu geben. Sicher existieren Subgruppen, die aber aufgrund der geringen Stichprobenzahlen in den bisher vorliegenden Untersuchungen, nicht zuverlässig identifiziert werden konnten. Daher verbleibt es eine Aufgabe der Diagnostik, das für das betreffende Individuum gültige Bedingungsgefüge zu erkunden.

Diagnostik muss das individuelle Bedingungsgefüge erfassen

Im Zusammenhang mit der Ursachenforschung zu Sprachentwicklungsstörungen gibt es für alle aufgeführten Ursachenhypothesen Evidenzen.

## 6.1 Semantisch-konzeptuelle Auffälligkeiten

Auch wenn Kinder mit einer Spezifischen Sprachentwicklungsstörung per definitionem keine gravierenden kognitiven Defizite haben und in Intelligenztests durchschnittlich abschneiden, sind durchaus subtile Einschränkungen nachweisbar.

Zusammenhang mit Symbolspiel

So zeigen Ergebnisse von Studien zum symbolischen Spiel, dass es einen (allerdings nicht sehr engen) Zusammenhang gibt, v.a. in dem Sinne, dass je schlechter die Fähigkeit zum Symbolspiel ist, auch der Wortschatz um so geringer ist (Casby 1997; Leonard 1998).

fast mapping: Kinder sind befähigt, aufgrund weniger Präsentationen eines neuen, für sie unbekannten Wortes, sich die entsprechende Wortform zu merken und rasch eine vorläufige Bedeutungszuschreibung vorzunehmen.

Der außerordentlich rasche Aufbau des Wortschatzes bei Kindern wird mit dem Phänomen der Schnellzuordnung (*fast mapping* – auch *quick incidential learning* = rasches, unabsichtliches Lernen) erklärt.
Bei Kindern mit Spezifischer Sprachentwicklungsstörung deuten einige der Befunde darauf hin, dass auch sprachentwicklungsgestörten Kindern die Funktion der Schnellzuordnung prinzipiell zur Verfügung steht, wenngleich ihre Wortlernleistungen geringer sind. Das betrifft zum einen die Produktion neu gelernter Wörter (Dollaghan 1987), zum anderen die Anzahl neu gelernter Wörter (Rice, Buhr & Nemeth 1990). Der Rückstand konnte durch eine häufigere Präsentation der neuen Wörter ausgeglichen werden (Rice et al. 1994). In diesem Zusammenhang verweisen Befunde von Rothweiler (1999) und Oetting (1999) auf den Gedächtnisaspekt. Das größere Problem für sprachentwicklungsgestörte Kinder scheint darin zu bestehen, die mit Schnellzuordnung erlernten Wörter auch längerfristig abrufbar im Gedächtnis zu behalten.

bootstraps: Schlaufen am Stiefelschaft, die beim Anziehen hilfreich sind

Dieser rasche Erwerb von neuen Wörtern ist nur durch bestimmte Strategien (*bootstrapping* – Einstiegshilfen) und Beschränkungen (*constraints*, Markman 1991) erklärbar, die den Hypothesenraum für die mögliche Bedeutung des neuen Wortes einengen. Auch hier gibt es Hinweise, dass sprachentwicklungsgestörte Vorschulkinder zwar grundsätzlich in der Lage sind, diese Hinweise und Beschränkungen zu nutzen, allerdings nicht in dem Maße wie sprachlich unauffällig entwickelte Gleichaltrige (Rice, Cleave & Oetting 2000).
Die besonderen Bedingungen, unter denen der Aufbau semantisch-konzeptuellen Wissens bei spezifisch sprachentwicklungsgestörten Kindern stattfindet, unterstützen folgende Vermutung:

semantisch-konzeptuelle Auffälligkeiten

> Auf der Ebene der lexikalischen Konzepte und der mit ihnen verbundenen Lemmata sind weniger Einträge vorhanden. Diese Einträge sind semantisch weniger differenziert ausgearbeitet und untereinander schlechter verknüpft.

## 6.2 Phonologische Auffälligkeiten

Kinder mit semantisch-lexikalischen Störungen fallen häufig auch durch unsichere, phonologische Repräsentationen auf. Das betrifft die adhoc-Erstellung von phonologischen Repräsentationen, wie sie beim Nachsprechen von Pseudowörtern gefordert wird (Montgomery 1995a). Das betrifft aber auch die Ausarbeitung und Durchstrukturierung auf den verschiedenen Ebenen der phonologischen Repräsentation für bereits vorhandene Wortformen. Der Zugang zu Segmentierungsprozeduren, die die Struktur der phonologischen Repräsentation widerspiegeln können (Silbensegmentation, subsilbische Segmentation, phonemische Segmentation) und der Zugang zur suprasegmentalen Information (Prosodie) ist bei Kindern mit Spezifischen Sprachentwicklungsstörungen, aber auch bei Kindern mit Lese-Rechtschreibschwierigkeiten erschwert (MAYRINGER & WIMMER 2000). Auch anhand von phonologischen Fehlern bei Benennungsaufgaben konnten EDWARDS & LAHEY (1999) für einen Teil der untersuchten, spezifisch sprachentwicklungsgestörten Kinder besondere phonologische Probleme nachweisen.

> Versucht das Kind, von der Lemma-Ebene aus die zu einem lexikalischen Konzept gehörige Wortform aufzurufen, so können u.U. die unzureichend ausgearbeiteten phonologischen Repräsentationen die für die Erstellung der artikulatorischen Programmierung notwendigen detaillierten Informationen nicht liefern.

phonologische Auffälligkeiten

Neuere Arbeiten von PENNER (1998) führen zu der Vermutung, dass die betroffenen Kinder die Regularitäten für den Wortakzent des Deutschen nicht erworben haben. Daher muss für jedes Lexem der Akzent mitgespeichert werden (Verlängerung der Abrufzeit), oder es wird kein Akzent gesetzt (Listenakzent) mit den möglichen Folgen: Konfusion in der Silbenreihenfolge; der metrische Rahmen enthält nicht nur keine Akzentanweisung, sondern wird gar nicht angelegt bzw. berücksichtigt, was zur Folge hat, dass zwar alle Segmente abgerufen werden können, die Umsetzung in eine artikulatorische Silbengestik aber unmöglich wird.

## 6.3 Abruf- oder Speicherproblem?

Diese Fragestellung hat zu experimentellen und kontrollierten therapeutischen Studien herausgefordert (KAIL & LEONARD 1986, MCGREGOR & LEONARD 1989), in denen versucht wurde, anhand bestimmter Kriterien oder Therapieschwerpunkte die Faktoren strukturelle Organisation des mentalen Lexikons und prozessuale Einflussgrößen im Produktionsprozess zu trennen. Im Einzelnen betrifft das die Fragen: Wie viele Einträge existieren und wie sind diese beschaffen und untereinander verknüpft? Wie rasch und genau können diese Einträge abgerufen werden?
Die Ergebnisse legen in Bezug auf die Struktur des mentalen Lexikons nahe:

> Kinder mit semantisch-lexikalischen Störungen sind durchaus in der Lage, neue Einträge aufzunehmen, Kategorien zu bilden und Verknüpfungen (Elaborationen) herzustellen. Dies alles erfolgt aber in einem geringeren Ausmaße. Auch die Abrufprozesse scheinen sich qualitativ nicht voneinander zu unterscheiden. Auffällig sind hier v.a. die höhere Fehlerhäufigkeit und die Verlangsamung des Abrufs.

„dünnere" Speicherstruktur

langsamerer Abruf mit mehr Fehlern

Abruf und Speicherung unterliegen einer sachimmanenten inneren Verwobenheit. Die Abrufzeiten (und damit die Prozessqualität) sind auch abhängig von der Güte der lexikalischen Organisation (und damit von der Strukturqualität). Eine saubere Trennung beider Einflussfaktoren wird damit nur bei extrem gegensätzlicher Ausprägung (z. B. sehr langsamer Abruf trotz guter Lexikonorganisation) möglich sein.

## 6.4 Kapazitäts- und Verarbeitungsprobleme

Die mangelnde Trennschärfe in den bisher erörterten Ursachenhypothesen legt den Verdacht nahe, dass vermittelnde bzw. zugrunde liegende Faktoren für die Erscheinungsformen der semantisch-lexikalischen Störung verantwortlich sind. Zumindest zwei unterschiedliche Einflussgrößen sind identifiziert worden.

Die Qualität beim Aufbau neuer, phonologischer Repräsentationen (das Erlernen neuer Wörter) ist wesentlich davon abhängig, wie gut phonologisches Material im Arbeitsgedächtnis aufgenommen und dort analysiert werden kann. Aber gerade hier kommt es zu Engpässen.

geringere Arbeitsgedächtniskapazität

> Die Kapazität des phonologischen Arbeitsgedächtnisses ist bei Kindern mit Spezifischer Sprachentwicklungsstörung eingeschränkt (Montgomery 1995b; Adams & Gathercole 1996).

Dabei hat die Kapazität des Arbeitsgedächtnisses im Vorschulalter sogar prädiktiven Wert für die Größe des Wortschatzes (Gathercole & Baddeley 1989).

Ein anderer, zugrunde liegender Faktor ist Gegenstand vieler Untersuchungen geworden:

langsamere Informationsverarbeitung

> Die Geschwindigkeit der Informationsverarbeitung bei Kindern mit Spezifischen Sprachentwicklungsstörungen ist teilweise herabgesetzt.

Ob es sich dabei um ein generelles Defizit (Katz, Curtiss & Tallal 1992) oder um ein spezifisches Phänomen der Sprachverarbeitung handelt (Wolf & Segal 1992), ist umstritten.

Diese Verlangsamung hat wiederum über den Umweg der erniedrigten Artikulationsgeschwindigkeit negative Rückwirkungen auf die Kapazität des phonologischen Arbeitsgedächtnisses (Kail & Park 1994) mit den oben beschriebenen Folgen.

Die Sprachproduktion ist ein in hoher Geschwindigkeit ablaufender Prozess, der nur funktioniert, wenn viele Teilprozesse zeitlich fein aufeinander abgestimmt sind. Teil dieser Feinabstimmung ist ein Mechanismus, der die Verarbeitung einzelner Einheiten auf verschiedenen Ebenen koordiniert (die so genannte Bindung). Eine theoretische Möglichkeit, wie diese Bindung funktioniert, ist das so genannte *binding by timing* (Dell et al. 1999). Es muss spekulativ darüber nachgedacht werden, dass kleinste zeitliche Verzögerungen den komplexen Fahrplan des Sprachproduktionssystems durcheinander bringen (Verlangsamung) oder sogar ganz zum Stillstand bringen können (Wortabrufstörung).

# 7 Auswirkungen

Da semantisch-lexikalische Störungen als Teilsymptom von Sprachentwicklungsstörungen auftreten können, gehen mit ihr auch die psychosozialen Auswirkungen und Zusammenhänge einher, die in der Forschung zur Spezifischen Sprachentwicklungsstörung gut belegt sind.

Mathematik

Besondere Beachtung verdienen daneben auch die Folgen für spezielle Leistungsbereiche, z. B. für Mathematik. Hier entstehen gravierende Probleme beim Kopfrechnen durch die Einschränkungen des phonologischen Arbeitsgedächtnisses, aber auch dadurch, dass das Auswendiglernen von Grundfakten (Malreihen, Zehnerergänzungen) im sprachlichen System sehr schwer fällt. Dadurch können effektive Rechenstrategien nicht angewendet werden, und die Schüler nutzen verstärkt einfache Zählstrategien (Fazio 1999).

Semantisch-lexikalische Störungen stellen auch eine erhebliche Erschwernis beim Schriftspracherwerb und -gebrauch dar. Verlangsamtes Lesen und häufige, auch unbemerkte Verlesungen sind Zeichen dafür, dass der Zugriff auf das Wortformlexikon (Lexemebene) erschwert ist (Glück 2000b).

Fremdsprachen

Eine besondere Problematik stellt für Kinder und Jugendliche mit semantisch-lexikalischen Störungen der Fremdsprachenerwerb dar. Selbst bei Kindern mit einer inzwischen unauffälligen Spontansprache können die neuen Anforderungen die Symptome der semantisch-lexikalischen Störung in der Fremdsprache wieder hervorrufen.

Angesichts dieser Problematik stehen Praxis und Wissenschaft vor großen Aufgaben hinsichtlich der Aufdeckung von funktionalen Zusammenhängen, aber auch hinsichtlich einer differenzierten, altersgerechten Diagnostik und einer entwicklungsorientierten Sprachtherapie.

# Sprachentwicklungsstörungen und Verarbeitungs- bzw. Lernstörungen

*Hermann Schöler und Karin Schakib-Ekbatan*

## 1 Nomen est omen? – Die Problematik einer Eingrenzung von Sprachentwicklungsstörungen auf Störungen der Sprachentwicklung

Viele Entwicklungsbereiche müssen ineinander greifen und aufeinander abgestimmt sein, damit die kindliche Entwicklung störungsfrei und unauffällig verlaufen kann. Ist die Entwicklung eines Bereiches gestört, so wird sich dies aufgrund des hohen Vernetztheitsgrades mit hoher Wahrscheinlichkeit auf andere Bereiche auswirken. Bei Störungen der Sprachentwicklung werden daher nicht nur eng umschriebene Sprachbereiche betroffen sein, auch wenn die Bezeichnung „Sprachentwicklungsstörungen" nahe legt, dass es sich bei den so gekennzeichneten Phänomenen in erster Linie um Störungen der Sprachentwicklung handelt. Unter Sprachentwicklungsstörungen verstehen wir dabei expressive und rezeptive Sprachstörungen im Sinne von „umschriebenen Entwicklungsstörungen der Sprache" unbekannter Genese (vgl. WHO-Klassifikationssystem ICD-10 Kapitel V, herausgegeben von Dilling et al. 1991). In aller Regel ist davon auszugehen, dass Störungen der Sprachentwicklung zumeist mit anderen Störungen einhergehen oder sogar lediglich Ausdruck anderer zugrunde liegender Störungen sind, Sprachentwicklungsstörungen dementsprechend Begleitsymptome bzw. sekundäre Auswirkungen von basaleren Defiziten darstellen.

expressive und rezeptive Sprachstörungen

Bedingungsfaktoren

Wenn es nach allem schwierig sein wird, einzelne Bedingungsfaktoren für Sprachentwicklungsstörungen zu isolieren, erscheint uns dennoch eine rein deskriptive patholinguistische Sichtweise in Diagnostik und Therapie von Sprachentwicklungsstörungen als zu verkürzt und wenig hilfreich für die Generierung von effektiven therapeutischen Maßnahmen. Sollten nämlich verschiedene Entwicklungsdomänen betroffen sein oder den Sprachentwicklungsstörungen sogar andere als spezifisch sprachliche Defizite zugrunde liegen, dann wird eine rein auf die sprachlichen Phänomene bezogene Therapie wenig effektiv sein können. Gemeint ist hiermit, dass eine Sprachtherapie, die quasi im Sinne einer Kopie unauffälligen Spracherwerbs mit dem Kind durchgeführt wird, bei gestörten bzw. andersverlaufenden Lernprozessen nicht greifen wird. Für die Entwicklung und Effektivierung von therapeutischen Maßnahmen ist die

unauffälliger Spracherwerb = Folie für gestörten Erwerb?

Suche nach differentialdiagnostischen Abgrenzungen, die auf unterschiedliche ätiologische Bedingungsgefüge verweisen, zwingend erforderlich (SCHÖLER 1999). Da in einem sich entwickelnden System einfache monokausale Beziehungen sich in aller Regel nicht auffinden lassen, wird eine solche Suche immer schwierig sein. Die alleinige Deskription gestörter Sprache könnte u. E. dann und nur dann ausreichend für die Entwicklung therapeutischer Maßnahmen sein, wenn eine eindeutige Abbildung der zu beobachtenden sprachlichen Defizite auf zugrunde liegende sprachliche Wissensstrukturen möglich wäre oder die Beschreibung eindeutige Hinweise auf zugrunde liegende gestörte sprachliche oder sprachunspezifische Prozesse und/oder Strukturen zuließe. Die vorliegenden Befunde lassen solche Schlüsse nicht zu.

Viele Befunde sprechen eher dafür, dass die zu beobachtenden sprachlichen Auffälligkeiten Symptome von zugrunde liegenden Defiziten sind, die nicht notwendigerweise nur mit dem Lernen von Sprache, sondern allgemein mit der Verarbeitung von Informationen und dem Erwerb und Aufbau von Wissen zu tun haben. Bei einer Konzeptualisierung von Sprache als eingebunden in allgemeine informationsverarbeitende Prozesse und Strukturen wird der Blick über den Entwicklungsbereich Sprache hinaus in seinen Wechselwirkungen zu anderen nichtsprachlichen und kognitiven Bereichen möglich. Damit sind Entwicklungsbereiche wie Wahrnehmung oder Kognition impliziert, die wir im Folgenden in Beziehung zur gestörten Sprachentwicklung setzen wollen. So betrachtet ist eine Sprachentwicklungsstörung immer auch eine Störung des Verarbeitens und Lernens von Informationen sowie des Aufbaus von Wissen.

allgemeine oder spezifische Störung?

# 2 Lern- und Verarbeitungsprozesse und ihre Störungen

Wenn zwischen Lern- und Verarbeitungsprozessen unterschieden wird, sind damit zwei in der Entwicklung zumeist nur analytisch zu trennende Prozesse gemeint: Lernen und der Erwerb bzw. Aufbau von Wissen müssen sich in aktueller Verarbeitung vollziehen und sind somit mit aktuellen Verarbeitungsprozessen konfundiert. Eine aktuelle Verarbeitungsstörung wird sich daher notwendig auf den Erwerb und Aufbau von Wissen auswirken. Die Beschreibung von Lern- und Verarbeitungsprozessen erfolgt hier im Rahmen eines Informationsverarbeitungsansatzes, wie er auch im Rahmen moderner Intelligenzkonzeptionen anzutreffen ist (KAIL & PELLEGRINO 1989). Im Mittelpunkt der Betrachtung stehen jene Strukturen und Prozesse, die sich zwischen der Reizaufnahme (Input) und der Reaktion (Output) vollziehen. Physikalische Reize wie Licht- oder Schallwellen von Objekten, Geräuschen, Sprache stimulieren die Sinnesorgane und führen zu einer Aktivierung entsprechender Nervenzellen. Muster dieser neuronalen Aktivität müssen im Gehirn analysiert werden, daraus entstandene Repräsentationen werden mit Bedeutung verknüpft. Neu einkommende Information bzw. entsprechende

aktuelle Informationsverarbeitung und Erwerb von Wissen

neuronale Muster werden mit bereits gespeicherten Repräsentationen verglichen und bei Übereinstimmung erkannt. Dieser Prozess ist allerdings nicht als einbahniger bottom-up-Prozess zu verstehen, sondern als aktiv und interaktiv, da Erkennens- und Verstehensprozesse nur nach Maßgabe schon vorhandener Strukturen (top-down-Prozesse) und in Abhängigkeit von Antizipationen ablaufen können (siehe u. a. ANDERSON 1980). Zentrale Fragen im Rahmen des Informationsverarbeitungsansatzes sind dabei unter anderen, wie diese Prozesse bzw. Operationen organisiert sind, aus welchen Teilprozessen (Komponenten) sie bestehen, in welcher Weise diese verbunden sind, in welcher Form Wissen strukturiert ist und wie es aktiviert und abgerufen werden kann. Wissen wird dabei in so genanntes deklaratives und prozedurales Wissen untergliedert.

bottom-up, top-down

**Deklaratives und prozedurales Wissen**
Deklaratives Wissen ist Wissen über Sachverhalte (z. B. 1 + 1 = 2; Paris ist die Hauptstadt von Frankreich; ‚der' ist ein bestimmter Artikel für maskuline Substantive) und wird als assoziatives Netzwerk modelliert, dessen einzelne Elemente (Knoten) oder Merkmale in verschiedenen Relationen und unterschiedlich stark miteinander verbunden sind. Relationen zwischen Elementen lassen sich beispielsweise als „ist ein"-, „sieht aus wie ein"-, „kann"-, „hat"-Relationen beschreiben. Ein Begriff oder Konzept, z. B. HUND, besteht demnach aus einem bestimmten Netzwerkausschnitt, der wiederum in ein anderes Konzept TIERE eingebunden sein kann.
*Prozedurales* Wissen ist Wissen über Handlungen, wie z. B. motorische Programme (Routinen), die beim Sprechen, beim Gehen, beim Anziehen, beim Fahrradfahren usf. ablaufen müssen.

## 2.1 Begrenzte Verarbeitungskapazität

Deklaratives und prozedurales Wissen bilden unser gesamtes Wissen. Unser Wissen ist allerdings immer nur begrenzt aktivier- bzw. nur begrenzt bearbeitbar. „Es gehört zu den Paradoxien menschlicher Kognition, dass wir einerseits eine fast unbegrenzte Menge an deklarativem Wissen und prozeduralem Wissen ansammeln, andererseits aber zu einem bestimmten Zeitpunkt nur an eine eng begrenzte Menge von Informationen denken können" (KAIL & PELLEGRINO 1989, 76). In Modellen des Gedächtnisses wird daher zwischen Kurzzeit- und Langzeitgedächtnissystemen unterschieden (zu einem Überblick siehe beispielsweise BREDENKAMP 1998). Die aktuelle Verarbeitung von Informationen geschieht dabei in Gedächtnissystemen, wie dem Arbeitsgedächtnis, die in ihrer Kapazität begrenzt sind. Solche Gedächtnissysteme sind allerdings nicht zwingend als räumlich getrennte Speicher zu modellieren, wie dies die Metapher vom Kraken sehr schön verdeutlicht, der sich an seinen sieben Tentakeln über ein Netz bewegt (DÖRNER 1976). Der Krake symbolisiert ein Kurzzeitgedächtnissystem, das nur die mit den Tentakeln abgegriffenen Netzwerkbereiche bearbeiten kann. Da Erwerb und Aufbau von Wissen immer in aktueller Verarbeitung geschehen, ist es bei Entwick-

Gedächtnis

lungsstörungen einzelner Wissensbereiche durchaus angebracht, die aktuellen Verarbeitungssysteme ebenfalls im diagnostischen Blick zu haben und ihre Funktionalität zu überprüfen.

Struktur des Arbeitsgedächtnisses

Nach dem Modell von BADDELEY (1997) umfasst das Arbeitsgedächtnis drei Einheiten: eine zentrale Exekutive und zwei Hilfssysteme. Die beiden Hilfssysteme unterscheiden sich dabei in der Art ihrer Verarbeitung von Informationen: Der so genannte visuelle Notizblock (visuo-spatial sketch pad) dient dem Behalten und Verarbeiten von simultan angebotenen räumlich-visuellen Informationen, die phonologische Schleife (phonological loop) dient dem Behalten und Verarbeiten sukzessiv angebotener phonetisch-phonologischer Informationen, die durch ihre rasche zeitliche Abfolge nicht lange zur Verfügung stehen.

Kapazitätsbegrenzung

Als valider Indikator für die Kapazität dieses begrenzten Arbeitsgedächtnisses gilt die Gedächtnisspanne, die meist mit so genannten Seriationsaufgaben untersucht wird. Die Aufgabe besteht darin, eine Reihe vorgegebener Elemente (wie Wörter, Zahlen, Symbole) unmittelbar nach Vorgabe in der gleichen Reihenfolge zu reproduzieren. Die so ermittelten Gedächtnisspannen variieren jedoch u. a. in Abhängigkeit von der Modalität (z. B. visuell oder auditiv) und vom vorgegebenen Material (z. B. Wörter, Zahlen oder unterschiedliche Arten von Wörtern). So ist die Behaltens- bzw. Wiedergabeleistung seriell vorgegebener Wörter abhängig von deren Wortlänge bzw. Silbenzahl. Die gleichen Zahlenfolgen benötigen daher in verschiedenen Sprachen (beispielsweise durch höhere Silbenzahlen bei der Zahl 11 im Deutschen und Englischen: *elf vs. eleven*) unterschiedlich lange Vorgabezeiten. Kinder, in deren Muttersprache die Zahlwörter kürzer sind, können so eine größere Anzahl von Zahlenreihen reproduzieren. Da solche Kurzzeitgedächtnisaufgaben häufig integraler Bestandteil von Intelligenztests sind, können kulturvergleichende Intelligenz-Untersuchungen zu Leistungsunterschieden führen. So ergaben sich beim Vergleich walisischer mit amerikanischen Kindern IQ-Differenzen zuungunsten der walisischen Kinder, weil die Zahlwörter im Walisischen länger als im Englischen sind. Dies sollte allerdings nicht zu solch irriger Interpretation verführen, dass walisische Kinder weniger intelligent als amerikanische Kinder sind (GOSWAMI 1998, 190). Bei vergleichenden Studien ist daher sorgfältig bei der Konstruktion solcher Gedächtnisaufgaben auf die Auswahl der Elemente zu achten. Auch die Vorgabe muss aus Objektivitäts-, Reliabilitäts- und Validitätsgründen standardisiert erfolgen, d. h. bei auditiver Vorgabe sollte in aller Regel ein Tonträger die mündliche Vorgabe ersetzen, da schon geringe Vorgabevariationen (wie Rhythmisierung oder Veränderung der Zeitstruktur) große Auswirkungen auf die Wiedergabeleistungen haben.

Gedächtnisspanne

Die Verarbeitungskapazität ist nicht nur abhängig von der Modalität und die Behaltensleistung variiert nicht nur in Abhängigkeit von den vorgegebenen Materialien, sondern beide verändern sich auch mit dem Entwicklungsalter (zu einem Überblick siehe SCHNEIDER & BÜTTNER 1995).

Verarbeitungskapazität und Sprachleistung

Zahlreiche Untersuchungen haben einen engen Zusammenhang zwischen dem Arbeitsgedächtnis und Sprachentwicklungsstörungen belegt (GATHERCOLE & BADDELEY 1993; zsf. HASSELHORN & WERNER 2001).

phonologischer Speicher

Nach ROMANI (1994) funktioniert der phonologische Speicher wie ein „look-ahead-window“: Je kleiner zu verarbeitende bzw. verarbeitbare

Wortketten im Speicher sind, desto größer ist die Schwierigkeit für das Kind, Bildungsregeln von Sätzen zu erkennen. „Betroffen sind vor allem Bildungsregeln, die bei der Verarbeitung besonders viel Aufmerksamkeit und Kapazität beanspruchen und/oder an den Schaltstellen der Satzeinheiten fungieren“ (SCHÖLER et al. 1998b, 289). So unvollständig eingelagerte Einheiten führen zu einem mangelhaften Aufbau sprachlichen Könnens. Schlechtere sprachliche Leistungen resultieren so aus einer defizitären Speicher- und Verarbeitungskapazität und zielunangemessenem sprachlichen Können.

## 2.2 Verbesserung von Behaltensleistungen und Effektivierung von Verarbeitungsprozessen

Bei begrenzter Kapazität bestehen allerdings eine Reihe von Möglichkeiten, die Behaltensleistung trotz dieser Begrenzungen zu erhöhen. So stellt das Gruppieren oder Zusammenfassen (Clustern, Chunking) einzelner Informationen zu größeren Einheiten eine effektive Möglichkeit zur Steigerung der Behaltensleistung dar. Auch durch das ständige Wiederholen (Rehearsal) von Elementen lassen sich Gedächtnisleistungen steigern, beispielsweise kann man eine längere Telefonnummer durch ständiges Repetieren im Gedächtnis halten, um sie nicht zwischen dem Ablesen aus dem Telefonbuch und dem Wählen wieder zu vergessen. Eine andere Möglichkeit, trotz der begrenzten Kapazität zu einer Erhöhung der Zahl simultan ablaufender Verarbeitungsprozesse zu kommen, besteht in der Automatisierung von Verarbeitungsprozessen. Die Steigerung der Effizienz geschieht dadurch, dass diese automatisierten Prozesse „sehr rasch und ohne psychische Anstrengung ablaufen und zudem so gut wie keinen Speicherplatz benötigen“ (OERTER & DREHER 1995, 563). Ein gutes Beispiel für solche Automatisierungen ist der Übergang vom analytischen zum sinnerfassenden Lesen beim Schriftspracherwerb. Ein Erwachsener wird solche und andere Strategien teilweise unbewusst, teilweise sehr gezielt zur Erhöhung der Verarbeitungs- und Behaltensleistung einsetzen. Bei Vorschulkindern finden sich dagegen solche Strategien in der Regel noch nicht, erst zum Zeitpunkt des frühen Schulalters sind Kinder in der Lage, solche Strategien zu entwickeln und einzusetzen. Nach CASE (1999) ist auch die biologische Reifung ein Faktor, der die Effizienz des Arbeitsgedächtnisses und somit auch die Verarbeitungsgeschwindigkeit entscheidend mitprägt. Als weiterer Mechanismus kann die Bildung von Begriffsstrukturen betrachtet werden, also das oben angesprochene assoziative Netzwerk von Begriffen und Begriffsbeziehungen, „die es dem Kind ermöglichen, über eine Vielzahl von Situationen zu generalisieren und dadurch neue Erkenntnisse zu gewinnen“ (OERTER & DREHER 1995, 564). Durch größere Vernetztheit wird zudem der Wissensabruf effektiver: „Je enger das Geflecht, desto größer wird auch die Wahrscheinlichkeit, dass die Aktivierung eines spezifischen Knotens benachbarte Bereiche zugänglich macht“ (SCHNEIDER & BÜTTNER 1995, 679). Wissen steuert die aktuelle Informationsverarbeitung, und es gilt das so genannte „Matthäus-Prinzip“ („Wer hat, dem wird gegeben“):

Rehearsal

Automatisierung

assoziatives Netzwerk

„Wer zu einem gegebenen Zeitpunkt mehr weiß, hat größere Chancen, noch mehr Wissen zu erwerben, denn jede neue Information kann in eine bereits vorhandene und gut entwickelte Wissensbasis integriert werden" (KAIL & PELLEGRINO 1989, 68). Dieses Prinzip liegt auch dem so genannten Schereneffekt zugrunde: Verfügt eine Person A zu einem bestimmten Zeitpunkt t1 über größeres Wissen als Person B, so wird sich der Abstand zwischen dem Wissen von Person A und dem Wissen von Person B bei gleicher Lernzeit zum Zeitpunkt t2 vergrößern.

Schereneffekt

## 2.3 Informationsverarbeitung und Intelligenz

Im Rahmen des Informationsverarbeitungsansatzes sind Verarbeitungskapazität und Verarbeitungsgeschwindigkeit integrale Bestandteile der Definition intelligenten Verhaltens. In welcher Weise können solche Merkmale der Informationsverarbeitung zur Erklärung und Bestimmung individueller Unterschiede beitragen? Am Beispiel eines Sprachverständnistests zeigten sich folgende Unterschiede (siehe dazu KAIL & PELLEGRINO 1989): Personen mit hohem Sprachverständnis zeigten tendenziell sehr gute Leistungen bei Aufgaben, die das Abrufen von Informationen und das Bearbeiten im aktivierten Gedächtnis erforderten. Zum Einen war die Fähigkeit gefordert, physikalisch angebotene Reize schnell auf ein höheres Abstraktionsniveau umzukodieren, zum Anderen verfügten die Personen mit sehr gutem Sprachverständnis über eine höhere Geschwindigkeit, Informationen im aktivierten Gedächtnis zu bearbeiten, nach HUNT (zitiert nach KAIL & PELLEGRINO 1989) ein wohl stabiles individuelles Merkmal.

Verarbeitungsgeschwindigkeit

Die Frage nach dem Zusammenhang von Intelligenz und Entwicklungsstörungen erhält im Rahmen eines Informationsverarbeitungsansatzes eine andere Bedeutung. Die Beantwortung dieser Frage nach dem Zusammenhang zwischen der Störung des betreffenden Bereiches, beispielsweise Sprache, und der Intelligenz besitzt ja differentialdiagnostische Relevanz: Bei der Spezifischen Sprachentwicklungsstörung und bei legasthenen Störungen ist eine erwartungswidrige Diskrepanz zwischen allgemeiner kognitiver Leistungsfähigkeit und den Sprach- bzw. Schriftsprachleistungen Bestandteil der Definition: Solche Störungen werden nur dann diagnostiziert, wenn die Intelligenz durchschnittlich ausgeprägt ist. Auf die Problematik dieses Definitionsmerkmales werden wir später noch einmal ausführlicher eingehen.

Diskrepanzkriterium

Die Fähigkeit, allgemeine Regeln auf der Basis vieler Einzelinformationen ableiten zu können (induktives Denken), ist ebenfalls integraler Bestandteil einer Definition intelligenten Verhaltens. Eine solche Fähigkeit, Regularitäten erkennen und abstrahieren zu können, ist auch beim Sprachlernen von hervorragender Bedeutung. (Dies gilt allerdings nicht bei der Annahme von angeborenen modularen Strukturen, die solche Regularitäten bereits qua Erbe enthalten.) Eine notwendige Voraussetzung, solche Regularitäten entdecken und ableiten zu können, ist eine intakte Verarbeitung der auditiven Informationen, die nur flüchtig zur Verfügung stehen und somit hohe Anforderungen an die Verarbeitungsmechanismen

Regelinduktion

stellen. Sukzessive auditive Informationen müssen im phonologischen Speicher des Arbeitsgedächtnisses gehalten und im Sekunden- bzw. Millisekundenbereich verarbeitet werden. Hierbei spielt die Artikulationsgeschwindigkeit eine wichtige Rolle. Kinder, die langsam artikulieren, tendieren im Vergleich zu Kindern mit höherer Sprechgeschwindigkeit zu geringeren Gedächtnisspannen. Vermutlich brauchen sie länger, um die auditive Information über diese subvokalen Wiederholungsprozesse zu halten. Ein enger Zusammenhang von Sprach- und Zeitverarbeitung liegt nahe. Dieser Zusammenhang wird uns später noch einmal im Kontext gestörter Sprachentwicklung beschäftigen.

## 2.4 Das Erkennen und Bilden von Regularitäten und seine Störungen

Der Mensch verfügt über mächtige Unterscheidungs-, Vergleichs- und Abstraktionsprozesse, die auch für die Sprachentwicklung sehr bedeutsam sind und unseres Erachtens die Annahme angeborener sprachstruktureller modularer Strukturen erübrigt, wie sie in Theorien in der Tradition nativistischer Ansätze postuliert werden (ein sehr empfehlenswerter und spannender Beitrag zur Diskussion um die Problematik von angeborenen oder erworbenen Strukturen wurde aus konnektionistischer Perspektive 1996 von Elman et al. vorgelegt). Bereits pränatal werden lautliche Aspekte der „Mutter"-Sprache analysiert, diskriminiert und gespeichert (zu einem Überblick vgl. Jusczyk 1997). Eine in diesem Kontext interessante Spracherwerbstheorie wurde von John Locke (1994, 1997) vor einigen Jahren entwickelt. Nach unserer Einschätzung hat die Theorie von Locke noch nicht allzu große Beachtung gefunden, bietet aber eine Reihe von plausiblen Annahmen und bedenkenswerten Erklärungen nicht nur für den normalen Spracherwerb, sondern auch für die gestörte Sprachentwicklung. Sie scheint es wert zu sein, auf den empirischen Prüfstand gestellt zu werden. Die Attraktivität dieser Theorie liegt auch darin, dass mit relativ sparsamen Annahmen eine Erklärung für die sehr heterogenen Erscheinungsbilder spezifisch sprachentwicklungsgestörter Kinder angeboten wird. Die anderen vorliegenden Erklärungsansätze zentrieren zumeist auf eine oder wenige der beobachtbaren Auffälligkeiten und können somit der Heterogenität und Vielfalt nur unzureichend gerecht werden.

**Die neurolinguistische Spracherwerbstheorie von John Locke**
Locke modelliert die Entwicklung der neurolinguistischen Kapazität – wie er sie selbst kennzeichnet („neurolinguistic capacity") – in vier Phasen, die in einer festen, aber sich überlappenden, interagierenden Abfolge und zeitlich begrenzt im Sinne von „sensiblen Phasen" auftreten.
In der *1. Phase* ist der Säugling sehr stark orientiert an der menschlichen Stimme und dem menschlichen Gesicht – vielleicht als Folge der bereits pränatal vertrauten mütterlichen Stimme. Die oberflächlichen stimmlichen Charakteristika der Betreuungspersonen und der entsprechenden Sprache werden gelernt. Die ‚Mutter'sprache wird zur Muttersprache.

Die Funktion der wichtigen 2. *Phase* ist die Sammlung und Speicherung von Äußerungen. Diese Aufgaben werden im Wesentlichen durch Mechanismen der sozialen Kognition, also erfahrungsgeleitet, unterstützt, und sind grundsätzlich rechtshemisphärisch angesiedelt und als lexikalisches Verstehen, als Wortschatz zu kennzeichnen.
Die Funktion der *3. Phase* ist analytisch und kalkulierend/berechnend. Ein so genanntes Struktur-Analyse-System lokalisiert Elemente innerhalb und zwischen den gespeicherten Äußerungen und lernt dadurch die Regeln, durch die Äußerungen zusammengesetzt und zergliedert werden. Dieses System erzeugt die Einheiten, die das Kind für alle sprachlich-strukturellen Bereiche benötigt: Morphologie, Syntax, Phonologie und Lexikon. Evidenz für solch ein System liefern zum Beispiel die übergeneralisierten Formen von Kindern, wenn sie unregelmäßige Plural- oder Verbformen regularisieren. Die 3. Phase ist zeitlich sehr begrenzt, die Funktion ist nur für eine bestimmte Zeit aktiv. Mechanismen der linken Hemisphäre üben weitestgehend diese Funktionen aus, die den Erwerb von Phonologie, Morphologie und Syntax ermöglichen. Diese Mechanismen werden nach Locke überwiegend durch interne Faktoren gesteuert.
Die *4. Phase* ist integrativ und elaborativ. Sie dauert bis zum Erwachsenenalter, in ihr finden die Erweiterung erlernter Strukturen und der extensive Ausbau des Wortschatzes statt.
Was geschieht, wenn Kinder in der 2. Phase verzögert sind, sie zu wenig Äußerungen gespeichert haben, um den Analyse-Prozess zum optimalen biologischen Zeitpunkt zu aktivieren? Wenn nicht genügend Wörter, Äußerungen gelernt worden sind, dann wird der Analyse-Mechanismus nicht aktiviert. Oder er ist – bei einer entsprechenden zeitlichen Verzögerung beim Erwerb von Wörtern und Äußerungen – bereits wieder im Verschwinden begriffen.
Die Auswirkungen einer solchen Entwicklungsverzögerung wären: Die Nicht-Aktivierung des Analyse-Systems hat den gleichen Effekt wie eine Schädigung dieses Systems. Der kompensatorische Gebrauch homologer rechtshemisphärischer Strukturen, der durch die lexikalische Verzögerung einsetzt, führt zu funktionalen und anatomischen Symmetrien zwischen den Hemisphären. Die resultierenden neurolinguistischen Ressourcen, die nicht für die phonologischen Prozesse spezialisiert/prädisponiert sind, sind suboptimal für die Entwicklung der gesprochenen Sprache und können ebenfalls das Verstehen und Produzieren phonologischer Strukturen beim Schriftspracherwerbsprozess beeinträchtigen.

Modularisierung

Wir gehen davon aus, dass das Kind mit Informationsverarbeitungssystemen ausgestattet ist, die einen impliziten Regelerwerb ermöglichen und als modulare Strukturen *Ergebnisse* von Lern- und Reifungsprozessen darstellen. Allerdings unterliegt die Verarbeitung sprachlicher Äußerungen funktionierenden oder eben auch nicht funktionierenden Verarbeitungssystemen. Sprachlich-strukturelle Defizite könnten danach – zumindest bei einem Teil sprachentwicklungsgestörter Kinder – als eine Störung basaler und zwar auditiver Informationsverarbeitungsprozesse erklärt werden.

auditives Defizit

Weitere Ansätze, bei denen Defizite in der auditiven Verarbeitung als verursachend für gestörte Sprachentwicklung postuliert werden, betreffen u. a. mangelhafte diskriminative Wahrnehmung, z. B. für unbetonte, inhaltlich eher unbestimmte morphologische Formen, die in der Folge zu partiell rudimentären Repräsentationen von Sprache führen (Leonard 1994) oder die mangelnde Nutzung von Rhythmus und Intonation (Weinert 2000; s. aber Schöler 2000). Ein weiterer, viel diskutierter Ansatz geht von einer Störung der Bildung von zeitlichen Sequenzen aus. In Untersuchungen von Tallal und Piercy (u. a. 1978) zeigte eine Gruppe sprachentwicklungsgestörter Kinder eine deutlich verlangsamte Verarbeitung für sprachliche Reize. Kegel und Mitarbeiterinnen (zsf. Kegel 1991) haben in Anlehnung an Pöppels Taxonomie der Zeitverarbeitung (1997) Untersuchungen u. a. zur Ordnungsschwelle durchgeführt und stellen für eine Gruppe sprachentwicklungsgestörter Kinder eine erhöhte Ordnungsschwelle fest. Die Ordnungsschwelle bestimmt die Zeitspanne, die erforderlich ist, um zwei Sinnesreize als Einzel-

Zeitverarbeitung

Ordnungsschwelle

reize in einer zeitlichen Reihenfolge wahrnehmen zu können. PÖPPEL (1997) nimmt für Erwachsene eine mittlere Ordnungsschwelle zwischen 20 und 40 Millisekunden an. Bei Kindern ist von höheren Werten und einer größeren Varianz auszugehen. Wie NIKISCH (1999) daher zu Recht hinweist, ist von einem unkritischen Einsatz von Ordnungsschwellentrainingsgeräten aber zur Zeit noch abzusehen, so lange ein Nachweis der therapeutischen Wirksamkeit dieser Geräte fehlt (siehe auch MEISTER et al. 2000).

## 2.5 Zusammenfassung: Ungestörter Spracherwerb setzt ungestörte Informationsverarbeitung voraus

Die kurze Einführung in die Beschreibung des mentalen Systems im Rahmen eines Informationsverarbeitungsansatzes erscheint uns zum Verständnis von Lern- und Verarbeitungsstörungen sprachentwicklungsgestörter Kinder grundlegend und sinnvoll. Die allgemeine Entwicklung und eben auch die Sprachentwicklung basieren danach u. a. auf Strukturen und Prozessen, die von zur Verfügung stehenden Kapazitäten und Verarbeitungsgeschwindigkeiten abhängig sind. Über Merkmals- und Mustererkennungsprozesse wird Wissen aufgebaut und erweitert, das weiteres Lernen beeinflusst und über Induktion Abstraktionen ermöglicht. Nur bei intakten Informationsverarbeitungssystemen kann auch die Sprachentwicklung ungestört verlaufen.

# 3 Sprachunspezifische Störungen bei Sprachentwicklungsstörungen

Zahlreiche Untersuchungen mit sprachentwicklungsgestörten Kindern belegen Auffälligkeiten oder Störungen in unterschiedlichsten Entwicklungsbereichen wie beispielsweise der Lateralisierung, der Händigkeit, der Motorik, der Artikulation, dem Sprechablauf sowie Defiziten in Wahrnehmung und Kognition (rezente Überblicke liegen von DANNENBAUER 1999, LEONARD 1998, und FROMM et al. 1998 vor; zu neurobiologischen Befunden siehe VON SUCHODOLETZ 1997). Die vielfältigen Befunde zeigen darüber hinaus, dass es sich keineswegs um ein einheitliches Störungsbild handelt; die Kinder, die als sprachentwicklungsgestört diagnostiziert werden, stellen eine höchst heterogene Gruppe dar (SCHÖLER et al. 1998). Im Folgenden werden wir einige Ergebnisse sprachentwicklungsgestörter Kinder bei allgemeinen Lern- und Verarbeitungsprozessen darstellen. Wir beziehen uns im Wesentlichen auf eigene Forschungsergebnisse, die wir im Rahmen von Längs- und Querschnittstudien mit Vorschulkindern (SCHÖLER 1999) und mit Schulkindern (zsf. SCHÖLER et al. 1998a) gewonnen haben.

Heterogenität von Sprachstörungen

## 3.1 Modalitäts- und Aufgabenabhängigkeit von Verarbeitungsdefiziten

Sprachauffällige Kinder haben in der Regel keine Schwierigkeiten bei der Wahrnehmung und Verarbeitung von visuellen Informationen, wie dies die Mehrzahl der Untersuchungen belegt (zsf. FROMM et al. 1998). Die Verarbeitung und das kurzzeitige Behalten simultan vorgegebener räumlicher Informationen bereitet den Kindern keine Probleme, so dass ein intakter visuell-räumlicher Notizblock im Sinne des Arbeitsgedächtnismodells von BADDELEY (1997) angenommen werden kann.

visuell-räumlicher Notizblock

Allerdings kommt der Wahrnehmung und Verarbeitung von visuellen Informationen für die Differentialdiagnostik und Prognose bei Sprachentwicklungsstörungen eine nicht unbedeutende Rolle zu: In vielen Untersuchungen zeigen sprachentwicklungsauffällige Kinder zumindest vergleichbare, teilweise sogar bessere Leistungen bei Aufgaben zur visuellen Verarbeitung als altersgleiche sprachunauffällige Kinder (SCHÖLER & SPOHN 1998). Die visuelle Verarbeitung scheint als eine Kompensationsmöglichkeit genutzt werden zu können. Weisen sprachentwicklungsgestörte Kinder dagegen geringe Leistungen bei Aufgaben zur Prüfung der visuellen Verarbeitung auf, so scheint den Kindern dann eine wichtige Möglichkeit zur Kompensation auch ihrer sprachlichen Probleme zu fehlen. Zusätzliche Evidenz für diese Annahme der Kompensation via visuelle Modalität liefern auch jene sprachentwicklungsgestörten Kinder, die von dem in der Schule einsetzenden Schriftspracherwerb profitieren und keine legasthenen Probleme bekommen, wie dies aber bei einem anderen großen Teil der sprachentwicklungsgestörten Kinder zu beobachten ist.

visuelle Verarbeitung als Kompensationsmöglichkeit für gestörte auditive Verarbeitung?

Anders als beim visuell-räumlichen Notizblock sieht es beim zweiten Hilfssystem des Arbeitsgedächtnisses aus: Die Funktionstüchtigkeit der phonologischen Schleife scheint nicht in angemessener Form gewährleistet, denn zahlreiche Befunde deuten auf eine defizitäre auditive Verarbeitung hin. Viele sprachentwicklungsgestörte Kinder schneiden bei allen Leistungen, die eine intakte auditive Verarbeitung erfordern, schlechter ab als sprachunauffällige Kinder. Dies gilt für die Diskrimination von Lauten wie für Rhythmen, für das Behalten und Wiedergeben von Zahlen wie von Wörtern und Sätzen.

### 3.1.1 Reduzierte Gedächtnisspanne für Zahlen: Kapazitätsdefizit der phonologischen Schleife?

Als valider Indikator für die Kapazität des Arbeitsgedächtnisses speziell der phonologischen Schleife gilt die Gedächtnisspanne für Zahlen. Im Vergleich zu sprachunauffälligen Kindern ist diese Spanne im Vorschulalter durchschnittlich um etwa eine Einheit geringer und ab einem Alter von sieben bis acht Jahren scheint diese Gedächtnisspanne zu stagnieren, wie wir bei einer Längsschnittstudie über fast zehn Jahre beobachten konnten (SCHAKIB-EKBATAN & SCHÖLER 1998): Die im Vorschulalter als dysgrammatisch sprechend diagnostizierten 15–16-jährigen Jugendlichen konnten ihre Behaltensleistung kaum verbessern und erreichten

Persistenz von Störungen

zumeist nicht das Niveau sprachunauffälliger Viertklässler. Die Probleme im Halten und Verarbeiten solcher auditiver Informationen persistieren. Sie lassen sich am ehesten als ein Kapazitätsdefizit erklären, denn die Unterschiede bei der Gedächtnisspanne zwischen sprachentwicklungsgestörten und sprachunauffälligen Kindern bleiben selbst dann bestehen, wenn man die Gruppen nach Sprachleistungen parallelisiert (SCHÖLER et al. 1998c). Gemäß der „strengen Prüflogik" im Sinne von HASSELHORN und HILLE (1997) ist es demnach sehr wahrscheinlich, dass ein solches Kapazitätsdefizit ein Verursachungsfaktor für Sprachentwicklungsstörungen ist.

Auch bei der Verarbeitung nichtsprachlicher auditiver Informationen, wie dem Imitieren und Diskriminieren von Rhythmen weisen die sprachentwicklungsgestörten Kinder deutliche Minderleistungen gegenüber altersgleichen sprachunauffälligen Kindern auf (BREUER & WEUFFEN 1999; SCHÖLER 1999; SCHÖLER & SPOHN 1998).

### 3.1.2 Effektivierung der Verarbeitung und Erhöhung der Behaltensleistungen durch Strategien

Evidenzen für die Annahme eines Kapazitätsdefizits liefern auch die Befunde zu Entwicklungsveränderungen bei solchen Behaltensleistungen, bei denen Gedächtnisstrategien oder Wissen zur Leistungsverbesserung eingesetzt werden können: Bei den sprachauffälligen Kindern ist die Leistungsdiskrepanz zwischen der Gedächtnisspanne für Zahlen (als genaue Wiedergabe einer vorgegebenen Zahlenfolge wie sie üblicherweise erhoben wird) und dem Wiedergeben von Zahlenfolgen in der umgekehrten Reihenfolge zum einen geringer als bei den sprachunauffälligen Kindern. Dieses Ergebnis wurde im Übrigen nicht nur bei verschiedenen Altersgruppen (SCHÖLER & SPOHN 1998) gefunden, sondern konnte auch bei kroatischsprechenden Kindern bestätigt werden (SCHÖLER et al. 1998).

Im Gegensatz zur Behaltensleistung bei der genauen Wiedergabe der Zahlenfolge zeigt sich beim Zahlennachsprechen in umgekehrter Abfolge bei den sprachentwicklungsauffälligen Kindern auch ein Entwicklungseffekt: Mit zunehmendem Alter steigt die Behaltensleistung an, auch wenn aufgrund der geringeren Kapazität das Niveau der sprachunauffälligen Kinder nicht erreicht werden kann. Die Zunahme der Behaltensleistung kann aber als deutlicher Hinweis auf eine Effektivierung durch Gedächtnisstrategien gewertet werden.

Werden Folgen von sinnvollen Wörtern vorgegeben, die von den Kindern in beliebiger Folge reproduziert werden sollen, zeigen sich ebenfalls Veränderungen mit zunehmendem Alter, die mit einer vermehrten Nutzung von Gedächtnisstrategien erklärbar sind: Größeres Wissen bzw. höhere Vernetztheit des Wissens über die Listenwörter und damit einhergehend zahlreichere Assoziationsmöglichkeiten können solche Entwicklungsveränderungen bedingen. Auch die Unterschiede in der Behaltensleistung von zwei verschiedenen Wortlisten lassen sich in ähnlicher Weise interpretieren: Die erste Liste enthält Nomen aus drei semantischen Kategorien bzw. Wortfeldern (Gemüse, Möbel, Kleidung) und wurde deutlich besser wiedergegeben als die zweite Liste, die Wörter aus drei Wortklassen (Adjektive, Verben, Nomen) enthält. Eine Organisation der zweiten Liste ist in der Regel erheblich schwieriger als bei der ersten Liste, die einen schnelleren Zugriff auf die üblicheren Oberbegriffe erlaubt.

### 3.1.3 Zusammenfassung: Die differenzialdiagnostische Relevanz von phonologischer Schleife und visuell-räumlichem Notizblock

Im Vergleich zu sprachunauffälligen zeigen viele sprachentwicklungsauffällige Kinder und Jugendliche Minderleistungen bei all den Aufgaben, die das unmittelbare Verarbeiten und/oder Wiedergeben auditiver Informationen fordern, wohingegen sie vergleichbare oder sogar bessere Leistungen bei Aufgaben zeigen, bei denen visuelle Informationen zu verarbeiten sind. Diese Befunde stützen zum einen die Annahme zweier unabhängiger Hilfssysteme im Arbeitsgedächtnis, wie sie mit der phonologischen Schleife und dem visuell-räumlichen Notizblock im Modell von BADDELEY (1997) postuliert werden. Zum anderen wird deutlich, dass viele sprachauffällige Kinder nur bei einem dieser beiden Systeme, nämlich der phonologischen Schleife, Defizite aufweisen, die auf eine verminderte Kapazität dieses Arbeitsgedächtnissystems schließen lassen.
Darüber hinaus gibt es deutliche Hinweise dafür, dass eine verminderte Kapazität der phonologischen Schleife ein Verursachungsfaktor für Sprachentwicklungsstörungen ist. Trotz dieser Evidenz zeigen die bisherigen Befunde aber auch, dass eine Diagnostik bei Sprachentwicklungsstörungen sich nicht auf eine Überprüfung der Funktionalität der phonologischen Schleife beschränken darf, aufgrund der differentialdiagnostischen Relevanz ist es ebenso angebracht, die Funktionalität des visuell-räumlichen Notizblockes zu prüfen.

## 3.2 Kognitive Leistungen: Zur Problematik des Definitionsmerkmals „durchschnittliche Intelligenz“

Durchschnittliche Intelligenz ist ein Definitionsmerkmal von Sprachentwicklungsstörungen unbekannter Genese. Wenn aber – wie dies bei einer Konzeptualisierung von Intelligenz im Rahmen eines Informationsverarbeitungsansatzes geschieht – auch Informationsverarbeitungskapazitäten und -geschwindigkeiten intelligentes Verhalten definieren, wird die Problematik dieses Definitionsmerkmales deutlich. Denn alle Befunde deuten darauf hin, dass zumindest die für die Informationsverarbeitung sehr wesentliche Verarbeitungskapazität – wie wir oben ausgeführt haben – bei vielen sprachentwicklungsgestörten Kindern defizitär ist. Folglich werden diese Kinder auch bei Intelligenztests, bei denen Informationsverarbeitungskapazitäten, -geschwindigkeiten und -strategien die wesentlichen Bestimmungselemente sind, geringere Leistungen zeigen müssen. Dies ist beispielsweise bei der K-ABC (MELCHERS & PREUSS 1994) ganzheitliche vs. einzelheitliche Verarbeitung

der Fall, da bei diesem Intelligenztest eine ganzheitliche (SGD) und eine sukzessive (SED) Informationsverarbeitung differenziert werden. Bei den Aufgaben der Skala einzelheitlichen Denkens (SED), bei denen im Wesentlichen Überprüfungen des Arbeitsgedächtnisses stattfinden, zeigen sprachentwicklungsgestörte Kinder dementsprechend auch unterdurchschnittliche Leistungen (vgl. PREIS et al. 1997). Dieses Definitions- bzw. Ausschlusskriterium ist daher zu Recht in die Diskussion geraten. JOHNSTON verwies bereits 1993 darauf, dass die intellektuellen Leistungen von sprachentwicklungsgestörten Kindern überschätzt werden: „In spite of their normal-range nonverbal IQ, children with SLI have performed less well than their age peers on a wide range of nonverbal cognitive tasks" (1993, 582). Die Ergebnisse unserer Untersuchungen bestätigen diese Überschätzung (vgl. SCHÖLER & SPOHN 1998): Auch die nonverbalen Intelligenztest-Leistungen der sprachentwicklungsgestörten Kinder sind niedriger als die altersgleicher sprachunauffälliger Kinder.

Bezüglich des Definitionsmerkmals Intelligenz möchten wir aber auf eine weitere Problematik unbedingt aufmerksam machen, denn nicht nur die Leistungshöhe sondern auch die Leistungsentwicklung sollte betrachtet werden. Im Längsschnitt konnten wir Abnahmen des IQ mit zunehmendem Alter beobachten: Eineinhalb Jahre später war der IQ bei den sprachentwicklungsgestörten Kindern gesunken, wie auch andere Untersuchungen zeigen (zsf. SCHÖLER & SPOHN 1998, 198ff.). Zwar können auch die sprachentwicklungsgestörten Kinder mehr Aufgaben lösen als bei der ersten Testung eineinhalb Jahre zuvor, „da die durchschnittliche Leistung der korrespondierenden Altersgruppe aber deutlich ansteigt, ist bei der altersnormbezogenen Leistungsbewertung der bekannte ‚Scheren-effekt' zu beobachten" (SCHÖLER & SPOHN 1998, 199). Legen wir hier die Annahme interagierender Entwicklung von Kognition und Sprache zugrunde, kann man folgern, dass eine Sprachentwicklungsstörung zunehmend auch die allgemeine Leistungsfähigkeit beeinträchtigt. Ein Indiz dafür ist die Beobachtung, dass sprachliche Fertigkeiten die Lösung auch nonverbal angelegter Problemlösungsaufgaben erleichtert (LEONARD 1998). Umgekehrt liegt der Schluss nahe, dass eine Verbesserung der sprachlichen Leistungen eine Stabilisierung des IQ bewirken könnte.

Interaktion von Sprache und Kognition

Ein gravierendes methodologisches Problem ist im Übrigen mit dem Merkmal „durchschnittliche Intelligenz" verbunden: Die Abnahme des IQ mit zunehmendem Alter schränkt die Vergleichbarkeit sprachentwicklungsgestörter mit sprachunauffälligen Kindern deutlich ein oder macht sie möglicherweise sogar unmöglich bei Beibehaltung des Merkmals „durchschnittliche Intelligenz": Denn je älter die Kinder sind, desto höhere Intelligenztestwerte müssen sie zu früheren Entwicklungszeitpunkten gehabt haben, um das Kriterium „durchschnittliche Intelligenz" zu erfüllen.

Problematik des Diskrepanzkriteriums

In jüngster Zeit haben auch KAMHI (1998) und LEONARD (1998) das Diskrepanzkriterium (d. h. der Sprachentwicklungsstand weicht von der intellektuellen Leistungsfähigkeit in einem definierten Rahmen ab) problematisiert und verweisen auf Untersuchungsergebnisse bei Teilgruppen sprachauffälliger Kinder mit durchschnittlichem nonverbalen IQ verglichen mit sprachauffälligen Kindern mit unterdurchschnittlichem IQ, bei

denen sich keine Unterschiede hinsichtlich sprachlicher Defizite oder bezüglich des Erfolges von Fördermaßnahmen zeigten.
Die hohe Vernetztheit der verschiedenen Entwicklungsbereiche bewirkt, dass bei sprachentwicklungsgestörten Kindern eine Reihe von kognitiven Leistungsbereichen beeinträchtigt sein werden, wie dies viele Untersuchungen bestätigen (zsf. u. a. DANNENBAUER 1999; LEONARD 1998; FROMM et al. 1998). Bei aller Problematik des definierenden Merkmals „durchschnittliche Intelligenz" für Sprachentwicklungsstörungen bleibt aber auch festzuhalten, dass sprachentwicklungsgestörte Kinder in einer Reihe von kognitiven Leistungsbereichen unauffällig sind. So konnten in unseren Untersuchungen keine Unterschiede zwischen den sprachentwicklungsgestörten und den sprachunauffälligen Kindern in der Fähigkeit zur hierarchischen Planung und zur Seriation festgestellt werden (SCHÖLER & SPOHN 1998).

# 4 Schlussbemerkung

Die Vielfalt der verschiedenen betroffenen nichtsprachlichen Entwicklungs- und Leistungsbereiche verdeutlicht unseres Erachtens, dass dem Erscheinungsbild „Sprachentwicklungsstörungen" sehr unterschiedliche Bedingungsgefüge zugrunde liegen können. Auch wenn noch keine eindeutigen ätiologischen Faktoren bestimmt werden konnten, so zeigt die Befundlage aber doch sehr deutlich, dass Sprachentwicklungsstörungen in aller Regel keine sprachspezifischen Störungen, sondern Lern- und Verarbeitungsstörungen sind, die sich auch im sprachlichen Bereich manifestieren.

# Sprachentwicklungsstörungen und geistige Behinderung

*Etta Wilken*

## 1 Definition und Beschreibung von geistiger Behinderung

Ein Verständnis von Menschen mit Behinderung, das von den Kompetenzen ausgeht und sich nicht überwiegend an Defiziten und Normabweichungen orientiert, erfordert auch eine Beschreibung von Kindern und Erwachsenen mit geistiger Behinderung, bei der nicht vor allem die Grenzen des Erreichbaren und das Nicht-Können betont werden. Häufig bezieht man sich aber noch auf die Definition des Deutschen Bildungsrates (1974, 37), nach der „als geistigbehindert gilt, wer... in seiner psychischen Gesamtentwicklung und seiner Lernfähigkeit so sehr beeinträchtigt ist, dass er voraussichtlich lebenslanger, sozialer und pädagogischer Hilfen bedarf. Mit den kognitiven Beeinträchtigungen gehen solche der sprachlichen, sozialen, emotionalen und der motorischen Entwicklung einher"(vgl. Mühl 1997, 20, Hensle & Vernooij 2000, 131). Bei der neuen Definition von Behinderung der Weltgesundheitsorganisation (ICIDH-2,WHO 1998)* wird dagegen versucht, das bisherige „Disabilitykonzept" durch ein umfassenderes „Aktivitätskonzept" zu ersetzen, um zu verdeutlichen, in welcher Weise bei einer Person altersgemäße Tätigkeiten aufgrund von besonderen gesundheitlichen Bedingungen möglich oder eingeschränkt sind. Damit erfahren die einzelnen Funktionen ihre Bewertung in einem spezifischen Zusammenhang und die Auswirkungen der Beeinträchtigungen werden durch das „Partizipationskonzept" beschrieben. Folglich kann geistige Behinderung dann nicht als isoliertes Merkmal erfasst werden, sondern ist in ihren komplexen Auswirkungen auf die individuell mögliche Aktivität und auf die soziale Teilhabe und Eingliederung zu beschreiben. Rehabilitative Hilfen sind deshalb nicht vorwiegend defizitorientiert zu gestalten, sondern haben sich in einem solchen interaktionalen Verständnis auf die individuellen, sozialen und umweltbedingten Faktoren zu beziehen.

Aktivität und Partizipation

Auf den Begriff geistige Behinderung wird man jedoch bei aller verständlicher Kritik von Betroffenen (People First), Eltern (Roebke 2000) und Professionellen (Feuser 1996) kaum verzichten können, weil die Notwendigkeit besteht, sich über Hilfebedürfnisse und -bedingungen zu verständigen. Aus diesem Grund sind auch Versuche, die Schule für diese Perso-

* (ICIDH – International Classification of Impairments, Disabilities, and Handicaps)

nengruppe mit eher nicht stigmatisierenden Begriffen zu bezeichnen (Schule für Praktisch Bildbare, Schule zur individuellen Lebensbewältigung) zu problematisieren, weil unklar bleibt, welche Schülergruppe gemeint ist. Dadurch wird nicht nur eine inhaltliche Auseinandersetzung erschwert, sondern kritisch zu werten sind besonders die mit den Begriffen verbundenen generalisierenden Aussagen über Lernverhalten und Bildungsziel.

Abgrenzung

Auch die schwierige Abgrenzung von Minderbegabungen nach ihrem Ausprägungsgrad in Beeinträchtigungen des Lernens und Beeinträchtigungen der geistigen Entwicklung (vgl. KMK 1994) bleibt letztlich notwendig, um die speziellen Förderbedürfnisse der verschiedenen Schülergruppen angemessen beschreiben zu können. Für diese Unterscheidung bieten Intelligenzquotienten, trotz ihrer insgesamt eingeschränkten pädagogischen Aussagefähigkeit, eine gewisse Orientierung. In der Regel wird eine Abgrenzung zwischen geistiger Behinderung und Lernbehinderung bei einem IQ-Wert von 50–55 (vgl. MÜHL 1997, 22) oder 55–60 (vgl. HENSLE & VERNOOIJ 2000, 131) angegeben (in der Schweiz IQ unter 75, vgl. HAEBERLIN 1996, 77). Es ist allerdings zu betonen, dass der IQ als dynamische Größe zu sehen ist und dass die große Streubreite der Grenzwerte und die erheblichen Unterschiede im Lern- und Sozialverhalten ergänzende Kriterien erforderlich machen. Auch eine Unterteilung der geistigen Behinderung nach Ausprägungsgraden wird zunehmend nicht mit IQ-Werten vorgenommen, hingewiesen wird vielmehr auf die speziellen Förderbedürfnisse bei sehr schweren Behinderungen.

Heterogenität

Die beeinträchtigten kognitiven Fähigkeiten sind somit zwar als ein Leitsymptom der geistigen Behinderung anzusehen, aber die Komplexität der Beeinträchtigungen und die große Heterogenität innerhalb dieser Gruppe erfordern eine umfassende Berücksichtigung der individuellen entwicklungsbeeinflussenden Faktoren und spezifischen Veränderungen.

Die infolge von genetischen oder organischen Schädigungen, von chromosomalen Veränderungen, seltenen Syndromen, chronischen oder progressiven Krankheiten auftretenden Beeinträchtigungen weisen nicht nur in ihrer Ausprägung und im Entwicklungsverlauf sehr große Unterschiede auf, sondern betreffen auch das äußere Erscheinungsbild, Motorik, Sinnesfunktionen und Wahrnehmung, Interaktion und Kommunikation erheblich. Zudem finden wir in allen Schulen für geistig Behinderte eine deutliche Zunahme von Schülern mit sehr schweren Formen von Beeinträchtigungen oder mit seltenen Syndromen, die früher nicht oder kaum ins Schulalter kamen (WILKEN 2000a) sowie Kinder, deren Gesundheit sehr fragil ist.

Definition

> Als geistig behindert sollen demnach Personen gelten, die aufgrund von Beeinträchtigungen unterschiedliche Stufen der kognitiven Entwicklung erreichen, und zwar von frühen sensomotorischen bis präoperationalen Stadien der Denkentwicklung sowie in Grenzbereichen bis hin zu konkreten Denkoperationen. Die motorischen, sprachlichen und sozialen Fähigkeiten weisen dabei eine große Heterogenität auf, mit individuell unterschiedlichen Stärken in den verschiedenen Entwicklungsbereichen und ätiologiespezifischen Besonderheiten.

Spracherwerb und Sprachfähigkeit von Kindern und Jugendlichen mit geistiger Behinderung müssen deshalb in umfassenden Bedingungszusammenhängen gesehen werden und entsprechend sind Sprachanbahnung und Sprachförderung zu strukturieren.

## 2 Sprachentwicklung und Sprachkompetenz

Die individuell mögliche Sprachkompetenz bei Menschen mit geistiger Behinderung weist eine große Streubreite auf von eingeschränkter kontextgebundener vorsprachlicher Kommunikationsfähigkeit bis zu annähernd normalem Sprachgebrauch. Zwischen dem Umfang der Sprachbeherrschung und den kognitiven Beeinträchtigungen besteht jedoch kein unmittelbarer Zusammenhang, obschon schwere geistige Behinderungen auch zu entsprechend schweren Beeinträchtigungen der Sprache führen. Das Sprachverständnis kann wenig bis stark beeinträchtigt sein, ist jedoch oft deutlich weiter entwickelt als die verbalen Fähigkeiten vermuten lassen. Die daraus folgende häufig erhebliche Unterbewertung der kognitiven Fähigkeiten vermag nicht nur Erwartungen und Ansprüche der Bezugspersonen zu verändern, sondern auch die Motivation und Mitteilungsbereitschaft des Kindes durch Unterforderung einzuschränken.
Der Spracherwerb bei Kindern mit einer sich ausprägenden geistigen Behinderung ist fast immer mehr oder minder stark verzögert. Die sprachliche Retardierung ist aber meistens nicht niveaugleich zur sonstigen Entwicklung. Auch ist davon auszugehen, dass nicht nur eine Verlangsamung der Entwicklungsprozesse erfolgt, sondern dass dissoziierte Ausprägung von Fähigkeiten aufgrund von schädigungsbedingten oder ätiologiespezifischen Veränderungen dazu führt, dass die normale wechselseitige Beeinflussung der verschiedenen Entwicklungsbereiche behindert wird bzw. nicht in gleicher Weise aktiviert werden kann. Zusätzlich zu diesen unmittelbaren Beeinträchtigungen der allgemeinen Entwicklung haben viele Kinder mit geistiger Behinderung auch Störungen des Sehens und Hörens sowie Wahrnehmungsschwächen in visuellen, auditiven, taktilen und kinästhetischen Bereichen, die eine bedeutungsbezogene Verarbeitung von Informationen erschweren und Erfahrung und Lernen in spezifischer Weise verändern können mit unmittelbaren oder sekundären Auswirkungen auf basale Grundlagen der sprachlichen Entwicklung.

dissoziierte Entwicklung

Um die verschiedenen möglichen Störungen der Sprachentwicklung bei Menschen mit geistiger Behinderung zu beschreiben, kann eine Unterteilung vorgenommen werden nach den motorischen und den kognitiven Voraussetzungen.
Die *motorisch-funktionellen* Grundlagen für das Sprechen können durch vielfältige Beeinträchtigungen der Motorik von Zunge und Lippen, der Kopfkontrolle und durch Veränderungen des Gaumens, der Kiefer und Zähne betroffen sein und sich bereits bei den Primärfunktionen der

Sprechorgane zeigen, d. h. beim Saugen, Schlucken, Kauen und Trinken. Auch die Atmung kann Veränderungen aufweisen, mit manchmal gravierenden Problemen der Koordination beim Essen und Trinken. Bei motorisch-funktionellen Beeinträchtigungen der grundlegenden Fähigkeiten kann das Sprechenlernen erheblich erschwert bis hin zu nicht möglich sein. Die Auswirkungen auf das Sprachverständnis sind jedoch individuell sehr verschieden.

motorische und kognitive Grundlagen

Die *kognitiven und emotionalen* Grundlagen der sprachlichen Entwicklung werden in den Interaktionen von Kind und Bezugsperson erworben. In sozialer und gegenständlicher Kooperation kann das Kind Sinn und Ziel von Eigenaktivität erleben. Sensomotorische Erfahrungen führen zur Vorstellungsfähigkeit und zur Entwicklung von Objektpermanenz und Symbolverständnis als kognitive Grundvoraussetzungen für die Entwicklung von Sprache. Die ‚Erkenntnis des permanenten Objekts' ermöglicht dem Kind, eine Geste oder ein Wort als Zeichen zu verstehen, das etwas Bestimmtes meint, und zu lernen, selbst Zeichen einzusetzen, um sich mitzuteilen. Bei Menschen mit geistiger Behinderung kann gerade diese Entwicklung sehr langsam erfolgen und auch auf frühen Stufen stagnieren. Sie benötigen aber nicht nur mehr Zeit, sondern auch häufigere Wiederholungen gleicher Situationen, um daraus zu lernen. Trotzdem sind die erreichten Lernergebnisse oft weniger stabil.

Sozialisation

Die schädigungsspezifischen und sozialisationsabhängigen großen Unterschiede in der Ausprägung der geistigen Behinderung bedingen, dass auch die Sprachentwicklung insgesamt sehr große Unterschiede aufweist. In bezug zur normalen Sprachentwicklung kann festgestellt werden, dass jede einzelne Phase dieses Kontinuums von globalen, unspezifischen Äußerungen bis zu differenzierten verbalen Mitteilungen individuell sowohl eine mehr oder minder andauernde Durchgangsphase als auch bleibende Kommunikationsform sein kann. Eine Beschreibung hat deshalb diesen Doppelaspekt zu berücksichtigen und muss zugleich verdeutlichen, dass jeweils Abschnitte eines komplexen und kontinuierlichen Prozesses dargestellt werden und eindeutige Abgrenzungen zwischen den einzelnen Phasen nicht möglich sind.

Zudem muss bei vielen Menschen mit geistiger Behinderung davon ausgegangen werden, dass neben behinderungsspezifischen Auswirkungen auch häufige Erfahrungen von Fremdbestimmung, Missverstehen sowie Fehl- oder Nichtinterpretation von Verhalten mit zunehmendem Alter die Mitteilungsbereitschaft deutlich verändern können.

# 3 Präverbale Entwicklungsphase

Alle Kinder können kommunizieren, und nicht sprechen können ist eine normale Anfangsphase in der kindlichen Entwicklung. Kommunikation erfolgt dann durch Blicke, Verhalten und mit Ausdruckslauten. Das gilt auch für Menschen mit geistiger Behinderung. Allerdings kann bei ihnen diese Entwicklungsphase mehr oder minder lange andauern oder zur bleibenden Möglichkeit der Kommunikation werden.

Aus verschiedenen Untersuchungen (ADAM 1996, FRÖHLICH 1998, WETZEL 1999, WILKEN 2000a) wird deutlich, dass es zunehmend mehr Menschen mit geistiger Behinderung gibt, die nicht sprechen lernen. Dabei können gravierende motorisch-funktionelle Beeinträchtigungen vorliegen, die das Sprechenlernen verhindern oder es sind so schwere kognitive Beeinträchtigungen gegeben, dass Objektpermanenz und Symbolfunktion nicht bzw. nicht hinreichend erworben werden. Sehr schwere Behinderungen bewirken darüber hinaus bei manchen Kindern, dass sie „in keinem Hauptbereich der Entwicklung wie Motorik, Wahrnehmung, soziale Reaktion, nonverbale und verbale Kommunikation erkennbar ein Entwicklungsniveau von 6 Monaten (entsprechend der Normalentwicklung) überschreiten“ (HAUPT 1980, 242).

schwerstbehinderte Kinder

Die Beschreibung dieser Behinderten in der älteren Literatur zur Sprachbehindertenpädagogik mutet zum Teil befremdlich an. „Sie reagieren nicht auf Hunger, Kälte, Nässe oder Schmerz. Lautäußerungen fehlen oder sind noch nicht Ausdrucksäußerungen (GUTZMANN, KAINZ), sondern ‚rein stereotype psychomotorische Entladungen‘ (GUTZMANN). Andere produzieren Urlaute wie Heulen, Schnurren, Brummen, Grunzen, Schreien u.Ä. Es zeigen sich erste einfache Lernansätze, die aber nicht die Überschreitung der Stufe bloßer Animalität ermöglichen. Für Zuwendung und Sprachaufbau fehlt auf dieser Stufe anscheinend die Entlastung vom Unmutsdruck“ (ATZESBERGER 1970, 22f). ARNOLD (1970, 682) stellt fest: „Affektive Störungen drücken sich hauptsächlich in einer vorherrschenden Unluststimmung aus. Deshalb und wegen der allgemeinen Stumpfheit können Empfindungen oder Begehrungen nicht bis zum verbalen Ausdruck ausgearbeitet werden.“

Eine veränderte anthropologische Einstellung zu Menschen mit Behinderungen ermöglicht, solche defizitorientierten Sichtweisen zu überwinden und konstruktive Förderansätze zu entwickeln. Wenn auch dem schwerstbehinderten Kind Eigenaktivität zuerkannt wird, können die vorhandenen Fähigkeiten aufgenommen und in individuell bedeutsamen Alltagssituationen erweitert werden. „Wenn es gelingt, eine sozial einigermaßen befriedigende Lebenswelt zu gestalten, wird auch das schwerst beeinträchtigte Kind seine Fähigkeiten unter Beweis stellen können und ein Leben in größtmöglicher Autonomie führen, in dem es spüren wird, dass es sich lohnt, immer wieder etwas selber zu tun“ (PRASCHAK 1999, 86). Für das Wohlbefinden schwerstbehinderter Kinder und Jugendlicher ist von Bedeutung, dass es ihren Eltern gelingt, ihre besonderen Ausdrucksformen für aktuelle Bedürfnisse, Ablehnungen und Vorlieben zu erkennen. Es sind die Bezugspersonen, die zu antworten haben, sie „müssen lernen zu verstehen, damit der Behinderte sich verständigen kann“ (WILKEN 1982, 7). Die bereits beim Neugeborenen und Säugling gegebenen Möglichkeiten der Kommunikation als aktiver Austausch von Informationen zwischen Kind und Eltern (vgl. KANE 1992, 303) sind auch beim schwerstbehinderten Kind sensibel wahrzunehmen. Die verlässliche Interpretation kann dann dazu führen, dass ein bestimmtes noch nicht intentionales Verhalten zunehmend Mitteilungsfunktion erlangt. Aus gelungenen Interaktionen und Kommunikationssituationen, aus Ritualen in kooperativen Alltagshandlungen können sich dann basale präverbale Fähigkeiten entwickeln, die eine wesentliche Grundlage für die

veränderte Einstellung

weitere sprachliche Entwicklung bilden. Dabei ist besonders der dialogische Aspekt, das wechselweise Aktivsein und das interpretierende Beantworten des kindlichen Verhaltens wichtig. Um dem Kind ebenfalls Antworten zu ermöglichen, müssen Erwachsene oft lernen, dem geistig behinderten Kind die dazu erforderliche Zeit und Ruhe zu geben und aufmerksam zu warten. In wiederkehrenden Handlungen und einfachen dialogischen Spielen können gegenseitige Erwartungen und Rituale entstehen, die sowohl bedeutsam sind für die Erweiterung der Kommunikationsfähigkeit schwerstbehinderter Kinder und Jugendlicher als auch für die unterstützende Gestaltung dieser präverbalen Durchgangsstufe in der Sprachentwicklung von jüngeren Kindern mit mehr oder minder deutlich verzögerter Sprachentwicklung.

nicht sprechen können, aber verstehen

Bei Kindern, die nicht sprechen können, aber Objektpermanenz und erstes Symbolverständnis entwickelt haben, ist es möglich, einfache individuelle gestische oder mimische Zeichen durch entsprechendes Eingehen und Verstärken zu kontextgebundenen Mitteilungen weiter zu entwickeln. Bei entsprechenden kognitiven und motorischen Fähigkeiten zur Übernahme einfacher, konventioneller gestischer Symbole (Winken, Zeigen, Geben-Nehmen-Geste) können auch ergänzende Gebärden das Sprachverständnis erleichtern und die Mitteilungsfähigkeit verbessern. Die motorische Steuerung der Handbewegungen ist weniger komplex als die differenzierten Sprechbewegungen und kann deshalb früher erlernt werden. Gebärden können darum für kleine Kindern, die noch nicht sprechen können, eine Möglichkeit sein, sich mitzuteilen. Aber auch für Jugendliche und Erwachsene, die nicht sprechen gelernt haben, kann die Kommunikation mit Gebärden erleichtert werden und frustrierendes Nicht-Verstehen vermindern. Zudem unterstützen Gebärden nachweislich den Spracherwerb (Wilken 2000b).

Bilder

Der Einsatz von Bildern als Kommunikationssystem setzt differenziertere kognitive Fähigkeiten voraus als Gebärden. Das Kind muss nicht nur das Bild als Abbildung erkennen, sondern das Bild als Symbol verstehen, um damit etwas zu erreichen (z. B. Glas bedeutet trinken). Bildsysteme sind deshalb besonders für solche nicht sprechenden Kinder eine wichtige Kommunikationshilfe, die weniger ausgeprägte geistige Behinderungen haben. Auch der Einsatz der verschiedenen technischen Hilfen mit Sprachausgabe ist vorwiegend geeignet für Kinder, die gravierende sprechmotorische Schwierigkeiten haben, deren kognitive Entwicklung jedoch weniger stark beeinträchtigt ist.

Facilitated Communication

Über die Ursache für das Nichtsprechen bei vielen Menschen mit autistischem Verhalten gibt es kontroverse Auffassungen, die dann auch unterschiedliche Kommunikationshilfen begründen. So werden sowohl Gebärden als auch Bildsysteme angeboten, wenn von überwiegend kognitiv-emotionalen Beeinträchtigungen ausgegangen wird. Der Einsatz der so genannten gestützten Kommunikation (Facilitated Communication) wird vor allem begründet mit einer Apraxie bei nicht bzw. nicht erheblichen kognitiven Beeinträchtigungen. Die bisher vorliegenden Erfahrungen und die verschiedenen theoretischen Begründungen werden jedoch sehr kontrovers interpretiert (Nussbeck 2000, Bundschuh 2000) und bedürfen weiterer Forschung.

# 4 Kontextgebundene Sprachfähigkeit

Bei vielen Menschen mit geistiger Behinderung führen die kognitiven Beeinträchtigungen zu einer eingeschränkten Ausbildung der Objektpermanenz, so dass zwar kontextbezogene Vorstellungen erreicht werden, aber ein hinreichendes Symbolverständnis für Sprache nicht gegeben ist oder es sehr lange dauert, bis sich dieses entwickelt. Verständigung erfolgt dann überwiegend mit Zeigen, Anfassen, forderndem Verhalten sowie mit einzelnen Lauten und wenigen Wörtern. Auch in der älteren Literatur zur Sprachbehindertenpädagogik finden sich entsprechende Beschreibungen. „Die Zeit der Sprachlosigkeit bei Geistesschwachen kann die ersten vier bis sechs Lebensjahre und darüber hinaus andauern" (NADOLECZNY, in ATZESBERGER 1970, 25). Typisch sind danach auch „Urwörter wie ‚nein', ‚haben', ‚Brot', ‚Mama', ‚Papa' und ein Verständnis für einige Wörter des engsten Erlebniskreises. Das Vokabular umfasst mitunter nur ein einziges Wort. Daneben gibt es Echolalie und eine Art Lallen, teils mit sinnlosem Geplapper aufgeschnappter Wörter" (ATZESBERGER 1970, 26). Ergänzend wird festgestellt, dass auch der Gebrauch noch „naturhafter Urwörter", die normale Kinder zwischen dem 3. und 4. Lebensjahr als kindisch empfinden und zurückweisen, symptomatisch ist. Die hier zum Ausdruck kommenden Bewertungen beziehen sich vorwiegend auf die lautsprachlichen Äußerungen, ohne die Kommunikationsabsichten und die Mitteilungsfunktion der einzelnen Laute und Wörter situationsbezogen einzuordnen. Diese Wortfrühformen, häufig einfache Konsonanten-Vokalverbindungen, sind jedoch als ein wichtiger Schritt im Spracherwerbsprozess zu sehen. Um Begriffe zu bilden, muss das Kind „nach verschiedenen Merkmalen differenzieren und generalisieren und damit Objektklassen zusammenfassen können. Es muss erkennen, dass die so gewonnenen mentalen Repräsentanzen mit Namen belegt werden" (NUSSBECK 2000, 91). Ein geistig behindertes Mädchen, das z. B. alle sich bewegenden Dinge mit „nga" bezeichnete, hat eine eigene Klassifizierung vorgenommen. Damit wird auch deutlich, „dass diese Proto-Wörter nicht der Erwachsenensprache entlehnt werden... sie sind Schöpfungen der Kinder selbst... Ihr Auftreten unterstreicht den aktiven und kreativen Umgang von Kindern mit Sprache im Erwerbsprozess" (HACKER 1994, 20). Diese entwicklungsrelevante Eigenaktivität beim Spracherwerb gilt es auch Menschen mit geistiger Behinderung in bedeutungsvollen Lebensituationen zu ermöglichen.

Proto-Wörter

Die große Heterogenität in dieser Gruppe macht jedoch eine differenzierte Erfassung der individuellen Fähigkeiten und der spezifischen Schwierigkeiten erforderlich. Zudem sind altersbezogene Aspekte zu berücksichtigen.

Gebärden-unterstützte Kommunikation

Für jüngere Kinder, die sich noch im Spracherwerb befinden, kann die Gebärden-unterstützte Kommunikation (WILKEN 2000c) eine geeignete Hilfe sein, komplexe Aussagen besser zu verstehen, weil nur die bedeutungstragenden Wörter durch Gebärden visualisiert werden. Zudem stützen Gebärden die Begriffsbildung und fördern basale sprachliche Fähigkeiten. Kinder, die nicht oder nur wenige Wörter sprechen, die zudem oft schwer verständlich sind, erleben, dass Zeichen etwas bedeu-

ten und bewirken. Noch nicht differenzierte lautsprachliche Äußerungen (z. B. *ai* für Brei, heiß, streicheln) werden durch die begleitende Gebärde verstanden und richtig beantwortet. Gebärden können deshalb den Spracherwerb fördern.
Für ältere Kinder und Erwachsene ist wichtig, Kommunikationsmittel zu finden, die nicht nur ihren kognitiven und motorischen Fähigkeiten entsprechen, sondern auch ihren Bedürfnissen nach Verstehen und Mitteilen. Gerade bei motorisch stark eingeschränkter Sprechfähigkeit kann das Sprachverständnis und die ‚innere Sprache' oft deutlich besser sein.
Um das vorhandene Mitteilungsbedürfnis aufzunehmen oder seine Entwicklung zu unterstützen, ist es deshalb notwendig, die individuell möglichen angemessenen Kommunikationshilfen zu finden. Bei entsprechendem Symbolverständnis eignen sich dazu für Jugendliche und Erwachsene Gebärden, Bildsysteme oder Sprachausgabegeräte. Die Möglichkeit, sich mit diesen Hilfen auch kontextunabhängig zu verständigen, kann die Lebensqualität von Menschen, die nur wenige Wörter sprechen können, erheblich erweitern und verbessern.

bedürfnisorientierte Hilfen

# 5 Basale sprachliche Kommunikationsfähigkeit

Nach einer weniger oder stark verzögerten Sprachentwicklung erreichen viele geistig behinderte Menschen doch eine einfache bis gute basale sprachliche Kommunikationsfähigkeit. Aber die unterschiedlichen Beeinträchtigungen und dissoziierten Verzögerungen in den verschiedenen Entwicklungsbereichen bedingen trotz wesentlicher Übereinstimmungen mit der normalen Sprachentwicklung auch deutliche Abweichungen im Erwerb phonologischer Fähigkeiten und semantischer sowie pragmatischer Bedeutungen. So ist festzustellen, dass Kinder normalerweise Zwei-Wort-Sätze zu bilden beginnen, wenn sie ungefähr 50 einzelne Wörter benutzen können. Kinder mit geistiger Behinderung, die ihren Wortschatz ohnehin langsamer aufbauen, benötigen dagegen 80–100 Wörter, bevor sie in der Lage sind, zwei Wörter zu verbinden und die erkenntnismäßige Bedeutungstrennung von Objekt und Handlung vorzunehmen. Da das Kind grammatische Regeln nicht einfach über Nachahmung erwirbt, sondern aus seiner Umgebungssprache abstrahieren muss, ist anzunehmen, dass die kognitiven Beeinträchtigungen gerade dieses Lernen erheblich erschweren. Weil außerdem „zum Erwerb grammatikalisch – syntaktischer Strukturen besondere, vom Erwerb der Inhaltswörter verschiedene Hirnfunktionen erforderlich sind, die möglicherweise sogar eine Zeit besonderer Sensibilität haben" (Nussbeck 2000, 98), können die Verzögerungen beim Spracherwerb sich zusätzlich beeinträchtigend auswirken. Deshalb sind dysgrammatische Formen und syntaktische Fehler häufig und der richtige Gebrauch von Artikeln, Präpositionen, Hilfsverben oder Zeitformen ist oft eingeschränkt. Die Sprache ist oft ‚telegrammstilartig' und die Wortfolge ist stark von der individuellen

Abweichungen in der Entwicklung

Bedeutung abhängig. „Bruchstücke von Einzelsätzen entstehen durch Weglassen einzelner oder mehrerer Satzteile, die entweder vergessen oder aus Nachlässigkeit unterschlagen werden" (BAUN 1981, 6). Die durchschnittliche Länge von Äußerungen (MLU – mean length of utterance) entwickelt sich jedoch nicht nur verlangsamt und eingeschränkt, sondern stagniert auch im Alter von 15 Jahren (RONDAL 1996,11).

eingeengter Wortschatz

Bei vielen Menschen mit geistiger Behinderung ist eine typische Einengung des Wortschatzes festzustellen. Während Substantive, vor allem so weit sie Dinge mit individueller Bedeutsamkeit bezeichnen, noch relativ differenziert erworben werden, weisen Verben und Adjektive oft deutliche Einschränkungen auf. „So stehen die Hilfswörter ‚hat', ‚sind', ‚tun', und ‚machen' für Tätigkeiten; in manchen Fällen heißt es einfach ‚der macht so'. Bemerkenswert ist auch das starke Zurücktreten der Eigenschaftswörter..., meist werden nur universale Wörter wie ‚gut', ‚schlecht' und ‚schön' benutzt" (BAUN 1981, 6). Ergänzend sind die jeweils aktuellen Modewörter wie *ätzend, geil, okay* usw. zu nennen sowie „Comic-Wörter" wie *peng, grr, ächtz, stöhn* u. a. Häufig werden auch kindliche Bezeichnungen wie *Wau-wau, Heia-machen, Aua-haben* beibehalten.

Artikulation

Ein besonderes Problem, das mit zunehmendem Alter oft verstärkt erlebt wird, ist die oftmals erheblich eingeschränkte Verständlichkeit der Sprache. Obwohl Einzellaute oft isoliert richtig gebildet werden können, „verschwimmt alles in Verbindung zu Worten zu einem Kauderwelsch" (ATZESBERGER 1970, 33). Ausgeprägte Wortreduktionen, z. B. *bi* für bitte, *na* für Banane oder *tatl* für Tasche und *teto* für Telefon, sind häufig. Deutlich geringer treten Artikulationsprobleme auf, wenn die Wörter unmittelbar nachgesprochen werden können und somit nur eine geringe auditive Gedächtnisleistung erfordern. Daran zeigt sich, dass die Schwierigkeiten beim Sprechen nicht allein motorisch-funktionell bedingt sind, sondern auch kognitive Beeinträchtigungen angenommen werden müssen, die ein Speichern und Erinnern, wie ein Wort zu sprechen ist, erschweren (vgl. WENDELER 1988, 97). Besonders in längeren Sätzen werden Wörter, die isoliert durchaus richtig gesprochen werden können, zunehmend unverständlich. So sagte ein 14-jähriges Mädchen: „Höa au mi di nein. Da de nich huig sein!" (Hör auf mit dem Schreien. Kannst du nicht ruhig sein?). Oft entstehen dadurch frustrierende Kommunikationssituationen, die manchmal problematisches Verhalten auslösen können. Allerdings ist festzustellen, dass die Schwierigkeiten bei der Artikulation nicht unbedingt Auswirkungen auf Satzlänge und Syntax haben.

Die Diskrepanz zwischen Sprachverständnis und Sprechvermögen bei Menschen mit geistiger Behinderung führt häufig zu Fehleinschätzungen der tatsächlichen Kompetenz und zu überfordernden aber auch zu unterfordernden Kommunikationssituationen. Vor allem längere sprachliche Aussagen oder Anweisungen werden oft nicht hinreichend behalten und verstanden. Daneben kann ein unzureichendes Verständnis für die Bedeutung von Mitteilungen und Fragen gegeben sein, besonders wenn der Kontext nicht deutlich ist. „Der Situation des Angesprochenseins steht der Geistigbehinderte oftmals hilflos gegenüber. Da er nicht die genaue Gesprächsabsicht kennt bzw. versteht, wiederholt er mechanisch eine an ihn gerichtete Forderung oder Frage" (BAUN 1981, 7). Oft wird auch in

einem Gespräch oder nach Beantwortung einer Frage assoziativ immer weiter geredet und das eigentliche Thema verloren.
Um die tatsächliche Sprachkompetenz differenziert zu erfassen, ist deshalb unbedingt erforderlich, geeignete Diagnoseverfahren einzusetzen. Bei einer Sprachverständnisprüfung mit Bildkarten, bei der dem Schüler ein Satz vorgesprochen wurde, zu dem er dann die passende Abbildung zu suchen hatte, konnte ein Junge (13 Jahre) alle Bilder richtig zeigen, auch recht schwierige Zuordnungen waren ihm möglich (Der Vorderreifen vom Traktor hat einen Plattfuß). Auf die Frage „Wozu braucht die Mutter die Pfanne?“ antwortete er „koch“, und auf die Frage „Wozu braucht der Vater den Besen?“ sagte er „fegen“. Als ihm der Satz „Papa schläft“ vorgesprochen wird, spricht er nach „de Papa Bett“.

pragmatische Kompetenzen

Unter dem Aspekt der Sprachpragmatik ist jedoch zu betonen, dass auch Schüler, die über einen erheblich eingeschränkten Wortschatz verfügen, trotzdem in der Lage sind, damit relativ gut zu kommunizieren. Die Fähigkeit, in Sätzen zu sprechen, ist nicht unbedingt Voraussetzung, um Fragen stellen zu können, um zu bitten oder um zu antworten und ein erheblich eingeschränktes Sprechvermögen lässt keine unmittelbaren Rückschlüsse auf das Sprachverständnis zu.
Bei der Sprachförderung von Menschen mit geistiger Behinderung ist deshalb wichtig, die Erweiterung der kommunikativen Fähigkeiten unter dem Aspekt individueller und altersspezifischer Bedürfnisse zu unterstützen und enge normorientierte formale Übungen zu überwinden.

# 6 Relativ normale sprachliche Fähigkeit

Einige Kinder und Erwachsene mit geistiger Behinderung entwickeln eine relativ gute bis annähernd normale Sprachkompetenz. Sie sind in der Lage, einfache, verständliche Sätze mit richtiger Satzstellung zu bilden, Nebensätze sind allerdings selten. Schwierigkeiten können bestehen im genauen Erfassen sprachlicher Mitteilungen, im situationsangepassten sprachlichen Verhalten und in der Möglichkeit, Berichte, Erlebnisse und Gefühle differenziert wiederzugeben. Oft aber zeigen die sprachlichen Äußerungen geistig behinderter Erwachsener auch eine eigene Welt- und Erlebnissicht mit manchmal überraschenden Bewertungen und ungewöhnlicher Wortwahl. Diese Fähigkeiten werden besonders deutlich bei den Texten, die von Jugendlichen und Erwachsenen mit Down-Syndrom vorliegen (z. B. Bender 1986, Fraas 1999).

ungewöhnliche Wortwahl

Einzelne Artikulationsstörungen und grammatisch-syntaktische Fehlbildungen sind trotz relativ guter Sprachkompetenz bei vielen Menschen mit geistiger Behinderung häufig festzustellen. Besonders der Anteil von Redeflussstörungen ist im Vergleich zu nichtbehinderten Menschen deutlich erhöht und auch Stimmstörungen sind nicht selten (vgl. Atzesberger 1970, 32). Mit Überwindung der früher üblichen eingeengten Interpretation dieser Beeinträchtigungen als behinderungsspezifisch und deshalb nicht behandelbar, konnten angemessene Konzepte für eine Sprachförderung und Therapie entwickelt werden. Allerdings werden zunehmend neue Probleme erkennbar, wenn erwartet wird, durch jahrelange sprachtherapeutische Maßnahmen alle Auffälligkeiten wegtrainieren zu wollen. (Entsprechende Rechtsstreitigkeiten mit den Krankenkassen haben deshalb erheblich zugenommen.)

Durch eine Orientierung an den erreichten Kompetenzen und Kommunikationsbedürfnissen dieser geistig behinderten Kinder und Erwachsenen wird dagegen ein umfassenderes Konzept von Sprachförderung möglich. In konkreten Erfahrungen und Alltagshandlungen, in projektbezogenem Lernen und in altersentsprechenden Lebenszusammenhängen und Interessensbereichen können dann die sprachlichen Kompetenzen erweitert werden. Dazu gehört auch die Förderung pragmatischer Fähigkeiten wie telefonieren, Auskunft einholen, um Hilfe bitten oder sich zu informieren. Ein erweiterter Begriff des Lesens und des Erlernens schriftssprachlicher Mitteilungen ermöglicht, durch den Einsatz unterschiedlicher Verfahren von den individuellen Bedürfnissen und Kompetenzen auszugehen (vgl. WILKEN 2000b, 185). Dazu gehört auch der Umgang mit entsprechenden Bildsystemen, Zeitschriften und dem Fernsehen.

Lesen

Das Ziel dieser Bemühungen ist eine zunehmend selbstbestimmte Lebensführung. Die Erweiterung kommunikativer Kompetenzen unter Berücksichtigung der individuellen lebensbezogenen Bedeutung kann dazu einen wesentlichen Beitrag leisten.

# Sprachentwicklungsstörungen und Störungen des Schriftspracherwerbs

*Claudia Osburg*

## 1 Zum Beispiel Torben, Marina und Daniel – drei Kinder mit Sprachentwicklungsstörungen

Beispiele für Störungen der Sprachentwicklung

Torben, Marina und Daniel sind Schüler einer ersten Klasse. „Die Junge bei den Ofen, er versteckt sich." Torben ist im grammatikalischen Bereich der Sprache auffällig. Marinas Sprache ist aufgrund phonologischer Besonderheiten nicht immer eindeutig verständlich. „Meine Puppe isst Täse mit Täutern." Und Daniel fragt den anwesenden Studenten: „Was ist das?" und meint die Fahrradklingel. Seine Sprache kann als semantisch auffällig bezeichnet werden. Die Wege, wie diese Kinder lesen und schreiben lernen, sind vielfältig. Während dies einem Kind scheinbar mühelos gelingt und es auch zu einer Veränderung der gesprochenen Sprache kommt, hat ein anderes wesentlich mehr Schwierigkeiten. Sprachlernen, das Lernen der gesprochenen und geschriebenen Sprache, verstehe ich als Konstruktion, als eine Konstruktion, die in einem konkreten biografischen Kontext erfolgt (vgl. Osburg i. D.). Diese Komplexität zwingt zu Einschränkungen. Im Folgenden gehe ich primär gegenstandsspezifisch vor, d. h. die jeweiligen konkreten Handlungserfahrungen der Individuen – in der Praxis unerlässlich – bleiben in diesem Artikel genauso unberücksichtigt wie eine ausführliche Darstellung des Lesen- und Schreibenlernens bei sprachlich unauffälligen Kindern (vgl. zum Lesen z. B. Crämer & Schumann 1999). Meine zentralen Fragen sind folgende: Zunächst geht es um begriffliche Orientierung. Welche Begriffe werden mit *Störungen der Schriftsprache* mehr oder weniger synonym gebraucht? Diese Frage zielt auf eine Reflexion der unterschiedlich leitenden Konzepte ab, auf Vorstellungen zum Bedingungsgefüge von Störungen des Schriftspracherwerbs. Zweitens: Wie kann das Verhältnis von Mündlichkeit und Schriftlichkeit gesehen werden? Diese Frage ist auf Legitimation praktischen Handelns gerichtet, sie dient zur Verdeutlichung unterschiedlicher theoretischen Standpunkte, ist sozusagen die Basis für Lehr-Lernprozesse, für Didaktik. Drittens wird die Frage behandelt, ob es *das* Kind mit Sprachentwicklungsstörungen gibt, ob pauschalisierende Aussagen über seine Schreibungen und Schwierigkeiten gemacht werden können. Diese Fragen bilden Grundlage für förderdiagnostische Ableitungen (vgl. Bände 3–5).

Sprachlernen als Konstruktion

zum Vorgehen

# 2 Zur definitorischen Vielfalt

Legasthenie, Lese-Rechtschreibschwäche, Dyslexie

Das, was unter Störungen des Schriftspracherwerbs verstanden wird, was als Ursache angenommen wird und wie Schriftspracherwerbsprozesse zu fördern sind, ist heterogen. Begriffe wie z. B. Legasthenie, Lese-Rechtschreibschwäche (LRS), A- bzw. Dyslexie bzw. An- bzw. Dysorthografie werden für das selbe Erscheinungsbild verwendet, nämlich für orthografisch nicht korrekte Schreibungen eines Schreibers zu einem Zeitpunkt, zu dem eine Mehrzahl der Kinder/Schreiber über „bessere" Schreibungen verfügt. Die Entscheidung für einen Begriff steht häufig im Zusammenhang mit Fragen nach den Ursachen für Störungen, sie steht im Zusammenhang mit dem leitenden (pädagogischen, medizinischen ...) Konzept. In Anknüpfung an aktuelle Forschungen der Deutschdidaktik (vgl. z. B. die Kritik von Brügelmann und Valtin 2001, vgl. auch Osburg 1998a, Werder 1996) und in Fortführung der Diskussion der 70er Jahre (vgl. Angermaier 1974, Sirch 1975, Valtin 1975) wird im Folgenden von Störungen des Schriftspracherwerbs gesprochen. Schriftspracherwerb wird als aktives Konstruieren von Regeln verstanden, Störungen sind ätiologisch zu verstehen als ein „Zusammenspiel von individuellen, familiären und schulischen Faktoren" (Crämer, Füssenich, Schumann 1996, 19), sie werden als individuelles Bedingungsgefüge verstanden.

Störungen des Schriftspracherwerbs als Zusammenspiel von Faktoren

# 3 Zum Verhältnis von Mündlichkeit und Schriftlichkeit

## 3.1 Abhängigkeitstheoretische, autonomietheoretische und relativierende Ansätze

Gesprochene und geschriebene Sprache sind konventionelle Zeichensysteme. Sie sind historisch gewachsen und unterliegen einem Wandel (vgl. Feilke 1996, vgl. auch die Rechtschreibreform). Wenngleich es in der Theorie unumstritten ist, dass die geschriebene Sprache keine *Laut*sprache ist (vgl. Coulmas 1989), bestehen unterschiedliche Auffassungen über das Verhältnis der Sprachformen zueinander. Auf der einen Seite steht das abhängigkeitstheoretische Verhältnis. Diese Ansätze ordnen die geschriebene Sprache der gesprochenen unter und bezeichnen erstere als abhängig von der gesprochenen, als Instrument, um gesprochene Sprache wiederzugeben (vgl. z. B. Bloomfield 1933, Kainz 1967, Sirch 1975). Das Verhältnis kann als ein lineares verstanden werden, gesprochene Sprache als „Fundamentalschicht" für die „Schriftsprache als aufruhende Sekundärschicht" (Kainz 1967, 2).

abhängigkeitstheoretische Position

Schriftsprache

↑

Lautsprache (= Sprache)

**Abb. 1:** Das Verhältnis der Beziehung gesprochener und geschriebener Sprache analog abhängigkeitstheoretischer Positionen (aus Osburg 2000, 15).

Kritikpunkte an abhängigkeitstheoretischen Positionen

Dass die geschriebene Sprache nicht in einem 1:1-Verhältnis mit der gesprochenen korrespondiert, wird zwar eingesehen, aber als Mangel aufgefasst. Die Auffassung würde implizieren, *man könnte hören, wie man schreibt* (z. B. meinen einige Schreiber am Ende von <Hund> ein [d] zu *hören*). Für Kinder mit sprachlichen Auffälligkeiten würde eine Verfolgung dieser Annahme bedeuten, dass Kinder mit sprachlichen Auffälligkeiten zwangsläufig beim Schriftspracherwerb benachteiligt wären. Von diesem Ansatz setze ich mich ab.

Zu wenig beachtet wird zudem, dass die Auseinandersetzung mit der geschriebenen Sprache zu neuen kognitiven Fähigkeiten führen kann, wie z. B. zum Erkennen von Wortgrenzen und von Wörtern überhaupt, oder zum Reflektieren über Sprache etc. (vgl. ausführlicher Crämer & Schumann 1999, Heinz-Unterberg 1988).

autonomietheoretische und relativierende Ansätze

Auf der anderen Seite handelt es sich um Vertreter der autonomietheoretischen (vgl. z. B. Feldbusch 1985) und relativierenden Ansätze (vgl. Augst & Faigel 1986, Schwander 1989). Sie entheben die geschriebene Sprache ihrer sekundären Funktion. Zwar sehen sie die Verbindungen beider Sprachformen, sprechen aber von eigenen strukturellen Regelhaftigkeiten der geschriebenen Sprache.

Sprache

gesprochene Form ( ) geschriebene Form

**Abb. 2:** Das Verhältnis der Beziehung gesprochener und geschriebener Sprache analog der relativierenden und autonomietheoretischen Positionen (vgl. Osburg 2000, 17)

Diesen Ansätzen zu Folge wären Kinder mit sprachlichen Auffälligkeiten nicht notgedrungen beim Schriftspracherwerb behindert, sondern sie könnten im Gegenteil Schrift nutzen, um ihre sprachlichen Fähigkeiten zu erweitern.

## 3.2 Lautstruktur und Schriftstruktur

Grapheme

Zur Beschreibung des Verhältnisses von gesprochener und geschriebener Sprache ist die Betrachtung von Phonemen, Lauten, Graphemen und Buchstaben hilfreich (vgl. z. B. Crämer & Schumann 1999). Grapheme werden als kleinste bedeutungsunterscheidende Merkmale auf Ebene der *geschriebenen* Sprache verstanden. <Hut> und <Mut> unterscheiden sich durch die Grapheme <H> und <M>. Während das Graphem unabhängig

Buchstaben
Phoneme
Sprachlaute

ist von z. B. Groß- und Kleinschreibung, von der Schriftart, können Buchstaben unterschiedlich verschriftet werden (h, H, h, H, h ...). Phoneme verstehen sich – analog der Grapheme – als kleinste bedeutungsunterscheidende Merkmale auf Ebene der *gesprochenen* Sprache. Sie werden in Schrägstriche gestellt (/hu:t/, /mu:t/). Phoneme sind abstrakt und konkretisieren sich in gesprochener Form als (Sprach-)Laute. Laute werden in eckigen Klammern verschriftet ([h], [m]). Ähnlich wie Buchstaben können auch Laute unterschiedliche Varianten haben, die alle auf das selbe Phonem zurück geführt werden. Während es sich im Deutschen beispielsweise beim „gelispelten" [s] „nur" um eine lautliche Variante des Phonems /s/ handelt, ist dieser Unterschied im Englischen bei der Realisierung von <thick> und <sick> wesentlich. Das, was als Phonem verstanden wird, ist von der Sprachgemeinschaft abhängig (vgl. näher Osburg 1999).

graphemisch-phonemische-Beziehungen

Zwischen Phonem und Graphem besteht keine 1:1-Beziehung. Dies u. a. schon deshalb nicht, da es wesentlich mehr Phoneme als Grapheme gibt (z. B. /e:/: <Portemonn*aie*>, <Portmon*ee*>, <ok*a*y>, <W*e*g>, <St*ea*k>, <m*eh*r>). Dennoch bestehen regelhafte Beziehungen, wie z. B. Bierwisch (1976) anhand von graphemisch-phonemischen Korrespondenzregeln (GPK) zeigt. Die geschriebene Sprache kann – entgegen weit verbreiteter Annahmen – als regelgeleitet bezeichnet werden (vgl. Giese & Ossner 1998, Günther & Ludwig 1996, Weingarten & Günther 1996).

## 3.3 Schriftspracherwerb als kognitives Erkennen

Unterschiede von gesprochener und geschriebener Sprache
Abstraktheit

Insbesondere Wygotski und Lurija haben die kognitiven Auswirkungen des Schriftspracherwerbs aufgearbeitet. Wygotski (1964) hebt vier Aspekte hervor, durch die sich gesprochene und geschriebene Sprache unterscheiden. Erstens die *Abstraktheit*, d. h. die Loslösung vom semantischen Inhalt. Beim Schreiben wird das Wort selbst zum Gegenstand der Betrachtung. Schreiber müssen wissen, dass z. B. das Wort <Regenwurm> länger ist als <Kuh>, auch wenn es sich bei ersterem um ein kleineres Tier handelt (vgl. dazu Bosch 1937). Sie müssen eine zweite Symbolisierung lernen. Sie erkennen, dass semantisch ähnliche Wörter nicht notwendigerweise lautlich gleich oder ähnlich klingen und andersherum, dass lautlich ähnlich klingende Wörter nicht unbedingt semantischen Bezug haben. Zudem ist durch den fehlenden Gesprächspartner eine doppelte Abstraktheit gegeben. Eine direkte Rückmeldung z. B. durch Gestik, Mimik etc. fehlt. Verlangt ist eine Loslösung aus der direkten Kommunikationssituation. Ellipsen, unvollständige Sätze, die in der gesprochenen Sprache verwendet werden, werden nun augenscheinlich, sind in der Regel nicht mehr erlaubt.

Motivation
Willkürlichkeit

Der zweite Aspekt ist die *Motivation*. Während die Motivation beim Erwerb der gesprochenen Sprache eher „natürlich" ist, stellt der Schriftspracherwerb eine „künstliche" Sprachlernsituation dar. Der dritte Aspekt ist die *Willkürlichkeit*, der vierte die *Bewusstheit* und *Absicht*,

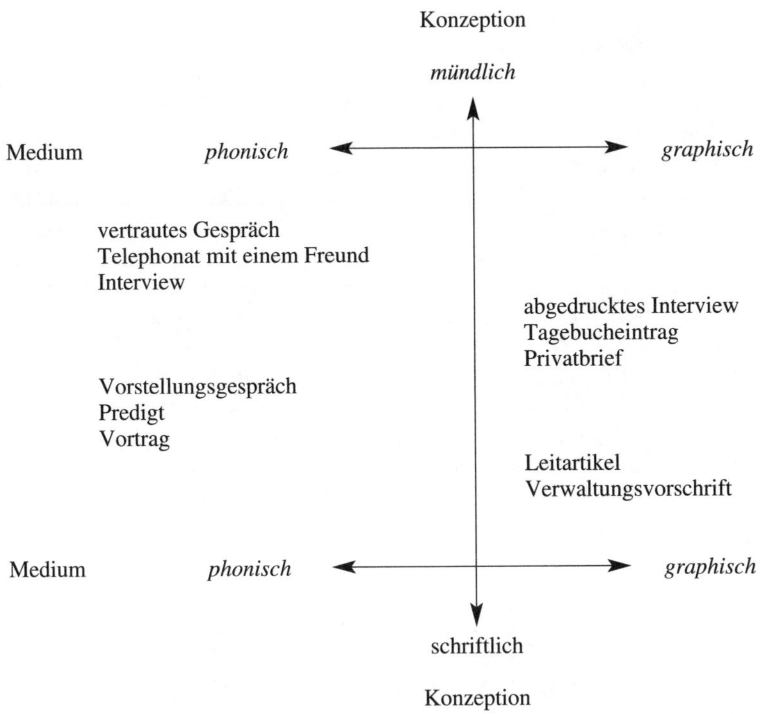


**Abb. 3:** Mediale und konzeptionelle Schriftlichkeit. Entnommen aus H. GÜNTHER (1997, 67).

der eng mit dem Aspekt der Willkürlichkeit verknüpft ist. In der gesprochenen Sprache sind keine absichtlichen Operationen notwendig, beim Schreiben jedoch muss die lautliche Struktur des Wortes „bewusst" werden. Durch die Auseinandersetzung mit Phonemen können Laute ermittelt, mit der eigenen Sprache in Verbindung gesetzt werden und sich phonologische Fähigkeiten ausbilden bzw. erweitern.

Chancen durch den Schriftspracherwerb

Die zu meisternden Schwierigkeiten bedeuten zugleich Gewinn, Schreiben nämlich – als ein „wesentliches Mittel der Denkprozesse" (LURIJA 1982, 244) – trägt zur Klärung der Gedanken und zur Erweiterung der Erkenntnisstrukturen bei wie z. B. zur Erweiterung phonologischer Fähigkeiten (vgl. ANDRESEN 1985, BOSCH 1937, DEHN 1985). Die Gegenständlichkeit, die Dauerhaftigkeit, die Materialität bieten die Möglichkeit, Schrift immer wieder zu betrachten und über sie zu reflektieren. Das Gedächtnis wird entlastet und die bewusst ablaufenden Operationen können durch das Schreiben – im Gegensatz zu den eher unbewussten Operationen beim Sprechen – reflektiert werden.

Kanzleistil

LURIJA weist auf den „Kanzleistil" hin, auf die Veränderung der gesprochenen Sprache durch die Auseinandersetzung mit der geschriebenen: „Bei einem Menschen mit gut entwickelter automatisierter schriftlicher Sprache werden nicht selten die Regeln der schriftlichen Sprache auf die mündliche Sprache übertragen, und ein solcher Mensch beginnt so zu sprechen, wie er schreibt. Wir haben es hier mit dem ‚Kanzleistil' der mündlichen Sprache zu tun – einem Stil, der keine Ellipsen und Auslassungen zulässt." (1986, 246). In Fortführung von LURIJA und in Anlehnung an KOCH & ÖSTERREICHER spricht HARTMUT GÜNTHER von medialer und konzeptioneller Schriftlichkeit. Diese Unterscheidung kann auf Wort-, Satz- oder Textebene getroffen werden.

mediale und konzeptionelle Schriftlichkeit

Mündlichkeit und Schriftlichkeit können sich nicht nur beeinflussen, sondern sind bei Schriftkundigen geradezu miteinander verflochten. Literalisierte hören damit nicht nur durch den Filter der Schrift, sondern sprechen auch durch ihn. So wurde Demosthenes, der große griechische stotternde Redner, verspottet, da er nie öffentlich auftrat, ohne seine Rede vorbereitet zu haben. Man sagte, „seine Argumentationen röchen nach Lampe" (PLUTARCH zitiert nach WENDLANDT 1994, 16), was bedeutete, er hatte seine Äußerungen bereits schriftlich vorformuliert. Ein „Schreibe, wie du sprichst" (vgl. MÜLLER 1990) ist nicht nur nicht ausreichend, sondern führt nur in wenigen Fällen zu richtigen Schreibungen. Für Kinder mit Sprachstörungen sind dies Chancen, sich auch mit einer auffälligen Sprache erfolgreich dem Schriftspracherwerb nähern zu können.

# 4 Schreibungen von Kindern mit Sprachentwicklungsstörungen

Natürlich stellen die sprachlichen Auffälligkeiten der Kinder sich nicht so isoliert dar, wie es die hier zitierten Äußerungen nahe legen. Sie sind als multiple Störungen zu verstehen (vgl. DANNENBAUER in diesem Band). Für drei Ebenen der Sprachentwicklung sollen hier analytisch Beispiele gegeben werden. Im Anschluss werden generelle Schwierigkeiten von Kindern diskutiert.

## 4.1 Schriftspracherwerb und Ausspracheströrungen

Schriftspracherwerb und Aussprachestörungen

Die Sprache der oben erwähnten Erstklässlerin Marina ist (primär) im phonologischen Bereich auffällig. Die Ergebnisse bei der Auseinandersetzung mit der Lernbeobachtung von DEHN (1990), in der Kinder im November, Januar und Mai in Klasse 1 je vier bzw. sechs Wörter schreiben sollen, scheinen auf den ersten Blick sehr „ungeordnet".

| | **SCHREIB MAL...** | | |
|---|---|---|---|
| | **1. Lernbeob. November** | **2. Lernbeob. Januar** | **3. Lernbeob. Mai** |
| **Marina** | | | |
| Sofa | SFA | FA | FOFA |
| Mund | MAT | MT | MOT |

| | | | |
|---|---|---|---|
| Limonade | OMAD | LMOT | Mant |
| Turm | KM | TM | Tom |
| Reiter | + | ETA | ATA |
| Kinderwagen | + | TNF | KNAF |

**Abb. 4:** Marina verschriftet in Klasse 1 Wörter der Lernbeobachtung

Im Zusammenhang mit Marinas gesprochener Sprache zeigt sich jedoch ein anderes Bild.

Biografische Hintergründe

Zum Zeitpunkt der Einschulung gebraucht Marina das Phonem /s/ noch nicht immer bedeutungsunterscheidend. So sagt sie beispielsweise [fo:fa] zu <Sofa>. Das Phonem /k/ wird meist als [t] realisiert, d. h. ihre Sprache ist u. a. durch den phonologischen Prozess „fronting" (vgl. Hacker & Wilgermein in diesem Band) beschreibbar. Im November verschriftet sie von <Sofa> nur die Konsonanten, eine für schriftspracherwerbende Kinder „entwicklungsunauffällige" Skelettschrift. Und es gelingt ihr – trotz des noch instabilen Phonems /s/. Bei <Limonade> hält sie die Silbigkeit nicht ein, Limonade ist ein für sie unbekanntes Wort. Für das Phonem /k/ ist sie zu diesem Zeitpunkt bereits sensibilisiert – sie übergeneralisiert. Im Januar fällt besonders die Schreibung <ETA> auf; <Reiter> realisiert sie aber in ihrer gesprochenen Sprache als [eta], d. h. sie verschriftet hier lauttreu. Bei <Kinderwagen> notiert sie wenig Grapheme, das Phonem /k/ als <T>. Der potenzielle Rückschritt im Mai kann „individuell-familiär" erklärt werden. Marinas Mutter lag zu dieser Zeit im Krankenhaus – auffällig war, dass Marina auch in ihrer gesprochenen Sprache wieder schlechter verständlich wurde. Diese Beobachtung lässt die Relevanz der Biografie deutlich werden.

Das Beispiel hebt den Zusammenhang von gesprochener und geschriebener Sprache hervor. Marina orientiert sich an ihrer gesprochenen Sprache, mit Günther (1986) gesprochen geht sie alphabetisch vor. In diesem Fall stellt ihre gesprochene Sprache für sie (zunächst) eine Behinderung dar. Wie ihre Übergeneralisierung am Beispiel <Turm> : <KM> zeigt, unterliegen die zu verschriftenden Wörter einer Instabilität, durch die es ihr erschwert ist, hilfreiche graphemisch-phonemische Beziehungen zu konstruieren.

Andererseits gibt es aber auch Kinder, die bereits in der Auseinandersetzung mit der geschriebenen Sprache zu einer Umstrukturierung ihres phonologischen Wissens kommen (vgl. Osburg 2000, vgl. z. B. auch Crämer & Schumann 1999, Crämer, Füssenich & Schumann 1986, Füssenich 1998, Osburg 1998b, Welling & Grümmer 2000).

## 4.2 Schriftspracherwerb und grammatikalische Auffälligkeiten

Zwei Schreibungen von Kindern einer zweiten Klasse verdeutlichen einige Zusammenhänge von grammatikalischen Auffälligkeiten und Schriftspracherwerb.

Schreibungen von Kindern mit Auffälligkeiten im grammatikalischen Bereich der Sprache

> Yusef: Die Franz guckt seine Mutter und Vater.
> Er schreibt: <DI FRANS KUKT>.

September Klasse 2 (Entnommen aus Osburg i. D. 138)

> Erengül: Ich male jetzt eine Hase.
> Sie schreibt: <... der Löwe da waren / Girafwn und Hasen und schöt / Grüten di Könik hate / frau und hate son>
> (... der Löwe da waren / Giraffen und Hasen und (schön) / Kröten die König hatte / Frau und hatte Sohn, C. O.)

November Klasse 2 (Entnommen aus Osburg i. D. 138)

Dass Kinder mit grammatikalischen Auffälligkeiten Probleme haben können, grammatikalisch korrekte Sätze zu verschriftlichen, ist augenscheinlich (vgl. auch Crämer, Füssenich & Schumann 1996, Füssenich 1998). Einige Kinder formulieren Texte, deren Satzteile beim Lesen verwirren. Ihre grammatikalischen Unsicherheiten, die sie in der gesprochenen Sprache z. T. durch Gestik, Mimik, Nachfragen etc. kompensieren, werden nun deutlich. Sie spiegeln sich auf Seiten der geschriebenen Sprache wider, lassen Texte unflüssig und schwer lesbar erscheinen. Andersherum gibt es aber auch hier Kinder, die „die mündliche und schriftliche Sprache wie zwei verschiedene Sprachsysteme zu beherrschen“ scheinen und dazwischen wechseln „wie andere Menschen zwischen Dialekt und Hochsprache“ (Füssenich 1998, 167, vgl. auch Knapp 1998, 1999).

## 4.3 Schriftspracherwerb und semantische Auffälligkeiten

Deborah bedient sich nicht erwartungsgemäßer Wörter

> Die Kinder sollen eine Geschichte zum Bilderbuch „Nisses neue Mütze“ schreiben. Auf einem Bild ist der Junge Nisse zu sehen, der ausgerutscht und auf den Po gefallen ist.
>
> Deborah: Wie schreibt man Aua?
> Student: Was?
> Deborah: Aua.
> Student: Was willst du denn schreiben, Deborah?
> Deborah: Aua, Nisse ist auf’n Aua gefallen.
> Student: Ist auf den Aua gefallen? Das gibt’s doch gar nicht. Überleg dir doch erstmal genau, was du schreiben willst.
> (...)
> Student: Deborah, wie wär’s, wenn du jetzt mal schreibst?
> Deborah: Nein, aber ich weiß nicht, was ich schreiben soll.

September Klasse 2 (Entnommen aus Osburg i. D. 2.)

Deborah, ein Mädchen mit einer im semantischen Bereich auffälligen Sprache, schreibt nicht. Eine Betrachtung des Kontextes lässt vermuten, dass dies nicht aufgrund von „Faulheit“ etc. geschieht, sondern aufgrund des (didaktisch unangemessenen) Verhaltens des Studenten. Statt Rückschlüsse auf semantische Fähigkeiten zu ziehen, deutet der Student Deborahs Verhalten als unangemessen. Deborah wird doppelt behindert: erstens kann sie durch ihr semantisches Wissen weder ein schriftsprachlich adäquates Wort wählen noch kann sie sich eines anderen – für sie – passenden Wortes bedienen, dessen Schreibung sie kennt. Die zweite Behinderung erfährt sie durch das didaktische Verhalten des Studenten, der ihr die Richtigschreibung vorenthält und ihr semantisches Wissen nicht erweitert (vgl. Osburg i. D.).

mangelnde begriffliche Passung

Zusammenfassung

Festgehalten werden kann, dass Sprachentwicklungsstörungen sich durchaus als behindernde Bedingung darstellen *können*. Andererseits können in der Auseinandersetzung mit der geschriebenen Sprache sprachliche Fähigkeiten allgemein (und konkret Fähigkeiten im Bereich der gesprochenen Sprache) gefördert werden. Die behindernden Bedingungen (zu der auch die Unterrichtsdidaktik gehören kann) sollten didaktisch aufgefangen werden, d. h. Marina sollten Wege geboten werden, durch die sie nicht nur zu orthografisch richtigen Schreibungen kommen kann, sondern die ihr u. a. Unterstützung beim Erkennen von Phonemen bieten können. Dies ist eine didaktische Herausforderung (vgl. Band 5).

Die in den Beispielen nahe liegende Linearität des Zusammenhangs von Sprachentwicklungsstörungen und Störungen des Schriftspracherwerbs ist zumeist nur eine scheinbare. Ebenso die isolierte Einteilung in theoretisch festgelegte Sprachentwicklungsebenen. Die Zusammenhänge sind wesentlich komplexer, da es sich beim Schriftspracherwerb um eine sprachliche Fähigkeit handelt – um eine Sprach*handlung*, eine kognitive Konstruktion, als Resultat *biografischen Erkennens*. Lernen diese Kinder aber anders als sprachlich unauffällige? Dieser Frage soll anhand einer Analyse von Erschwernissen bei sprachlich unauffälligen Kindern beim Schriftspracherwerb nachgegangen werden.

# 5 Probleme von Kindern beim Schriftspracherwerb

erschwerende Bedingungen durch Lehr-Lernstörungen

Die eben genannten Beispiele verdeutlichen den Zusammenhang von Lehren und Lernen, von Lehr- und Lernstörung. Wird der Blick auf das Endprodukt dieser Kinder gerichtet und an einer orthografischen Norm gemessen, erscheinen die Produkte als nicht regelgeleitet und ungeordnet. Stellt man aber das Schreibprodukt der Schreiber in Zusammenhang mit ihrer gesprochenen Sprache, verbirgt sich dahinter ein Vorgehen wie bei sprachlich unauffälligen Kindern auch – wenngleich unter erschwerten Bedingungen. Die Kinder nähern sich ebenso regelgeleitet der geschriebenen Sprache wie sprachlich unauffällige, auch sie konstruieren. Einzelne „Stufen“ (z. B. von Günther 1986, Valtin 1988 hervorgehoben) sind auch bei ihnen zu erkennen. Sie schreiben logographemisch, d. h. sie schreiben ihren Namen, Wörter wie <Shell>, <McDonald> etc. ohne diese lautlich gliedern zu können, sie schreiben alphabetisch, d. h. sie

Stufenmodelle des Schriftspracherwerbs

wollen (zu einem bestimmten Zeitpunkt in Bezug auf bestimmte Wörter) das verschriften, was sie hören. Und sie erkennen orthografische Besonderheiten, d. h. sie schreiben z. B. <-er> am Ende eines Wortes, auch wenn es nicht gesprochen wird (z. B. bei <Mutter>).
Die Spannbreite der Lernwege und Erfolge bei sprachlich auffälligen Kindern ist groß. Groß ist sie aber auch bei sprachlich unauffälligen Kindern – oder vielleicht provokativ gesagt bei sprachlich nicht als auffällig diagnostizierten Kindern. Die folgenden Beispiele von Grundschulkindern verdeutlichen dies:

| | SCHREIB MAL... | | |
|---|---|---|---|
| | **1. Lernbeob. November** | **2. Lernbeob. Januar** | **3. Lernbeob. Mai** |
| **Sascha** | | | |
| Sofa | S | SOFA | Sofh |
| Mund | M | + | Mondt |
| Limonade | i | Limonad | Lemonade |
| Turm | m | Torm | TomToam |
| Reiter | r | Raida | Raeter |
| Kinderwagen | A | Kndawgen | Kenderwagen |
| | | | |
| **Anja** | | | |
| Sofa | f | OFA | ZOfA |
| Mund | mt | - | Mot |
| Limonade | - | tA | LOAE |
| Turm | t | A | OM |
| Reiter | r | r | RER |
| Kinderwagen | - | F | EAWAM |

**Abb. 5:** Schreibungen von Grundschulkindern. Entnommen aus DEHN 1990, 232ff.

Die Beispiele zeigen, dass „gute“ Lerner bereits im November, spätestens aber im Januar, weitgehend phonetisch verschriften können, während dies „schwachen“ Schreibern auch im Mai noch nicht gelingt. Das, was durch die Lernbeobachtung von DEHN im ersten Schuljahr als Prognose erkennbar ist, hat MAY (1990) bis in Klasse vier beobachten können.

„vorschulische“ Voraussetzungen

Was wird bei Kindern als Ursache für einen erschwerten Schriftspracherwerb angenommen? BRÜGELMANN (1986, 200ff) nennt (vier) *zentrale* Aspekte, die im Hinblick auf aktuelle Gültigkeit ergänzt sind.

Kognitive Basisfunktionen

1. *Kognitive Basis-Funktionen* als Voraussetzung des Schriftspracherwerbs werden in der Praxis häufig als Ursache für Erschwernisse angenommen. Aber nur wenige Kinder haben in Grundfunktionen wie generelles Wiedererkennen grafischer Details, Farben, Formen,

Geräusche unterscheiden etc. Schwierigkeiten, die Auswirkungen auf einen Schriftspracherwerb hätten. Andersherum ist eine Förderung nicht schriftsprachspezifischer Basisfertigkeiten und -funktionen in der Regel zumindest in Bezug auf den Schriftspracherwerb meist überflüssig (vgl. GÜNTHER 1994).

2. Rund 20 % der Leistungsstreuung im Schriftspracherwerb kann nach BRÜGELMANN durch eine *auffällige Sprachentwicklung* geklärt werden. Zentral kann sich ein fehlender Umgang im Symbolverständnis auswirken wie z. B. Zeichen vereinbaren und entschlüsseln, Sprache deuten und gezielt einsetzen, telefonieren etc. – Symbolverständnis kann sogar als die zentralste Fähigkeit beim Schriftspracherwerb gesehen werden. Kinder mit Sprachentwicklungsstörungen verfügen häufig über ein geringer ausgeprägtes Symbolverständnis oder haben diese Fähigkeit erst spät erworben (vgl. GÜNTHER 1985, vgl. auch ARAND 1998).

auffällige Sprachentwicklung

3. *Spezifische Fähigkeiten und Kenntnisse des Lesen- und Schreibenlernens* werden als ein zentraler Faktor im Hinblick auf Prognosen für einen erfolgreichen Schriftspracherwerb gesehen. Beispielsweise zeigen Untersuchungen einen Zusammenhang von Buchstabenkenntnis vor Schulbeginn und erfolgreichem Schriftspracherwerb (vgl. DEHN 1990, HÜTTIS-GRAFF & WIDMANN 1996). Das kann so gedeutet werden: Der Schriftspracherwerb ist das Ergebnis vielfältiger Fähigkeiten und Erfahrungen. Kinder, die bereits Fähigkeiten dieser Kette erworben haben, verfügen über günstigere Startbedingungen und über mehr „Erfahrung“. (Didaktisch hieße dies, insbesondere sprachlich auffälligen Kindern mehr „Zeit für Schrift“ zu geben, statt ihnen Schrift vorzuenthalten.)

spezifische Fähigkeiten und Kenntnisse des Lesen- und Schreibenlernens

4. Damit hängt auch der vierte Punkt zusammen, der *aktive Umgang und naive Erfahrung mit Schrift*. Annäherungen an die Schrift, ihr Nutzen, ihre Verwendung kann nicht direkt gelehrt werden, sondern Kinder müssen sich diese selbst erschließen. Aufgabe der Schule wäre es, bisherige Erfahrungen zu erkennen, um den Kindern weitere angemessene Angebote zu unterbreiten.

aktiver Umgang und naive Erfahrung mit Schrift

5. Aktuell dominieren Ansätze, die *Schriftspracherwerbsprobleme (unter anderem) als Lehr-Lernstörung* auffassen, d. h. die die Bedeutsamkeit der Lehrperson im Hinblick auf Erfolg bzw. Scheitern beim Schriftspracherwerb hervorheben (vgl. z. B. DEHN 1996, HÜTTIS-GRAFF & WIDMANN 1996).

Schriftspracherwerbsprobleme als Lehr-Lernstörung

6. Die Bedeutung der *phonologischen Bewusstheit*, als Teil des metasprachlichen Wissens, wird in der Literatur höchst unterschiedlich bewertet – insgesamt aber als wesentlicher Indikator hinsichtlich eines erfolgreichen (oder eben nicht erfolgreichen) Schriftspracherwerbs gesehen. Zentral ist die Frage, welche Fähigkeiten wie intensiv bereits vor dem Schriftspracherwerb ausgebildet sein sollten (vgl. z. B. TROSSBACH-NEUNER 1993) und welche erst (aufgrund der Spezifizität der geschriebenen Sprache und des Operierens mit ihr) durch die Auseinandersetzung mit der geschriebenen Sprache entstehen können. SCHMID-BARKOW (1999a, 1999b) kommt zu der Schlussfolgerung, dass Einsicht in den Aufbau von Schrift, das bewusste Operieren mit Lauten, die Phonemanalyse etc. *schriftspracherwerbsspezifische* Fä-

phonologische Bewusstheit

higkeiten sind, d. h. primär erst durch den Schriftspracherwerb erworben werden. SKOWRONEK & MARX (1998) weisen in diesem Zusammenhang auf die Unterscheidung phonologischer Bewusstheit im engeren und weiteren Sinn hin. Während erstere nur schriftsprachspezifische Fähigkeiten umfasst, sind unter phonologischer Bewusstheit im weiteren Sinn allgemeine Fähigkeiten (wie Sprachspiele, Reime etc.) zu verstehen. SCHMID-BARKOW spricht zur Spezifizierung aufgrund der Begriffsvielfalt von einer Segmentierungsfähigkeit als Teil des Schriftspracherwerbs. Sie zählt dazu sprachanalytisches Wissen, wie z. B. die Fähigkeit, Sprache zu manipulieren, zu reimen etc., die Dekontextualisierung, d. h. Sprache selbst zum Gegenstand der Betrachtung zu machen und das Aufgaben- und Problembewusstsein. Sie kommt aufgrund einer Untersuchung zu dem Fazit, dass sprachentwicklungsgestörte Kinder zwar in der Regel weniger Vorerfahrungen in diesen Bereichen haben, dass aber nicht generell und pauschalisierend von einem Mangel an phonologischer Bewusstheit gesprochen werden kann, da „verschiedene Komponenten der ‚phonologischen Bewusstheit' auf sehr unterschiedliche Weise ausgeprägt sein" können (SCHMID-BARKOW 1999a, 315, vgl. auch MAGNUSSON & NAUCLÉR 1990, 1993).

Zu einem ähnlichen Fazit kommen WELLING & GRÜMMER (2000, 162f) in einer ausführlichen Literaturrecherche zur Variabilität sprachlicher Bewusstheit und Heterogenität sprachlicher Erfahrung: „Sprachliche Bewusstheit entwickelt sich bei Kindern mit sprachlicher Beeinträchtigung – wie bei anderen Kindern auch – in großer Variabilität und Uneinheitlichkeit. ... Und Schriftsprachlernen, so kann angenommen werden, ist nicht nur eine Folge, sondern zugleich auch Voraussetzung dieser Bewusstheit." Wenngleich Zusammenhänge bestehen können, unterscheiden sich sprachlich auffällige Kinder nicht generell von sprachlich unauffälligen.

# 6 Zusammenfassung und Ausblick

Im Bereich der Sprachbehindertenpädagogik ist die Frage nach dem Zusammenhang von Störungen des Schriftspracherwerbs und Sprachentwicklungsstörungen lange Zeit ein sehr vernachlässigtes Gebiet gewesen, das erst aktuell mehr an Bedeutung gewinnt. Weder in Bezug auf Begrifflichkeiten, noch in Bezug auf Ursachen oder Erscheinungsformen kann im Rahmen der Schriftspracherwerbsdiskussion von einer Einheitlichkeit gesprochen werden. Da Begrifflichkeiten eng verbunden sind mit theoretischen Positionen, wurde in diesem Artikel mit *Störungen des Schriftspracherwerbs* eine Begrifflichkeit gewählt, die betonen soll, dass die Verantwortung an den Pädagogen zur Unterstützung der Lernprozesse nicht abgegeben wird, der Schriftspracherwerb nicht als Teilleistung verstanden wird, sondern als komplexer Aspekt von (Sprach-)Lernen generell, eine Begrifflichkeit, die Stigmatisierung weitgehend vermeiden soll (im Gegensatz z. B. zu *der Legastheniker*) und eine breite förderdiagnostische Perspektive offen lässt. Störung wird in diesem Sinn nicht als Defizit verstanden, sondern als eine „sprachliche Unordnung", durch die es einem Individuum nur bedingt möglich ist, mit anderen erfolgreich kommunizieren zu können.

Das Verhältnis von Mündlichkeit und Schriftlichkeit ist zentral, wenn es um förderdiagnostische und didaktische Konsequenzen geht. Während bei einem abhängigkeitstheoretischen Verhältnis nämlich das Schwergewicht auf „Hören" zu legen wäre (was aber allein schon durch die Schriftstruktur nicht möglich ist), gehen relativierende Ansätze von einer gewissen Autonomie aus. Dies ermöglicht es andersherum, Schrift als Ausgangspunkt für Lernen zu nehmen und sprachliche Fähigkeiten zu erweitern.

Kinder mit sprachlichen Auffälligkeiten, so wurde herausgestellt, unterscheiden sich im Lernen nicht prinzipiell von sprachlich unauffälligen Kindern, wenngleich erstere besondere Erschwernisse beim Schriftspracherwerb haben *können*. Genauso wenig wie von *dem* sprachlich unauffälligen Kind gesprochen werden kann, kann dies von *dem* sprachentwicklungsgestörten Kind. Eine Haupterschwernis wurde in einer mangelnden Beachtung der individuellen Fähigkeiten gesehen – und damit als Lehr-Lernstörung verstanden. Mit WELLING & GRÜMMER kann ausblikkend festgehalten werden: „Allenfalls kann gelten, dass diese Kinder eine besondere didaktische Herausforderung für die erwachsenen Didaktiker darstellen, wenn es darum geht, diesen Kindern in Unterricht und Therapie besondere Lernerfahrungen zu ermöglichen." (WELLING & GRÜMMER 2000, 163)

# Sekundäre Sprachentwicklungsstörungen bei Hörschädigungen

*Frans Coninx*

## 1 Einleitung

Eine intakte auditive Aufnahme des akustischen Sprachsignals ist die wichtigste Voraussetzung für den Lautspracherwerb. Diese Entwicklung fängt schon vorgeburtlich mit der Aufnahme prosodischer Sprachmerkmale an. Bereits nach wenigen Monaten passt sich die auditive Aufnahme lautsprachlicher Zeichen an die Umgebungssprache an und stellt sich als entscheidend für die Qualität und Form späterer Lautsprachkompetenz heraus.
Voraussetzung ist eine für diese Funktionsentwicklung notwendige auditive Leistung.
In diesem Kapitel werden zuerst die unterschiedlichen Formen (kindlicher) Hörschädigungen dargestellt. Von großer Bedeutung ist die frühe Erfassung dieser Hörschäden; neonatales Hörscreening und Frühdiagnostik werden im zweiten Teil dargestellt.
Eine anschließende frühe Versorgung mit Hörhilfen, akustischen Hörgeräten oder Cochlea Implantaten, werden im Abschnitt 3 behandelt und bilden die notwendige Grundlage für eine hörgerichtete Förderung oder Therapie des hörgeschädigten Kindes.
Schließlich wird im letzten Teil auf die Zentral Auditiven Verarbeitungsstörungen eingegangen.

## 2 Hörschädigungen und ihre Bedeutung

Auf der Basis der Anatomie und Physiologie des Ohres sind drei wichtige Bereiche zu unterscheiden: der Schallleitungsteil und Schallempfindungsteil (peripher) und der neurale oder Schallverarbeitungsteil (zentral).
Im peripheren Teil des Ohres werden Schallschwingungen aufgefangen, in das eigentliche Sinnesorgan (die Cochlea) weitergeleitet und in neurale Erregungsmuster umgesetzt.

Cochlea

Die Ohrmuschel, der äußere Gehörgang, das Trommelfell und die Mittelohrknöchelchen sowie die mechanischen Funktionen des Innenohres bilden den Schallleitungsteil.

Die Sinneszellen im Cortischen Organ in der Cochlea, die drei Reihen äußere Haarzellen und die eine Reihe innere Haarzellen, bilden den sensorischen Teil des peripheren Hörorgans.

Schallleitung

Schädigungen im Schallleitungssystem führen zu Hörbeeinträchtigungen, die

- an erster Stelle (nur) zu einem Empfindlichkeitsverlust führen, d. h. Schall wird leiser gehört oder gar nicht;
- maximal 60 dB betragen (nach Tonaudiogramm);
- weniger zu Qualitätsverlust führen, d. h. wenn Schall laut genug ist, wird er ohne Verzerrung oder Reduzierung gehört. Die Fähigkeit, auditiv zu diskriminieren ist damit nicht primär beeinträchtigt und im Sprachaudiogramm zeigen sich keine Diskriminationsverluste;
- reversibel sind: entweder durch spontanes Verschwinden oder durch medizinische Behandlung (Paukenröhrchen bei Tubadysfunktionen, Mittelohrchirurgie, medikamentöse Behandlung);
- mit Hörgeräten meistens gut kompensiert oder korrigiert werden können.

Schallempfindung

Schädigungen im Schallempfindungsteil führen zu komplexeren Hörbeeinträchtigungen, die

- nicht nur zu Empfindlichkeitsverlusten führen, sondern auch zu Qualitätsverlusten. Schall wird nicht nur leiser (oder nicht) gehört, sondern auch verzerrt. Gewisse Informationsanteile des Signals werden nicht mehr gehört;
- vollständig sein können, d. h. 130 dB oder mehr (nach Tonaudiogramm) oder nahezu 0 % (nach Sprachaudiogramm);
- meistens irreversibel, d. h. medizinisch kaum behandelbar sind. Ausnahmen gibt es z. B. bei Infusionstherapien nach einem Hörsturz;
- zwar mit Hörgeräten kompensiert werden können, jedoch mit Einschränkungen. Diskriminationsverluste sind nicht immer zu vermeiden, Hören im Störschall ist erschwert und, durch Lautheitsausgleich (Recruitment) bedingt, können lautere Geräusche als unangenehm empfunden werden.

Die Auswirkung peripherer Hörschäden werden als Hörbeeinträchtigungen bemerkbar. Eine Hörbeeinträchtigung besteht z. B. darin, dass das Kind die Lautsprache nicht ausreichend gut wahrnehmen kann, da bestimmte Sprachlaute nicht wahrgenommen werden (Detektionsebene), nicht voneinander unterschieden werden können (Diskriminationsebene) oder akustische Spracheinheiten nicht gespeichert und wieder erkannt werden können (Identifikationsebene). Eine Hörbeeinträchtigung besteht allerdings auch auf nicht-sprachlichen Ebenen, z. B. wenn wichtige akustische (Warn-)Signale nicht gehört werden.

Hörschädigungen müssen nicht zwangsläufig zu Hörbeeinträchtigungen führen. Diese Folgewirkung ist als ein beeinflussbarer und damit auch vermeidbarer Prozess zu betrachten. Der Hörschaden ist eine anatomisch/physiologische Grundlage und teilweise medizinisch behandelbar. Damit können die Folgewirkungen reduziert werden.

Interdisziplinarität der Aufgabenfelder

Die Effektivität einer medizinischen Behandlung wird erhöht durch audiologisch-technische und pädagogisch-therapeutische Maßnahmen (siehe Abschnitt 3 und 4).

Die direkte Folgewirkung einer nicht gut medizinisch behandelten oder behandelbaren Hörschädigung ist, wie bereits dargestellt, eine verzögerte, mangelhafte oder sogar völlig ausbleibende Lautsprachentwicklung.

Die Auswirkungen einer Hörschädigung auf die gesamte kindliche Entwicklung sind nicht nur abhängig von Art und Grad der Hörschädigung an sich, sondern auch

Zeitpunkt der Entstehung

- vom Zeitpunkt der Entstehung der Schädigung: prälingual (vor 18 Monaten) oder postlingual;
- vom Zeitpunkt der Erfassung und dem Einsetzen entsprechender medizinisch-technischer und pädagogisch-therapeutischer Maßnahmen: je später diese anfangen, desto länger ist die auditive Deprivationsphase und desto gravierender sind die Auswirkungen.

# 3 Hörscreening bei Neugeborenen und frühe Hördiagnostik

Bleibt eine Reizung der zentralen Hörbahnen und Hörzentren in der frühen Entwicklungsphase durch eine Hörschädigung bedingt aus, dann spricht man von einer auditiven Deprivation. Die Folgen sind teilweise irreversibel und im späteren Alter nicht auf- oder nachholbar.

Hören als Lern- und Reifungsprozess

Als sensible Phase während der Ausreifung der Hörbahn bezeichnet man die Zeit, in der es zu einer vermehrten Aussprossung von Axonen und Dendriten kommt und neuronale Verbindungen dauerhaft und mit einem geringeren Energieaufwand wie zu keinem anderen Zeitpunkt der Entwicklung gefestigt werden (WALGER und VON WEDEL 1994a). Laut KLINKE (1998) stellen die ersten postnatalen Lebenswochen des Säuglings die wichtigste Trainingszeit für das zentrale Hörsystem des Kindes dar. Die Entwicklung des Hörens vollzieht sich in einem Lern- und Reifungsprozess, der sich von der zwölften Schwangerschaftswoche bis zum zehnten Lebensjahr des Kindes erstreckt, wobei die Beeinflussung des Systems von äußeren Faktoren in den ersten beiden Lebensjahren am größten ist und daher auch als kritische Phase bezeichnet wird (LÖWE 1992 und WALGER und VON WEDEL 1994a). Das zentrale Hörbahnsystem muss gerade in dieser Zeit intensiv angesprochen und genutzt werden, um sich optimal entwickeln zu können. Das auditorische System reagiert in dieser Phase besonders empfindlich auf ein Defizit an Sinnesreizen, d. h. es ist zu diesem Entwicklungszeitpunkt besonders auf eine normale akustische Stimulation angewiesen (VON DEUSTER u. a. 1991).

sensible Phase

Diese sensible Phase der Entwicklung der Hörfunktion muss bei Kindern mit einer Hörschädigung durch eine möglichst frühe Diagnose, anschließende Hörgeräteversorgung und die damit verbundene Hörerziehung ausgenutzt werden, um eine optimale Entwicklung des kindlichen Hörsystems zu ermöglichen (Frerichs 1998).

Neonatales Hörscreening, oder Neugeborenenscreening, bietet die Möglichkeit, angeborene Hörschädigungen bereits in den ersten Lebenswochen zu erfassen.

Hörscreening

Hier stehen zwei objektive Messverfahren zur Verfügung:

Otoakustische Emissionen (OAE) entstehen während des Hörvorgangs durch die aktive Kontraktion der äußeren Haarsinneszellen im Innenohr, welche dem empfindlichsten Anteil des Hörprozesses entsprechen, sowohl im Sinne der Empfindlichkeit (40 dB) als auch der Frequenzauflösung.

Klick-evozierte OAE (TEOAE) eignen sich für Screening besonders, da sie bei ca. 98% aller normal-hörenden Kinder und Erwachsenen auftreten und sich bereits ab dem ersten Lebenstag nachweisen lassen (Böhme & Welzl-Müller 1998). Durch die Messung von OAE sind Hörverluste über 25–30 dB, d. h. *„spracherwerbsrelevante Hörschäden"* erfassbar (Welzl-Müller u. a. 1997, 230). Das Testverfahren nimmt effektiv nur wenige Minuten in Anspruch.

Akustisch evozierte Potenziale (AEP) entstehen nach akustischer Stimulation durch elektrophysiologische Reaktionen der Haarsinneszellen in der Cochlea über den Hörnerv und die zentralen Hörbahnen bis hin zur Hörrinde (Böhme und Welzl-Müller 1998). Sie sind vigilanzunabhängig, d. h. sie lassen sich sowohl im wachen Zustand als auch im Schlaf und in Sedierung ableiten. Die automatisierte Ableitung von Hirnstammpotenzialen (BERA) ist eine, in der Durchführung mit TEOAE-Screening vergleichbares Verfahren.

Das Hörscreening bei Neugeborenen könnte als Zweistufenvorgang durchgeführt werden. In der ersten Stufe wird das einfachere, jedoch für Störsignale und Mittelohrprobleme anfälligere TEOAE-Screening verwendet. Für auffällige Kinder wird ein Retest mit dem BERA-Verfahren ergänzt.

Wenn beim zweitem Versuch die Vermutung einer Hörschädigung bestätigt wird, ist eine weitere diagnostische Untersuchung kurzfristig durchzuführen. Dazu gehören objektive Testverfahren wie DPOAE (Otoakustische Emissionen als Distorsionsprodukte), Hirnstammaudiometrie (BERA) eventuell in frequenzspezifischer Form (notched-noise BERA).

Diese objektiven Untersuchungsverfahren sollten immer von verhaltensbasierten Testmethoden ergänzt und bestätigt werden. Die für ältere Kinder verwendete Spielaudiometrie ist bei Säuglingen nicht anwendbar. Hier können Verfahren zum Einsatz kommen, die eigentlich an erster Stelle für „schwierig testbare Kinder" entwickelt wurden (Coninx 1997). Vor allem das VRA-Verfahren (Coninx 1997) bekommt zunehmend Aufmerksamkeit, auch in modifizierter Form (IVRA: Intelligent VRA).

Spielaudiometrie

Die Frühdiagnostik sollte auf jeden Fall auch die notwendige Basisinformation für eine adäquate und wirksame Hörgeräteversorgung des Säuglings liefern.

# 4 Hörhilfen: Hörgeräte und Cochlea Implantate

**Hörgeräte**

Hörgeräte sind an erster Stelle „Schallverstärker", d. h. sie nehmen Schall auf und verstärken bzw. verändern ihn entsprechend der Bedürfnisse des Hörgeschädigten. Hörgeräte haben nicht nur die Aufgabe, Empfindlichkeits- und Lautheitsverluste auszugleichen, sondern sollten auch andere beeinträchtigte Hörfunktionen auf individueller Basis kompensieren, z. B. die erschwerte Wahrnehmung von Sprachschall in Störgeräuschen. Heute verfügbare Hörgeräte sind meistens noch nicht in der Lage, diese „besonderen" Abweichungen des Gehörs auszugleichen, sondern sie übertragen primär die aufgenommenen Eingangssignale in den Bereich zwischen Hör- und Unbehaglichkeitsschwelle des Hörgeschädigten.
Der grundsätzliche Aufbau ist bei den verschiedenen Hörgeräten gleich. Die Hauptkomponenten eines Hörgerätes sind der Schallempfänger (Mikrophon), der Verstärker und der Schallsender (Hörer). Der Schallempfänger nimmt das akustische Eingangssignal auf und wandelt es zur Weiterverarbeitung im Verstärker in ein elektrisches Signal um; anschließend transformiert der Schallsender dieses elektrische Signal wieder in ein akustisches Signal.
Je nach der verwendeten Technologie unterscheidet man analoge, digital programmierbare und volldigitale Hörgeräte. Bei analogen Hörgeräten erfolgt die Einstellung des Hörgerätes mittels mechanischer Regler. Bei digital programmierbaren Hörgeräten werden die Anpassvariablen mittels Computer über ein Kabel digital eingestellt, wodurch Änderungen flexibler vorgenommen werden können und mehrere vorprogrammierte Einstellungen („Programme") dem Benutzer zur Auswahl zur Verfügung stehen. Während hier die Signale selbst noch analog sind, werden bei den volldigitalen Hörgeräten die Signale analog-digital umgewandelt, digital verarbeitet und schließlich wieder digital-analog transformiert. Die Einstellungsvielfalt der volldigitalen Hörgeräten ist sehr groß, wodurch eine flexible und somit individuellere Anpassung möglich ist.

Hörgeräteeinstellung

Hier ergibt sich allerdings bei Kindern das Problem, dass bei der Hörgeräteeinstellung häufig noch kein genaues Bild von der Hörschädigung vorliegt (HILDMANN 1998). Die Kinder sind noch nicht in der Lage, differenzierte und zuverlässige Angaben über ihre Höreindrücke zu machen, wodurch die Vorteile der digitalen Signalverarbeitung nicht optimal ausgenutzt werden können.
In diesen Anpassverfahren spielen Rückmeldungen aus dem Alltag, von Eltern, Fachpädagogen, Logopäden oder Therapeuten eine wichtige Rolle (CONINX 1998).

*Das Hinter-dem-Ohr-Gerät (HdO-Gerät)*

HdO-Geräte sind die am meisten verwendeten Hörgerätetypen im Kindesalter, deshalb wird dieser Bautyp hier genauer beschrieben.

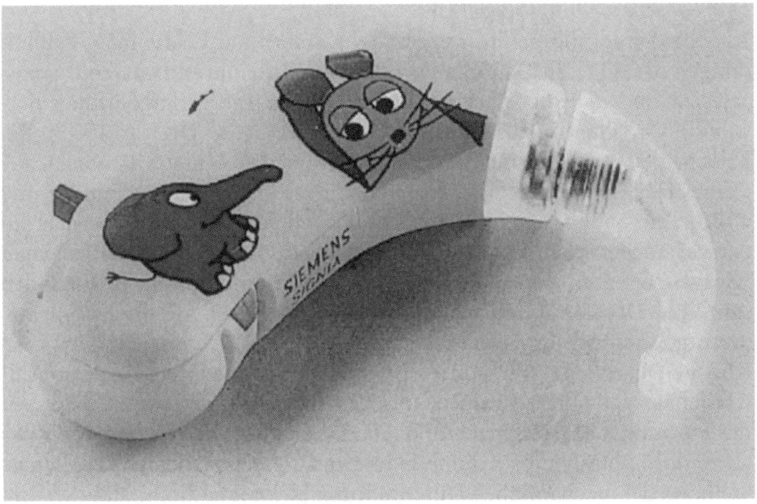


**Abb. 1:** Moderne Hörgeräte sind nicht nur technisch fortgeschritten, sondern auch in ihrer äußeren Form sehr kindgerecht.
(Bild: Siemens Audiologische Technik, Erlangen)

Hörer, Mikrophon und Verstärker sind so miniaturisiert, dass sie in einem zwischen Ohrmuschel und Kopf platzierten Gehäuse untergebracht werden können. Die Schallaufnahme über zwei Mikrophone (bei der bilateralen Versorgung) – ohrnah – ermöglicht ein Richtungshören. Das Schallsignal wird über ein Winkelstück, einen elastischen Kunststoffschlauch und dann über die speziell gefertigte Otoplastik in den äußeren Gehörgang geleitet.
Zusätzlich zu dem Mikrophon sind viele HdO-Geräte mit einem zweiten Empfänger, einer Induktionsspule, ausgestattet. Diese ermöglicht die direkte Aufnahme elektromagnetischer Wellen, die z. B. vom Telefonhörer abgestrahlt werden, weshalb sie auch als Telefonspule bezeichnet wird (Kiessling, Kollmeier & Diller 1997).
Bei Kindern sollte immer darauf geachtet werden, dass das Hörgerät mit einem Audioeingang ausgestattet ist. Durch diesen ist es möglich, externe Schallquellen direkt anzuschließen und somit das Eingangssignal direkt als elektrisches Signal dem Hörgerät zuzuführen. Die FM-Systeme bewirken auf diese Weise eine Verbesserung des Signal-Rausch-Abstandes (Kiessling, Kollmeier & Diller 1997).

*Das Taschenhörgerät*
Dieser Hörgerätetyp wird nur noch in Ausnahmefällen verwendet, z. B. bei statomotorischer Behinderung, hyperkinetischem Syndrom, Hypotonie usw. (Hildmann 1998). Das verstärkte Schallsignal wird über ein Kabel an einen Hörer weitergeleitet, der auf die individuelle Otoplastik gesteckt wird. Durch die Integration des Mikrophons und des Verstärkers in einem Taschengehäuse ist keine kopfbezogene und stereophonische Schallaufnahme möglich.

*Das Knochenleitungshörgerät*
Knochenleitungshörgeräte werden bei Kindern mit beidseitigen Fehlbildungen des äußeren Gehörgangs oder des Mittelohres, bei Gehörgangsatresien und in Fällen, bei denen eine gute Gehörgangsbelüftung notwendig ist, eingesetzt (Kiessling, Kollmeier & Diller 1997). Im Knochenleitungshörgerät ist der Hörer von den übrigen Bauteilen getrennt. Das Gehäuse und der Hörer sind mit einem Kabel verbunden und z. B. in ein Stirnband eingenäht. Die Knochenleitungshörer werden auf den Schädelknochen hinter dem Ohr (Mastoid) angedrückt. Der Schall wird so über das Mastoid direkt auf das Innenohr übertragen. Durch den ständigen Druck auf den Schädelknochen ist diese Form der Hörgeräteversorgung nicht ohne Probleme.
Knochenverankerte Hörgeräte (BAHA: Bone Anchored Hearing Aid) werden operativ über eine mechanische Verbindung im Felsenbein (hinter der Ohrmuschel) festgemacht. Sie übertragen Schall direkt auf den Knochen, d. h. ohne Verluste durch Haut- und Gewebeschichten. Die offene Stelle bei der mechanischen Durchführung bleibt infektionsgefährdet und ist einer von mehreren Gründen, weshalb das knochenverankerte Hörgerät bei Kindern kaum Anwendung findet.

*Das In-dem-Ohr-Gerät (IdO-Gerät)*
Bei dem IdO-Gerät sind alle Bauteile so sehr verkleinert, dass sie in einem individuell gefertigten Gehäuse untergebracht werden können, das im Gehörgang platziert wird. Auf Grund der notwendigen Miniaturisierung der Bauteile sind die IdO-Geräte nicht so leistungsstark wie die HdO-Geräte.

Grenzen

IdO-Geräte sind für Kinder nur mäßig geeignet. Die Gehörgänge haben noch einen kleinen Durchmesser und das ständige Wachstum des Kindes würde dazu führen, dass das Gehäuse viel zu oft erneuert werden müsste. Darüber hinaus verfügen IdO-Geräte nicht über einen Audioeingang, der für die Kinderanpassung eigentlich unerlässlich ist.

**Cochlea Implantat**

Das Cochlea Implantat vermittelt dem Patienten durch direkte Elektrostimulation des Hörnervs akustische Informationen. Gehörlose und ertaubte Kinder oder Erwachsene können Höreindrücke erhalten, die vom Erkennen von Umweltgeräuschen bis zum Verstehen von Sprache ohne Lippenlesen reichen. Die überwiegende Mehrzahl der CI-Nutzer erreicht ein hohes Sprachverständnis.
Die Leistung des natürlichen Ohres bleibt mit dem CI unerreicht und das Gehirn braucht Zeit, um die neuen Eindrücke verarbeiten zu lernen. Wie weit und wie schnell sich die Hörfähigkeit nach der Implantation entwikkelt, ist von vielen Bedingungen abhängig und kann nicht sicher vorausgesagt werden.
Postlingual ertaubte Personen erreichen häufig schnell gute Ergebnisse im Sprachverständnis, da die Speicherung und Verarbeitung der Höreindrücke bis hin zum Verstehen von Sprache bereits in der frühen Kindheit erlernt wurde.

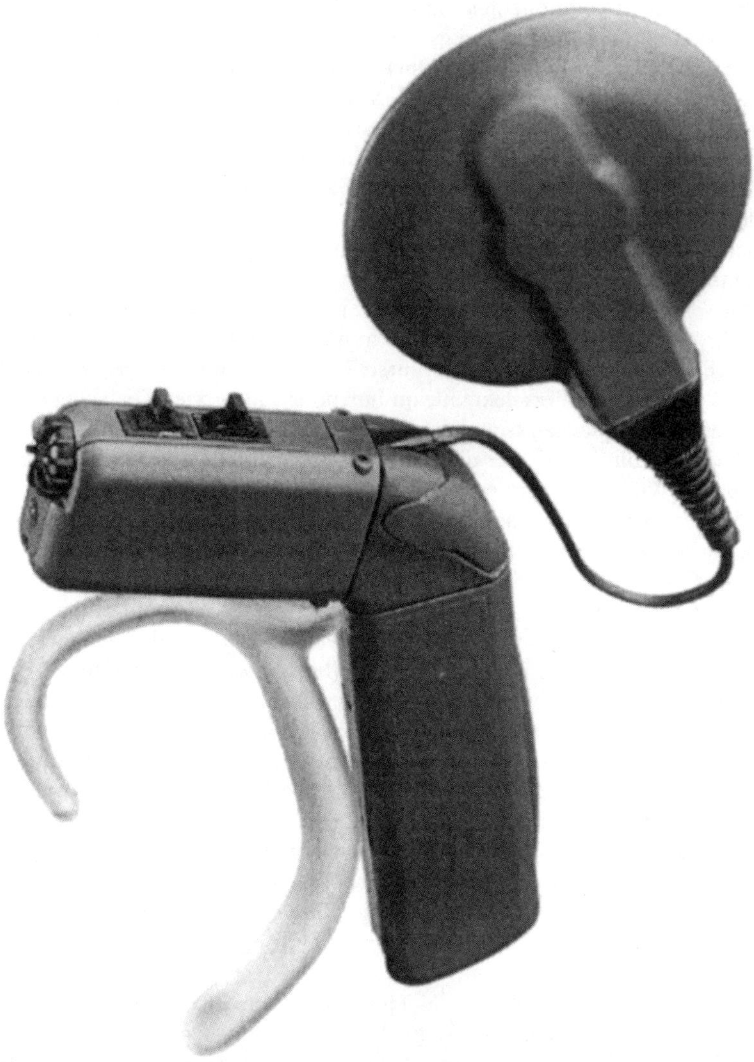

**Abb. 2:** Neue Cochlea Implantate sind bereits so miniaturisiert, dass der Sprachprozessor hinter dem Ohr getragen werden kann. Die Grösse der Übertragungsspule bleibt unverändert.
(Bild: Med-El, Innsbruck)

Verarbeitungsstrukturen des Gehirns

Bei einem vor dem Spracherwerb ertaubten Menschen hingegen müssen sich die Verarbeitungsstrukturen des Gehirns erst ausbilden, genauso wie gut hörende Kinder Zeit dafür brauchen. Dies geschieht in der natürlichen Entwicklung mit den Hörerfahrungen in den ersten Lebensjahren und setzt eine möglichst frühe CI-Versorgung voraus.
Ein Cochlea Implantat (CI) ist ein elektronisches System. Es besteht aus äußeren (externen) und in den Kopf eingesetzten (implantierten) Komponenten.

Sprachprozessor

Die externen Komponenten sind das Mikrophon, der Sprachprozessor, der Sender und die Verbindungskabel zwischen diesen Teilen. Beim HdO-Sprachprozessor (Hinter-dem-Ohr) können sämtliche externe Komponenten am Kopf getragen werden. Mikrophon und Sender bilden beim Taschenprozessor zusammen das Headset.

Die internen Komponenten sind der Empfänger mit der Elektronik und dem Magneten sowie die Elektroden. Sie werden in einer Operation in den Schädelknochen hinter dem Ohr eingepasst. Nach der Wundheilung wird der Sprachprozessor angepasst und das CI-System in Betrieb genommen.

Die Sprachverarbeitungsstrategien im Sprachprozessor zerlegen den vom Mikrophon aufgenommenen Schall in mehrere Frequenzbänder (Kanäle für die Übertragung eines bestimmten Tonhöhenbereiches). Jedem Kanal wird eine Stimulationselektrode im Innenohr zugeordnet. Die Kanäle für die hohen Frequenzen stimulieren nahe dem Eingang der Cochlea (basale Windung), die Kanäle für die tiefen Frequenzen nahe der Cochleaspitze (apikale Windung). Die verschiedenen Sprachkodierungsstrategien unterscheiden sich in der Anzahl der verwendeten Kanäle/Elektroden sowie der Stimulationsart und -rate.

Beim CI wird die Schallintensität durch die Stärke des Reizstromes übertragen. Entsprechend dem individuellen Lautstärkeempfinden wird die notwendige Reizstromstärke bestimmt (Dynamikbereich). Die untere Grenze ist die Wahrnehmungsgrenze (Hörschwelle). Die Grenze des Empfindens einer angenehmen Lautheit wird als Obergrenze verwendet. Für den CI-Nutzer kann also kein Geräusch zu laut sein.

Das menschliche Ohr verfügt über zwei Arten, die Tonhöhe wahrzunehmen. Zum einen kann das Innenohr die Schallwelle eines Klanges so zerlegen, dass sich die Wellen der Teiltöne an bestimmten Stellen der Schnecke abbilden: die hohen Töne am Eingang der Schnecke und die tiefen Töne an der Spitze des Innenohres. Von den Haarzellen, die sich an dieser Stelle befinden, wird dann diese Frequenz wahrgenommen und als Reizstrom an die entsprechende Faser des Hörnervs weitergegeben (Ortsprinzip).

Will man dieses Prinzip für das Hören mit dem CI nutzen, so wäre es theoretisch wünschenswert, möglichst viele Elektroden im gesamten Bereich des Innenohres zu verteilen. Dies ist praktisch kaum sinnvoll, da sich die Elektroden in der Schnecke in einer elektrisch leitenden Flüssigkeit befinden und somit eine genau umgrenzte und klar definierte punktuelle Elektrostimulation nicht möglich ist.

Für die Verteilung des Reizstromes in der Cochlea wird das Schallsignal nach Bandpassfilterung in 8 bis 22 Frequenzbänder aufgeteilt, den Kanälen bzw. aktiven Elektroden des CI's zugeordnet und als Reizstrom an die zugehörigen Elektroden weitergeleitet.

Zum anderen hat das menschliche Hörsystem ein sehr hohes zeitliches Auflösungsvermögen. Damit können Tonhöhe und Klangfarbe auch über die Analyse des zeitlichen Musters der akustischen Druckschwankungen (Periodizität) erfasst werden.

Periodizitätsprinzip

Will man dieses Periodizitätsprinzip beim CI nutzen, so ist die Zahl der Elektroden weniger wichtig. Es kommt dann vielmehr darauf an, die Reizpulse sehr schnell abgeben zu können.

Keine guten Erfolge werden erzielt, wenn man nicht mindestens vier Elektroden verwendet. Benutzt man aber mehrere Elektroden gleichzeitig (simultane Stimulation), so beeinflussen sich diese gegenseitig und es kommt zu Überlagerungen und damit zu Informationsverlust.
Um das zu vermeiden, aktiviert man die Elektroden nacheinander (sequenzielle Stimulation).
Strategien, die besonders auf das zeitliche Auflösungsvermögen zielen (z. B. CIS), versuchen, eine möglichst schnelle Abtastung und Pulsfolge für jeden Kanal erreichen zu können.
Alle auf dem Markt befindlichen CI-Systeme können mehrere Strategien und Schaltungsvarianten nutzen. Diese werden dann speziell für den CI-Nutzer in mehreren Anpassungssitzungen optimiert.
Ein CI kann nur zum Einsatz kommen, wenn bestimmte Voraussetzungen erfüllt werden, deren Prüfung mit dem CHIP (CHildrens Implant Profile) als Raster systematisiert werden kann (Coninx 2000).

Als wichtigste – medizinische – Voraussetzungen geltenen

- eine vorhandene und nicht verknöcherte Schnecke. Hier ist vor allem das Verknöcherungsrisiko nach Meningitis zu beachten;
- eine minimale Stimulierbarkeit bzw. Übertragungsfähigkeit des Hörnervs. Bei Erwachsenen kann dies präoperativ mit dem Promontoriumstest geprüft werden. Bei Kindern muss das (geringe) Risiko einer Nichtstimulierbarkeit eingegangen werden.

# 5 Hör-Sprachförderung

Wenn die Voraussetzungen für eine Öffnung und Aktivierung des Hörsinnes durch frühstmögliche und optimale Versorgung mit Hörhilfen erfüllt sind, wird ein Angebot an sinnvollen Reizen die Entwicklung der Lautsprache am besten fördern.
Sprache wird in sinnvollen Handlungen gelernt und erworben. Form, Inhalt und Anwendung des Sprachsystems werden dann funktionell miteinander verknüpft.
Diese Grundprinzipien haben zu einer Umwandlung in der lautsprachorientierten Hörgeschädigtenpädagogik geführt. Den natürlichen Weg des Lautspracherwerbs über Hören und Kommunikation, haben systematisch-aufbauende Verfahren verdrängt. Die Ergebnisse sind gut.
Der Hörgeschädigtenpädagoge wird zum Hörpädagogen (Audiopädagogen) und fördert eine hörbasierte, hörgerichtete Entwicklung der Lautsprache. Der Pädagoge/Therapeut arbeitet weniger mit dem Kind, sondern konzentriert sich eher auf eine effektive Kommunikation zwischen Mutter (bzw. Vater) und Kind.

Audiopädagogen

Eine ausführliche Beschreibung dieser Methoden ist an dieser Stelle nicht möglich.

Es wird verwiesen auf

- hörgerichteten Lautspracherwerb nach Diller und Kollegen (Diller u. a. 1999),

- die auditiv-verbale Therapie nach Estabrooks, Schmid-Giovannini u. a. (Schmid-Giovannini 1999),
- audiopädagogische Ansätze (Frerichs 1999),
- den Lautspracherwerb auf natürlichem Wege nach Clark und Batliner (Batliner 2001).

# 6 Zentral Auditive Verarbeitungsschädigungen

„Kein Hörverlust und trotzdem nicht gut hören." Personen mit diesen Symptomen sind möglicherweise von Zentral Auditiver Verarbeitungs-Störung (ZAVS) betroffen. Alternative bzw. inhaltsähnliche Termini sind Auditive Verarbeitungs- und Wahrnehmungsstörung (ZAVW), Zentrale Hörstörungen und Fehlhörigkeit. Der Amerikanische Fachbegriff ist Central Auditory Processing Disorders (CAPS).

ZAVS

Unter dem Begriff „Zentral Auditive Verarbeitungs-Störungen" (ZAVS) werden die Hörprobleme angedeutet, die bei normaler peripherer Hörfähigkeit trotzdem dazu führen, dass Betroffene nicht gut „verstehen können".

Periphere und zentrale Hörstörungen unterscheiden sich in ihrer hierarchischer Einstufung im gesamtem Hörprozess. Hören fängt mit der peripheren Aufnahme von akustischen Signalen und deren Umsetzung in neurale Erregungsmustern an. Anschließend folgt ein (teilweise) hierarchischer Prozess der Verarbeitung, Wahrnehmung und Verwertung.

Verarbeitung verweist auf die neuronale Weiterleitung, Vorverarbeitung und Filterung von auditiven Signalen auf verschiedenen Ebenen (Hörnerv, Hirnstamm, Kortex). Dies wird auch der „bottom-up" Weg genannt.

Die Wahrnehmung dagegen ist ein Teil der Kognition, d. h. eine zu höheren Zentren hin zunehmende bewusste Analyse auditiver Informationen.

Zentral Auditive Verarbeitungsstörungen (Auditive Verarbeitungs- und Wahrnehmungsstörungen) beinhalten Defizite in der vorbewussten und bewussten Analyse von Zeit-, Frequenz- und Intensitätsbeziehungen akustischer Signale, Prozesse der binauralen Interaktion, u. a. Filterung von Störgeräuschen (Ptok u. a. 2000).

Symptome

Die Symptome im tagtäglichen Verhalten sind sehr vielfältig, z. B.:

- Das Kind ist sehr empfindlich für laute Geräusche,
- sie hören auffällig schlecht bei Störschall,
- Kinder müssen mehrfach angesprochen werden,
- sie können sich verbale Aufträge oder Anweisungen nicht merken und machen einen uninteressierten oder zerstreuten Eindruck,
- Eltern haben das Gefühl, dass ihr Kind nicht richtig hört und gehen zum Ohrenarzt. Da war alles in Ordnung und Eltern sind beruhigt. Aber der Eindruck bleibt, dass das Kind nicht gut hört,
- Eltern sagen: „er hört nur, wenn er will oder was er will",

- Eltern üben zu Hause ein Diktat, in dem ihr Kind nur zwei bis drei Fehler macht. In der Schule sind es anschließend dann zwanzig,
- ab der dritten Stunde in der Schule hört das Kind nicht mehr zu und fängt an zu stören. Wenn es mittags nach Hause kommt, dann ist es völlig „fertig",
- das Kind hat große Schwierigkeiten, wenn es Sprachlaute aus Wörtern heraushören soll.

Diagnostik

Bei der Diagnostik einer ZAVS soll zuerst eine periphere Hörschädigung sowie eine Lern- und geistige Behinderung ausgeschlossen werden.
Bei der Erfassung von spezifischer (isolierter) auditiver Verarbeitungsstörung liegt noch kein konsensbasiertes Testprofil vor. In der klinischen Praxis werden unterschiedliche Tests verwendet, so wie:

- Sprachwahrnehmungstest in Störgeräusch
- Zeitauflösungsvermögen (Ordnungsschwelle)
- Lautdifferenzierung, z. B. mit dem BLDT (Bremer-Laut-Diskriminations-Test), dem Mottier-Test (aus dem Züricher Lesetest) oder nach Breuer-Weuffen (mehrere Bereiche: optisch-graphomotorisch, akustisch-phonematisch, kinästhetisch-artikulatorisch, melodisch und rhythmisch)
- Hörmerkspanne, z. B. die Hannoversche Testreihe, PET-Zahlenfolge-Gedächtnis des K-ABC (Zahlen nachsprechen, Wortreihe)
- Dichotische Sprachtests, insbesondere nach UTTENWEILER
- Lautheitsempfinden mittels Hörfeldskalierung.

pädagogisch-therapeutische Maßnahmen

Eine gesicherte Diagnose ZAVS sollte vor allem zu Hinweisen hinsichtlich effektiver und umsetzbarer pädagogisch-therapeutischer Maßnahmen führen. KÜHN-INACKER (2000) nennt drei Bereiche: allgemeine Unterrichtsprinzipien in der Klasse, Einzelförderung und Elternberatung.
Der Förderbedarf bzw. Unterrichtsbedarf orientiert sich in mehrerer Hinsicht an dem Unterricht für schwerhörige Kinder: kleinere Klassen, schalldämmende Raumeinrichtung, Störschallbegrenzung und/oder Einsatz von störschallreduzierenden Höranlagen.
Dies schließt ebenfalls pädagogisch-didaktische Maßnahmen mit ein. Exemplarisch seien hier erwähnt:

- Klare Ablaufschemata und verstärkte visuelle Unterstützung zur Entlastung des schwachen auditiven Gedächtnisses,
- gezieltes und regelmäßiges Hör- und Gedächtnistraining,
- handlungsorientierte Unterrichtsformen,
- strukturierte und deutliche Lehrersprache auf trotzdem natürliche Art.

Auf individueller Ebene kann gezielte Einzelförderung angeboten werden. Diese wurde ausführlich von LAUER (1999) beschrieben.
Es liegt ein deutlicher Forschungsbedarf im Bereich der ZAVS vor. Weder Definition noch Diagnostik sind ausreichend eindeutig festgelegt worden, was zu Unsicherheiten in der Abgrenzung von ZAVS mit Lernbehinderung, Verhaltensauffälligkeiten (Hyperaktivität), Aufmerksamkeitsdefizite (ADS) führt. Auch die Ursachen, Prävention, Früherfassung und effektive Förder- und Therapiemaßnahmen müssen dringendst erforscht werden.

# Zweisprachigkeit und Migration

*Lilli Jedik*

## 1 Einleitung

In unserer heutigen multikulturellen Gesellschaft werden zunehmend mehr zweisprachige Kinder zur sprachtherapeutischen Intervention vorgestellt. Es häufen sich Diagnosen wie Dysgrammatismus, reduzierter Wortschatz, Dyslalie, Stottern u.ä. bei Zweisprachigkeit. Dabei rückt das grundsätzliche *Problem einer diagnostischen Abgrenzung zwischen erwerbsbedingten Sprachschwierigkeiten und Sprachbehinderung bei zweisprachigen Kindern* in den Vordergrund: „Es ist zu prüfen, ob sich die sprachlichen Auffälligkeiten an den sprachstrukturellen Abweichungen erklären lassen oder ob zusätzliche Hinweise auf eine umfassende Sprachstörung zeigen" (ZELLERHOF 1989, 181). Strukturvergleiche zwischen verschiedenen Sprachen auf phonetisch-phonologischer, morphologisch-syntaktischer und semantisch-lexikalischer Ebenen können in diesem Zusammenhang als Perspektive herangezogen werden, um sprachliche Auffälligkeiten, die durch Interferenzerscheinungen bedingt sein können, zu erkennen (HEIDTMANN 1981).

Abgrenzungsproblematik

Die unten aufgeführten Beispiele für sprachliche Auffälligkeiten auf Grund von Interferenzerscheinungen bei Kindern mit Erstsprache Russisch sind Ergebnisse einer direkten sprachtherapeutischen Intervention der Verfasserin mit dieser Migrantengruppe unter der Leitung von *Prof. Dr. M. Grohnfeldt* im Rahmen des *Forschungsinstituts für Sprachtherapie und Rehabilitation* an der Universität zu Köln*. Beispiele für andere Migrantengruppen resultieren zum einen aus persönlichen Begegnungen mit anderen Kulturkreisen in der sprachtherapeutischen Praxis und zahlreichen Diskussionen mit jeweiligen zweisprachigen Fachpersonen, zum anderen aus einer umfassenden Literaturrecherche.

---

* Das 1991 von Prof. Dr. M. Grohnfeldt gegründete Forschungsinstitut für Sprachtherapie und Rehabilitation, das sich seit 1997 intensiv dem Bereich Beratung und Therapie bei Zweisprachigkeit (deutsch und russisch) widmet, ist seit dem 01.06.2000 an die Ludwig-Maximilians-Universität München angegliedert.

# 2 Erscheinungsformen und Störungsbilder im Zusammenhang mit Zweisprachigkeit

## 2.1 Die Besonderheiten der Aussprache im Allgemeinen

Wenn wir eine Fremdsprache hören, dann lauschen wir als erstes dem Klang der Sprache nach, einer gewissen Melodie, denn jede Sprache hat ihren eigenen Rhythmus, Tempo, Betonung u. a. So werden die Vokabeln in der türkischen, persischen, armenischen, französischen u. a. Sprache immer mit der Betonung auf der letzten Silbe ausgesprochen. In der polnischen Sprache fällt die Betonung auf die vorletzte Silbe. Die russische Sprache verfügt über eine innerhalb des Paradigmas frei bewegliche Betonung, die sogar für die Wortbedeutung entscheidend sein kann (z. B. за'мок – замо'к, по'лки – полки'). Da im Deutschen – wie im Ungarischen und Tschechischen – vorwiegend die erste Silbe betont wird, kann dies Ausspracheprobleme nach sich ziehen.

Betonung und Wortbedeutung

## 2.2 Typische Fehler auf phonetisch-phonologischer Ebene

*– Länge und Kürze der Vokale*

In der türkischen Sprache ist die Kurz-lang-Opposition unbekannt (vgl. türkisch: sigli, ögretmen, kagit). Die Markierungszeichen für Verlängerungen wie im Deutschen (aa, ah, ie etc.) und Verkürzungen (Konsonantenverdopplung) gibt es im Türkischen nicht. Auch in der russischen Sprache werden Länge und Kürze der Vokale für semantische Zwecke nicht eingesetzt im Gegensatz zur deutschen oder englischen Sprache: Die Worte Mitte [mitə] und Miete [mi:tə] im Deutschen oder bin [bin] und bean [bi:n] im Englischen haben verschiedene Bedeutungen. Im Russischen dagegen kann z. B. im Wort мина der Vokal kurz [mina] oder lang [mi:na] ausgesprochen werden; in beiden Fällen bedeutet es entweder eine Grimasse oder eine Mine. Bei Missachtung der Kurz-lang-Opposition im Deutschen von zweisprachigen Kindern kann es somit auf Grund der dadurch entstandenen Änderung der Semantik leicht zu Missverständnissen kommen.

Unterschiede im Deutschen, Türkischen und Russischen

*– Aufeinanderfolgen von zwei Vokalen*

In der russischen Sprache versucht man, ein Aufeinanderfolgen von zwei Vokalen zu vermeiden. Dies kommt nur in Fällen vor, wenn der Präfix mit einem Vokal endet und der Stamm mit einem Vokal beginnt (пер**еу**лок, за**о**блачный, п**оу**добнее) oder in zusammengesetzten Worten (сам**оу**чка, кров**оо**бращение). Eine Ausnahme bilden auch Worte – Entlehnungen (z. B. трот**уа**р, сил**уэ**т – aus dem Französischen; тр**иу**мф, р**еа**льный

– aus dem Lateinischen; **шпион** – aus dem Deutschen, **клоун** – aus dem Englischen). Ähnlich kennen auch die türkische und persische Sprache keine Diphthonge. So wird das deutsche [au] von türkischen Kindern oft fehlerhaft durch [aw] ersetzt.

*– Akanje*

Das Phänomen Akanje meint die Aussprache des unbetonten [o] als [a] und ist für die russische Sprache charakteristisch: z. B. **мороз** – [maroz] wird ausgesprochen wie „марос" – [maros]. Bei der Übertragung der Laschheit in der Aussprache von Vokalen in die deutsche Sprache kann es leicht zu Missverständnissen kommen: vgl. „kopieren" – [kapieren] bzw. „monieren" – [maniren]. In beiden Fällen haben die Worte eine völlig andere Semantik bekommen.

Missverständnisse

*– Konsonantenverbindungen*

Die Kombinationen von Konsonantenverbindungen haben in jeder Sprache ihre Eigentümlichkeit. So können Konsonantenverbindungen [тл] – [tl] und [зл] – [zl] in der russischen Sprache am Anfang und in der Mitte des Wortes vorkommen, aber nie zum Schluss: **тлеть**, **утлый**, **злой**, **узлы**. In der englischen Sprache wird man diese Konsonantenverbindungen nie am Anfang des Wortes finden, sehr wohl aber am Schluss: little – [liitl], drizzle – [drizl]. In der türkischen Sprache existieren keine Konsonantengruppen innerhalb einer Silbe (vgl. im Deutschen: „du **schrumpfst**"). Die persische Sprache lässt nur die Lautfolge Konsonant, Vokal, Konsonant oder Vokal, Konsonant, Vokal zu. Doppelkonsonanz ist selten und kommt nur in der Wortmitte vor. Die vielfältigen Konsonantenhäufungen der deutschen Sprache können zu Ausspracheschwierigkeiten führen. Häufig kann dabei das *Einschieben von Schwalauten* beobachtet werden: z. B. „Pesychologe" statt „Psychologe" oder „Peferd" statt „Pferd".

Ausspracheschwierigkeiten

*– Palatalisierung*

Die Palatalisierung ist eine weitere phonetische Besonderheit der russischen Sprache und meint das Erweichen der Konsonanten. So folgt im Russischen der Vokal der ersten Reihe [**и**] – [i] unabdingbar einem weichen Konsonanten; sogar wenn der Konsonant hart war, wird er vor dem Vokal [**и**] weich: (водопой – пить). Diese Regel kennt keine Ausnahmen. In der deutschen, englischen, französischen, italienischen u. a. Sprache dagegen können harte Konsonanten mit dem Vokal [i] in Verbindung treten, ohne dass die Konsonanten weich ausgesprochen werden (z. B. der Tisch [tɪʃ] – der Tag: das [t] im Wort Tisch – vor [i] wird ebenso hart ausgesprochen wie im Wort Tag). Eine Übertragung der Palatalisierung in die deutsche Sprache (die – [d'i:], der Tisch [t'iʃ] gilt als Aussprachestörung.

Aussprachestörung

*– Spezifische phonetische Fehler*

Einige Laute der deutschen Sprache kommen in anderen Sprachen nicht vor:

- **Z = [ts]**: Dieser Verschluss- und Reibelaut („Zoo", „Zebra") wird von türkischen Kindern wie ein stimmhaftes [z] („Susi") ausgesprochen (vgl. türkisch: zebir, zürafa). türkisch
- **R:** Russisch sprechende Kinder haben Ausspracheschwierigkeiten bei dem deutschen Zäpfchen- [r], da es in der russischen Sprache nur das Zungenspitzen-[r] gibt.
- **ng = [ŋ]**: Die Buchstabenverbindung **ng**, die im Deutschen mit einem Laut wiedergegeben wird, sprechen zweisprachige Kinder (russisch-deutsch) als zwei separate Laute [**n**] + [**g**] aus: springen – [spri**n+g**en] bzw. singen – [si**n+g**en]. russisch
- **sch = [ʃ]**: Die Aussprache des Lautes [ʃ] bereitet oft griechischen Kindern Schwierigkeiten: „Schule" wird ausgesprochen wie [Sule].
- **g, k / d, t / p, b:** Bei zweisprachigen Kindern (griechisch-deutsch) kann unter anderem eine abweichende Verwendung der Verschlusslaute g, k / d, t / p, b im Anlaut beobachtet werden: z. B. „geht" = [ket] oder „Dampf" = [tampf]. griechisch
- **H = [h]:** Zweisprachige Kinder geben den [h]-Laut oft fehlerhaft als [x] wieder: z. B. Haus = [xaus] oder husten = [xusten].
  Besonders schwer fällt die Wiedergabe des [h]-Lautes türkisch sprechenden Kindern, die aus ihrer Muttersprache weder das [ch1] wie in „ich" noch das [ch2] wie in „ach" kennen.
- **Umlaute:** Zweisprachige Kinder haben große Schwierigkeiten bei der Wiedergabe von Umlauten. Die Umlaute [oe] und [ue] werden oft als u, o, i, e fehlgebildet: z. B. [ʃen] statt „schön" oder [mɪ:də] statt „müde".

## 2.3 Typische Fehler auf morphologisch-syntaktischer Ebene

*– Artikel*

Zweisprachige Kinder beachten oft die Artikeleinsetzungsregel nicht, die im Deutschen obligatorisch ist, da es in ihrer Muttersprache (türkisch, persisch, russisch u. a.) keine Artikel gibt: z. B. russisch: КНИГ НОВАЯ – (Das) **Buch ist neu.** Bei der Übertragung ins Deutsche wurde der Artikel ausgelassen. Weglassen von Artikeln

*– Grammatikalisches Geschlecht der Substantive*

Das grammatikalische Geschlecht der Substantive gehört zu den rätselhaftesten und immer noch nicht ganz entschlüsselten Sprachereignissen in jeder Sprache. Sogar in nahe verwandten Sprachen, die zu einer Gruppe gehören – germanische Gruppe: englische, dänische, schwedische, norwegische, niederländische u. a. Sprachen – finden wir nicht überall die 3-Gruppen-Qualifizierung des grammatikalischen Geschlechts der Substantive: f, m, n.

z. B. dänische Sprache:
**allgemeines** Geschlecht mit unbestimmtem Artikel en – [in]:
en pige – ein Mädchen, en hest – ein Pferd

**sächliches** Geschlecht mit bestimmtem Artikel et – [it]:
et barn – das Kind, et hus – das Haus.

romanische Sprachen

In der französischen, italienischen, spanischen, portugiesischen, rumänischen u. a. Sprachen der romanischen Gruppe:

**weibliches** Geschlecht – vgl. im Französischen:
la mère (die Mutter) und la chose (das Ding)
**männliches** Geschlecht – vgl. im Italienischen:
un padre (der Vater) und un stadio (das Stadion).

Es gibt auch Sprachen – darunter die englische –, in denen die meisten Substantive zu keiner Gruppe zugeordnet werden können: sie sind weder Femininum oder Maskulinum noch Neutrum. Die Pronomen he (er) – für Maskulinum und she (sie) – für Femininum werden dann eingesetzt, wenn es um Personen oder Tiere geht. Sonst gebraucht man das Pronomen it.

Zu den Sprachen, in denen sich die Substantive keiner Qualifizierung nach grammatikalischem Geschlecht unterziehen, gehören außerdem: die türkische, finnische, ungarische, chinesische, japanische, armenische, persische u. a.

fehlerhafte Artikelzuordnung

Sogar in den Sprachen, in denen das Substantiv Femininum, Maskulinum oder Neutrum zugeordnet werden kann, ist das grammatikalische Geschlecht von Substantiven in verschiedenen Sprachen nicht identisch. Das unten folgende Beispiel soll veranschaulichen, wie selten bei gleichen Substantiven das Geschlecht in verschiedenen Sprachen übereinstimmt:

| Russ. | Geschl. | Poln. | Geschl. | Deutsch | Geschl. |
|---|---|---|---|---|---|
| голова – | f | glowa | f | der Kopf | m |
| лицо – | n | twarz | f | das Gesicht | n |
| лоб – | m | czolo | n | die Stirn | f |
| **бровь** – | **f** | **brew** | **f** | **die Braue** | **f** |
| глаз – | m | oko | n | das Auge | n |
| нос – | m | nos | m | die Nase | f |
| **ухо** – | **n** | **ucho** | **n** | **das Ohr** | **n** |
| шея – | f | szyja | f | der Hals | m |

Die Häufigkeit der auftretenden Fehler auf Grund von Interferenzen in Bezug auf das grammatikalische Geschlecht der Substantive aus der Muttersprache ist offensichtlich:
- (Der) Kind weint.
- (Die) Mädchen spielt.

Selbst in solchen einfachen Satzkonstruktionen haben zweisprachige Kinder zwei Sprachschwierigkeiten auf einmal zu bewältigen: zum einen, den Artikel einzusetzen (s.o.), zum anderen das Substantiv dem richtigen Geschlecht zuzuordnen, wobei für diese Kinder völlig unerklärlich ist, warum im Deutschen Substantive wie Kind und Mädchen sächlich sind.

*– Kasus der Substantive*

Die richtige Kasusmarkierung im Deutschen stellt die nächste zu bewältigende Schwierigkeit für zweisprachige Kinder dar, wobei es zu berücksichtigen gilt, dass die Zahl der Fälle in verschiedenen Sprachen unterschiedlich ist: vgl. im Englischen, Dänischen, Norwegischen – 2, im Deutschen – 4, im Griechischen – 5, im Russischen und Polnischen – 6, im Japanischen – 10 und im Finnischen sogar 15 Fälle. Die bulgarische und chinesische Sprache u. a. verfügt dagegen über keine Deklinationen der Substantive.

Deklination

*Zusammenfassend* soll das Beispiel (s.u.) die bei zweisprachigen Kindern auftretende Problematik beim Gebrauch der Substantive veranschaulichen:

| | | |
|---|---|---|
| | Problem 1 – Artikel | |
| Bsp.: Ich sehe (?) | Problem 2 – Geschlecht | Lehrer |
| | Problem 3 – Kasus | |

*– Pluralbildung*

Die Pluralform wird z. B. im Persischen durch das Anhängen von hâ, gebildet, so z. B.: zan / zanhâ = Frau / Frauen oder deracht / derachthâ = Baum / Bäume. Die morphologische Pluralmarkierung kann wegfallen, wenn diese durch Zahlen ausgedrückt wird, d. h. nach Zahlwörtern steht das Substantiv immer in der Singularform. Die deutsche Sprache verfügt über „fünf Pluralmorpheme -(e)n, -s, -e, -er und -ф, wobei die drei zuletzt genannten jeweils noch eine Umlautvariante erlauben" (Clahsen et al. 1991, 107). Typische Fehler von zweisprachigen Kindern sind im Zusammenhang mit Zahlwörtern Singularformen oder die ausschließliche Verwendung von -e als Pluralendung. Die vielfältigen Möglichkeiten des deutschen Pluralsystems werden oft nicht erkannt.

*– Fehlerhafte Satzbildung*

Typische Fehler bei der Satzbildung von zweisprachigen Kindern sind Auslassungen:

Auslassungen

a) *von pronominalen Subjekten*
   z. B.: **Schon war** (es) **zu spät.** Уже было поздно.
b) *von Auxiliaren wie „haben" oder „sein"*
   z. B.: **Ich** (habe) **Heft gekauft.** Я купил тетрадь.
   **Ich** (bin) **Schüler.** Я ученик.

Fehler in der Wortstellung

Oft kann bei Migrantenkindern die *Vernachlässigung der Verbzweitstellungsregel in Hauptsätzen* beobachtet werden, die für Deutsch obligatorisch ist. In diesem Zusammenhang ist es wichtig, zu beachten, dass für Türkisch und Persisch die Verbendstellung typisch ist. Im Russischen nimmt das Prädikat keine feste Stelle ein, was bei der Übertragung ins Deutsche Probleme verursachen kann:

Ich das Buch ihm gebe. – Я книгу ему даю.
Ich ihm gebe das Buch. – Я ему даю книгу.

Auch die im Deutschen obligatorische *Verbendstellung in Nebensätzen* wird nicht immer eingehalten. In der türkischen oder russischen Sprache ist die Verbendstellung in Nebensätzen nicht zwangsläufig:

...weil ich war dort – .... потому что я был там.

Eine andere Besonderheit der türkischen und persischen Sprachen ist, dass das *Fragepronomen nicht* unbedingt *an erster Stelle* steht:
vgl. türkisch: Tuvalet nerede dir? Toilette wo (ist)?
Oder persisch: Hotel kodja asst? Hotel wo ist?

Satzstellung

Außerdem gehören zu den häufigsten Fehlern bei zweisprachigen Kindern *abweichende Adverbstellungen*:

vgl. russisch: Ich dort war. – Я там был.

sowie die *unterlassene Permutation*:

Wir *ein*laden ihn. – Мы приглашаем его.

## 2.4 Typische Fehler auf semantisch-lexikalischer Ebene

Auf Grund eines häufig reduzierten aktiven wie passiven Wortschatzes vor allem in der Zweitsprache kommt es bei Migrantenkindern oft zu *Übergeneralisierungen der Begriffe aus dem gleichen semantischen Feld.* So wird etwa zwischen den Begriffen „Tasse“ und „Glas“ oder „Topf“ und „Pfanne“ nicht differenziert. Die Worte werden jeweils unter dem Begriff „Tasse“ bzw. „Topf“ zusammengefasst.

# 3 Definitionen von Zweisprachigkeit

Der Wissenschaft ist es bisher noch nicht gelungen, eine allgemeingültige umfassende Definition für den Begriff der Zweisprachigkeit zu finden, da es Zweisprachigkeit als einheitliches Phänomen nicht gibt (MÜLLER 1997). Die Bedeutungspräzisierungen durch Definitionsversuche differieren sehr stark. Dennoch lassen sich zwei grundlegende Ansätze von Zweisprachigkeit voneinander unterscheiden. Während für die *linguistische* Sichtweise das Kriterium der *Kompetenz* bezogen auf den Grad der Beherrschung beider Sprachen (L1 und L2) maßgebend ist, erachten *psycholinguistisch* orientierte Ansätze die *Funktion* der Zweisprachigkeit im gesellschaftlichen Kontext als wichtigstes definitorisches Merkmal.

linguistisch orientierte Ansätze

psycholinguistisch orientierte Ansätze

Von Seiten der Erziehungswissenschaft leistete INGRID GOGOLIN einen bedeutenden Beitrag zur Zweisprachigkeitsdebatte, indem sie 1988 den Begriff der *„lebensweltlichen Zweisprachigkeit“* einführte und die *„Sprach-Lern-Situation“* von Kindern ethnischer Minderheiten hervorhob. Sie betonte, dass Familien ethnischer Minderheiten ihr Leben im Einwanderungsland nicht anders als zweisprachig organisieren können und der kindliche Sprachbesitz daher aus beiden Sprachen bestehe. Völlig unabhängig von ihrer linguistischen Kompetenz in beiden Sprachen wurde den Kindern auf Grund dessen Zweisprachigkeit zugesprochen, auf die sie angewiesen sind, um „Handlungskompetenz, Selbstbestimmung und gesellschaftliche Teilhabe“ zu erlangen (GOGOLIN 1988, 10).

lebensweltliche Zweisprachigkeit

# 4 Einflussfaktoren beim Zweitspracherwerb

Beim Zweitspracherwerb werden neben dem Alter und den Erwerbsbedingungen zahlreiche Variablen wirksam. Dabei kann kein Faktor allein für bestimmte Entwicklungen im Zweitspracherwerb verantwortlich gemacht werden. Statt dessen muss immer ein Zusammenwirken unterschiedlicher Faktoren in Betracht gezogen werden. Die möglichen Einflussvariablen unterteilt KUHS (1989a) in *gruppenspezifische* und *individuelle Faktoren.*

gruppenspezifische Einflussfaktoren

Unter *gruppenspezifisch* werden zum einen *externe Faktoren*, die den kulturellen, gesellschaftlichen und politischen Rahmen betreffen, zusammengefasst, zum anderen *sozialpsychologische Faktoren* wie z. B. Charakteristika der ethnischen Gruppe und Reaktionen der Gruppenmitglieder auf den Kontakt mit einer anderen Gruppe. Zu den *individuellen Faktoren* zählen vor allem *Motivation* und *Einstellung zur Kultur und Sprache.* Die größte Motivation für das Kind, eine zweite Sprache zu lernen, ist die Einsicht in die Notwendigkeit beider Sprachen für die Kommunikation, denn ein zweisprachiges Kind wird unbewusst den Weg des geringsten Aufwandes gehen, wenn es erkennt, dass es ebenso gut mit nur einer Sprache zurechtkommt (BOGDAIN 1989).

individuelle Einflussfaktoren

Die Motivation, eine zweite Sprache zu lernen, ist eng verbunden mit der Einstellung gegenüber den Personen, die diese Sprache sprechen oder gegenüber der Sprache selbst. Hierbei muss auch die Einstellung der Eltern und der Umgebung zur Zweisprachigkeit berücksichtigt werden. Die Einstellung der Gesellschaft spielt insofern eine wichtige Rolle, als sie die Eltern mit beeinflusst. Nimmt die Umgebung eine negative Haltung ein, ist es für die Eltern schwierig, eine positive Einstellung zu entwickeln und diese an das Kind weiter zu geben. Ebenso beeinflusst die offizielle Anerkennung einer Sprache bzw. das Sprachprestige die Einstellung des Einzelnen gegenüber einer Minderheitensprache.

Allgemein wird angenommen, dass eine ausgeglichene Einstellung des Kindes gegenüber beiden Sprachen und Kulturen die beste Voraussetzung für einen erfolgreich verlaufenden Zweitspracherwerb bildet. Zwischen der Wertschätzung der Muttersprache und dem Interesse, mit Mitgliedern der anderen Sprachgemeinschaft zu kommunizieren, sollte eine *Balance* bestehen. Auch ein intensiver Sprachkontakt zu der jeweiligen Sprachgemeinschaft scheint einen positiven Einfluss auf den Erwerb einer Sprache zu haben.

# 5 Zur sprachlichen Lage von ethnischen Minderheiten in Deutschland

sprachliche Dominanz der Mehrheitsgesellschaft

Die sprachliche Situation von ethnischen Minderheiten in Deutschland ist durch die sprachliche Dominanz der Mehrheitsgesellschaft geprägt, in der Minderheitensprachen keinen gleichwertigen Status besitzen (KRACHT & SCHÜMANN 1994). Besitzt aber eine Sprache ein niedriges Prestige, so wird das auf die Sprecher und deren Herkunft übertragen und kann ungünstige Auswirkungen auf die Identitätsbildung und Persönlichkeitsentwicklung haben. Gerade Kinder machen oft die Erfahrung, dass ihnen ihre muttersprachlichen Kenntnisse nichts oder sehr wenig nützen, denn ihre Sprache besitzt nur in der Kommunikation mit der Familie und der eigenen ethnischen Gemeinschaft einen Wert (GOGOLIN 1988). In solch einem Fall wird Zweisprachigkeit von der Person selbst und auch von der Umwelt nicht als Wert empfunden, da die Anwendung im sozialen Kontext nicht erfolgen kann.

lebensweltliche Zweisprachigkeit

GOGOLIN umschreibt die reale Lebenssituation von Migrantenkindern in Deutschland mit dem Begriff der *„lebensweltlichen Zweisprachigkeit"*, da diese tagtäglich auf die funktionale Verwendung zweier oder mehrerer Sprachen angewiesen sind. Innerhalb der einzelnen Lebenswelten erfüllt die Zweisprachigkeit dabei unterschiedliche Funktionen.

Die Muttersprache prägt die kognitive und psychische Entwicklung des Kindes. Sie vermittelt im Alltag nicht nur ein abgeschlossenes Sprachsystem, sondern auch Werte und Normen der Sprachgemeinschaft des Herkunftslandes. Eine der wichtigsten kognitiven Leistungen in den ersten Lebensjahren ist dabei die Entwicklung von Begriffen und ihren Bedeutungen. Der Gebrauch der deutschen bzw. zweiten Sprache findet vor allem im öffentlichen Leben statt wie in Kindergarten, Schule oder Berufsausbildung.

familiäre Sozialisation

Die familiäre Sozialisation verläuft bei nahezu allen Migrantenkindern bis zum vierten oder sechsten Lebensjahr parallel zur muttersprachlichen Entwicklung, während die deutsche Sprache bis zu diesem Zeitpunkt keine oder eine untergeordnete Rolle spielt. Der Eintritt in Kindergarten oder Schule kann damit große Probleme mit sich bringen, wenn die Kinder bis zu diesem Zeitpunkt kaum Kontakt zur deutschen Sprache hatten. Im Hinblick auf die notwendige Integration werden oft alle Bemühungen darauf gelegt, dass die Migrantenkinder die Sprache des Aufnahmelandes lernen, wobei die Förderung der Muttersprache außer Acht gelassen wird.

# 6 Zur Bedeutung der Förderung von Muttersprache und Zweisprachigkeit

Bedeutung der Muttersprache

Es wird heute allgemein anerkannt, dass die Entwicklung der Muttersprache und die kognitive Entwicklung in engem Zusammenhang stehen (*Interdependenz-Hypothese* von CUMMINS 1979). Die Muttersprache prägt in ganz besonderer Weise die kognitive, psychische und soziale Entwicklung des Kindes, da sie nicht nur ein Sprachsystem, sondern auch Werte und Normen der Sprachgemeinschaft vermittelt. Aus diesem Grunde besitzt die Muttersprache eine wichtige Rolle bei der Herausbildung und Stabilisierung der Identität. Ihre Ablehnung kann beim Kind neben

psychischen und kognitiven Entwicklungsproblemen auch zu einer starken Beeinträchtigung seines Selbstverständnisses bis hin zu Minderwertigkeitsgefühlen führen.
Verstärkt wird dieses Problem dadurch, dass die Kommunikation zwischen Eltern und Kind in der Regel über die Muttersprache läuft. Bei Nichtbeachtung oder fehlender Förderung der Muttersprache kann die Verständigung gefährdet werden und bis zu völliger Sprachlosigkeit innerhalb der familiären Kommunikation führen (Militzer, Bourgeois & Solbach 1995).

Förderung der lebensweltlichen Zweisprachigkeit

Die *Förderung der lebensweltlichen Zweisprachigkeit* der Kinder hängt wesentlich von der Einstellung und Grundhaltung aller Beteiligten gegenüber Herkunft und Kultur der Kinder ab. Neben einer angemessenen Deutschförderung sollte die muttersprachliche Kommunikation in der familiären und auch deutschsprachigen Umgebung unterstützt und erhalten werden.

# 7 Bedingungen für die Entwicklung der Ich-Identität beim zweisprachigen Kind

## 7.1 Frühkindliche Entwicklung und die Rolle der Identität

kulturspezifische Einflüsse

Bei der Erziehung des Kindes wird schon in der vorsprachlichen Entwicklungsperiode ein kulturspezifisches Verhältnis zu Menschen und Dingen gelegt (Auernheimer 1988). So sind nicht nur allgemein die Haltungen, gefühlsmäßigen Wertungen und kommunikativen Verhaltensweisen der Bezugspersonen kulturspezifisch, sondern auch ein implizites „Erziehungswissen", welches die Bezugspersonen im Umgang mit den Kindern leitet.
Bereits im Säuglingsalter werden kulturelle Inhalte und Praxisformen vermittelt, die für das Kind unverzichtbar sind, weil sie ihm in ihrer Symbolhaftigkeit Selbstvergewisserung und Selbstdarstellung ermöglichen. Auernheimer (1995) bemerkt, dass sich Migrantenkinder unter identitätsfördernden Lebensbedingungen Elemente aus verschiedenen Kulturen zur *Identitätsarbeit* heranziehen und zu etwas Neuem zusammenfügen können. Ähnlich betont Atabay (1994), dass die Migration durch die Auseinandersetzung mit unterschiedlichen Kulturen, Normen und Sitten eine *kulturelle Um- und Neubildung* zur Folge hat.

## 7.2 Ausbalancierte Identität als Bedingung für Integration

Die Begriffe Kultur und Identität werden trotz des eingeleiteten Perspektivenwechsels in der Erziehungswissenschaft immer noch oft als Gegensätze verstanden, wobei die Integration im Sinne einer Assimilation eine einseitige Anpassung der Werte und Verhaltensweisen von Migranten an die deutsche Aufnahmegesellschaft meint. WEBER (1989) bezeichnet diese Sichtweise als illusorisch, denn kulturelle und persönliche Identität seien keine statischen Funktionen, sondern entwickeln und verändern sich mit dem Lebensalter und dem sozialen Umfeld. In Anlehnung an ROGERS, LIDZ und FREIRE versteht sie Integration im Unterschied zur Anpassung als spezifische Fähigkeit, sich der Realität anzupassen und als kritische Befähigung, eine Auswahl zu treffen und diese Realität zu transformieren.

Prozesshaftigkeit von Identität und Kultur

In neuerer Zeit betont man in der pädagogischen Forschung zunehmend die *Wechselbeziehung zwischen Integration und Identität*, wobei die bildungspolitische Forderung nach „Wahrung der kulturellen Identität" damit überholt erscheint, da sie der *Prozesshaftigkeit von Identität und Kultur* nicht gerecht wird. Integration und Identität von Migrantenkindern bedingen sich insofern, als Integration eine Persönlichkeit voraussetzt, die sich der nationalen und kulturellen Herkunft bewusst und gleichzeitig den im Aufnahmeland geltenden Orientierungen gegenüber offen ist. Auf diese Weise kann das Individuum die positiv bewerteten Normen beider Kulturen aufnehmen, sich selbst abgrenzen und damit Handlungskompetenz erwerben.

## 7.3 Die Bedeutung der „lebensweltlichen Zweisprachigkeit" für die Identitätsentwicklung

Identitätsbildung als Prozess

Die *Identitätsfindung* ist ein *lebenslanger dynamischer Prozess*. Die Bedeutung der Sprache für die Identitätsentwicklung hat mehrere Bezüge. Durch sprachliches Handeln kann sich ein Kind in Kontakten mit anderen vermitteln und die anderen in ihren Gemeinsamkeiten und Differenzen erfahren. Durch Sprache wird kulturelles Alltagswissen vermittelt, erfahren und bewusst gemacht. Schließlich ist Sprache das Mittel, um sich mit Identitätsentwicklung auseinander setzen zu können (LUCHTENBERG 1995).

Kinder, die eine Zweitsprache lernen, vollziehen den Lernprozess immer auf Grund ihres bisherigen Wissens über die kulturellen Hintergründe und sprachbezogenen Erfahrungen. Dabei haben sie die Entwicklung ihrer Muttersprache nicht „hinter sich gelassen", sondern die zweite Sprache kommt hinzu, weil sich das Leben der Kinder auf Grund der Migration zweisprachig gestaltet. Es kann für das Migrantenkind jedoch oftmals schwer sein, die Zweisprachigkeit als Wert zu erfahren, wenn die Mehrheitsgesellschaft diese *lebensweltlich bedeutsame Zweisprachigkeit* ignoriert, da trotz realen und dauerhaften Zusammenlebens mit Menschen verschiedener Kulturen und Sprachen am Konstrukt einer nationalen Identität festgehalten wird.

Die Lebenswelt der Kinder in der Migration ist jedoch dadurch gekennzeichnet, dass sie in der Bewältigung ihres Alltags auf beide Sprachen angewiesen sind. Somit stellt die *Bewahrung von Zweisprachigkeit* die *Basis für die Entfaltung von Handlungskompetenz, Selbstbestimmung sowie kultureller und gesellschaftlicher Teilhabe* dar (KRACHT & SCHÜMANN 1994).

Zweisprachigkeit als Chance

Es wird heute allgemein anerkannt, dass die Zweisprachigkeit nicht zwangsläufig negative Konsequenzen für die Betroffenen haben muss. Schwierigkeiten in der Entwicklung der Identität eines Kindes können nicht nur in der Situation der Zweisprachigkeit gesucht werden, sondern es müssen unbedingt die *individuell soziokulturellen Bedingungen* berücksichtigt werden. Verschiedene Faktoren spielen dabei eine bedeutende Rolle: Das Sozialprestige der zu Hause gesprochenen Sprache, Unterstützung durch die Eltern, Aufnahmebereitschaft und Toleranz der „fremden" Kultur seitens der immigrierten Familie sowie der Einfluss von Gleichaltrigen (ALEEMI 1991). Trotz möglicher Schwierigkeiten bedeutet das Aufwachsen in mehrsprachiger Umgebung eine Chance im Sinne einer *komplexen Identität*:

„Die komplexe Identität ist eine Möglichkeit der Freiheit. Sie hat reflexiven Charakter: Sie sieht das Fremde nicht als Bedrohliches, sondern als Potenzial von Möglichkeiten. (...) Sie trägt zur Orientierung in einer gleichfalls komplexer gewordenen Welt bei, indem sie sie als Handlungsraum eröffnet" (EHLICH 1992, 72).

# Stottern bei Kindern

*Helge S. Johannsen*

## 1 Vorbemerkungen

Flüssiges Sprechen muss genauso wie das Verstehen von Sprache, wie der Gebrauch von Wörtern als Symbole für Gegenstände, Tätigkeiten, Eigenschaften etc., wie deren korrekte Artikulation und ihre richtige Verknüpfung zu Sätzen gelernt werden. Einem kleinen Kind im Vorkindergartenalter wird in der Regel von den Personen seiner engeren und weiteren Umgebung zugebilligt, dass es unflüssig spricht; kaum jemand nimmt ein solches Sprechverhalten, wenn es nicht in einem ganz ungewöhnlichen quantitativen und/oder qualitativen Ausmaß auftritt, als Stottern wahr. Diese Einschätzung ändert sich aber sowohl bei den Bezugspersonen wie auch bei Personen, die ein unflüssig sprechendes Kind zum ersten Mal hören, wenn dieses im Kindergarten- oder gar Schulalter ist. Diese Bewertungsänderung ist zumindest teilweise Ausdruck von Klischeevorstellungen zum Stottern, die von den Medien, aber auch in der Literatur und in Witzen aufrechterhalten werden. Das führt z. B. dazu, dass Pädagogikstudenten und Erzieherinnen stotternde Kinder tendenziell unterschwellig emotional ablehnen (Knura 1969). Stotternde Grundschulkinder werden wiederum von Lehramtsanwärtern, aber auch von Mitschülern als schwach, gehemmt, ängstlich und aggressiv angesehen (Keese 1972). In Kinderbüchern – wohlgemerkt: Bücher für Kinder – stammen stotternde Kinder meist aus schlechten oder unvollständigen Elternhäusern (Benecken 1993). Nicht allein diese Feststellungen charakterisieren den geringen oder falschen Informationsstand der Laienbevölkerung, zu denen leider auch Personen gehören, die sich durchaus von Berufs wegen zum Stottern im Kindesalter und zur Therapienotwendigkeit dieser Störung im Einzelfall äußern, sondern auch oft gehörte Äußerungen von Eltern betroffener Kinder, die allein ein repetitives sprachliches Verhalten ihrer Kinder als Stottern erleben, Blockierungen mit ausgeprägten Mitbewegungen oder gar Verzerrungen im Gesicht aber als Sprechhemmung oder als ihnen gänzlich unbekanntes Verhalten darstellen.

Vorurteile und Klischeevorstellungen

# 2 Was ist Stottern? – Phänomenologie

Definition

> Stottern ist eine Redeflussstörung oder Sprechablaufstörung, bei der es nicht nur gelegentlich, sondern auffallend häufig zu Unterbrechungen im Redefluss kommt. Ein Stotterer weiß genau, was er sagen will, ist aber im Augenblick des Stotterns unfähig, die für die Umsetzung des sprachlichen Inhaltes erforderlichen Artikulationsbewegungen fließend auszuführen (NATKE 2000).

Diese Unterbrechungen im Redefluss können in Wiederholungen, Dehnungen und Blockierungen bestehen. Am eindeutigsten als Stottersymptome – und auch unterschiedslos von geübten und ungeübten Zuhörern als solche bewertet – werden Laut- und Silbenwiederholungen, Lautdehnungen, ungewöhnliche Pausen zwischen Lauten und Silben eines Wortes und meist auch Wiederholungen einsilbiger Wörter wahrgenommen. Schwieriger kann die Einordnung bei Pausen zwischen Wörtern, Dehnungen von stimmlosen Lauten und Ganzwort- und Satzteilwiederholungen sowie Neubeginn mit Satzumstellungen (= Revisionen) sein, weil sie zum Teil gar nicht erkannt werden, zum Teil aber auch Ausdruck einer gedanklichen Pause und der Suche nach einer präziseren Formulierung sein können.

Symptomatik

Im klinischen Umgang mit stotternden Kindern ist es sinnvoll, sofern nicht wissenschaftliche Fragestellungen eine exakte Auszählung und Differenzierung der Symptome erfordern, dieses auch meist nach entsprechenden Transkriptionen der kindlichen Sprechleistungen, die bei dem gerade untersuchten Kind vorhandene Symptomatik zu beschreiben und die Symptomarten in der Reihenfolge ihrer Auftretenshäufigkeit festzuhalten. Es ist dabei nicht richtig, eine gesetzmäßige Entwicklung von zuerst auftretenden Wiederholungen ohne erhöhte Muskelspannung zu erst im weiteren Verlauf des Stotterns hinzukommenden Dehnungen und Blockierungen anzunehmen. Es können durchaus bereits bei erst seit kürzester Zeit stotternden sehr jungen Kindern ausgeprägte Blockierungen mit schon recht auffälligen Begleitsymptomen beobachtet werden.
Wenig hilfreich ist in der *Praxis* und insbesondere im *Umgang mit den Eltern* betroffener Kinder, von klonischem oder tonischem Stottern und eventuell sogar noch bei Überwiegen der Wiederholungen von klonisch-tonischem oder bei vermehrt auftretenden Blockierungen von tonisch-klonischem Stottern zu sprechen, da eine solche Nomenklatur die Eltern nur verwirrt, eine Scheinprofessionalität desjenigen vorgibt, der sie benutzt, und auch keinen entscheidenden prognostischen Aussagewert hat.
Neben der eigentlichen Stottersymptomatik können sprachliche und nichtsprachliche Begleitsymptome und verdeckte Symptome auftreten, die in der Regel Folge des Stotterns und Ausdruck der Absicht der jeweiligen stotternden Person sind, ihr Stottern zu vermeiden oder zu verbergen. Ein solches Verhalten setzt eine Eigenwahrnehmung des Stotterns und ein Störungsbewusstsein voraus, die zwar auch bei sehr jungen Kindern schon zumindest im Ansatz vorhanden sein können, die jedoch erst bei entsprechender Ausprägung und nach ausreichender Dauer eine erkennbare Sekundärsymptomatik bewirken. Solche sprachlichen Be-

Störungsbewusstsein

gleitsymptome können sein: Starter in Form von Wörtern oder Phrasen, Flicklaute und -wörter, Umformulierungen mit Ersetzen von Wörtern, bei denen Stottern vorausgeahnt wird, durch Synonyme oder Umschreibungen. Nichtsprachliche Begleitsymptome sind Mitbewegungen im Gesicht, des ganzen Körpers, der Extremitäten oder auch ein Tremor der Lippen, des Unterkiefers, der Zunge. Auch Unregelmäßigkeiten der Sprechatmung oder sogar inspiratorisches Sprechen werden in der Weiterentwicklung des Stotterns gesehen. Wie bereits gesagt, wird man bei einem jungen Kind mit einem beginnenden chronischen Stottern keine oder eine nur sehr geringe Sekundärsymptomatik finden; sehr ausgeprägte und das Erscheinungsbild des Kindes bestimmende Begleiterscheinungen sind aber bei einem stotternden Grundschulkind durchaus schon möglich.

Begleitsymptome

Verdeckte Symptome, die auch erst in der Folge des Stotterns entstehen, sind (negative) Gefühle, Reaktionen und Einstellungen auf das Stottern, die, da sie nicht beobachtbar sind, meist nur erfragt werden können, sofern das Kind sich nicht einmal spontan dazu äußert, für deren Beschreibung die Ausdrucksmöglichkeiten im Kindesalter aber meist fehlen oder nur unzureichend vorhanden sind.

# 3 Beginn und Häufigkeit

Beginn im Vorschulalter

Stottern im eigentlichen Sinne beginnt entgegen den Sonderformen „organisches (neurogenes) Stottern“ und „psychogenes Stottern“ (s. JOHANNSEN & SCHULZE 1992) ganz überwiegend im Vorschulalter, ganz selten im Grundschulalter und praktisch nie jenseits des 10. Lebensjahres. Exakte Festlegungen des Beginns sind im Einzelfall mit erheblichen Fehlermöglichkeiten behaftet, zumal zum einen die Erinnerung der Eltern ungenau ist – die Abweichungen bei Angaben des Vaters und der Mutter zu unterschiedlichen Zeitpunkten liegen bei bis zu 2 Jahren –, und zum anderen der Zeitpunkt der elterlichen Diagnose „Unser Kind stottert“ und der tatsächliche Beginn nicht identisch sein müssen. Es lassen sich aber zwei verschiedene Kindergruppen herausarbeiten, zum einen die Kinder mit einem sehr frühen Beginn schon im 2. oder 3. Lebensjahr, bei denen der Beginn des Stotterns in die Phase des zunehmenden Gebrauchs längerer linguistischer Einheiten fällt, zum anderen die Kinder, die im 4. oder 5. Lebensjahr zu stottern anfangen, nachdem sie zuvor schon flüssig grammatikalisch weitgehend korrekte Sätze ohne oder mit nur wenigen Artikulationsfehlern gesprochen haben.

Mit ganz ähnlichen Unsicherheiten muss bei der Beantwortung der Frage nach der Häufigkeit des Stotterns gerechnet werden. Werden bei Querschnittsuntersuchungen die Kinder als stotternd gewertet, die zu diesem Zeitpunkt unflüssig sprechen? Werden die Eltern nach von ihnen früher oder zum Erhebungszeitpunkt beobachteten Stottersymptomen befragt? Wird zwischen entwicklungsunflüssigem Sprechen und Stottern unterschieden? Müssen die Unflüssigkeiten wenigstens über einen bestimmten Zeitraum vorhanden gewesen sein? Vor diesem Hintergrund sind die äußerst unterschiedlichen Angaben zu Inzidenz und Prävalenz zu sehen.

Unterscheidung von entwicklungsunflüssigem Sprechen und Stottern

Bei kritischer Bewertung können folgende Angaben gelten: Bis zu 80 % aller Kinder machen während ihrer Sprachentwicklung eine mehr oder weniger lange Zeit unflüssigen Sprechens durch. Von diesen zeigen etwa 5 % im weiteren Verlauf eine Symptomatik, die auch vom Fachmann so gewertet wird, dass ein überdauernder chronischer Verlauf droht. Von diesen 5 % werden 4 im späteren Kindes-, Jugendlichen- und frühen Erwachsenenalter noch flüssig, so dass 1 % der Erwachsenenbevölkerung als Stotterer verbleibt. Die Remissionswahrscheinlichkeit nimmt dabei mit zunehmendem Kindesalter stetig ab, um schon im Alter von 8 bis 9 Jahren ein Minimum zu erreichen, wie zwei Längsschnittstudien zur Stotterentwicklung im Kindesalter zeigen (YAIRI & AMBROSE 1999; JOHANNSEN 2001).

chronischer Verlauf

# 4 Geschlechtsverteilung und Vererbung

Zur Geschlechtsverteilung des Stotterns im Kindesalter können die Daten der gerade genannten eigenen Längsschnittstudie herangezogen werden, da sie mit den Angaben in der bisher zu dieser Fragestellung veröffentlichten Literatur übereinstimmen. Von 62 untersuchten Kindern waren 46 Jungen und 16 Mädchen, ein Verhältnis von nahezu exakt 3:1. Von diesen 46 Jungen wurden während eines durch regelmäßig in halbjährlichen Abständen wiederholte Untersuchungen überwachten Zeitraumes von 4 ½ Jahren 34, also etwa drei Viertel, flüssig, während von den 16 Mädchen am Ende der Studie nur noch 2 stotterten, sieben Achtel aber flüssig wurden. Stottern tritt also beim weiblichen Geschlecht deutlich seltener auf, die Remissionschance ist erheblich höher.

Jungen sind häufiger betroffen als Mädchen

Obwohl weibliche Personen offensichtlich ein Mehr von dem brauchen, was Stottern verursacht, geben sie davon auch mehr an ihre Kinder weiter. Untersuchungen zur Vererbung zeigen, dass Kinder stotternder Mütter deutlich häufiger stottern als Kinder stotternder Väter. Auch Daten aus der Zwillingsforschung beweisen, dass genetische Bedingungen eine Rolle beim Auftreten von Stottern spielen. Bei Zwillingspaaren mit zumindest einem stotternden Zwilling trägt der zweite monozygotische Zwilling ein 77 %iges Risiko, ebenfalls zu stottern, der zweite dizygotische Zwilling aber nur ein solches von 32 %, während Geschwister eines Stotterers nur ein Risiko von 20 % haben (HOWIE 1981).

Zwillingsforschung

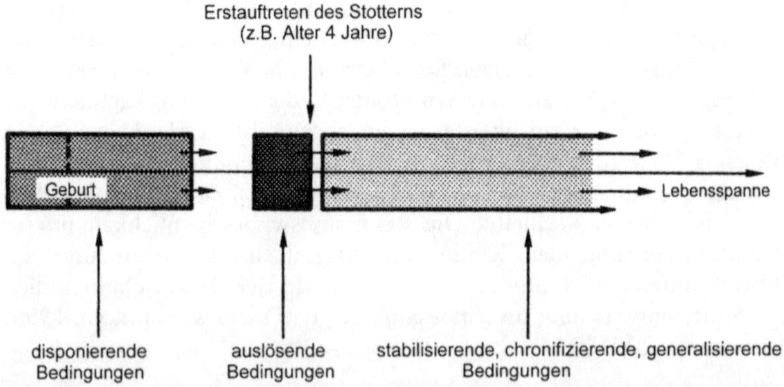


**Abb. 1:** Ätiologische Bedingungen beim Stottern (SCHULZE & JOHANNSEN 1991)

# 5 Entstehung, Aufrechterhaltung und Verlauf

disponierende, auslösende und chronifizierende Bedingungen

Die in wissenschaftlichen und populärwissenschaftlichen Beiträgen häufig zu findende Aussage, dass Stottern hinsichtlich seiner Ursachen eine noch weitgehend unerforschte Störung sei, gründet sich zumindest teilweise darauf, dass viele Autoren nicht angeben, in welches größere Ordnungskonzept ihre (Partikular-)Befunde einzuordnen sind. Das Verständnis für das Bedingungsgefüge bei der Entstehung des Stotterns wird erleichtert, wenn eindeutig zwischen disponierenden (z. B. Vererbung, prae-, peri- und postnatale Einflüsse oder frühkindliche Entwicklungsbedingungen), auslösenden (Faktoren und Ereignisse, die dem Erstauftreten des Stotterns unmittelbar zeitlich vorausgehen oder damit zusammenfallen) sowie chronifizierenden, generalisierenden und die Sprechunflüssigkeit stabilisierenden Bedingungen unterschieden wird (Abb. 1).

Disposition

**Zu den disponierenden Bedingungen:** Zahlreiche Forschungsbefunde lassen sich so interpretieren, dass Störungen in drei Bereichen als Disposition für die Entstehung von Stottern zu verstehen sind (FIEDLER 1992; JOHANNSEN 1996): Stottern als Folge einer Wahrnehmungsstörung bzw. Störung der Autoregulation des Stotterns, Stottern als Folge einer unzureichenden Lateralisation sprachlicher Funktionen und Stottern als Ausdruck einer neuromotorischen Koordinationsstörung.

Wahrnehmungsstörungen

**Stottern als Folge einer Wahrnehmungsstörung** (VAN RIPER 1971, 1982; FIEDLER & STANDOP 1978, 1986): Im Verlauf der Sprach- und Sprechentwicklung heranwachsender Kinder hat anfänglich der auditive Sinneskanal über seine Funktion der Aufnahme und Verarbeitung der Sprache aus der Umwelt hinaus eine herausragende Rolle in der Überwachung der Outputleistungen. Ein kleines Kind muss sich selbst zuhören, um die eigenen Artikulationsleistungen mit denen der Personen seiner Umgebung zu vergleichen und nötigenfalls zu korrigieren. Im weiteren Verlauf ist das Ohr als der herausragende soziale Sinn viel zu bedeutsam, um solche Feedbackaufgaben auszuführen, so dass diese auf andere Rückmeldesysteme wie taktiles, kinaesthetisches und propriozeptives Feedback transferiert werden. In einer mehr oder weniger langen Übergangsphase wird das sich entwickelnde, noch unreife Gehirn des Kindes von einem Übermaß an Feedbackinformationen überschwemmt und in einer Weise desintegriert, dass auch seine Outputleistungen nicht mehr ausreichend koordiniert werden können und so Stottern resultiert, womit die bei vielen Vorschulkindern auftretenden Entwicklungsunflüssigkeiten zumindest für einen Teil von ihnen schlüssig erklärt werden können. Während sich bei den meisten dieser Kinder nach Vollzug des Transfers der Überwachungsfunktionen flüssiges Sprechen (wieder) einstellt, bleibt bei einigen eine Bevorzugung oder ein Nebeneinander des auditiven Feedbacks mit den anderen Systemen bestehen, so dass es besonders bei Hinzutreten weiterer auslösender Faktoren (s. dort) zu einem überdauernden und chronischen Stottern kommen kann. Die Gültigkeit der Annahme, das auditive Feedback habe bei Stotterern eine abnorm hohe Bedeutung, wird von verschiedenen Autoren gesehen (u. a. KALVERAM & JÄNCKE 1989; JÄNCKE 1991) und beweist sich dadurch, dass Stottern durch Ausschalten oder Verändern des Sich-Zuhörens mit Vertäuben, mit verzögerter akustischer Rückkopplung (= delayed auditory feedback = LEE-Effekt) oder Schatten- und Chorsprechen erheblich verbessert oder gar zum (vorübergehenden) Verschwinden gebracht werden kann.

Lateralisation

**Stottern als Folge einer unzureichenden Lateralisation sprachlicher Funktionen** (STIER 1911; TRAVIS 1931; JOHANNSEN & VICTOR 1986): Die zu Beginn des vorigen Jahrhunderts zunächst als Hypothese formulierte Annahme, Stotterer haben eine andere cerebrale Dominanz sprachlicher Funktionen als Normalsprecher, wurde in den folgenden Jahrzehnten mit verschiedenen Untersuchungsinstrumenten oder -tests immer wieder überprüft. Zu nennen sind WADA-Test, dichotisches Hören, EEG-Untersuchungen, regionale Hirndurchblutung, Tachistoskopie, Positronenemissionstomografie(PET)-Studien (Lit. bei SCHULZE & JOHANNSEN 1986; NATKE 2000). Ein normaler Sprechablauf wird bei der großen Mehrzahl der Menschen von der sequentiell-segmentierend arbeitenden linken Hemisphere gesteuert. Stottern beruht dann auf aus der rechten Hemisphere kommenden Irritationen der linkshirnigen Aussprachesegmentierung (FIEDLER 1992). Solche Vorstellungen werden besonders gestützt durch neuere PET-Untersuchungen, die bei normalen linkshirnigen Aktivierungsmustern während flüssigen Sprechens entsprechende Muster über der rechten Hemisphere während des Stotterns nachweisen können (FOX et al. 1996; KROLL et al. 1997).

neuromotorische Koordination

**Stottern als Ausdruck einer neuromotorischen Koordinationsstörung:** Es liegen viele Ergebnisse von Untersuchungen vor (Lit. bei SCHULZE & JOHANNSEN 1986; FIEDLER 1992; NATKE 2000), in denen motorische Leistungen unterschiedlicher Komplexität in den Bereichen Respiration, Phonation und Artikulation, aber auch in ganz anderen Bewegungssystemen und deren zentrale Steuerung bei Stotterern und Vergleichspersonen verglichen wurden. Um nicht Reaktionen auf das Stottern mit ursächlichen Faktoren zu verwechseln, werden solche Untersuchungen zunehmend nicht nur bei erwachsenen Stotterern, sondern auch bei solchen im Kindesalter durchgeführt. Die Ergebnisse dieser mit verschiedenen

Ansatzpunkten und Aufgabenstellungen durchgeführten Untersuchungen lassen sich so zusammenfassen, dass Stotterer motorische Aufgaben umso langsamer gegenüber flüssig sprechenden Kontrollgruppen bewältigen können, je komplexer die geforderten Leistungen sind. Diese Ergebnisse erklären, warum ein Stotterer flüssiger spricht, wenn er das Gesamtsystem Sprechatmung – Stimmgebung – Sprechen durch langsameres, leiseres oder gar geflüstertes Sprechen entlastet. Auch ein Üben des Sprechablaufs führt zu einer Symptomminderung (= Adaptationsphänomen). Mit anderen Untersuchungsansätzen wurde gefunden, dass bei Stotterern antagonistisch arbeitende Muskeln gleichzeitig innerviert werden. Am Beispiel von gleichzeitiger Einwirkung von Kehlkopföffnern und -schließern mit daraus resultierendem Stillstand der Stimmlippen lässt sich die Entstehung eines Blocks auf Kehlkopfebene gut nachvollziehen.

Artikulation und Stottern

Sehr interessant sind jüngste Untersuchungen von Brosch (2001), die eine geringere Variationsbreite in Phonations- und Artikulationsleistungen bei stotternden Vorschulkindern als bei gleichaltrigen Kontrollkindern fand. Eine mögliche Interpretation dieser Befunde ist, dass Kinder auf dem Entwicklungsweg zu perfekten und damit sehr stabilen Leistungen zunächst einen gewissen Grad von Oszillationen benötigen, um aus Irrwegen heraus weiter das Optimum ansteuern zu können, dass stotternde Kinder aufgrund ihrer geringeren Variationsbreite aber in einer Sackgasse verharren.

Künftige Forschung mit der Entwicklung nicht-invasiver kindgerechter Methodik wird erst herausarbeiten können, welche dieser Dispositionen oder auch welche Kombination von ihnen bei dem einzelnen Kind wirksam wird (vgl. z. B. Johannsen et al. 1991; Schulze et al. 1991) und ob und wie diese sich eventuell sogar therapeutisch beeinflussen lassen. Es liegt nahe, dass es diese Dispositionen sind, die in Familien mit gehäuftem Auftreten von Stottern weitergegeben werden, dass diese aber allein nicht genügen, um Stottern zu bewirken. So kommen Andrews und Mitarbeiter (1991) auf Grund von Zwillingsforschungen zu dem Ergebnis, dass die Entstehung eines Stotterns im Einzelfall zu 71 % auf genetischen Faktoren und zu 29 % auf Umgebungsfaktoren beruhe. Kidd (1980) nimmt sogar einen Prozentsatz von 86 % für die genetische Komponente und nur 14 % für den Einfluss der Umgebung an.

Chronifizierung, Generalisierung, Stabilisierung

**Zu den auslösenden sowie chronifizierenden, generalisierenden und die Sprechunflüssigkeit stabilisierenden Faktoren:** Wie bereits gesagt, werden mit auslösenden Faktoren solche bezeichnet, die dem Erstauftreten des Stotterns zeitlich unmittelbar vorausgehen oder mit ihm zusammenfallen. Wenn es vereinzelt auch in jüngerer Zeit immer wieder Versuche gibt, Stottern in der Folge einer einzigen, für alle Betroffenen geltenden Ursache (= monokausal) zu sehen, z. B. Stottern als aggressive sprachbegleitende Strategie (Bindel 1996), Stottern als Folge eines elterlichen Fehlverhaltens (Scherer 1995; eigene Interpretation, da dieser Autor von einer Heilung des kindlichen Stotterns allein durch Verhaltensänderungen der Eltern ausgeht), ist dennoch in den letzten zwei bis drei Jahrzehnten in der Theorie-, Konzept- und Modellbildung der Weg von einer monokausalen zu einer idiografischen Sichtweise des Stotterns zu verfolgen (Myers & Wall 1982; Motsch 1983, 1992; Schulze & Johannsen 1986; Schulze, 1989; Johannsen & Schulze 1990). In

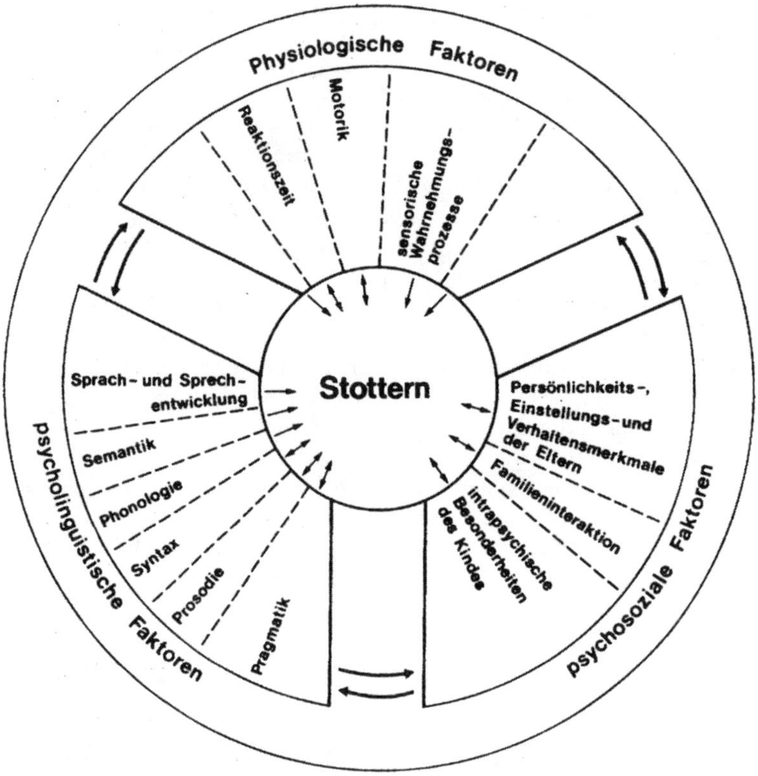


**Abb. 2:** Modell der interaktiven Beziehung physiologischer, psycholinguistischer und psychosozialer Variablen für die Entstehung, die Aufrechterhaltung und den Verlauf des kindlichen Stotterns (verändert nach JOHANNSEN & SCHULZE 1990)

einem solchen einzelfallorientierten Ansatz wird davon ausgegangen, dass Stottern in seiner Entstehung, seiner Auslösung, seiner Aufrechterhaltung und seinem Verlauf von multiplen, koexistierenden und miteinander interagierenden Faktoren physiologisch-organischer, psychosozialer und psycholinguistischer Natur beeinflusst wird (RILEY & RILEY 1984; GREGORY 1986; SCHULZE & JOHANNSEN 1986; STARKWEATHER 1987; CONTURE 1990; ROMMEL 1993; SMITH & KELLY 1997). Die Variablen, die wirksam werden und als wissenschaftlich weitgehend abgesichert gelten können, sind, geordnet in den drei genannten Faktorenbündeln, in Abbildung 2 dargestellt.

Einzelfallorientierung

Für das einzelne Kind bedeutet das, dass es ein ganz individuelles Set von auslösenden Faktoren hat, die miteinander in Beziehung stehen, sich gegenseitig beeinflussen und die sich über die Zeit im weiteren Verlauf verändern können. Auch das Stottern selbst in seiner quantitativen und qualitativen Ausprägung wirkt auf einzelne Faktoren wieder zurück. So kann z. B. wesentlicher auslösender Faktor bei einem Kind im 4. Lebensjahr ein verzögerter Zugriff auf sein Lexikon (= Wortfindungsstörung) sein, den es aber in den nächsten Jahren abbauen kann. Sein Stottern wird

Individualität des Erscheinungsbildes

dennoch andauern können, wenn inzwischen die Eltern aus Sorge um die schulische und sogar spätere berufliche und soziale Entwicklung ihres Kindes stotterfördernde Verhaltensweisen entwickelt haben. Die logische Folgerung aus einer solchen (sicherlich) vereinfachten Kasuistik ist, dass es bei einem älteren Kind weniger wichtig ist, die Ursache am Beginn eines vielleicht schon vor einigen Jahren erstmals aufgetretenen Stotterns zu identifizieren, als vielmehr die Faktoren herauszufinden, die momentan und aktuell die Rückkehr zu flüssigem Sprechen behindern.

Es muss natürlich auch damit gerechnet werden, dass im Einzelfall zwar ein Stottern mit Hinweisen auf einen chronischen Verlauf gefunden wird, die diagnostische Suche nach ursächlichen und/oder chronifizierenden Faktoren aber ergebnislos bleibt. In einem solchen Fall muss angenommen werden, dass die dispositionellen Bedingungen einen ganz hohen Anteil an der Entstehung des Stotterns haben. Die Prognose bezüglich eines spontanen Einmündens in flüssiges Sprechen ist als eher ungünstig anzunehmen (Häge 2001; Johannsen 2001).

Prognose

Die chronifizierenden, generalisierenden und die Sprechunflüssigkeit stabilisierenden Faktoren sind grundsätzlich die gleichen wie die auslösenden, sind also gleichermaßen dem Kreismodell der Abbildung 2 zu entnehmen, können aber im Einzelfall, wie in der obigen Kasuistik dargestellt, aus einem anderen Faktorenbündel stammen.

# 6 Ausblick auf Diagnostik, Therapie und Prognose des Stotterns

Die obigen Modellvorstellungen zur Entstehung, zur Aufrechterhaltung und zum weiteren Verlauf des Stotterns (im eigentlichen Sinne) im Kindesalter mit Übergang in das Jugendlichen- und Erwachsenenalter integrieren nicht nur unterschiedliche und scheinbar divergierende Befunde zum Stottern, sondern geben auch den diagnostischen und therapeutischen Rahmen im Umgehen mit stotternden Kindern vor. Der mögliche multivariate Bedingungshintergrund bestimmt die erforderlichen klinischen Schritte: Differenzialdiagnose Entwicklungsunflüssigkeit gegenüber Stottern, therapiesteuernde Diagnostik und Therapieinhalte.

Differenzialdiagnose

Die **differenzialdiagnostische Entscheidung zwischen entwicklungsunflüssigem Sprechen auf der einen und beginnendem chronischen Stottern auf der anderen Seite** wird von den für diese Fragestellung Verantwortlichen, meist Haus- oder Kinderärzte, teilweise auch Psychologen und Sprachheilpädagogen in entsprechenden Beratungsstellen und auch Logopäden häufig noch allein aus der Erfahrung beantwortet, dass dieses eine vorgestellte Kind wie die meisten anderen auch nur vorübergehend unflüssig ist, es wird aber noch zu wenig nach Zeichen für die eine oder die andere Störung gesucht. Erschwert wird die Frage dadurch, dass es das alleingültige Unterscheidungskriterium bis heute nicht gibt, dass dennoch aber für diese Früherkennungsaufgabe eine Reihe von klinischen Einschätzungsskalen existiert. Wir selbst haben ein solches Screeningin-

Screeningverfahren

strument für Kinderärzte und Allgemeinmediziner vorgestellt, das sich auf Bedingungen aus verschiedenen Dimensionen wie bisherige Dauer und Verlauf, Symptomatik und deren bisherige Entwicklung, Sprachentwicklung, Mundmotorik, Störungsbewusstsein, familiäre Belastung mit Stottern und Einstellung der Eltern stützt (JOHANNSEN & SCHULZE 1988a,b).

Wenn die Entscheidung gefallen ist, dass ein chronischer Stotterverlauf bei einem bestimmten Kind droht, werden in einem zweiten Schritt, der **therapiesteuernden Diagnostik**, die Inhalte der nachfolgenden Behandlung festgelegt. In diesem sehr zeitaufwändigen Schritt (s. JOHANNSEN & SCHULZE 1993; JOHANNSEN 1998) müssen möglichst alle für die Weiterentwicklung des Stotterns des jeweiligen Kindes relevanten Faktoren qualitativ und, wenn möglich, auch quantitativ erfasst werden. Wenn sich dabei über das Stottern hinausgehende Auffälligkeiten in der Entwicklung oder dem Gebrauch der Sprache des Kindes, seiner Artikulation und/oder seiner Mundmotorik, seines Hörens und seiner auditiven Wahrnehmung, der Eltern-Kind-Interaktion, den sonstigen intrafamiliären Interaktions- und Kommunikationsstilen und anderen weiteren Faktoren zeigen, dann wird die ärztliche, psychologische oder logopädische/sprachheilpädagogische Behandlung an diesen Auffälligkeiten ansetzen, um die Voraussetzungen für flüssiges Sprechen zu schaffen (RILEY & RILEY 1984; SCHULZE & JOHANNSEN 1986; JOHANNSEN & SCHULZE 1993). Bei einem solchen Ansatz wird von **indirekter Therapie**, bezogen auf das Stottern, gesprochen, das Kind selbst kann, wenn es Auffälligkeiten und/oder Entwicklungsdefizite zeigt, durchaus in die Behandlung einbezogen werden. Wenn diese aufgearbeitet und die Voraussetzungen für flüssiges Sprechen geschaffen sind, das Kind aber dennoch weiterhin stottert, wird in einer **direkten Therapie** das Stottern selbst angegangen. Hierbei kann, je nach den Ergebnissen eines entsprechenden Zwischenschrittes mit Probetherapie, ein sog. Fluency-shaping-Ansatz gewählt oder aber das Sprechmuster verändert werden.

indirekte Therapie

direkte Therapie

Das konsequente Verfolgen eines solchen Früherkennungs- und Frühtherapieansatzes im Umgehen mit dem Stottern im frühen Kindesalter, das unter Fachleuten inzwischen weitgehend akzeptiert ist (z. B. GOTTWALD & STARKWEATHER 1999, PACKMAN & ONSLOW 1999), könnte die zuvor mit 1 % der Erwachsenenbevölkerung genannte Häufigkeit des Stotterns deutlich senken.

# Stottern bei Jugendlichen und Erwachsenen

*Kerstin Weikert*

## 1 Vorbemerkungen

Stottern wird heute von den meisten Fachleuten als ein Phänomen betrachtet, das in seiner Entstehung, Entwicklung und Ausprägung mit den folgenden drei Einflussbereichen korrespondiert: den physiologischen bzw. neurophysiologischen, den psycholinguistischen und den psychosozialen Faktorenbündeln (siehe Beitrag von Johannsen in diesem Band).

Faktorenbündel

In der Vergangenheit wurde – vor allem im deutschsprachigen Raum – die Bedeutung der psychosozialen Einflussfaktoren für die Entstehung des Stotterns völlig überbewertet. In vielen laienhaften Vorstellungen wird heute noch davon ausgegangen, dass Stottern primär eine psychogene Störung ist, die mit spezifischen Persönlichkeitseigenschaften der Betroffenen bzw. der Eltern einhergeht. Ebenso häufig wird angenommen, dass ungünstiges Elternverhalten die Ursache des Stotterns oder zumindest der Grund für die Chronifizierung der Symptomatik ist. Für diese psychischen und sozialen Erklärungsansätze hat es bisher keine wissenschaftlichen Belege gegeben. Es ist zwar nicht auszuschließen, dass psychosoziale Faktoren im Einzelfall den Ausschlag geben können, auf die überwiegende Mehrheit der Stotternden dürften diese Erklärungen aber nicht zutreffen.

Die derzeitigen Befunde zum Stottern deuten darauf hin, dass dem Stottern eine neurophysiologische und/oder neurolinguistische Dysfunktion zugrunde liegt (Baumgartner 1999; Jehle 1993; Van Riper 1994; Webster 1993). Über die Art und den Sitz dieser Störung gibt es bisher eine Reihe von Mutmaßungen, aber keine endgültige, empirisch abgesicherte Erkenntnis. Anzunehmen ist, dass das System zur Regulierung der Sprechflüssigkeit sehr instabil ist und sehr empfindsam auf Störquellen jeder Art reagiert. In diesem Zusammenhang spielen psychosoziale Faktoren eine große Rolle. Stottern unterliegt in den meisten Fällen einem Entwicklungsprozess. Es beginnt in der Regel im Kindesalter und zeigt sich während dieser Zeit weniger stark ausgeprägt als im Jugendlichen- und Erwachsenenalter (siehe Beitrag von Johannsen in diesem Band). Insbesondere im Zusammenhang mit Stress und Belastung scheint sich das Stottern zu verstärken. Es gibt eine Reihe von Hinweisen, dass Stottern zu Beginn der Störung primär eine Störung der motorischen Sprachproduktion ist, die sich in Wechselwirkung mit dem Bewältigungsverhalten der Betroffenen und mit Umwelteinflüssen zu einer komplexen Störung entwickeln kann, die weit reichende Konsequenzen auf die Kom-

psychosoziale Faktoren

Verlauf

munikation, die Persönlichkeitsentwicklung und die Lebensgestaltung der betroffenen Kinder, Jugendlichen und Erwachsenen haben kann. Das Stottern im Jugendlichen und Erwachsenenalter kann in der Regel durch effektive Therapie- und/oder Selbsthilfestrategien stark verringert werden, so dass es für die Betroffenen keine oder nur eine geringfüge Belastung darstellt. Stottern im Erwachsenenalter gilt als nicht im eigentlichen Sinne heilbar. Dies bedeutet, dass eine 100 %ige Symptomfreiheit (zu jeder Zeit und in jeder Situation) unwahrscheinlich ist.

Zur Frage der Heilung

Für die Therapie des Stotterns sind sämtliche das Stottern betreffenden Aspekte von Bedeutung. Im Rahmen dieses Artikels wird allerdings vorrangig auf die psychosoziale Entwicklungsdynamik des Stotterns eingegangen, da sie zum Verständnis des Stotterns im Jugendlichen- und Erwachsenenalter von übergeordneter Relevanz ist.

# 2 Kennzeichen und Erscheinungsbild

Symptomatik

Stottern ist, ganz allgemein formuliert, eine Störung der Sprechflüssigkeit. Der Sprechfluss stotternder Personen ist von Unterbrechungen gekennzeichnet, die charakteristischer Weise aus Wiederholungen, Dehnungen und Blockierungen bestehen (siehe unten). Dabei wird die Zeitspanne, die normalerweise zur Sprachproduktion benötigt wird, deutlich überschritten (Baumgartner 1999). Dies kann sowohl beim Sprecher als auch beim Hörer zu Irritationen in der Kommunikation führen. Stotternde haben Probleme, in jeder Situation und zu jeder Zeit flüssig zu sprechen. Da die Betroffenen sehr genau wissen, was sie sagen wollen, handelt es sich nicht um eine Störung, die auf der inhaltlichen Ebene angesiedelt ist. Erscheinungsbild und Ausmaß der Störung unterliegen großen intra- und interindividuellen Varianzen. Von daher lässt sich das Stottern nur über einen idiografischen Zugang erschließen. Für Diagnostik und Therapie ist deshalb ein einzelfallorientiertes Vorgehen zu wählen.

intra- und interindividuelle Varianzen

Die Symptomatik setzt sich aus verschiedenen Dimensionen zusammen, die in unterschiedlichem Maß auf die einzelnen Personen zutreffen. Für eine differenzierte Betrachtungsweise des Stotterns hat es sich als zweckmäßig erwiesen, die Stottersymptomatik in offene und verdeckte Symptome sowie in Primär- und Sekundärsymptomatik (siehe Abb. 1) einzuteilen (Fiedler & Standop 1994; Ham 2000; Natke 2000; Van Riper 1971; Weikert 1996a). Zwischen den einzelnen Dimensionen herrschen fließende Übergänge, eine Trennung ist oft nur hypothetisch möglich.

| | Primärsymptomatik | Sekundärsymptomatik |
|---|---|---|
| **Offene Symptome** | Klonische und tonische Symptome | – Anstrengungsverhalten (verstärkte tonische u. klonische Symtome, Blocks, starkes Pressen, Tremore, etc.)<br>– Motorische Mitbewegungen (Parakinesen, etc.)<br>– Flucht- und Vermeidungsverhalten auf verbaler Ebene (Flicklaute, Flickwörter, Satzumstellungen, etc.) |
| **Verdeckte Symptome** | | – Flucht- und Vermeidungsverhalten auf verbaler Ebene (geschickter Austausch von Worten und/oder Satzumstellungen, die von den Zuhörern nicht als solche erkannt werden)<br>– Flucht- und Vermeidungsverhalten auf sozialer u. kommunikativer Ebene<br>– Negative Kognitionen (Selbstbewertungen, Einstellung, etc.)<br>– Negative Emotionen (Angst, Scham, Frustrationen, etc.) |

**Abb. 1:** Kennzeichen und Erscheinungsbild

offene Symptome

Zu den offenen Symptomen zählen die hör- und sichtbaren Stottersymptome. An erster Stelle sind hier die klonischen und tonischen Symptome zu nennen, die das charakteristische Erscheinungsbild des Stotterns prägen und von denen alle Stotternde in mehr oder minder großem Ausmaß betroffen sind.

> Klonische Symptome äußern sich in schnell aufeinander folgenden Kontraktionen der Sprechmuskulatur, die zu Laut-, Silben- und Wortwiederholungen führen. Tonische Symptome zeichnen sich durch länger anhaltende Verkrampfungen der Sprechmuskulatur aus, in deren Folge es zu Prolongationen (Lautdehnungen), Unterbrechungen der Phonation und/oder des Luftstroms während des Sprechens kommen kann. Tonische Symptome können sowohl hörbar (Prolongationen) als auch nicht hörbar (stummes Pressen, stumme Blockaden) sein.

Da die klonischen und tonischen Symptome die ersten Symptome sind, die sich im Kindesalter zeigen und zum Kernverhalten des Stotterns gehören, werden sie zur Primärsymptomatik gerechnet. Von der Primärsymptomatik des Stotterns ist die Sekundärsymptomatik abzugrenzen. Diese entwickelt sich erst im Laufe der Zeit und entsteht als Reaktion des Individuums auf seine unflüssige Sprechweise (Primärsymptomatik). Durch den Versuch, die auftretenden Stottersymptome zu unterdrücken und zu kaschieren, entstehen neue, den Stottervorgang begleitende Verhaltensweisen (siehe Abb. 1). Hierbei handelt es sich um Anstrengungsreaktionen (erhöhter Krafteinsatz beim Sprechvorgang), motorische Mitbewegungen (Parakinesen), Flucht- und Vermeidungsreaktionen sowie intrapsychische Verarbeitungsstrategien (Kognitionen und Emotionen). Das Erscheinungsbild dieser Verhaltensweisen variiert von Person zu Person und kann sehr unterschiedliche Formen annehmen. Oftmals ist diese Symptomatik wesentlich auffälliger als die eigentliche Primärsymptomatik. Ganz allgemein lässt sich beobachten, dass die Hauptreaktion auf die Primärsymptomatik in einer erhöhten Muskelspannung der am Sprechvorgang beteiligten Muskelgruppen besteht. Dies führt im Laufe der Zeit zu einem Übermaß an Spannung während des Sprech- bzw. Stottervorgangs. Da die erhöhte Sprechanstrengung anfangs zu einem Erfolg führt (Beendigung des Stottersymptoms), wird sie immer wieder eingesetzt, bis sie schließlich zu einer automatisierten Verhaltensweise wird, die sich dem unmittelbaren Einfluss der Betroffenen entzieht. Die verschiedenen Sekundärsymptome, die sich hierdurch entwickeln, werden unter dem Oberbegriff Anstrengungsverhalten subsumiert. Beispiele für Sekundärsymptome sind starke Pressversuche beim Stottern, Augenzucken, Kopfnicken, groteske Mitbewegungen der Arme und Beine, eine angsterfüllte Erwartungshaltung oder der Einsatz von Flicklauten (Embolophonien). Eine ausführliche Darstellung der Symptomatik findet sich bei Fiedler & Standop (1994).

verdeckte Symptome

Zu den verdeckten Dimensionen zählen die mit dem Stottern einhergehenden negativen Kognitionen und Emotionen sowie einige Flucht- und Vermeidungsverhaltensweisen. Diese intrapsychischen Symptome lassen sich nur aufgrund der Darstellungen der Betroffenen erfassen. In der Regel entziehen sie sich der direkten Beobachtung. In der Fachwelt wird davon ausgegangen, dass es sich bei der Sekundärsymptomatik um erlernte Verhaltensweisen handelt, von denen nicht alle stotternden Personen betroffen sind und deren Ausprägung individuell sehr heterogen ist (Fiedler & Standop 1994; Natke 2000; Schulze 1987; Van Riper 1971; Weikert 1996). Für die Ausprägung der Sekundärsymptomatik scheint das Bewältigungsverhalten der Betroffenen maßgeblich zu sein. Aus diesem Grund wird diese Thematik in Kapitel 3 vertieft.

Variabilität

Über die Stärke und das Ausmaß des Stotterns lassen sich keine generell gültigen Aussagen treffen. Sowohl das Erscheinungsbild als auch die psychosozialen Auswirkungen auf die Betroffenen sind von Person zu Person individuell sehr unterschiedlich. Die Stärke des Stotterns ist kein Gradmesser für den Leidensdruck der Betroffenen. Es gibt Stotternde, deren Symptomatik sehr gering ausgeprägt ist, die aber enorm darunter leiden. Andererseits gibt es Stotternde mit einer stark ausgeprägten Symptomatik, die eher einen geringen Leidensdruck haben. Der Leidensdruck scheint somit wesentlich von den internen Bewertungsmaßstäben der Betroffenen abhängig zu sein. Bei der Auftretenshäufigkeit des Stotterns lassen sich bei allen Betroffenen zwei Effekte beobachten: den Konsistenzeffekt und den Adaptationseffekt. Lesen Stotternde mehrmals den gleichen Text laut vor, so stottern sie auffallend häufig an denselben Textstellen (Konsistenzeffekt). Allerdings nimmt die Stotterhäufigkeit beim wiederholten Lesen bis zu einem gewissen Grad ab (Adaptationseffekt). Eine Erklärung für den Konsistenzeffekt ist die Antizipation des Stotterns durch den Betroffenen. Eine endgültige Erklärung für diesen

Effekt wurde bis heute nicht gefunden (ausführlich siehe hierzu FIEDLER STANDOP 1994; NATKE 2000). Neben den interpersonellen Varianzen unterliegt das Stottern großen intraindividuellen Schwankungen. Die meisten Stotternden machen die Erfahrung, dass ihr Stottern phasenweise stärker und dann wieder schwächer auftritt. Der größte Teil der Stotternden kann zumindest für einen kurzen Zeitraum flüssig oder gar symptomfrei sprechen. Nahezu alle Betroffenen schildern, dass ihr Stottern enormen situativen Schwankungen unterliegt. Je nach Situation kann das Stottern plötzlich extrem zu- oder abnehmen. Für diese situative Variabilität wird in der Hauptsache Stress und Belastung verantwortlich gemacht. Stress führt in Folge der Aktivierung gegenläufiger Muskelbewegungen zu einer erhöhten Muskelanspannung. Diese kann sich auch auf die Sprechmuskulatur auswirken und dadurch das Stottern verstärken. Wenn Stress zu einer Dauerbelastung wird, führt dies zu einer erhöhten Grundspannung von Körper und Seele. Auch bei Nicht-Stotternden haben Stressfaktoren Auswirkungen auf die Stimme, die Sprechflüssigkeit und das Sprechverhalten. Allerdings haben Nicht-Stotternde nicht mit den Grundschwierigkeiten des Stotterns zu kämpfen.

Phasen

situative Variabilität

Stress

Die meisten Stotternden beobachten, dass ihre Symptomatik unter einem erhöhten psychischen und sozialen Druck zunimmt. Beispiele für psychischen und sozialen Stress sind die Anwesenheit von Gesprächspartnern, Zeitdruck, Unsicherheit und/oder Angst vor bestimmten Kommunikationsspartnern, vor großen Gruppen, vorm Telefonieren oder generell vor einer fremden Situation. Jede einzelne Person hat spezifische Bereiche oder Ereignisse, die sie als sehr stressreich empfindet. Neben diesen Formen von Stress können auch physische und (psycho-)linguistische Stressoren Auswirkungen auf die Sprechflüssigkeit und damit auf das Stottern haben. Physischer Stress besteht beispielsweise dann, wenn der Körper durch starke körperliche Anstrengung, Übermüdung oder Krankheit sehr beansprucht ist. Linguistische Faktoren führen ebenfalls zu stärkeren Schwankungen des Stotterns, z. B. in Fällen, wenn jemand über mehrere Stunden sehr viel geredet hat und sich sprachlich erschöpft fühlt. Aufgrund der hohen inter- und intraindividuellen Variabilität des Stotterns vermuten einige Fachleute, dass die dem Stottern zugrunde liegende Dysfunktion zumindest für einen Teil der Variabilität verantwortlich ist (WEBSTER 1993). Der weitaus größte Teil der Variabilität ist wahrscheinlich nur über die individuelle Lern- bzw. Lebensgeschichte der Betroffen zu erklären.

Angst

Erschöpfung

# 3 Die Bewältigung des Stotterns

Das Stottern kann sich im Laufe der Zeit zu einer außergewöhnlichen Belastung für die Betroffenen entwickeln. Stottern bedeutet für sie Stress, Angst und Anspannung. Nicht selten werden ganze Lebensabschnitte durch das Stottern beeinflusst. So kann es bei der Berufswahl entscheidend sein, ob im Arbeitsalltag viel oder wenig gesprochen werden muss. Die Verrichtung von Alltagshandlungen orientiert sich daran, ob sich das

Stottern positiv oder negativ auf sie auswirken könnte. Gesprächssituationen wird aus dem Weg gegangen, wichtige Telefonate werden nicht geführt und soziale Kontakte vermieden. Einkäufe werden in Supermärkten und Kaufhäusern erledigt oder über das Internet abgewickelt, um die Gefahr des Angesprochenwerdens möglichst gering zu halten. Stotternde Schüler geben vor, den Unterrichtsstoff nicht zu beherrschen, um sich der mündlichen Beteiligung im Unterricht zu entziehen. Der Kauf einer Bahnfahrkarte kann Angst und Schrecken auslösen, weil der Fahrkartenautomat defekt ist und Fahrkarten nur am Schalter zu erhalten sind. Die Liste dieser Beispiele ließe sich unendlich fortsetzen. Jeder Betroffene, der mit diesen Problemen zu kämpfen hat, entwickelt im Laufe der Zeit ganz individuelle und vielfältige Strategien zur Bewältigung der für ihn belastenden Situationen.

> Die Bewältigung von belastenden Ereignissen, insbesondere von länger anhaltenden, chronischen Belastungen, zu denen auch das Stottern zählt, kann nur als ein fortlaufender Prozess verstanden werden, der dem Einfluss verschiedener Faktoren unterliegt.

Bewältigungsprozess

Die Bewältigung des Stotterns ist ein Prozess, der durch den Einfluss verschiedener Faktoren zu einem individuell unterschiedlichen Verlauf und zur Ausprägung spezifischer Verhaltensweisen führt.
Trotz der Schwierigkeit, das Bewältigungsverhalten zu klassifizieren und seine Einflussbereiche zu bestimmen, lässt sich ein bestimmtes Muster von relevanten Faktoren erkennen, die den Bewältigungsprozess maßgeblich beeinflussen. In Anlehnung an die Modelle von Filipp (1990), Lazarus (1990, 1991) und Schwarzer (1993) wurden Einflussgrößen herausgefiltert, die auf die Verarbeitung des Stotterns entscheidenden Einfluss ausüben. Es handelt sich hierbei um die folgenden Faktoren (siehe Abbildung 2):

- **Vorauslaufende Bedingungen**
  (Biografie, bisherige Erfahrungen mit dem Stottern, Art und Qualität des bisherigen Bewältigungsverhaltens etc.)
- **Nachfolgende Bedingungen**
  (Konsequenzen des Bewältigungsverhaltens etc.)
- **Charakteristika der Sprechstörung Stottern**
  (Typische Belastungsmerkmale des Stotterns etc.)
- **Soziokulturelle und soziale Bedingungen**
  (soziokulturelle Bewertung des Stotterns, soziale Integration und soziale Unterstützung der Betroffenen etc.)
- **Persönlichkeit**
  (physische und psychische „Ausstattung“ des Menschen, Persönlichkeitsmerkmale und Ressourcen etc.)
- **Intrapsychische Verarbeitungsprozesse**
  (kognitive, emotionale und motivationale Verarbeitungsstrategien einer Person, interne Bewertungsprozesse etc.)
  (vgl. Weikert 1996a).

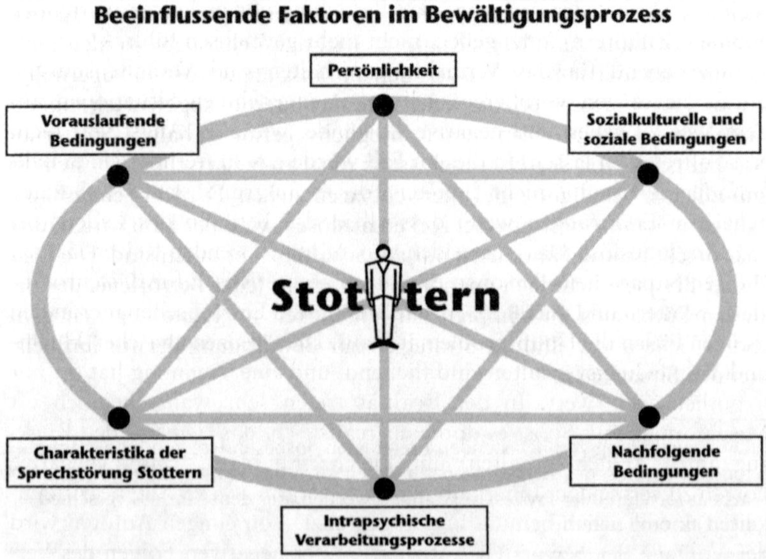


**Abb. 2:** Beeinflussende Faktoren im Bewältigungsprozess

idiografisches Verständnis

Zu einem idiografischen Verständnis des Stotterns trägt die Erfassung dieser einzelnen Faktoren wesentlich bei. In der Regel lassen sich diese nur durch eine ausführliche, biografische Anamnese erschließen. Für Diagnose und Therapie sind sie von großer Relevanz. Ihre Erhebung trägt wesentlich zum Verständnis der individuellen Probleme bei.
Eine Reihe von Bewältigungsverhaltensweisen, die Stotternde im Laufe der Zeit lernen, stellen keine effektiven Strategien im Umgang mit dem Stottern dar. Sie tragen nicht dazu bei, die entstandenen Belastungen zu reduzieren. Unter ungünstigen Bedingungen kann es dazu kommen, dass sich die Betroffenen dem Stottern immer mehr hilflos ausgeliefert fühlen und nur noch eine geringe Kontrolle über ihr Stottern bzw. Sprechen haben. Als übergeordnete Ziele bei der Bewältigung des Stotterns sind die Erhöhung des subjektiven Wohlbefindens und die Verbesserung der Lebensqualität zu nennen. Um dies zu erreichen, ist es für die Betroffenen sehr wichtig, mittels Sprechtechniken und/oder anderer therapeutischer Maßnahmen wieder Kontrolle über das Sprechen zu erlangen. Für jede einzelne Person sind hier sicher individuelle Zielvorgaben von Bedeutung.

## 3.1 Vermeidungsverhalten

Fluchtverhalten

Ein großer Teil der genannten Bewältigungsverhaltensweisen stellen Flucht- und Vermeidungsverhalten dar. Unter *Fluchtverhalten* sind Verhaltensweisen zu verstehen, die eingesetzt werden, um einen unangenehmen Zustand (z. B. Angst) zu beenden. Dies ist beispielsweise der Fall, wenn ein Stotternder einen Bäckerladen wieder verlässt, ohne sein Anliegen vorgebracht zu haben, da er sich in der Konfrontation mit der realen Situation, der Aufgabe, eine Bestellung vor mehreren wartenden Kunden (Zuhörern) aufzugeben, nicht mehr gewachsen fühlt.

Vermeidungsverhalten

Kennzeichnend für das **Vermeidungsverhalten** sind Verhaltensmuster, durch die es von vornherein gelingt, unangenehmen Situationen aus dem Weg zu gehen und negative Zustände, wie z. B. Angst, gar nicht erst auftreten zu lassen. In diesem Fall würde ein Stotternder einen Bäkkerladen überhaupt nicht betreten, da er aufgrund seiner bisherigen negativen Erfahrungen weiß, dass allein das Betreten des Ladens bei ihm Angst auslöst. Das Vermeiden von angstauslösenden Reizen (Laute, Wörter, Situationen, Personen etc.) ist charakteristisch für das chronifizierte Stottern und macht im Jugendlichen- und Erwachsenenalter in den meisten Fällen die Hauptproblematik aus. Die Grenzen zwischen Flucht- und Vermeidungsverhalten sind fließend, und eine Trennung hat oft nur hypothetischen Wert. In der Realität treten sehr wahrscheinlich oft Mischformen auf. So ist es durchaus realistisch, dass jemand den Rückzug antritt (Fluchtverhalten) und gleichzeitig plant, weitere negative Folgen zu vermeiden. Innerhalb der Fachliteratur werden die Begrifflichkeiten uneinheitlich benutzt und abgegrenzt. Von einigen Autoren wird der Vorgang der bewussten Antizipation der negativen Folgen des Verhaltens als Unterscheidungskriterium herangezogen (Natke 2000). Nach meiner Einschätzung erlaubt aber auch dieses Kriterium keine eindeutige Trennung der beiden Verhaltensweisen. Abgesehen von der Frage, wann Verhaltensweisen bewusst oder unbewusst sind, stellt sich die Frage, zu welcher Kategorie automatisierte Gedankengänge gehören, denn gerade diese treten gekoppelt mit Flucht- und Vermeidungsverhalten auf. Im Folgenden wird schwerpunktmäßig auf das Vermeidungsverhalten eingegangen.

Ebenen

Das Vermeidungsverhalten kann sich auf verschiedenen Ebenen zeigen (siehe Abbildung 3). Betroffen sein können neben der sozialen Ebene die sprachliche, kommunikative, kognitive und nonverbale Ebene (Van Riper 1986; Wendlandt 1992). Im Extremfall kann das Prinzip des Vermeidens zur internalisierten Lebenseinstellung werden und als Grundmuster zur Erklärung des eigenen Tuns und Handelns dienen.

| **Das Vermeidungsverhalten kann sich beziehen auf die** | |
|---|---|
| *Ebenen* | *Beispiele* |
| **Sprachliche Ebene** | Abbrüche u. Umstellungen von Wörtern und Sätzen, Vermeiden von Lauten und Wörtern, Zunahme von Kraft und Tempo beim Sprechen etc. |
| **Soziale Ebene** | Verringerung der sozialen Kontakte, Rückzug aus dem sozialen Leben bis hin zur Isolation etc. |
| **Kommunikative Ebene** | Umgehen von Kommunikationssituationen, Verkürzung von Aussagen auf das Notwendigste bis hin zum Schweigen etc. |
| **Kognitive Ebene** | Negative Selbstbewertungen, wie z. B. „besser ich sage nichts mehr", Wünsche nach mehr sozialen und kommunikativen Kontakten werden negiert, wie z. B. „Gespräche sind nicht so wichtig in meinem Leben" etc. |

| | |
|---|---|
| **Nonverbale Ebene** | Nonverbale Signale drücken Angst, Unsicherheit u. Ablehnung aus, Blickkontakt wird abgewendet, das Stottern wird durch körpersprachliche Signale zu kaschieren versucht, z. B. indem die Hand beim Sprechen vor den Mund gehalten wird etc. |
| **Lebenseinstellung** | Die Bewältigung des Stotterns wird zur alles bestimmenden Linie im Leben und kann zur Alibi-Funktion dafür werden, warum Probleme in der Schule, im Beruf, in der Familie, mit Freunden auftreten etc. |

**Abb. 3:** Ebenen des Vermeidungsverhaltens

Prinzipiell können alle möglichen Verhaltensweisen die Funktionen von Vermeidungsverhalten übernehmen. Ziel des Stotternden ist es immer, den antizipierten negativen Folgen aus dem Weg zu gehen und das Stottern nach Möglichkeit nicht offensichtlich werden zu lassen. Manche Stotternde entfalten hierbei einen regelrechten Ideenreichtum an Strategien. Im Extremfall kann dies so weit führen, dass selbst geübte Hörer, wie beispielsweise Therapeuten, keinerlei Stottersymptome wahrnehmen, da der Stotternde über so perfekte Kaschierungsstrategien verfügt, dass keinerlei Unflüssigkeiten auftreten. Auch das Fluchtverhalten spielt sich auf verschiedenen Ebenen ab. Auf der sprechmotorischen und/oder nonverbalen Ebene wird versucht, durch Stoppen, Starter, Mitbewegungen, Anstrengungsverhalten etc. die Symptomatik zu beenden. Im kommunikativen, sozialen Bereich tritt Fluchtverhalten sehr viel seltener auf als Vermeidungsverhalten. In der Regel werden Stotternde versuchen, stressreichen Situationen aus dem Weg zu gehen.

Kaschierung

Der ständige Versuch, belastende bzw. angstauslösende Ereignisse zu vermeiden, stellt für die meisten Betroffenen einen Akt höchster Anspannung und Anstrengung dar. Eine Betroffene beschreibt dies folgendermaßen:

> „Ich fühlte mich ständig von meinem Stottern bedroht. Das ist wie ein Feind, der sitzt mir im Nacken und den gilt es zu bekämpfen. Das ist ein ständiger, ein harter, zäher Kampf gewesen. Und ich musste bei jedem Satz und bei jedem Wort vorher zig Gedankengänge machen, wo ich hängen bleiben könnte. Das ist wie eine detektivische Arbeit gewesen, den möglichen Hänger zu suchen und dafür ein Wort, ein Synonym zu finden, wo ich nicht hängenbleibe."
> (Ina in: Weikert 1996, 167)

Folgen

Die Folgen des Flucht- und Vermeidungsverhaltens sind für die Stotternden meist ausgesprochen problematisch. Da die Betroffenen zur Lösung ihrer Probleme keinen anderen Ausweg sehen, als immer wieder mit den gleichen Strategien zu reagieren, setzt eine Spirale der Selbstverstärkung ein. Auf diese Weise fühlen sich die Betroffenen in einem Teufelskreis gefangen, aus dem sie kein Entkommen sehen. Da Flucht- und Vermeidungsverhalten keine effektive Strategie zur Lösung der vorhandenen Probleme darstellen, wirkt sich das Verhalten unwillkürlich auf die subjektive Einschätzung der eigenen Kompetenzen (Selbstwirksamkeitserwartung) aus. Die Konsequenz ist, dass die Gefühle von Hilflosigkeit und Inkompetenz in Anbetracht der entstandenen Situation stärker werden und der Glaube an die eigene Selbstwirksamkeit immer weiter sinkt. In Einzelfällen können ungünstige Bewältigungsstrategien, wie beispielsweise ein ausgeprägtes Vermeidungsverhalten, zur sozialen Isolation der Betroffenen führen.

Hilflosigkeit

## 3.2 Die Angst vor dem Stottern

Die meisten Stotternden berichten über Sprechängste, die sie im Zusammenhang mit dem Auftreten des Stotterns erleben. Wovor die Betroffenen im Einzelnen Angst haben ist individuell sehr unterschiedlich und vielfältig. Die einen haben Angst, sich durch das Stottern zu blamieren oder auszugrenzen, andere verspüren Angst vor bestimmten Lauten und Wörtern. Wiederum andere haben vor spezifischen Personen und Situationen Angst, in denen sie stärker stottern als sonst. Vor einer größeren Zuhörergruppe, z. B. der Schulklasse, ins Stottern zu geraten oder beim Telefonieren keinen Laut herauszubekommen, sind typische Befürchtungen Betroffener. Für viele Stotternde stellt die Angst vor dem Stottern das größte Problem dar. Allgemein betrachtet ist allerdings nicht die Angst vor dem Stottern das Kernproblem, sondern die Furcht vor den sozialen Folgen des stotternden Sprechens. Aus diesem Grund versuchen Stotternde, ihr Stottern zu kaschieren und vor der Umwelt zu verheimlichen, was ihnen manchmal gut und manchmal weniger gut gelingt.

Abgrenzung zur Sprechangst

Sprechangst ist eine Form sozialer Angst, deren spezifische Ausprägung sich darin zeigt, dass jemand Angst davor verspürt, vor einem tatsächlichen oder vermeintlichen Publikum zu sprechen. In vielen Fällen löst allein die Vorstellung von zukünftigen Sprechanlässen und -situationen bei den Betroffenen Beklommenheit aus (siehe Beitrag von Kriebel in diesem Band). Das kurzfristige, vorübergehende Auftreten von Sprechangst ist den meisten Menschen bekannt. Insbesondere Angst vor einem größeren Publikum zu sprechen, ist vielen vertraut und in diesem Kontext ein allgemein akzeptierter Gefühlszustand. Insofern ist Sprechangst keine Erscheinungsform, die stotterspezifisch auftritt. Allerdings leiden wesentlich mehr Stotternde als Nicht-Stotternde unter ihren Sprechängsten. Dieser Umstand liegt daran, dass viele Stotternde im Laufe der Zeit wegen ihres Stotterns Ängste vor Alltagsgesprächen entwickelt haben. Die vielen kleinen Gespräche, die im Tagesverlauf anfallen, erzeugen bei den Betroffenen die Furcht, sich den Gesprächsanforderungen aufgrund ihrer stotternden Sprechweise nicht gewachsen zu fühlen. Gespräche mit Freunden, Klassenkameraden, Arbeitskollegen und den Nachbarn können so zu stressreichen Ereignissen werden, welche die Alltagskommunikation sehr belasten. Ob und in welchem Ausmaß Stotternde Sprechangst empfinden, hängt wesentlich von den internen Bewertungsprozessen ab (siehe oben; Weikert 1999). Die Art und Weise, wie Kommunikationssituationen wahrgenommen und in Bezug auf die eigenen Kommunikationskompetenzen bewertet werden, entscheidet darüber, ob diese Situation als bedrohlich und beängstigend erlebt oder als

interne Bewertung

neutral und nicht angstauslösend eingeschätzt wird. Für das Entstehen von Sprechängsten sind vor allem Lernerfahrungen bedeutsam. Da viele Stotternde negative Kommunikationserfahrungen gemacht haben und Ängste generell die Tendenz haben, sich zu generalisieren, lässt sich erklären, warum für viele Stotternde jegliche Kommunikation zu einem angstauslösenden Erlebnis wird.

# 4 Besonderheiten des Stotterns im Jugendalter

Spontanremission

Dem Jugendalter kommt, im Zusammenhang mit der Entwicklung des Stotterns, eine besondere Bedeutung zu. In diesem Alter wird die Wahrscheinlichkeit, dass sich das Stottern wieder verliert (Spontanremission) immer geringer, während die Wahrscheinlichkeit der Chronifizierung steigt. Dies wird auch den betroffenen Jugendlichen und ihren Eltern zunehmend bewusst. Da sich in dieser Zeit die Stottersymptomatik und die damit einhergehenden sekundären Symptome oftmals verstärken und verfestigen, geraten Jugendliche und Eltern zunehmend unter Druck. In der ohnehin schwierigen Phase der Adoleszenz werden stotternde Jugendliche mit zusätzlichen Belastungen konfrontiert. Das Jugendalter stellt eine (Übergangs-) Phase dar, die für alle Jugendlichen zahlreiche Veränderungen mit sich bringt. In diesem Lebensabschnitt werden sie ständig mit neuen Erfahrungen konfrontiert. Die Bewältigung von Entwicklungsaufgaben stellt sie vor weitere Probleme. Während der überwiegende Teil der stotternden Kinder anfangs kein oder kaum ein Störungsbewusstsein hat, findet im Laufe der Pubertät häufig eine Änderung statt. Die betroffenen Jugendlichen zeigen sich zunehmend über ihr Stottern bekümmert. Ihr Leidensdruck steigt, und viele entwickeln ein ausgeprägtes Störungsbewusstsein. Das Stottern rückt allmählich in den Vordergrund. In Einzelfällen wird es zu einem Teil des sich bildenden Selbstkonzepts. An diesem Prozess scheinen mehrere Faktoren beteiligt zu sein. Mit der Zunahme der kognitiven, sozialen und selbstreflektiven Kompetenzen wächst auch das Vermögen der Jugendlichen, sich selbst mit mehr Distanz zu betrachten. Der eigenen Person wird mehr Aufmerksamkeit als früher gewidmet. Die persönliche Wirkung auf andere Menschen und deren Meinung, insbesondere die Einstellung der Peergruppe, gewinnt plötzlich an Bedeutung. Dies hat zur Folge, dass der Grad an Selbstbeobachtung und Selbstaufmerksamkeit steigt, was automatisch das Stottern in den Blickpunkt rückt. Ein großer Teil der stotternden Jugendlichen berichtet, dass sie ihre Unflüssigkeiten bewusster wahrnehmen als früher. Erfahrungen in der Familie, im Freundeskreis, in der Schule und im Freizeitbereich lehren sie, wie wesentlich Sprache für die Bewältigung sozialer, schulischer und beruflicher Anforderungen ist. Und auch bei der Kontaktaufnahme zum anderen Geschlecht spielt Sprache eine große Rolle. Jugendliche beginnen, Parallelen zwischen sich und anderen Gleichaltrigen zu ziehen. Diese Fähigkeit zum Perspektivenwechsel

Leidensdruck

macht manchem stotternden Jugendlichen schmerzhaft bewusst, dass stotterndes Sprechen nicht der „normalen", durchschnittlichen Sprechweise entspricht. Zudem ist es keine Eigenschaft, die soziale Anerkennung einbringt und damit zur positiven Identitätsentwicklung beiträgt.
Die Zunahme und Verstärkung der Stottersymptomatik im Jugendalter erleben viele Betroffene als den Verlust der Kontrolle über das Sprechen. In diesem Alter wird vermehrt berichtet, dass sie sich dem Stottern hilflos ausgeliefert fühlen. Während das Gefühl der Hilflosigkeit steigt, sinken die Erwartungen an die eigenen Kompetenzen, flüssig sprechen zu können. Wann der Kontrollverlust über den Sprechvorgang einsetzt, lässt sich nicht genau bestimmen. Auch stotternde Kinder erleben punktuell den Verlust der Kontrolle über das Sprechen. Allerdings ist dies in der Regel im Kindesalter wesentlich schwächer ausgeprägt als im Jugendlichen- und Erwachsenenalter.

Schule

Einen großen Teil ihrer Zeit verbringen stotternde Jugendliche in der Schule. Den Schulalltag erleben viele als problematisch. Insbesondere die mündliche Beteiligung im Unterricht stellt für stotternde Schüler eine riesige Hürde dar. Das stotternde Sprechen bzw. Vorlesen vor einer großen Zuhörerschaft (Klasse) wird als blamabel empfunden. Ein uneinfühlsames Verhalten von Lehrern und Mitschülern trägt ebenfalls dazu bei, dass Stotternde ihre Schulzeit in negativer Erinnerung behalten. Da Selbstwertgefühl und Selbstkonzept noch nicht zu stabilen Einheiten herangereift sind, sondern sich noch im Entwicklungsstadium befinden, reagieren Jugendliche sehr empfindsam und verletzlich. So werden beispielsweise wohlwollend gemeinte Bemerkungen als Angriff auf die gesamte Person erlebt. Einige stotternde Jugendliche scheinen aus Scham und Hilflosigkeit verschlossen, ablehnend oder gar aggressiv zu sein. Die Stärkung der Gesamtpersönlichkeit stotternder Jugendlicher sowie die Einbeziehung des sozialen Umfeldes sollte aus diesen Gründen in der Stottertherapie einen hohen Stellenwert einnehmen.

soziale Beziehungen

Obwohl eine große Anzahl der stotternden Jugendlichen über ein gut funktionierendes soziales Bezugssystem verfügt, bleibt bei vielen das Gefühl, wegen der unflüssigen Sprechweise „anders zu sein", bestehen. Aus den biografischen Berichten Stotternder (Hennen 1989a; Hildebrand 1999; Weikert 1996a) lässt sich resümieren, dass Angst, Scham und Minderwertigkeitsgefühle immer wieder die Oberhand gewinnen und wesentlich stärker sind als die durch die sozialen Beziehungen erlebten positiven Gefühle.

> „Nach dem Sprechen hatte ich oft Minderwertigkeitsgefühle, weil ich ja nicht „richtig" sprechen konnte und meine Gesprächspartner mit meinem Stottern plagte. Sie waren meist sehr rücksichtsvoll zu mir, aber ich spürte auch, dass es für sie anstrengend und z. T. peinlich war, mir zuzuhören. Sie fühlten sich sicherlich genauso hilflos wie ich. So besuchte mich einmal ein Schulfreund aus der nächsten Stadt. Wir machten einen Spaziergang und schossen Fotos. Mein Stottern wurde allmählich immer schlimmer. Als er gegen Abend wieder den Bus bestieg, um nach Hause zu fahren, war ich heilfroh darüber, dass er fort war, hatte ich mich doch so furchtbar angestrengt und fühlte mich jetzt, da er fort war, elend und niedergeschlagen." (Hennen 1989b, 54 f.)

Dies kann dazu führen, dass die betroffenen Jugendlichen argwöhnen, dass sich hinter dem zugewandten und positiven Verhalten ihrer Freunde und Klassenkameraden nicht nur Interesse an ihnen als Person verbirgt, sondern Höflichkeit, Rücksichtnahme und Mitleid wegen ihres Stotterns. Sie fühlen sich nur scheinbar oder teilweise von ihren Sozialpartnern akzeptiert. Ob diese Befürchtungen der Realität entsprechen, wird in der Regel nicht überprüft, da kein offener Umgang mit dem Stottern gepflegt wird. Schon im Elternhaus erleben stotternde Jugendliche häufig, dass über das Stottern nicht gesprochen wird. Die nicht betroffenen Jugendlichen machen die Erfahrung, dass man Menschen mit Problemen nicht direkt auf ihre Probleme anspricht. Dies alles führt dazu, dass Stottern auch unter Gleichaltrigen als Tabuthema gilt. Oftmals findet sich kein Weg zu einem entspannteren Umgang mit dem Stottern.

Tabu

Natürlich reagieren nicht alle jugendlichen Stotternden wie oben beschrieben. Es gibt auch eine Reihe, die gestärkt durch eigene Kompetenzen und/oder durch ein bestärkendes Elternhaus, zu einem selbstbewussten Umgang mit dem Stottern gefunden haben, doch leider stellen sie immer noch die Minderzahl dar.

# Poltern

*Claudia Iven*

## 1 Einleitung

Beim Poltern handelt es sich um eine Störung des Redeflusses, die sowohl in der wissenschaftlichen Fachliteratur als auch in der Therapieforschung weitgehend vernachlässigt wird. Neben der fast unüberschaubaren Fülle von Veröffentlichungen zum Stottern, seinen Ursachen, Erscheinungsbildern und Therapiemöglichkeiten ist die Forschungs- und Literaturbasis zum Poltern wesentlich geringer. Zur Kennzeichnung des Störungsbildes beziehen sich dabei selbst aktuelle Publikationen auf einige wenige klassische Veröffentlichungen, die mehrere Jahrzehnte alt sind, nämlich vorrangig auf die Ausführungen von FREUND (1952), LUCHSINGER (1963) oder WEISS (1964). Dies gilt sowohl im deutschsprachigen Raum als auch international.

veraltete Literaturbasis

Neben dem Bezug auf diese schmale und teilweise veraltete Literaturbasis ist die wissenschaftliche Auseinandersetzung mit dem Phänomen Poltern auch von erheblichen terminologischen Ungenauigkeiten geprägt. Definitionen des Störungsbildes zählen häufig eine Fülle von Merkmalen und Merkmalskombinationen auf (z. B. verzögerte Sprachentwicklung, Aussprachestörungen, Lese-Rechtschreibschwäche, geringe auditive Merkfähigkeit etc.), die keine spezifischen Kennzeichen des Polterns sind, sondern auch in Verbindung mit vielen anderen Störungsbildern auftreten können. Darüber hinaus haben sich in der Vergangenheit die Forschungsaktivitäten zum Poltern vielfach auf vermeintliche Persönlichkeitsmerkmale der betroffenen Menschen konzentriert und dabei die Auseinandersetzung mit dem sprachlich-kommunikativen Erscheinungsbild, mit Ursachen und Therapiemöglichkeiten eher stiefmütterlich behandelt.

terminologische Ungenauigkeiten

Der vorliegende Beitrag versucht, den tradierten Meinungen einen Einblick in den aktuellen Wissens- und Forschungsstand gegenüberzustellen. Dazu wird nach einer Symptomkennzeichnung zunächst die Geschichte der Polter-Forschung betrachtet, bevor ein Überblick über die jüngeren Ansätze der Grundlagenforschung gegeben wird. In der Frage der Differenzialdiagnose von Stottern und Poltern wird ein besonders kritischer Blick auf die Charakterisierung der so genannten Polter*persönlichkeit* geworfen, die seit über einhundert Jahren recht unreflektiert übernommen wurde und die heutigen Einstellungen von Therapeuten und Forschern immer noch prägt.

# 2 Kennzeichnung des Störungsbildes

Betrachtet man die Aussagen über das Phänomen Poltern, so findet man in neueren Definitionen vorrangig Aussagen über die Sprach- und Sprechebene. In älteren Quellen werden zusätzlich bestimmte Charaktereigenschaften von polternden Menschen als Bestimmungsmerkmal herangezogen.

## 2.1 Definitionsversuche

Eine allgemeingültige, übergreifende Definition des Polterns steht derzeit noch aus. Die wenigen Spezialisten, die sich aktuell mit dieser Störung beschäftigen, wenden sich dem Versuch einer generalisierenden Beschreibung ab, da die individuelle Ausprägung sehr unterschiedlich und von einer Vielzahl von Variablen abhängig ist. Stattdessen bemühen sie sich darum, das Störungsphänomen in seiner Vielschichtigkeit darzustellen. Poltern wird beispielsweise beschrieben als:

Variablenvielfalt

- „Eine hohe Sprechgeschwindigkeit mit falscher Sprechflüssigkeit, jedoch ohne Wiederholungen oder Zögern, von einem Schweregrad, der zu einer beeinträchtigten Sprechverständlichkeit führt. Das Sprechen ist unregelmäßig und unrhythmisch, mit schnellen, ruckartigen Anläufen, die gewöhnlich zu einem fehlerhaften Satzmuster führen" (ICD10 der WHO 2000; Quelle der deutschen Übersetzung: http://www.informatik.fh-luebeck.de/icdger/f98_6.htm)
- „Überlastung der Sprache, so dass Silben und Wörter verschluckt oder überhaupt unverständlich ausgesprochen werden; Auffälligkeiten in phonologischer und morphologisch-syntaktischer Sprachebene mit Überstürzung der Rede und z. B. Verschlucken und Verstümmelung von Lauten" (Arbeitsgemeinschaft der Wissenschaftlichen Medizinischen Fachgesellschaften 2000, Quelle: http://www.uni-duesseldorf.de/WWW/AWMF/II/phon-009.htm)
- „A disorder of speech and language processing, resulting in rapid, dysrhythmic, sporadic, unorganized, and frequently unintelligable speech. Accelerated speech is not always present, but an impairment in formulating language almost always is" (Daly & Burnett 1996, 239)

Diesen Beschreibungen ist gemeinsam, dass sie sich auf die konkret beobachtbare Sprach- und Sprech-Ebene beschränken und keine Spekulationen über Ursachen, Entwicklungsgesetzmäßigkeiten oder Charaktereigenschaften der Betroffenen anstellen. In diesen Beschreibungen wird auch deutlich, dass zumeist mehrere Ebenen vom Poltern beeinträchtigt sein können. Die Symptomatik des Polterns betrifft:

Ebenen des Polterns

- *Phonetik und Phonologie:* Laute werden fehlerhaft gebildet, miteinander verschmolzen oder ausgelassen, Silben werden ‚verschluckt', die Artikulation wirkt verwaschen und unvollständig; Lautfehlbildungen treten nicht konstant auf und werden selten korrigiert; Beispiele: „Schokolade" wird als „Schlade" realisiert, „Wasserhahn" als „Wann", „Hausaufgaben" als „Habe", „noch nicht" als „nocht".

- *Morphologie und Syntax:* Auslassungen von Morphemen und syntaktischen Elementen oder eine nicht regelhafte Satzstruktur führen zum Eindruck dysgrammatischen Sprechens; Beispiel: „Da wollte ich den Schirm aufmachen" wird realisiert als „Da hab – da woll ich de – den da den den Schmach den auf".
- *Semantik und Lexikon:* Auslassungen von Worten, unpräzise Wortwahl, Füllwörter, Satzabbrüche oder Umstellungen erwecken den Eindruck semantischer Störungen bis hin zu Wortfindungsstörungen; Beispiel: „Der Mann ging auf den Polizisten zu" wird realisiert als „Da hat er äh ist er äh ist der da, der so gegangen, ne, da so zu dem der äh da wo er der da steht".
- *Sprechablauf und Sprechflüssigkeit:* Sprechgeschwindigkeit und Sprechrate sind zumeist hoch; Wiederholungen, Auslassungen und Abbrüche führen zu Redeunterbrechungen; Sprechen in „Spurts" (DALY 1993, 194) zeigt sich in sehr raschen Sprechanfängen, die in unverständlichem Murmeln auslaufen; Unterbrechungen und sinnentstellende Pausen lassen das Sprechen und die Sprechatmung unrhythmisch erscheinen.
- *Prosodie:* die Sprechmelodie ist häufig monoton, das Betonungsmuster ist uneinheitlich und oft nicht der Mitteilungsintention angemessen; die Lautstärke schwankt stark von sehr lauten Sprechanfängen bis hin zum Versanden am Ende der Äußerungen; suprasegmentale Elemente sind der Mitteilungsabsicht oft nicht angemessen.
- *Pragmatik und Kommunikation:* die genannten Störungsbereiche führen zu einem oft schwer oder gar nicht verständlichen Sprechen, die Sachinhalte und die Mitteilungsabsicht bleiben vielfach unklar; Selbstkorrekturen oder Überarbeitungen, die notwendig werden, wenn ein Sprecher nicht verstanden wurde, werden oft nicht vollzogen, so dass der Eindruck entsteht, schlecht zuzuhören oder wenig auf seinen Gesprächspartner einzugehen.

Eindruck von Dysgrammatismus

Auslassungen

Redeunterbrechungen

kommunikative Missverständnisse

(Vgl. DALY 1993, DALY & BURNETT 1996, IVEN 1998, MYERS 1996, TEIGLAND 1996).

Viele der hier genannten Faktoren gelten nicht nur für den verbalen, sondern auch für den schriftlichen Sprachgebrauch. Auslassungen oder Vertauschungen von Lauten, Silben oder Wörtern finden sich oft auch im Schriftbild oder beim Lesen wieder (vgl. KLEINSORGE 1989, MEIXNER 1992, ST. LOUIS & DALY 1995). Eine hohe Sprechgeschwindigkeit, die früher als das Kardinalsymptom des Polterns angesehen wurde, stellt zwar ein häufig anzutreffendes Phänomen dar, kann aber nach derzeitigem Wissensstand nur gemeinsam mit den oben genannten Ebenen, nicht aber als alleiniges Kriterium betrachtet werden.

Schriftsprache

hohe Sprechgeschwindigkeit

## 2.2 Historische Betrachtung des Phänomens Poltern

Neben den soeben angeführten Symptomen auf der Sprach-, Sprech- und Kommunikationsebene werden in älteren Veröffentlichungen vielfach

Behauptungen über die Persönlichkeitsstruktur

*Behauptungen über die Persönlichkeitsstruktur* der Betroffenen aufgestellt, die von massiven und tradierten Vorurteilen zeugen. Von den Beobachtungen auf der Symptomebene, d. h. des schnellen, unterbrochenen, schlecht verständlichen, schlecht strukturierten Sprechens, werden hierbei Rückschlüsse auf den Charakter, auf die Selbstwahrnehmung und Selbststeuerungsmöglichkeiten des Sprechenden gezogen. Einige Zitate aus der Anfangszeit der Sprachheilkunde belegen dies in anschaulicher Weise:

„... sehen wir bei unruhigen, hastigen, sich ... überstürzenden Menschen die Sprache gleichfalls einen hastigen und sich überstürzenden Gang nehmen" (Kussmaul 1910, 230).

„Durch seine nervöse Überhastung... macht der Polterer stets einen überaus zerfahrenen Eindruck. Im allgemeinen aber empfindet der Polterer sein Übel nur sehr wenig. ... Der reizbare, nervöse Polterer... Leider ist in den meisten Fällen sein Temperament ein außerordentliches Hemmnis, ... da sein Übel von seinem Wesen ganz und gar abhängig ist, ... so bedarf es ... einer recht langen Behandlungszeit" (Gutzmann 1912, 362ff).

negative Eigenschaftszuschreibungen

Die negativen Eigenschaftszuschreibungen, die bereits früh formuliert wurden, wurden von nachfolgenden Therapeuten und Autoren zumeist ohne weitere Prüfung übernommen. Vielfach konzentrierten sich spätere Veröffentlichungen auf die Darstellung der ‚Polterer*persönlichkeit*', nicht auf die Sprach- und Sprechprobleme der Betroffenen. In sehr generalisierender Form wurde der Polterer allgemein als nervös, unruhig, unaufmerksam, hastig, unkonzentriert, motorisch ungeschickt, unstrukturiert denkend etc. beschrieben. Die Charaktereigenschaften, die angeblich auf alle Polterer zutrafen, rückten zur Beschreibung des Störungsbildes immer weiter in den Vordergrund. Die Schlussfolgerung, dass die Art des Sprechens direkte Aussagen über den Charakter des Sprechers zulässt, wurde immer deutlicher formuliert. Die sprachlichen Symptome galten in der Folge als Zeichen einer gestörten Persönlichkeit:

„... what appears to be characteristic of the ‚speech constitution' will be found in many instances to belong to the total personality, manifesting itself ‚secretly' also outside in the very field of speech (e.g. lack of self control, hastiness, explosiveness, forgetfulness, etc.)" (Freund 1952, 149).

„Der Polterer benimmt sich im Leben meist ebenso überstürzt, leichtsinnig und unordentlich wie in seinem Sprechen. Seine Sachen sind in Unordnung, sein Benehmen erratisch und formlos, seine Hausaufgaben speckig, seine Schrift hässlich und oft kindlich" (Weiss 1967, 256).

Solche Behauptungen über den Charakter ‚des Polterers' haben zu einem konstanten Meinungsbild über die „known personality characteristics" (Freund 1952, 161) der Betroffenen geführt, welches die weitere Grundlagen- und Therapieforschung nachhaltig beeinflusst hat. Die negative Darstellung des Störungsbildes und der davon betroffenen Menschen, vor allem ihre Kennzeichnung als unaufmerksam, unkonzentriert, nicht therapie-motiviert, nicht selbstwahrnehmungs- und kontrollfähig, hat sicherlich viel dazu beigetragen, dass in der Vergangenheit nur wenig Forschungs- und Therapie-Bemühungen erkennbar sind.

Festzuhalten bleibt, dass einige der hier angeführten Kriterien beim einzelnen Sprecher in einzelnen Kommunikationssituationen durchaus zutreffen können, z. B. eine relative Unaufmerksamkeit für Dialoggestaltung, Sprecherwechsel- oder Pausengestaltung, Zuhören und Rückmeldung geben oder weitere pragmatische Kriterien. Daraus jedoch generelle statische Persönlichkeitsmerkmale für alle polternd sprechenden Menschen ableiten zu wollen, geht zu weit.

# 3 Erklärungsversuche

Der Vielzahl von Forschungs- und Therapieansätzen zum Stottern stehen auch in jüngster Zeit nur ausgesprochen wenige Veröffentlichungen zum Poltern gegenüber, obwohl beide Störungsformen oft gemeinsam auftreten und immer wieder betont wird, dass beide Formen von Sprechunflüssigkeiten miteinander verwandt sind. Diese Diskrepanz zeigt sich nicht nur bei der Anzahl der Publikationen zu Forschungsprojekten und Therapiekonzepten, sondern auch auf Kongressen zum Thema Sprechunflüssigkeiten. Der Weltverband für dieses Fachgebiet, die International Fluency Association (IFA), führt regelmäßig Weltkongresse durch, bei denen jeweils über 120 Beiträgen zum Stottern 3 bis 4 Beiträge zum Poltern gegenüberstehen (vgl. Starkweather & Peters 1995, Healey & Peters 1997, Journal of Fluency Disorders 3/2000). Selbsthilfegruppen oder Zusammenschlüsse von engagierten Therapeuten, wie sie beim Stottern selbstverständlich sind und die unter anderem auch eine Öffentlichkeit für das Thema herstellen, fehlen für das Poltern gänzlich. Die Einschätzung, dass es sich beim Poltern um das Stiefkind der Sprachstörungen handelt („orphan in the family of speech language pathology", Daly 1993, 179), ist folglich immer noch zutreffend. Trotzdem haben sich in den letzten Jahren einige wenige Forscher intensiv mit dem Poltern befasst und sich auf die Suche nach möglichen Erklärungen begeben. Diese beziehen sich auf Hypothesen über Zusammenhänge von Poltern mit der zentralen auditiven Verarbeitung, mit pragmatischen Fähigkeiten, mit der Koordination der Sprechmotorik und mit generellen Lernmöglichkeiten und -strategien.

Diskrepanz von Veröffentlichungen zum Stottern und Poltern

Hypothesenbildung

## 3.1 Poltern und zentrale auditive Verarbeitung

Poltern tritt häufig gemeinsam mit Einschränkungen der Aufmerksamkeits- oder Hörgedächtnisspanne, mit Sprachentwicklungsstörungen und mit Aussprachestörungen auf, so dass seit langem Vermutungen angestellt wurden, ob diesen Störungskomplexen Probleme bei der zentralen Verarbeitung von Höreindrücken zugrunde liegen könnten. Auch die aktuellen Diskussionen um das Hyperkinetische Syndrom HKS oder das Aufmerksamkeits-Defizit-Syndrom ADS stellen immer wieder Bezüge zwischen der auditiven Verarbeitung, der Aufmerksamkeits- und Gedächtnisspanne und sprachlichen Symptomen wie dem Poltern her (vgl. dazu Banaschewski et al. 2000, Neuschaefer-Rube et al. 2000, Teumer 2000). Große Überschneidungsbereiche bei den Erscheinungsbildern

Gemeinsamkeiten mit anderen Erscheinungsbildern

deuten auf eventuell vorhandene gemeinsame Verursachungs- oder zumindest Beeinflussungsmomente hin, auch wenn noch ungeklärt ist, welche dies im Einzelnen sein könnten. Auf die zentrale Hörverarbeitung bezogen gibt es jedoch deutliche Hinweise, dass diese beim Poltern eine gewichtige Rolle spielt. So weist MOLT (1996) mit einer Kontrollgruppenstudie nach, dass sich bei polternden Probanden Abweichungen von der Altersnorm und der Kontrollgruppe mit nichtpolternden Sprechern ergeben. Bei der Ableitung akustisch evozierter Potenziale zeigten sich weniger ausgeprägte Reaktionen auf akustische Reize, verzögerte oder ausbleibende Reaktionen oder atypische corticale Aktivitätsregionen (vgl. MOLT 1996, 219f.). Bei der Durchführung dichotischer Hörtests zeigten die polternden Probanden ebenfalls unterdurchschnittliche Leistungen, eine erhöhte auditive Ablenkbarkeit und eine verkürzte auditive Aufmerksamkeitsspanne. Die zentrale Verarbeitung von sprachlichen und nichtsprachlichen Hörreizen war bei allen untersuchten polternden Probanden beeinträchtigt, wenn auch in unterschiedlichem Ausmaß. Diese Ergebnisse legen den Schluss nahe, dass sie eher ineffektive zentrale Verarbeitungsmuster nutzen (vgl. MOLT a.a.O.), die sich sowohl auf der Ebene der Sprechflüssigkeit zeigen als auch im Bereich der Aufmerksamkeit. Ob diese Phänomene auf einer gemeinsamen Grundstörung beruhen, ist jedoch noch ungeklärt, so dass hier weiterer Forschungsbedarf besteht, bevor klare Aussagen zu Ursachen und therapeutischen Konsequenzen getroffen werden können.

dichotische Hörtests

## 3.2 Poltern und Pragmatik

Die Sprachebene der Pragmatik befasst sich mit dem „Sprachgebrauch im Rahmen zielgerichteten Handelns in sozialen Situationen" (DANNENBAUER 2000, 159). Pragmatische Fähigkeiten beziehen sich auf die Nutzung kontextueller Informationen, auf die Übermittlung von Sachinhalten und Absichten und auf die Anpassung an die Dialogsituation und die Bedürfnisse des Dialogpartners. In einer Kontrollgruppenstudie ging TEIGLAND (1996) der Frage nach, ob die pragmatischen Fähigkeiten von polternden Sprechern gegenüber flüssigen Sprechern eingeschränkt sind und ob sie ‚polter-typische' Kommunikationsstrategien anwenden. Im Mittelpunkt stand dabei die Beobachtung von Dialog-Irritationen, in denen ineffektive Aussagen erneute Erklärungsversuche nötig machen. Sie stellte fest, dass die polternden Probanden dreimal häufiger Aussagen mit ungrammatischer oder unvollständiger Struktur verwendeten oder Selbstkorrekturen durchführten, die unverständlich blieben oder kaum zur Informationserweiterung beitrugen (so genanntes ‚Maze-Verhalten', von engl. maze = Irrgarten), z. B. „Du musst da hoch – nein hier so da lang gehen". Es zeigte sich, dass die flüssigen Sprecher in ihren Selbstkorrekturen ergänzende Informationen verwendeten, die zu besserer Verständlichkeit führten, während die polternden Probanden, wenn sie nicht verstanden wurden, sich hauptsächlich mit erneut unverständlichen oder unvollständigen Aussagen zu korrigieren versuchten (TEIGLAND 1996, 211). Zusammenfassend deuten die Ergebnisse dieser Studie darauf hin, dass

Dialog-Irritationen

polternde Menschen oft die hinreichenden und notwendigen Informationen nicht geben oder dass diese in einer Fülle von Wiederholungen, unverständlichen Anteilen und Einschüben verloren gehen. Sie sind selten in der Lage, ihre Aussagen so umzuformulieren, dass mehr und verständlichere Informationen fließen. Ihre pragmatischen Fähigkeiten erweisen sich also oft als eingeschränkt, wobei auch hier die genauen Ursachen noch im Dunkeln liegen.

eingeschränkte Selbstkorrektur

## 3.3 Poltern und Sprechmotorik

Poltern tritt häufig in Verbindung mit Aussprachestörungen auf und ist von Auslassungen oder Fehlbildungen von Lauten, Silben und auch ganzen Wörtern gekennzeichnet, was erheblich zum oft schlecht verständlichen Sprechen beiträgt. Forschungsergebnisse zur Klärung der Ursachen dieser Sprechstörungen liegen bislang jedoch nicht vor. Erste Hypothesen verweisen in Richtung der Innervation der Artikulationsmuskulatur, der Diadochokinese und der Phonationszeit bzw. Voice-Onset-Time (vgl. Lees, Boyle & Woolfson 1996). Einige Fallstudien belegen, dass bei einzelnen polternden Personen eine eingeschränkte Zungenbeweglichkeit, verlangsamte diadochokinetische Fähigkeiten und eingeschränkte handmotoroische Fähigkeiten vorliegen (Lees, Boyle & Woolfson 1996) oder eine insgesamt späte und langsame motorische Entwicklung mit phonetischen Störungen einhergeht (Daly 1993, 195). Diese allerdings erst sporadisch vorliegenden Studien verdeutlichen, dass Zusammenhänge von Poltern und der Respiration, Phonation und Artikulation bestehen. Die Sensorik und Motorik des orofacialen Bereichs, aber auch der Stimmgebung und Atmung müssen in der Diagnostik berücksichtigt werden. Welche konkreten Ursachen den Aussprachestörungen zugrunde liegen könnten, muss Gegenstand weiterer Untersuchungen sein.

Voice-Onset-Time

## 3.4 Poltern und Lernen

Lesen und Schreiben

Die sprachlichen Symptome, die das Poltern kennzeichnen, zeigen sich oft auch im schriftsprachlichen Bereich. Beim Lesen finden sich im Allgemeinen viele Polteranzeichen wieder (erhöhtes Sprechtempo, Auslassungen und Fehlbildungen) und beim Schreiben sind sie ebenfalls erkennbar: Auch hier finden sich unvollständige Wörter und Sätze, Umstellungen oder Verschmelzungen. Das Schriftbild ist oft schwer leserlich, weil differenzierende Merkmale wie z. B. I-Punkt oder T-Strich weggelassen werden oder einzelne Buchstaben regelrecht ‚ineinander fließen'. Erzählungen wirken oft unstrukturiert, die Formulierungen sind wenig differenziert und von grammatikalischen, phonologischen und semantischen Auffälligkeiten geprägt (vgl. Kleinsorge 1989, Meixner 1992, St. Louis & Daly 1995). Diese Phänomene in der Sprach- und Schriftproduktion ähneln denen, die Kinder mit Problemen des Schriftspracherwerbs oder mit Lernbehinderungen zeigen. Auch die Annahme, dass bei polternden Kindern Aufmerksamkeits- und Wahrnehmungsstörungen vorliegen könnten, deckt sich mit den Annahmen über die Ursachen von Lernstörungen. Letztendlich ist bislang jedoch nur auf der Symptomebene eine gewisse Ähnlichkeit beschrieben worden. Ursache-Wirkungszusammenhänge können daraus zur Zeit jedoch noch nicht abgeleitet werden. Auch wenn Poltern und Schriftsprachprobleme oft vergesellschaftet auftreten, lässt sich nach heutigem Wissenstand nicht sagen, ob die Ursachen des Polterns zu einer assoziierten Lernstörung führen oder ob es umgekehrt ist.

keine Ursache-Wirkungszusammenhänge

## 3.5 Zusammenfassung

Der kurze Überblick über aktuelle Forschungsansätze und Ergebnisse hat gezeigt, dass wir insgesamt noch viel zu wenig Konkretes über das Poltern wissen und dass Grundlagenforschung dringend erforderlich ist. Klar geworden ist aber auch, dass es sich beim Poltern um ein sehr vielschichtiges und individuell äußerst variables Störungsphänomen handelt, das nicht auf eine Sprach- oder Kommunikationsebene einzugrenzen ist.

Notwendigkeit von Grundlagenforschung

> Poltern ist keine reine Sprechablaufstörung, keine reine Hörmerkspannen- oder Aufmerksamkeitsstörung, keine reine Kommunikationsstörung auf der Ebene der Pragmatik, keine reine sprechmotorische Störung, keine reine Lernstörung, aber es enthält Elemente von alledem und kann mit allen diesen Störungen gemeinsam auftreten.

„Es zeigt sich das komplexe Bild einer Kommunikationsstörung, die in sehr differenzierter Weise mit Lern-, Wahrnehmungs-, auditiven Verarbeitungs- und motorischen Störungen zusammenhängen kann, wobei die Art des Zusammenhangs und mögliche Ursache-Wirkungsbezüge noch der weiteren Klärung bedürfen" (Iven 1998, 58).

# 4 Stottern und Poltern: verwandte, aber unterschiedliche Störungen

Differenzialdiagnose

Obwohl Stottern und Poltern häufig gemeinsam auftreten, wird in der Literatur und für die Therapie gefordert, beide Störungsbilder differenzialdiagnostisch voneinander abzugrenzen. Dazu wurden und werden vor allem die unter 2.2 bereits angeführten Eigenschaftszuschreibungen herangezogen. Nicht nur in alten Quellen, sondern auch in neuesten Publikationen finden sich Gegenüberstellungen wie die folgende (u. a. nach Luchsinger 1963, 33; Weiss 1967, 252; Van Riper 1970, 348; Böhme 1974, 244; Becker & Sovak 1983, 217; Wirth 1990, 464f.; Johannsen & Schulze 1992, 77f.; Johannsen & Johannsen 1998, 511f.):

**Tab. 1:** Veraltete Gegenüberstellung von angeblich vorhandenen Sprech- und Persönlichkeitsmerkmalen von stotternden und polternden Menschen

| | Stottern | Poltern |
|---|---|---|
| *Sprach-/Sprechmerkmale* | | |
| – Sprechgeschwindigkeit | langsam | schnell |
| – Satzbau | korrekt | fehlerhaft |
| – Artikulation | exakt | verwaschen |
| *Schriftsprache* | | |
| – Rechtschreibung | gut | schlecht |
| – leises Lesen | normal | langsam |
| – bekannten Text lesen | besser | schlechter |
| – unbekannten Text lesen | schlechter | besser |
| – Schriftbild | ordentlich | unordentlich |
| *Störungsbewusstsein* | | |
| – Bewusstseinsgrad | vorhanden | nicht vorhanden |
| – Einstellung z. Sprechen | hoch<br>angstbesetzt | niedrig<br>sorglos |
| *Persönlichkeitsmerkmale* | gehemmt, ängstlich, schüchtern, introvertiert, zwanghaft, beherrscht, zögernd, gewissenhaft, ordentlich | aggressiv, expansiv, sorglos, extrovertiert, impulsiv, unkontrolliert, flüchtig, vergesslich, unordentlich |

Provokant ausgedrückt fragt man sich bei der Betrachtung dieser teilweise diametral entgegengesetzten Charakterisierungen, wie es überhaupt möglich sein kann, dass eine Person in ihrem Sprechen gleichzeitig Polter- und Stotter-Komponenten zeigen kann, da sie ja dann auch die hier zugeschriebenen gegensätzlichen Charaktermerkmale in sich vereinen müsste. Trotzdem hat sich diese Einteilung in ein eher positives Bild vom ‚Stotterer' und ein eher negatives Bild vom ‚Polterer' durchgesetzt und Auswirkungen auf die Forschungs- und Therapiebemühungen gehabt. Die Therapie des Stotterns erscheint eher lohnend, weil die Betroffenen angeblich immer Leidensdruck und Störungsbewusstsein zeigen und daher therapiemotiviert sind. Die Therapie des Polterns steht unter anderen Vorzeichen: Die Betroffenen gelten als unmotiviert und unfähig, bewusst etwas zur Änderung ihrer Symptomatik beizutragen. „Die Annahme eines gering ausgeprägten Störungsbewusstseins und mangelnder Selbstwahrnehmung wurden bisher nicht als Anzeichen einer weit reichenden, komplexen Störung interpretiert, sondern als Ausdruck persönlicher Defizite und einer gewissen Problem-Ignoranz der Betroffenen" (Iven 1998, 61).

vorschnelle therapeutische Folgerungen

Zu einer gesicherten Differenzialdiagnose trägt diese tradierte Vorurteilslage wenig bei. Auch bleibt die Frage offen, ob eine Differnzialdiagnose bei Phänomenen, die so eng miteinander in Verbindung stehen, überhaupt erforderlich ist. Eine Quantifizierung der Symptomatik, also eine Festlegung, wie viele Symptome bei unflüssigem Sprechen eher als Stotter- oder eher als Polter-Komponente zu werten sind, erscheint nur dann sinnvoll, wenn sie Orientierungshilfen für Therapieschwerpunkte liefern kann. Eine Einteilung in feststehende und klar abgrenzbare Personengruppen kann bei so oft miteinander verbundenen Störungsbildern nicht Sinn der Diagnose sein.

Beschreibung statt Klassifikation

Entsprechend der aktuellen Forschungsergebnisse sollten andere Beschreibungskriterien im Mittelpunkt stehen, die sich auf beobachtbare und abklärbare Parameter beschränken und Spekulationen über das Persönlichkeitsbild unterlassen. Dazu haben z. B. DALY (1993) und DALY & BURNETT (1996) eine Checkliste vorgelegt, die eine Beurteilung der Symptomatik und der Begleiterscheinungen ermöglicht (vgl. dazu auch IVEN 1998).

Checkliste

Für das Störungsbild Poltern sprechen dabei folgende Faktoren:
- unrhythmisches, schnelles Sprechen mit Pausen im Wort, Satzabbrüchen und -umstellungen, grammatikalischen, phonologischen und semantischen Fehlbildungen,
- Auslassungen, Vertauschungen oder Verschmelzungen von Lauten, Silben oder Wörtern,
- unstrukturierte Erzählungen, Probleme beim Einhalten von Ereignisfolgen, Wortfindungsschwierigkeiten,
- ähnliche Phänomene auch beim Lesen und Schreiben,
- unmelodisches Sprechen mit uneinheitlichem, oft unpassendem Betonungsmuster und wechselnder Lautstärke,
- eingeschränkte auditive Merkspanne, eingeschränkte Aufmerksamkeitsspanne,
- eingeschränkte pragmatische Fähigkeiten.

Das Störungsbild Stottern ist demgegenüber von anderen Faktoren geprägt, wie z. B. Blockaden des Sprechablaufs oder sprachlichem und sozialem Vermeidungsverhalten (vgl. JOHANNSEN und WEIKERT in diesem Band). Abschließend bleibt festzuhalten, dass sich der Versuch einer Differenzialdiagnose nach vermeintlich typischen Persönlichkeitsmerkmalen bei Störungsbildern, die so häufig gemeinsam auftreten, als diagnostische Sackgasse erweist. Über solche feststehenden Charakterisierungen sollte die Sprachpathologie und Sprachtherapie in Zeiten der Individualisierung hinwegkommen können, denn „da es weder ‚den Polterer‘ noch ‚den Stotterer‘ gibt, [tragen] sie eher zur Vorurteilsbildung im Sinne plakativer Zuschreibungen als zur Differentialdiagnose bei“ (KNURA 1982, 47).

# Mutismus

*Udo Schoor*

## 1 Mutismus: ein vielgestaltiges Syndrom

„... da brachten sie zu ihm einen Menschen, der war stumm und besessen. Und da der Teufel war ausgetrieben, redete der Stumme. Und das Volk verwunderte sich ... (MATTHÄUS 9, 32, 33)
Seit die Menschen über sich, ihre Gebrechen und deren Verursachung nachdenken, gehört Mutismus zu jenen Störungen, die für die Menschen schwer begreifbar sind. Es ist auch kaum nachvollziehbar, weshalb ein Mensch in der Kommunikation mit seinen Mitmenschen andauernd schweigt bzw. verstummt (stumm auf lateinisch: mutus), obwohl er augenscheinlich alle Voraussetzungen mitbringt, die zum Sprechen können notwendig wären.

mutus: stumm

Auch für die heutigen Fachwissenschaften ist Mutismus ein immer noch schwierig zu erklärendes und schwer einzuordnendes Störungsbild. Das liegt u. a. auch darin begründet, dass Schweigen, Nichtsprechen, Verstummen oder stumm bleiben „trotz erworbener Sprachbeherrschung" (PSCHYREMBEL 1986) bei vielen organisch und/oder psychisch bedingten Störungen vorkommen kann.
Die Symptomatik erstreckt sich u. a. vom verstummen bei verschiedensten psychiatrischen Syndromen über das stumm werden bei hirnorganisch bedingten Störungen des Sprechantriebes bis zum Schweigen in bestimmten Situationen und bei bestimmten Personen („selektiver Mutismus").
Entsprechend der Vielfältigkeit des Erscheinungsbildes und der verursachenden Faktoren liegen unterschiedliche Beschreibungen und Klassifikationen von der medizinisch-psychiatrischen, klinisch-psychologischen, psychoanalytischen, entwicklungspsychopathologischen und sprachheilpädagogischen Fachdisziplin vor (s. ausführlicher Überblick in HARTMANN 1997). Da vor allem der „selektive Mutismus" zum engeren Tätigkeitsfeld des Sprachheilpädagogen gehört, werden sich die folgenden Ausführungen mit dieser Mutismusform befassen.

## 2 Selektiver Mutismus als sprachpathologischer Leitbegriff

Mutistische Verhaltensformen, mit denen Sprachheilpädagogen konfrontiert sind, gehören zum „selektiven Mutismus". Diese Bezeichnung wird heute fast durchgängig in fachwissenschaftlichen Veröffentlichungen als pathologischer Grundbegriff verwendet, seit er in den klinisch-diagnosti-

selektiver Mutismus

schen Leitlinien der Weltgesundheitsorganisation (ICD-10; Dilling u. a. 1993) beim „elektiven Mutismus" als „dazugehöriger Begriff" genannt wird, und in dem neueren diagnostischen und statistischen Manual psychischer Störungen (DSM-IV; APA 1996) von der „American Psychiatric Association" als alleiniger Terminus („vormals Elektiver Mutismus") vorgegeben wird.

elektiver Mutismus

Zuerst hat Tramer (1934) den Begriff „elektiver Mutismus" geprägt für Menschen, deren sprachlicher Kontakt sich auf einen „ausgewählten, umschriebenen Kreis von Personen bezieht". Im begrifflichen Umkehrschluss wird „elektives" Sprechen zum elektiven, partiellen Schweigen, dem der „totale Mutismus", also ein Nichtsprechen in allen Situationen und gegenüber allen Menschen gegenübergestellt wird (Tramer 1934). Totaler Mutismus kann sich zwar in seltenen Fällen aus einem partiellen entwickeln (Paniagua & Saeed; vgl. Bahr 1998), doch in der Regel tritt er ausschließlich in Verbindung mit endogenen Psychosen oder bei abnormer Erlebnisreaktion auf (Strunk 1989), weshalb auf diese äußerst seltene und vor allem bei Jugendlichen und Erwachsenen vorkommende Form hier nicht weiter eingegangen werden soll.

elektives Sprechen
totaler Mutismus

## 2.1 Klassifikationen und Definitionen

Trotz der Vielzahl an vor allem ätiologisch orientierten Klassifikationen (vgl. Hartmann 1997 und Bahr 1998) hat sich nur die auf Tramer (1934) zurückgehende phänomenologische Einteilung in den totalen und selektiven Mutismus in den Fachveröffentlichungen behaupten können – obwohl diese Begriffe besser durch partielles oder universelles Schweigen (s. z. B. . Remschmidt 1987) ersetzt würden.

partielles – universelles Schweigen

Denn mit der Bezeichnung „selektiv" (und noch eher beim nun abgelösten Wort „elektiv") klingt bedeutungsmäßig der willentlich gesteuerte Prozess der Auswahl der Schweigesituationen an – was aber nicht den tatsächlich unbewusst ablaufenden Prozessen entspricht – und die Bezeichnung „total" lässt sich auch mit selektiv mutistischem Verhalten in Verbindung bringen insofern, als in bestimmten Situationen jedwede lautliche Äußerung (Lachen, Weinen, Ausdruck von Schmerzempfinden) total unterdrückt wird.

psychogener bzw. funktionaler Mutismus

Selektiver Mutismus wird als eine psychische Störung („psychogener" oder „funktionaler" Mutismus) klassifikatorisch grob unterschieden vom Mutismus bei Psychosen (in der Regel ein „totaler Mutismus") und vom Mutismus bei hirnorganisch bedingten Störungen.

Selektiver Mutismus nimmt als psychische Störung in der sprachpathologischen Nomenklatur eine Sonderstellung ein. Doch der Umstand, dass durch partielles Schweigen die Kommunikation massiv gestört wird und dass das Schweigen sich nur auf ganz bestimmte sprachlich-pragmatische Anforderungssituationen bezieht, rechtfertigt die Aufnahme von „selektivem Mutismus" in den Katalog der Sprachstörungen.

selektiver Mutismus als Sprachstörung

Die Definitionen von selektivem Mutismus sind anfänglich von der irrigen Vorstellung geleitet, dass willentliche Prozesse die „Ausgewähltheit" des Schweigens bestimmen. So hat Kussmaul (1877) als erster die

Bezeichnung „Aphasia voluntaria“ verwandt, die dann sinngemäß von GUTZMANN (1893) als „freiwillige Stummheit“ und von HEINTZE (1932) als „freiwilliges Schweigen“ aufgenommen wurde.
Auch neuere Definitionen in der deutschsprachigen Fachliteratur werden dem vielfältigen Störungsbild kaum gerecht, wenn sie sich z. B. auf Sprachentwicklungsnormen beziehen. So lässt sich die „Hemmung der Lautsprache nach vollzogenem Spracherwerb“ (HARTMANN 1997) nicht mit dem frühen Beginn von selektiv mutistischem Verhalten vereinbaren (s. empirische Befunde), denn ein 3–4jähriges Kind befindet sich inmitten des Prozesses der Entwicklung seiner sprachlich-pragmatischen Fähigkeiten (z. B. empathisches Verstehen, Beachtung von Präsuppositionen).

Aphasia voluntaria

freiwilliges Schweigen

> In Anlehnung an ICD-10 und DSM-IV definiere ich Selektiven Mutismus als anhaltende Unfähigkeit, in bestimmten sozialen Situationen, in denen Sprechen erwartet wird, zu sprechen. In anderen Situationen wird gesprochen und damit gezeigt, dass Sprache verstanden und produziert werden kann. Das situations- und personbezogene Nichtsprechenkönnen ist dauerhaft und es besteht Konsistenz und Vorhersagbarkeit für die Situationen, in denen gesprochen und nicht gesprochen wird.

Definition von selektivem Mutismus

Das Schweigen selektiv mutistischer Kinder und Jugendlicher ist differenzialdiagnostisch u. a. abzugrenzen a) vom sprechängstlichen Schweigen in bestimmten Publikumssituationen (das Schweigen ist im Gegensatz zum mutistischen Verhalten eine bewusste Vermeidungsstrategie bzw. ein Ausweichverhalten, das zumindest retrospektiv bewusst gemacht und sprachlich reflektiert werden kann), b) vom zögerlichen Sprechen „scheuer“ Kinder oder vom passageren Schweigen „gehemmter“ Kinder beim Eintritt in den Kindergarten oder in die Schule (Schweigedauer nicht länger als 1–2 Monate), c) vom „trotzigen“ Verstummen eines Kindes, das sich in seinem Selbstwert bedroht fühlt (nicht anhaltend), d) vom Schweigen wegen geringer Sprachkenntnisse in einer neuen Sprache (bei Kindern aus Migrationsfamilien Nachweis des Sprechenkönnens in der Primärsprache und der fehlenden Sprachkompetenz in der neuen Sprache), e) vom situativen Verstummen sprachentwicklungsgestörter Kinder bei sprachlicher Überforderung (Sprachverständnis und/oder Sprachproduktion aufgabenspezifisch beeinträchtigt), f) vom passageren oder totalen Verstummen autistischer Kinder (das Schweigen ist Teil einer Kommunikationsbarriere, die Ausdruck einer Beziehungsstörung ist), g) vom Verstummen hörgeschädigter und tauber Kinder (kein Nachweis von Sprechenkönnen), h) vom stumm sein bei tief greifenden Persönlichkeitsstörungen (es liegen psychopathologische Syndrome vor), i) vom Schweigen bei Hörstummheit (die Stummheit eines hörfähigen Kindes ist situationsunabhängig; kein Nachweis vom Sprechenkönnen), k) vom stumm sein bei psychogener Aphonie (phonische Leistungen beim Lachen, Weinen usw. hörbar), l) vom Schweigen bei organisch- und zentralorganisch bedingten Sprech- und Sprachstörungen (Nachweis der Syndrome von u. a. Dysglossien, Dysarthrien, Aphasien).

Abgrenzung zu:
- Sprechangst
- Schüchternheit
- Trotz
- Migrationseffekt
- Sprachentwicklungsstörung
- Autismus
- Hörschädigung
- Psychose
- Hörstummheit
- psychogene Aphonie
- organische Störung

# 3 Empirische Befunde zum selektiven Mutismus

Vorab ist kritisch anzumerken, dass die vor allem in der deutschsprachigen Fachliteratur tradierten statistischen Daten zum selektiv mutistischen Verhalten in ihrer Aussagekraft relativiert werden müssen, da a) selektiver Mutismus häufig nicht klar von anderen Mutismusformen abgegrenzt wird, b) die Daten oft auf Einzelfallstudien oder sehr kleinen Stichproben beruhen und c) die Stichproben seltenst unausgelesen sind, da sie sich aus dem Klientel klinisch-psychiatrischer Einrichtungen rekrutieren – und die Komorbidität mit psychopathologischen Störungen somit eher gegeben ist.

Die folgenden statistischen Angaben beziehen sich deshalb vor allem auf neuere Untersuchungen mit größeren, definierten Stichproben und auf die Analyse der Daten von 119 selektiv mutistischen Kindern, die von ihren ratsuchenden Bezugspersonen in Fallstudien auf der Internetseite der amerikanischen „Selective Mutism Group" vorgestellt wurden (latest update Juni, smg 2000).

Selective Mutism Group (Internet)

## 3.1 Das Erscheinungsbild von selektiv mutistischem Verhalten

> Selektiv mutistische Kinder sprechen in der Regel in einem vertrauten Umfeld mit Familienangehörigen und engen Freunden. Werden sie außerhalb dieses Sicherheit bietenden Raumes mit sprachlichen Anforderungen konfrontiert, zeigt sich das mutistische Verhalten.

Unvertraute Situationen kommen auf die Kinder zu, wenn sie den Kindergarten oder vorschulische bzw. außerschulische Einrichtungen von Kirchen und Vereinen besuchen oder beim Eintritt in die Schule. Selektiv mutistisches Verhalten tritt in 95% der Fälle im außerhäuslichen Umfeld auf (smg 2000), in neuen, ungewohnten, öffentlichen Sprechsituationen mit fremdem Publikum. Die Kinder sprechen nicht mit fremden Personen, aber auch nicht mit vertrauten Menschen *vor* fremdem Publikum. Es sind Sprechangst auslösende Situationen (s. Buss 1980, Kriebel 1984, Beushausen 1996), die u. a. Gefühle des Verlassenseins, der Hilflosigkeit, der Gehemmtheit, der Scham, der Minderwertigkeit und das Gefühl der kommunikativen Überforderung hervorrufen (s. Abb. 2).

Sprechangst

Diese Sprechangstgefühle können aber auch im familiären Umfeld auftreten, denn immerhin sprechen von 98 mutistischen Kindern 2 nicht mit ihrer Mutter und 8 nicht mit ihrem Vater (smg 2000; vgl. auch die 3 Kinder aus Wilkins 1985).

Sprechangstgefühle

Meistens wird mutistisches Verhalten beim erstmaligen Sprechenmüssen mit fremden bzw. vor fremden Personen beobachtet. Manche Kinder

äußern sich zunächst auch zögerlich und kaum hörbar und verstummen allmählich, oftmals nach beschämenden Erlebnissen.
Eltern berichten auch von dramatischen Erfahrungen (Bezugspersonenverlust, Verletzungen, Zahnarztbesuch), die sie mit dem plötzlichen Auftreten von selektiv mutistischem Verhalten in Verbindung bringen.

> Das selektiv mutistische Verhalten hat Syndromcharakter, denn die Kinder schweigen nicht nur, sondern ihr gesamtes Ausdrucksverhalten ist stark beeinträchtigt.

Sobald sie angesprochen werden oder ihr Nichtsprechen thematisiert wird, zeigen sie eine starre Körperhaltung und Mimik, ihr Blick ist gesenkt und der Körper oft vom Partner abgewandt. Es ist das Bild einer kommunikativen Blockade, wie es zum Beispiel im lernpsychologischen Modell der Angstkonditionierung als hilfloses Erstarren („freezing") beschrieben wird (Kriebel 1984). Ein prägnanter Teil des Syndroms ist das häufige Fehlen von lautlichen Äußerungen: die Kinder lachen, weinen, husten tonlos und geben auch keine Schmerzlaute von sich. In Abgrenzung zum autistischen Verhalten bedeutet selektiv mutistisches Verhalten keinen Abbruch der Beziehungen. Die Kinder befolgen sprachliche Anweisungen, nicken mit dem Kopf bzw. schütteln ihn, kommunizieren – sofern möglich – schriftsprachlich und beteiligen sich am Gruppengeschehen, wenn auch in einer eher passiv vermeidenden Rolle.

freezing

## 3.2 Die Auftretenshäufigkeit von selektiv mutistischem Verhalten und die Geschlechterverteilung

Selektiv mutistisches Verhalten ist eine selten zu beobachtende Störung. In der Population klinisch betreuter Kinder beträgt der Anteil von selektiv mutistischen Kindern zwischen einem und sieben pro 1000 Kinder, und unter 1000 Sonderschülern befanden sich drei mutistische Kinder (siehe Statistiken in Bahr 1998, 39). In einer neueren Untersuchung von Kopp & Gillberg 1997 (zitiert nach Bahr 1998, 242) wurden in einer unausgelesenen Schülerpopulation eines Schulbezirks im schwedischen Göteborg von 2793 Kindern fünf als selektiv mutistisch eingestuft.

> Für die Auftretenshäufigkeit wäre demnach als grobe Richtzahl anzunehmen, dass zwei von 1000 Schulkindern selektiv mutistisches Verhalten zeigen.

Bei der Geschlechterverteilung wird durch neuere Untersuchungen die von Schoor (1996) festgestellte Prävalenz von Mädchen deutlich bestätigt. Wird im ICD-10 (1993) noch von einer gleichen Häufigkeit bei beiden Geschlechtern ausgegangen, so wird im DSM-IV (1996) bereits das geringfügig häufigere Vorkommen bei Mädchen festgehalten. In den von BAHR (1998, 39) zusammengefassten Studien beträgt der Anteil von Mädchen zu Jungen 1,6:1.

Prävalenz von Mädchen

In den Untersuchungen von STEINHAUSEN & JUZI (1996) beträgt der Anteil der Mädchen bei 100 mutistischen Kindern ebenfalls 1,6:1, in der Studie von DUMMIT et al. (1997) bei 50 Kindern 2,6:1 (!) und bei den 119 selektiv mutistischen Kindern der smg-Statistik (smg 2000) 2,2:1 (81 Mädchen). Die Tatsache, dass Mädchen heute schon über doppelt so häufig wie Jungen selektiv mutistisches Verhalten zeigen, ist um so imponierender, als beim „Verbreitungsmuster psychischer Störungen" im Kindesalter die Jungen überwiegen (REMSCHMIDT 1997) und bei der Verbreitung von Sprachstörungen die Jungen ein deutliches Übergewicht haben (2:1, bei Stottern 4:1; vgl. BRAUN 1990). Es scheint, dass selektiver Mutismus vor allem eine „mädchentypische" Kommunikationsstörung darstellt (SCHOOR 1999).

mädchentypische Kommunikationsstörung

## 3.3 Der Entwicklungsverlauf von selektiv mutistischem Verhalten

Der durchschnittliche Beginn von selektiv mutistischem Verhalten wird mit 4,1 Jahren (STEINHAUSEN & JUZI 1996) bzw. 3,4 Jahren (DUMMIT et al. 1987) angegeben.

früher Beginn

Aus dem frühen Beginn, der mit dem Übergang vom vertrauten zum unvertrauten Sprachumfeld zusammenfällt, ist abzuleiten, dass die Kinder geringe Selbstwirksamkeitserwartungen in Sprachhandlungssituationen mitbringen („Sprachhandlungs-Hilflosigkeit").

Was für normalentwickelte Kinder die Erprobung sich entwickelnder pragmatischer Fähigkeiten bedeutet – z. B. mit Sprache sein Gegenüber im eigenen Sinne beeinflussen können und eigene und fremde Emotionen mit sprachlichen Äußerungen kontrollieren können („du machst mir Angst"; vgl. IZARD & HARRIS 1995) –, ist für mutistische Kinder angstauslösende Überforderung.

Frühmutismus

Spät- bzw. Schulmutismus

Außer dem Besuch vorschulischer Einrichtungen („Frühmutismus", KURTH & SCHWEIGERT 1972) stellt der Übergang in die Schule eine weitere mögliche angstauslösende Belastung dar („Spätmutismus", KURTH & SCHWEIGERT 1972; „Schulmutismus", ZUCKRIGL 1982).

Die Hartnäckigkeit der Störung zeigt sich in den katamnestischen Untersuchungsdaten: Trotz stationärer Behandlung ist z. B. nur bei 62 % von 21 drei- bis achtjährigen Kindern (LOWENSTEIN 1979) bzw. bei 46 % von 21 Sechs- bis Achtjährigen (KOLVIN & FUNDUDIS 1991) eine eindeutige Besserung eingetreten (Katamnesefrist jeweils 7 Jahre). Die Dauer der Störung betrug bei 48 Kindern (smg 2000) bei Mädchen durchschnittlich 5,6 und bei Jungen 4 Jahre, wobei der Zeitraum zwischen zwei Monaten und 27 Jahren streute.

Dauer der Störung

Bei Beginn im Kindergartenalter dauert die Störung also oft bis ins späte Schulalter an. Gelingt es, die Kinder trotz ängstlichem und passivem Verhalten am unterrichtlichen und außerunterrichtlichen Geschehen so teilhaben zu lassen, dass kein Druck und keine Ängste ausgelöst werden, so nimmt das Sprechen allmählich zu und es können personale und soziale Entwicklungsstörungen weitgehend vermieden werden. Der überwiegende Teil ehemals mutistischer Kinder begann in der Adoleszenz wieder zu sprechen (s. REMSCHMIDT 1997). Grundsätzlich erscheint selektiv mutistisches Verhalten auch ohne Therapie überwindbar, doch bleibt eine Art „posttraumatische Syndromatik" mit Schüchternheit und Schweigsamkeit in der Regel bestehen (BAHR 1998).

posttraumatische Syndromatik

## 3.4 Komorbidität

> Selektiver Mutismus ist eine angstmotivierte Reaktionsblockade (vgl. Abb. 2 und Abschnitt 4.4). Soziale Ängste bestimmen auch wesentlich das Verhalten und Erleben der Kinder. BLACK & UHDE (1995) beobachten sie bei 97 % ihrer 30 Kinder, STEINHAUSEN & JUZI (1996) bei 66 % von 81 Kindern und DUMMIT et al. (1997) bei allen ihren 50 kinderpsychiatrisch untersuchten Probanden.

Die Angststörungen haben dispositionellen Charakter und gehören zum Formenkreis der Sozialangst bzw. Sozialphobie, weshalb z. B. ANSTENDIG (1999) vorschlägt, selektiven Mutismus im DSM künftig unter den Angststörungen einzuordnen.

Sozialangst

Statistisch weniger eindeutig belegbar ist der Nachweis weiterer Störungen, die im Zusammenhang mit selektivem Mutismus auftreten. Grundsätzlich kann aber durch viele Untersuchungen die Aussage von STEINHAUSEN & JUZI (1996) bestätigt werden, dass im Kleinkind- und Vorschulalter mindestens eine weitere Verhaltensauffälligkeit bzw. psychische Störung (Trennungsangst, Schlaf- und Essstörungen, Enuresis ...) zu beobachten ist.

psychische Störung

Die Befunde zur Auftretenshäufigkeit von Sprech- und Sprachstörungen sind uneinheitlich. RÖSLER (1981) diagnostiziert sie bei 46 % (n = 32), WILKINS (1985) bei 33 % (n = 24), STEINHAUSEN & JUZI (1996) bei 38 % (n = 100) und DUMMIT et al. (1997) nur bei 11 % (n = 50) der mutistischen Kinder.

Es kann angenommen werden, dass die Hilflosigkeit in sprachlichen Anforderungssituationen bei vielen Kindern auch mit Sprachentwicklungsstörungen zusammenhängen kann.

Sprachentwicklungsstörung

## 3.5 Bio-psycho-soziale Risikofaktoren

Um Missverständnissen vorzubeugen: Befunde zu Risikofaktoren sind nur statistische „Kanngrößen", die im individuellen Fall a) mehr oder weniger oder gar keine Bedeutung haben müssen, b) sich oft nur als Risikokonstellationen auswirken und c) Vulnerabilitätsfaktoren darstellen, die sich als personale Dispositionen erst in Belastungssituationen auswirken können.

Vulnerabilitätsfaktor

Verwundbarkeit

Orientiert man sich bei „abnormen psychosozialen Umständen" an der „Achse V" des ICD-10 (1993), so kann bei einer Zusammenschau der

Risikoszenario = von BAHR (1998) zitierten Untersuchungen folgendes „Risiko-Szenario" bei selektiv mutistischen Kindern dargestellt werden: 1) Migration ist ein wesentlicher gesellschaftlicher Belastungsfaktor. In den Untersuchungen von STEINHAUSEN & JUZI (1996) und DUMMIT et al. (1997) liegt der
– Migration
Anteil der Migrantenkindern bei 28 % bzw. 22 %. 2) Die intrafamiliäre
– Schweigsamkeit
Kommunikation wird häufig von „Schweigsamkeit" bestimmt. In einer neueren Studie von STEINHAUSEN & ADAMEK (1997) stellt Schweigsamkeit das wesentliche Unterscheidungsmerkmal dar zwischen Familien mit einem (s)elektiv mutistischen Kind (12 Jungen, 26 Mädchen) und von Familien mit emotional und sprachentwicklungsgestörten Kindern. Signifikant ist, dass Mädchen oft schweigsame bzw. „sprechscheue" Müt-
– psychische Störungen
ter haben. 3) Psychische Störungen in der Familie sind ein weiteres differenzierendes Kriterium in obiger Studie von STEINHAUSEN & ADAMEK (1997; vgl. auch KOLVIN & FUNDUDIS 1981 und BLACK & UHDE 1995). Bei 10,5 % der Eltern wurden Persönlichkeitsstörungen diagnostiziert und mutistisches Verhalten wurde, im Vergleich zur Kontrollgruppe, nur in der Großfamilie bzw. Verwandtschaft der (s)elektiv mutistischen Kinder registriert. 4) Abnorme intrafamiliäre Beziehungen beschreiben u. a. KOLVIN & FUNDUDIS (1981) und WILKINS (1985), die bei 58 % bzw. 50 % der 48 „Familien" ihrer mutistischen Kinder eheliche
– familiäre Disharmonien
bzw. familiäre „Disharmonien" gefunden haben. Hinweise für körperliche Misshandlung und möglichen sexuellen Missbrauch liegen nur aus einer Studie von MC GREGOR vor (1994, zitiert nach BAHR 1998, 38). 5) Überzufällig häufig werden „abnorme Erziehungsbedingungen" vorge-
– Überbehütung
funden, die sich vor allem als überbehütendes, überfürsorgliches Verhalten manifestieren (z. B. RÖSLER 1981, KROHN et al. 1992). 6) Einen auffälligen sozioökologischen Faktor stellt das von RÖSLER (1981) festgestellte ländliche Umfeld dar. Seine in Homburg/Saar kinderpsychiatrisch untersuchten 32 Kinder stammen fast durchweg aus kleineren ländlichen Gemeinden (93,8 %), die Familien leben oft isoliert, die Eltern sprechen starken Dialekt und weisen teilweise selbst Sprachdefizite auf. Es ist anzunehmen, dass die Kinder aus diesem anregungsarmen Sprechumfeld bei außerhäuslichen kommunikativen Anforderungen mindestens
– Pseudobilingualismus
anfänglich überfordert sind („Pseudobilingualismus"; MISCH 1952).
– belastende Lebensereignisse
7) In fast allen vorliegenden Fallstudien werden belastende Lebensereignisse zitiert wie Verlust einer wichtigen Bezugsperson, negativ erlebte neue familiäre Beziehungskonstellationen oder Ereignisse, die das Selbstwertgefühl herabsetzen.

– Schüchternheit
Auffälligster biopsychischer Vulnerabilitätsfaktor ist die Schüchternheit („Scheuheit", „Gehemmtheit"), die bei 68 % – 100 % der mutistischen Kinder beobachtet wird (vgl. Statistiken in BAHR 1998). Nach ASENDORPF (1998) sind bei kindlicher Schüchternheit zwei Formen zu unterscheiden: das genetisch-biologisch determinierte Temperamentsmerkmal „Gehemmtheit gegenüber dem Unbekannten" und die auf Lernerfahrungen beruhende Schüchternheit aus Angst vor Ablehnung. „Gehemmtheit" nimmt mit dem Vertrautwerden ab, nicht dagegen die auf Ablehnungserfahrungen beruhende Schüchternheit. Mutistische Kinder gehören also eher zu jenen, die „Schüchternheit gelernt" haben (vgl. Abb. 2).
– biologische Stressoren
Neben den in Einzelfallstudien benannten biologischen Stressoren (Krankheiten, Verletzungen, „physische Unattraktivität", Reifungsverzö-

gerung) können auch Ergebnisse aus der Angstforschung herangezogen werden (Krohne 1996, Lazarus-Mainka & Siebeneick 2000), nach denen eine – auch geschlechtertypische – Hypersensibilität für Stress und eine biologisch determinierte Disposition zu erhöhter Angstreaktion bei Belastungen vorliegen können.

– hirnorganische Schädigung

Bemerkenswert ist die angegebene Häufigkeit von hirnorganischen Schädigungen. Rösler (1981, s.o.) diagnostiziert sie bei 68 % bzw. 47 % (strengerer Kriterienkatalog) seiner Kinder. Im Kontext sind hier auch die Angaben zu häufigen Schwangerschafts- und Geburtskomplikationen zu sehen (Steinhausen & Juzi 1996).

biologischer und psychischer Vulnerabilitätsfaktor

Der Befund einer hirnorganischen Schädigung kann so eingeordnet werden (Rösler 1981, vgl. auch neuere entwicklungspsychopathologische Modelle; u. a. Resch 1996, Petermann u. a. 1998), dass sie als biologischer Vulnerabilitätsfaktor die psychosoziale Entwicklung (u. a. belastete Mutter-Kinder-Beziehung durch fehlende Responsivität) und die kognitive- und Sprachentwicklung beeinträchtigen können. Als gelernte „Bindungsunsicherheit", „Minderwertigkeit" und „Sprachhandlungsineffizienz" (Schoor 1996, s. Abb. 2) bilden sie psychische Vulnerabilitätsfaktoren („vulnerable Persönlichkeitsdispositionen", s. Abb. 1 und 2).

# 4 Erklärungsmodelle zum selektiven Mutismus

## 4.1 Vom monokausalen zum mehrdimensionalen Bedingungsmodell

Die Einordnung der hirnorganischen Schädigung in den Entwicklungsprozess (s. o.) zeigt den Wandel vom eindimensionalen zum mehrdimensionalen Bedingungsmodell.

In älteren eindimensionalen Modellen werden somatogene Faktoren (frühkindliche Hirnschädigung, hereditäre konstitutionelle Dispositionen ...) oder psychogene Faktoren (psychogener Mutismus als Neurose, s. 4.2; Mutismus als gelerntes Fehlverhalten, s. 4.3) als Verursachungsfaktoren angegeben.

> Im mehrdimensionalen Modell wird dagegen das Zusammenwirken bio-psycho-sozialer Risikofaktoren bei der Ausbildung vulnerabler personaler Dispositionen gesehen.

entwicklungspsychopathologisches Modell

Im interaktiven Austauschprozess zwischen Individuum und Umwelt werden diese Dispositionen aktualisiert und dynamisch angepasst (psychologische Vulnerabilität). Das entwicklungspsychopathologische Modell kann auch als Metatheorie verstanden werden, die die Integration von a) psychodynamischen, b) lerntheoretischen und c) kognitiv-psychologisch-stresstheoretischen Ansätzen ermöglicht.

## 4.2 Psychodynamische Erklärungsmodelle

abnorme Erlebnisreaktion

Trennungsangst

primärer Narzissmus

neurotische Angstabwehr

In psychodynamischer/psychoanalytischer Sichtweise ist Mutismus Symptom einer Konfliktlösung bei neurotischer Problematik. Es lassen sich u. a. vier Erklärungsrichtungen unterscheiden: a) Mutismus (hier „totaler Mutismus") ist Ausdruck einer abnormen Erlebnisreaktion im Zusammenhang mit einem schweren psychischen Trauma. Die durch Schock hervorgerufene sprechmotorische Innervationsstörung („der Person hat es die Sprache verschlagen") bleibt bei sprachlicher Anforderung bestehen. b) Verlässt das Kind die Vertrautheit einer Kommunikationssituation, reagiert es angstvoll. Es ist die Angst, etwas Vertrautes zu verlieren (S. Freud: „Realangst", „Objektverlust"; vgl. Krohne 1996). Mit dem befürchteten Verlust der Mutter einher geht die Trennungsangst, die zu „archaischen Abwehrformen" (Resch 1996) wie dem Verstummen führt (auch ein „stiller Ruf um Hilfe"). c) Wenn durch die Trennung das Kind in der „Objekterfahrung" (S. Freud) enttäuscht wird (Verlust der Nähe der Bezugsperson), regrediert es auf eine „primitive orale Stufe": das Kind sehnt sich nach der objektlosen Phase („primärer Narzissmus") mit der vollkommenen Symbiose zur Mutter. In der Ununterschiedenheit von Kind und Objektwelt ist Schweigen Teil der lustvoll erlebten Situation der Spannungsreduktion (u. A. Weber 1950, Steiner 1983, vgl. Bahr 1998). d) Die Regression auf die orale Phase dient der Angstabwehr; selektiver Mutismus ist Symptom der neurotischen Angstabwehr. Die Entstehungsbedingungen der Angst liegen in der unbewältigten Problematik ödipaler Auseinandersetzungen (Kos-Robes 1976). Die Erwartung von Strafe (Kastration, Liebesentzug) wegen der Liebe zum gegengeschlechtlichen Elternteil löst Ängste aus, die verdrängt werden müssen. Unvollständige Verdrängung führt zu erneuter Angst (z. B. drückt sich vor allem bei Mädchen in der Trennungsangst ein ödipaler Konflikt aus; vgl. Kos-Robes 1976), die über die Regression abgewehrt wird.

Kritisch anzumerken ist, dass neurosetheoretische Erklärungen die unbewusst ablaufenden Prozesse zwar einordnen, aber das in ganz spezifischen Fremdensituationen auftretende Schweigen nicht erklären können. Auch ist festzuhalten, dass analytische Therapien wenig erfolgversprechend zu sein scheinen (smg 2000: von 8 durchgeführten Therapien war keine erfolgreich).

## 4.3 Lerntheoretische Erklärungsmodelle

operante Konditionierung

In lerntheoretischen Erklärungsmodellen wird selektiv mutistisches Verhalten mit unterschiedlichen Lernprozessen erklärt: a) Im Modell der „operanten Konditionierung" wird das Schweigen in einer bestimmten Situation positiv oder negativ verstärkt (vermehrte Zuwendung oder

Verzicht auf unangenehme Forderung). b) Schweigen wird als erfolgreiches Vermeidungsverhalten von „Modellpersonen" übernommen. Über das „Lernen am Modell" können auch indirekte Konditionierungsvorgänge ablaufen (das Modell wird stellvertretend belohnt). c) Die „Zwei-Phasen-Theorie" der Angstentstehung und Angstvermeidung (s. KROHNE 1996) geht von zwei sukzessiv aufeinander folgenden Prozessen aus (s. KRIEBEL 1986): in einem „aversiven Konditionierungsteil" wird das Publikum als negativ erlebte Bewertungsinstanz zum aversiven Reiz, der Sprechangst auslöst. Im zweiten „instrumentellen Handlungsteil" wird Schweigen als passive Vermeidungsreaktion aufgebaut und durch erfolgte Angstreduktion verstärkt.

Lernen am Modell

2 Phasen: aversive Konditionierung und Vermeidungsreaktion

Ist das Individuum dem aversiven Reiz (Publikum, Redeaufgabe) unvermeidlich ausgeliefert und verfügt es über keine angstreduzierenden Verhaltensweisen, so erfolgt eine völlige Reaktionsblockierung („Freezing"). Im Gegensatz zu den erstgenannten Lernprozessen ist im Zwei-Phasen-Modell richtigerweise die Erwartungsangst und ihre Vermeidung Teil der Erklärung, und auch das Mutismussyndrom ist einordenbar, doch ist auch hier einzuwenden, a) dass Verhaltenskonsequenzen für Schweigen als Kontingenzen nicht vorhersagbar sind, denn das Kind wird in derselben Situation (z. B. in der Unterrichtsphase) belohnt, aber auch bestraft (isoliert, gehänselt ...), b) dass das Schweigen in Erwartung einer Strafe theoretisch nicht erklärt wird, c) dass alle Prozesse unbewusst und unkontrolliert ablaufen; d. h. weder Variationen in der Verstärkerqualität noch im Kontingenzverhältnis haben Einfluss auf die Auftretenswahrscheinlichkeit von selektiv mutistischem Verhalten.

Erwartungsangst

## 4.4 Stresstheoretische Erklärungsmodelle

Stresstheoretische Modelle können am ehesten eine Hilfe beim Verstehen selektiv mutistischer Kinder und bei der Begründung pädagogischer Betreuung sein (BAHR 1996/1998, SCHOOR 1996, und zuletzt HARTMANN 1997). Dem transaktionalen Stressmodell folgend (LAZARUS & FOLKMANN 1984, s. auch SCHOOR 2000) ist das mit mutistischem Verhalten reagierende Kind in einem Zustand von Stress, weil es sich in seinem Bewältigungsverhalten in einer für das persönliche Wohlergehen bedeutsam bewerteten sprachlichen Anforderungssituation überfordert fühlt.

transaktionales Stressmodell

> Das Gefühl der Bedrohung geht mit Angstgefühlen einher, zu deren Vermeidung das Kind – mangels alternativer angstreduzierender Verhaltensweisen – mit einer Reaktionsblockade im verbal-vokalen und nonverbalen Bereich reagiert.

Dieses aktualgenetisch beschriebene Gefühl der Überforderung und des hilflos Ausgeliefertseins resultiert aus einer gestörten Entwicklung, die ontogenetisch in Vulnerabilitätsmodellen beschrieben wird:

a) Im „Diathese-Stress-Modell" (HARTMANN 1997) ist Mutismus eine „vulnerable Bewältigung", die auf einer „hereditären Disposition"

Diathese

zur „kommunikativen Gehemmtheit“ basiert. Diese genetisch-biologische Prädisposition (Diathese) wird in einer kommunikativen Überforderungssituation wirksam, weil dem Kind aufgrund seiner psychischen und sozialen Konstitution und bisheriger interaktionaler Erfahrungen keine andere Bewältigungsstrategie außer Schweigen zur Verfügung steht. Im vorliegenden Modell wird das wechselseitige Zusammenspiel genetischer, biologischer, psychologischer und sozialer Faktoren im Bewertungs-Belastungs-Bewältigungsprozess postuliert und die Wertigkeit der einzelnen Faktoren empirisch belegt. Nicht beschrieben wird, wie die Faktoren in der kindlichen Entwicklung so zusammenwirken, dass sich eine Bewertungs-Bewältigungsdisposition ausbildet, die in spezifischen Kommunikationssituationen nur das „prädisponierte“ Schweigen als unbewusste „Copingstrategie“ zulässt.

kommunikative Besorgtheit

b) Auf das Zusammenwirken der Faktoren geht Bahr (1998) in seinem stresstheoretischen Ansatz ein. Auch er postuliert biologische Risikofaktoren (z. B. frühkindliche Hirnschädigung), die im Zusammenwirken mit einem ungünstigen kindlichen Adaptationsstil (Reizverarbeitung) und spezifischen Stressquellen (vor allem inadäquate Bindungs- und Trennungserfahrungen sowie Migration) den Aufbau kommunikativer Bewältigungskompetenz beeinträchtigen („kommunikative Besorgtheit“, „Hilflosigkeitsempfinden“). In der aktuellen Kommunikationssituation führt die „Unausbalanciertheit“ zwischen Anforderung und Ressourcen zum „kommunikativen Disengagement“, das als – aus der Sicht des Kindes – sinnvolle Bewältigungsstrategie beibehalten wird.

gelernte Sprachlosigkeit

c) Der stresstheoretisch beschriebene Belastungs-Bewältigungs-Prozess wird von Bahr (1998) mit kognitionspsychologischen Konstrukten (u. a. „kommunikative Besorgtheit“, Mc Croskey 1984; Angstbewältigung eines „selbstregulativen Systems“, Carver & Scheier 1991) näher gekennzeichnet und die Wirksamkeit eines dispositionellen Konzepts der Hilflosigkeit dargelegt. Zeitgleich mit Bahr (1996, 1998) hat Schoor (1996) die gelernte Hilflosigkeit in kommunikativen Anforderungssituationen mit dem Konstrukt der „gelernten Sprachlosigkeit“ bezeichnet und als dispositionelles „angstmotiviertes Verhaltenssystem“ ontogenetisch (entwicklungs-psychopathologisch) und aktualgenetisch (stressbezogen – kognitionspsychologisch) theoretisch eingeordnet.

## 4.5 Selektiver Mutismus als Syndrom von Sprachhandlungs-Hilflosigkeit

Teil-Selbstkonzept

Gedächtnis für emotionale Erfahrungen

Es wird angenommen, dass Sprachhandlungs-Hilflosigkeit (Teil-Selbstkonzept, Schema) als kognitiv-emotionales Konzept im impliziten, unbewusst und automatisch arbeitenden Gedächtnis für emotionale Erfahrungen gespeichert ist. Die Ausbildung des emotionalen Schemas kann in einem entwicklungspsychopathologischen Modell beschrieben werden (s. Abb. 1 und Abb. 2, wobei Abb. 2 die Ontogenese der Lernprozesse

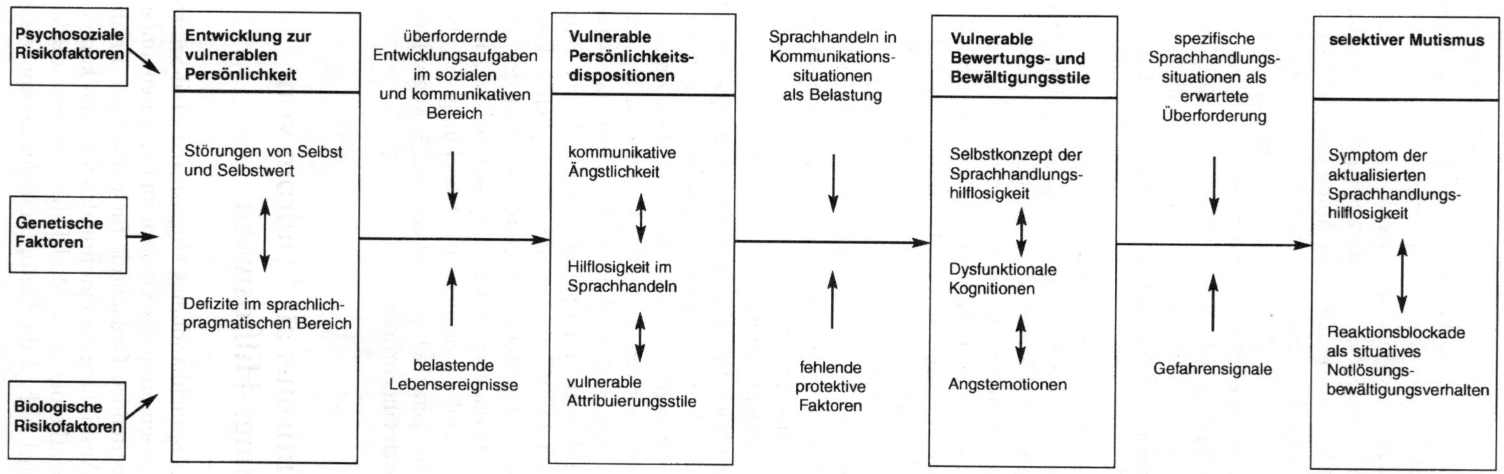


**Abb. 1:** Psychopathologisches Grundmodell („Vulnerabilitätsmodell“) der Entwicklung von selektivem Mutismus

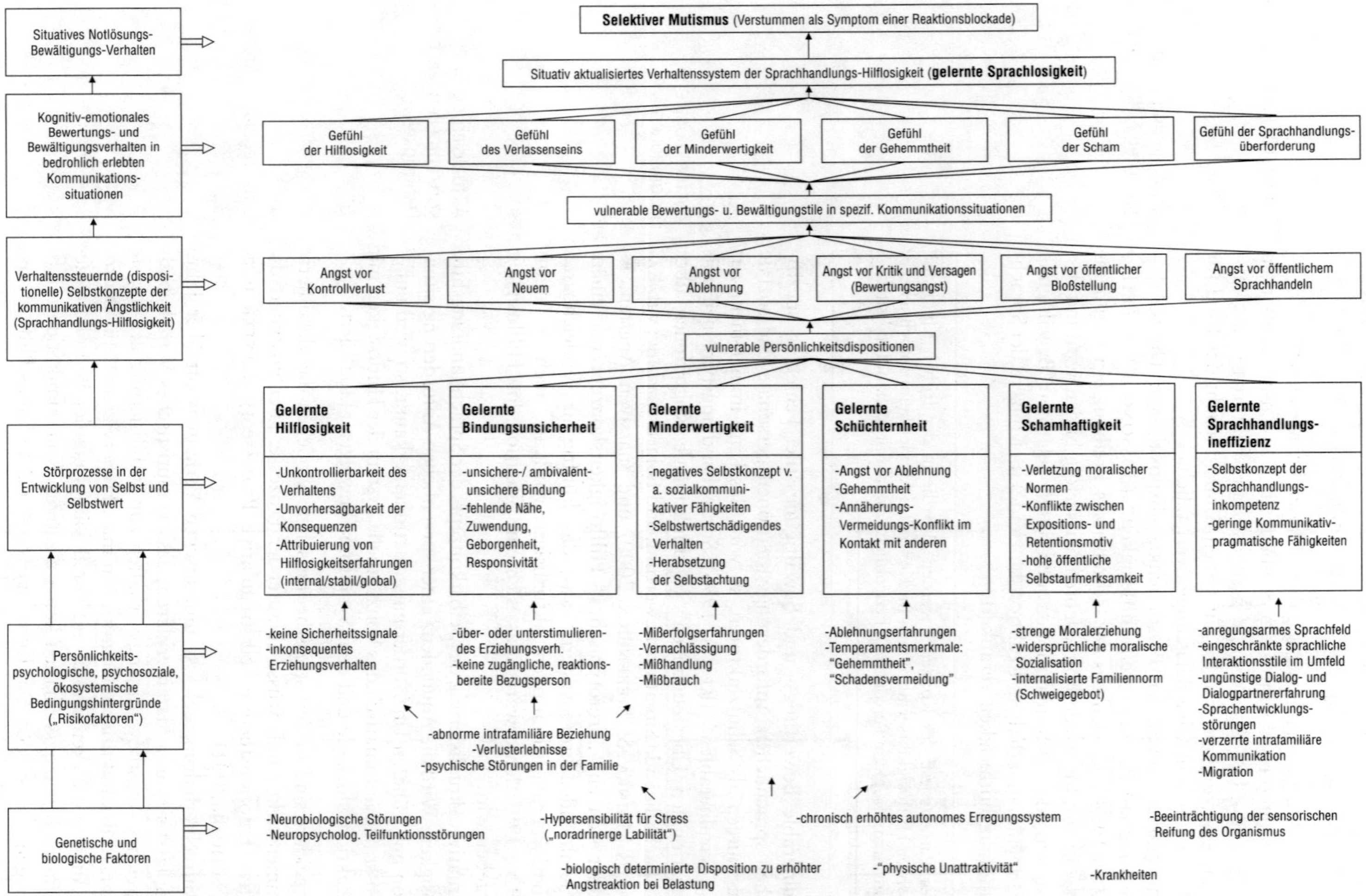


**Abb. 2:** Bio-psycho-soziales Modell der Entwicklung des Konzepts der Sprachhandlungs-Hilflosigkeit

inhaltlich fasst – vgl. auch SCHOOR 1996, 1999 – und damit Ansatzpunkte für sprachheilpädagogisches Handeln bietet).

Im Vulnerabilitätsmodell lassen sich vier Phasen kennzeichnen:

vulnerable Persönlichkeit

a) Entwicklung zur vulnerablen Persönlichkeit: Das Zusammenwirken genetischer-, biologischer- und psychosozialer Faktoren in der Auseinandersetzung des Kindes mit seinem Umfeld macht das Kind für sozial-kommunikative Belastungen verletzlich.

Attribuierungsstil der gelernten Hilflosigkeit

b) Ausbildung vulnerabler Persönlichkeitsdispositionen: Der „Attribuierungsstil der gelernten Hilflosigkeit" (BOSSONG 1999, PETERMANN 1998), der sich aus der Ursachenzuschreibung einer vulnerablen Person für wiederholt erlebten Misserfolg bildet, wird mit den resultierenden Angstemotionen und ihrer gelernten Bewältigung (Vermeidungsverhalten, Reaktionsblockade) im Konzept der Sprachhandlungshilflosigkeit verankert.

> In der Pathogenese des Konzepts werden also die in der frühen Kindheit gemachten Hilflosigkeitserfahrungen im Kontakt und/oder beim sprachlichen Austausch mit fremden Personen an bedrohlich erlebte Sprachhandlungssituationen „getriggert".

dysfunktionale Kognitionen

c) Vulnerable Bewertungs- und Bewältigungsstile: Fehlen in spezifischen sprachlichen Anforderungssituationen personale und soziale Ressourcen als Schutzfaktoren, so wird das Kind immer mehr zur „stressvulnerablen" (RESCH 1996) Sprachhandlungspersonen mit „irrationalen Überzeugungen" (dysfunktionale Kognitionen über ICH-schädigende Situationsbewertung und Folgeerwartung; vgl. LAZARUS-MAINKA & SIEBENEICK 2000) und massiven Ängsten. Es bildet sich ein „prototypisches" Hilflosigkeitskonzept mit einem „Gefahrendedektorensystem" aus, das künftig in vergleichbaren Überforderungssituationen aktualisiert wird (s. auch S. FREUD 1926, 199: „ich erwarte, dass sich eine Situation von Hilflosigkeit ergeben wird").

Aktualisierung des konzeptuellen Systems der Hilflosigkeit

d) Situative Aktualisierung des Selbstkonzepts der Sprachhandlungshilflosigkeit: Wird die Äquivalenz einer sprachlichen Anforderungssituation mit früheren Überforderungssituationen erkannt, so wird unbewusst und automatisch das konzeptuelle System der Hilflosigkeit mit Reaktionsblockade und dem Symptom Schweigen aktualisiert.

selbstregulative Prozesse

Nicht geklärt sind in den stresstheoretischen Modellen das detaillierte Zusammenwirken unbewusst ablaufender Prozesse. Hier postuliert die kognitive Emotionstheorie selbstregulative Prozesse (s. KANFER u. a. 1996, SCHOOR 2001).

Die Aufrechterhaltung selektiv mutistischen Verhaltens oft über Jahre hinweg lässt sich u. a. damit erklären, dass a) mutistisches Verhalten als erfolgreiches Angstbewältigungsverhalten zur Stabilisierung der Ängste beiträgt, b) dysfunktionale Kognitionen mit „Hypervigilanz" für Bedrohung Angst verstärken und c) mit der Bekämpfung der Bedrohungsgefühle durch Rückzugsverhalten keine positiven Kommunikationserfahrungen gemacht werden. Das Konzept der Sprachhandlungs-Hilflosigkeit wird deshalb stabilisiert.

# Sprechangst

*Reinhilde Kriebel*

## 1 Gegenstandsbereich

Sprechangst (SPA) bezeichnet Ängste, die beim Sprechen in Publikumssituationen auftreten, d. h. in Situationen, in denen das Sprechen mit anderen immer auch vor anderen stattfindet, Sprechen also öffentlichen Charakter erhält. Situationen wie „eine Rede halten", „Sprechen vor/in einer Gruppe" sind hierfür prototypisch. Die hier teils synonym verwendeten Begriffe wie Redeangst („public speaking anxiety"), Sprechfurcht („public speaking fears"), Redehemmung, Lampenfieber („stage fright"), Publikumsangst („audience anxiety", „audience sensitivity") sind auf den öffentlichen (Leistungs-) Aspekt der Publikumssituation bezogen. Begriffe wie Kommunikationsangst, Kommunikationsbefangenheit („communication apprehension"), Schweigsamkeit oder Zurückgezogenheit („reticence") schließen Ängste in verschiedenen auch informellen Sprechsituationen ein, und *soziale Ängste* sind bezogen auch auf nichtverbale Verhaltensweisen wie in der Öffentlichkeit Essen/Trinken, von anderen angesehen werden.

verwandte Bezeichnungen

SPA als Eigenschaft (Sprechängstlichkeit)

SPA als Zustand (Sprechangsterleben)

> Mit dem Begriff „*Sprechängstlichkeit*" bzw. „Redeängstlichkeit" wird der Merkmalscharakter der Sprechangst hervorgehoben, das ist die habituierte Bereitschaft, in öffentlichen Sprechsituationen Angst zu erleben (LAMB 1972, KRIEBEL 1984) bzw. „die habituelle Angst vor einem Publikum oder von mehreren Personen zu sprechen" (SPITZNAGEL et al. 2000, 1). Damit wird Sprechangst als Eigenschaft bzw. Disposition der Sprechangst als *Zustand*, das ist die in einer aktuellen Sprechsituation tatsächlich erlebte Angst, gegenübergestellt.

Sprechangst ist bezogen auf eine spezifische Klasse von Situationen, nämlich Publikumsstituationen, deren tatsächliches oder auch nur vorgestelltes Vorhandensein angstauslösend wirkt. Bei einem solchen objektbezogenen Reaktionssyndrom wäre es korrekter von *Furcht* als von Angst zu sprechen, was nur wenige Autoren, z. B. STEIN et al. (1996), tun. Aber Furcht beinhaltet ein konsistentes Reaktionsmuster mit starken physiologischen Anteilen, bei Sprechangstreaktionen sind jedoch in hohem Maße kognitive Komponenten beteiligt, so dass eine solche Differenzierung zunächst problematisch erscheint (z. B. STANGIER & HEIDENREICH 1999). Umschriebene situationsbezogene Ängste sind unter klinischer Terminologie dann als *Phobie* zu bezeichnen, wenn die

als Furcht

als Phobie

Angstreaktionen exzessiv, persistierend und unangemessen und mit Vermeidungsverhalten wie Nichtaufsuchen von bzw. Flucht aus der kritischen Situation verbunden sind (z. B. MARKS 1969). Neben handlungsbezogener Vermeidung ist hier auch kognitive Vermeidung im Sinne der Umbewertung der befürchteten Situation wie z. B. „ich will gar nicht sprechen", „alles wurde schon gesagt" einzubeziehen und Nicht-sprechen als passive Vermeidung ist Sprechen als aktivem Angstvermeidungsverhalten i.S. des angstmotivierten Redens *(Logorrhöe)* gegenüberzustellen (KRIEBEL 1984). So weit die phobischen Aspekte bei der Sprechangst hervortreten, wird sie als *Logophobie* (KRIEBEL 1984, 1992) oder *Sprechphobie* („speech phobia"; u. a. BEIDEL & TURNER 1998) bezeichnet und lässt sich als klinisch relevante Störung in den entsprechenden Diagnosesystemen (DSM IV, ICD 10) unter den phobischen Störungen als *Sozialphobie* einordnen (zur Diagnostik s. Band 3).

als Logorrhöe

als Logophobie

als Sozialphobie

Verbreitung

Sprechangst gehört zu den häufigsten Ängsten in der Bevölkerung (POLLARD & HENDERSON 1988); 41 % von 2.500 untersuchten Erwachsenen geben an, sich davor zu fürchten, in einer Gruppe zu sprechen (Bruskin Report 1973), 45 % bzw. 51 % von unausgelesenen Studenten geben an, unter „Redehemmungen" (KRIEBEL 1984) bzw. „Angst vor öffentlichem Sprechen" (RÖDER & MARGRAF 1999) zu leiden. Exzessive Ängste i.S. von „viel nervöser als andere sein, wenn man vor großem Publikum sprechen sollte", berichten ca. 1/3 einer mittelstädtischen Bevölkerung (STEIN et al. 1996). Ein substanzieller Anteil davon (10 %) gibt an, dadurch bedeutsame Beeinträchtigungen zu erleben und die Gesamtgruppe dieser Hochsprechängstlichen zeigt sich im Ausbildungs- und Beschäftigungsstatus weniger erfolgreich. Der selbstberichtete Beginn der Störung lag zu 50 % vor dem Alter von 13 Jahren.

Sprechängste sind demnach weit verbreitet, und in milder oder vorübergehend intensiver Form, z. B. Rede halten bei einer Familienfeier, kennt sie fast jeder, und Kinder erleben solche Ängste beim Sprechen oder Vorlesen in der Klasse. Im künstlerischen Bereich ist die Angst vor dem Auftritt als Lampenfieber geläufig.

Schweregrad

Sprechangst tritt folglich in unterschiedlicher Schwere auf. Abstufungen im Schweregrad lassen sich zum einen auf die Intensität der Angst, zum anderen auf die Breite, d. h. das Ausmaß der Situationen, die von der Sprechangst betroffen sind, beziehen (Generalisierung).

Sprechangst kann isoliert nur als Redeangst auftreten, aber so stark sein, dass sie als speech phobia die Kriterien der sozialen Phobie erfüllt. Dies traf bei STEIN et al. auf 5 % der Hochsprechängstlichen zu.

Sprechangst kann eine generalisiertere Form zeigen, d. h. nicht nur öffentliche Redesituation, sondern auch kleine und informelle Gruppen betreffen. Bei STEIN et al. traf dies für 12 % der Hochsprechängstlichen zu.

Komorbidität

Sprechangst kann aber auch einen höheren Schweregrad aufweisen, wenn sie mit anderen ebenfalls auf soziale Situationen bezogenen Ängsten wie Scham („shame"), Schüchternheit („shyness"), sozialer Gehemmtheit (z. B. BUSS 1986, ASENDORPF 1989) verbunden ist und/oder, wenn sie mit maladaptiven überdauernden Einstellungen und Verhaltensmustern, wie sie im Rahmen von Persönlichkeitsstörungen insbesondere der ängstlich-vermeidenden Persönlichkeitsstörung (ADP nach DSM IV) spezifiziert werden, assoziiert ist (zur Komorbidität s. Bd. 3).

Störungsfelder der SPA

Entsprechend wurde Sprechangst als isolierte Angst vor öffentlichem Reden der Kommunikationsbefangenheit („communication apprehension" vgl. Mc Croskey 1977) als breites Spektrum von Befürchtungen, dass das eigene Verhalten öffentlich wird, gegenübergestellt. Unter klinischer Perspektive lässt sich „Sprechangst" als Störung des „normalen Sprechers" von Sprechphobie als einer umschriebenen Form der sozialen Phobie abgrenzen und von Sprechangst im Rahmen einer generalisierten Form der sozialen Phobie unterscheiden (u. a. im Überblick Beidel & Turner 1998). Man kann davon ausgehen, dass die aufgeführten unterschiedlichen Störungsbilder der Sprechangst jeweils spezifisches therapeutisches Vorgehen erfordern und die Schweregradabstufungen nicht nur quantitative, sondern möglicherweise qualitative Unterschiede (Subtypen) der Störung abbilden (zu therapeutischen Fragen s. Bd. 4).

Forschungsaktivitäten

Unterschiedliche Zugangsweisen zur Sprechangst sind möglich, ja erforderlich. Entsprechend haben sich unterschiedliche Wissenschaften mit dem Sprechangstproblem befasst. Ihre Konzepte und Befunde stehen jedoch oft unverbunden nebeneinander. Als nicht nur individuelles, sondern auch sozial-gesellschaftliches Problem (z. B. Kopperschmidt 1973) ist Sprechangst Gegenstand der Sprechwissenschaft („Speech-Science"), Kommunikationswissenschaft, der Sozialpsychologie, insbesondere in den USA (z. B. Biggers & Masterson 1984, s.a. Haubl & Spitznagel 1983). In Deutschland haben sich seit Beginn der 80-iger Jahre mehrere Autoren der Sprechwissenschaften mit dem Problem befasst (z. B. Naumann 1983; Allhoff 1983, Lotzmann 1986). In der Sprachheilarbeit und im logopädischen Bereich interessiert nach Beuyshausen (1996) Sprechangst bisher vor allem beim Stottern, weniger bei der Ausbildung von Stimm- und Sprechstörungen. In der Psychologie wird „öffentliches Reden" als effektiver Laborstressor genutzt und in Therapie-Analog-Studien kommt Sprechangst als verbreitete und eng umschriebene Störung zur Anwendung. Im medizinisch-psychiatrischen Bereich findet in den letzten Jahren das Störungsbild der Sozialphobie zunehmendes Interesse. Dies hat in den 90-iger Jahren zur deutlichen Zunahme von einschlägigen Veröffentlichungen geführt und hat entwicklungspsychologische und therapeutische Forschungsaktivitäten angestoßen, deren Ergebnisse sich direkt und indirekt auf die Sprechangst als dem wesentlichen Leitsymptom der Sozialphobie übertragen lassen. Umgekehrt sind dadurch Präzisierungen und Erweiterungen sprechangstbezogener Fragestellungen denkbar. Leider ist der damit verbundene Forschungsfortschritt für das Sprechangstproblem nicht nur positiv zu sehen. Im psychiatrischen Kontext liegt der Schwerpunkt auf der medizinisch-pharmakologischen Behandlung der Sprechangst. Die Informations-Veröffentlichungen (z. B. Baier & Scherer 1999, Kasper 2000), wie sie insbesondere von der Pharma-Industrie gerade für Allgemeinärzte Verbreitung finden, lassen befürchten, dass hiermit vorschnell und leichtfertig bei Erwachsenen und Kindern zum Medikament gegriffen wird. Dadurch geraten nachgewiesenermaßen wirksame übende und psychotherapeutische Verfahren in den Hintergrund bzw. werden nicht zur Kenntnis genommen (zur Therapie s. Bd. 4).

# 2 Beschwerdebild

In Konfrontation oder Antizipation der kritischen Sprechsituation zeigt der Sprechängstliche ein starkes Angstgefühl, verbunden mit oft überwältigend erlebten körperlichen Erregungsanstiegen (Panikattacke), negativen Kognitionen und dem Impuls zu flüchten und sich der Situation zu entziehen. Sprechangst präsentiert sich also wie Angst generell auf verschiedenen Verhaltensebenen. Folgende Symptome/Beschwerden können bei Erwachsenen auftreten (s.a. Beuyshausen 1996, Turner & Beidel 1998):

physiologisch/körperlich

Pulsbeschleunigung, Tachykardien, Blutdruckanstieg, erhöhte Muskelspannung insbesondere im Gesicht und Kehlkopfbereich, Zittern insbesondere der Hände, Mundtrockenheit, Schwitzen, Erröten, beschleunigte Atmung, Kurzatmigkeit, Magen-Darm-Beschwerden.

kognitiv/emotional

Erleben von emotionalem Unbehagen wie Angst, Ärger, Unsicherheit, Hilflosigkeit, Panik; *negative Selbstbewertungen* wie „Ich werde mich blamieren", „Mir wird nichts einfallen" und *antizipierte negative Fremdbewertungen* wie: „Andere werden mich auslachen", „Man wird mich fertig machen"; *negatives Erleben der körperlichen Erregungsanzeichen*, wie Gefühl, einen hochroten Kopf zu haben, Erschrecken über stimmliche Veränderungen.

motorisch/behavioral

Beobachtbare Anzeichen *übermäßiger Nervosität* wie häufiges Räuspern, Schlucken, überhastetes Sprechen, Zappligkeit, Grimassieren, unruhiges Hinundhertreten; *Anzeichen von Verhaltensblockaden* wie verkrampfte Haltung, starrer Gesichtsausdruck, unpassende Sprechpausen, Sprechblockierungen, Stammeln, Wortfindungsschwierigkeiten, zu hohe Stimmlage, ausdruckslose Stimmführung, zittrig gepresste Phonation; *verminderter Publikumskontakt* wie Vermeidung von Blickkontakt, sowie Anzeichen von *Fluchttendenzen* wie Sprechzeitverkürzung, Sprechabbruch, Schweigen, nicht ins Gespräch eingreifen.

SPA bei Kindern

Kinder zeigen eine vergleichbare Symptomatik. Sie berichten von „Schmetterlingen im Bauch", Übelkeit, Angst vor Erbrechen und Kopfschmerzen. Es bleibt unklar, inwieweit diese Unterschiede tatsächliche Unterschiede in den körperlichen Beschwerden darstellen oder inwieweit Kinder sich weniger differenziert ausdrücken können. Beobachten lassen sich Schwitzen, Sprechunflüssigkeiten, geringer Augenkontakt, zitternde Stimme. Jüngere Kinder scheinen weniger negative Kognitionen als Jugendliche und Erwachsene zu entwickeln (z. B. Paivio et al. 1961, Beidel 1991, Beidel et al. 1994).

Folgen

Sprechangst kann, insbesondere in ihrer spezifischen Form als Redeangst mit geringer Beeinträchtigung erlebt oder rationalisiert werden. Dagegen spricht die hohe Frequentierung von Rethorikkursen. In stärkerer Ausprägung und als Sprechphobie ist sie mit bedeutsamem emotionalen Distress verbunden und zeigt als Langzeitfolge auch Begrenzung der beruflichen Ausbildung und Leistungsfähigkeit. Bei der Berufswahl werden gewünschte Ausbildungsziele vermieden, weil sie mit besonderer öffentlicher Exposition und Sprechfähigkeit verbunden sind (vgl. z. B. Plädoyer eines Anwalts vor Gericht). Wie denn überhaupt eine assoziierte soziale Ängstlichkeit Kontakt- und Bindungsmotive frustrierend einengt (vgl. in Vermeidung von Mitgliedschaften). Auf Alkoholprobleme und Suizidgedanken kann hier nur hingewiesen werden (zur Komorbidität s. Bd. 3). Bei Kindern kann Sprechangst Hintergrund von Schulangst, Schuleschwänzen und Schulverweigerung bei gleichzeitig oppositionellem Verhalten sein. Eingebunden in ein Muster von Schüchternheit steht sie im Zusammenhang mit mangelnder sozialer Anerkennung bei Gleichaltrigen und ist Ursache von unglücklich sein bis zur Depressivität und Vorläufer von sich im Erwachsenenalter verfestigenden sozialen Ängsten. Je früher diese sozialen Ängste auftreten, umso gravierender sind die Folgen im Erwachsenenalter (im Überblick z. B. Beidel & Turner 1998).

Die drei Reaktionsbereiche der Sprechangst (körperlich, kognitiv, verhaltensbezogen) können im gegebenen Fall unterschiedlich stark und in unterschiedlicher Anteiligkeit in Erscheinung treten. Sie können überdies im unterschiedlichen Ausmaß spezifisch für das Sprechangsterleben sein. Beispielsweise kann motorische Unruhe, die von Zuhörern als besonders störend erlebt wird, als Spannungsabfuhr eine geeignete Kontrollmaßnahme darstellen, die beim Sprecher nicht mit Sprechangsterleben verbunden ist.

Wechselwirkung der Reaktionsebenen

Die aufgewiesenen Reaktionen auf den verschiedenen Verhaltensebenen können sich wechselseitig verstärken, abschwächen oder – wie das Beispiel zeigt – kompensieren. So kann der eine Sprechangst vor allem körperlich, der andere vor allem kognitiv erleben.

Empirisch lässt sich beispielsweise belegen, dass Sprechängstliche, die mit dem Sprechen üblicherweise verbundenen situationsbedingten psychophysiologischen Belastungszunahme vergleichsweise störender erleben und negativer attribuieren, also weniger tolerieren. Entsprechend zeigen sich autonome Erregungsunterschiede in der Redesituation weniger im Ausmaß als vielmehr im Verlauf der Erregung (Lamb 1973, Kriebel 1984, Turner et al. 1986).

Empirisch belegt ist weiterhin, dass unter Sprechangst in der sprecherischen Leistung, sowohl was die motorischen als auch die kommunikativen Fähigkeiten betrifft, für ein Publikum Defizite sichtbar werden (Kriebel 1984, Fydrich & Bürgener 1988). Aber die Fremdbeurteilung durch das (geschulte) Publikum fällt nicht so negativ aus wie die Selbstbeurteilung. Die Sprechängstlichen überschätzen ihre Beeinträchtigung (Kriebel 1984, Heimberg et al. 1990, Rapee & Lim 1992, Stopa & Clark 1993). Dies hat die Frage aufgeworfen, ob es sich bei der Sprechangst eher um eine Fähigkeits- oder kognitive Störung handelt, im weiteren, ob sie eine Leistungs-, Kontakt- oder Kommunikationsstörung darstellt (zusammenfassend: Kriebel 1992).

Stress-Konzeption

Die beschriebenen Reaktionsebenen der Sprechangst lassen sich in ihren Wechselwirkungen unter einer stresskonzeptionellen Perspektive integrieren, was darüberhinaus erlaubt, den zeitlichen Verlauf der Sprechangstreaktion zu berücksichtigen (zur konzeptuellen Anwendung eines solchen interaktionellen Stresskonzeptes s. Kriebel 1984). Danach lässt sich Sprechangst als ein komplexes aufgabenbezogenes Verhaltenssyndrom einordnen, das sich über einen sequentiellen Reaktionsprozess mit den Phasen Antizipation, Bearbeitung, Erholung abbildet.

Die Sprechangst wird danach von situativen Bedingungen als auch von innerpsychischen Faktoren kognitiver und motivationaler Art sowie interpersonellen Fähigkeiten beeinflusst. Aus den 80-er Jahren liegen Untersuchungen zu Merkmalen der Redesituation vor, die bedeutsam für die Auslösung von Sprechangst sind (z. B. BEATTY & PAYNE 1986, BOOTH-BUTTERFIELD 1986, BOUCEIN & WENDT-SUHL 1980). Die kognizierte Publikumsgröße hat im Vergleich zu anderen Situationsfaktoren wie Art der Redeaufgabe, Ausmaß der Bewertung, Redeabsicht den stärksten Einfluss. Dabei scheint die Gruppengröße von 8–12 Personen eine kritische Schwelle darzustellen, wohingegen die 3-er-Situation und Nicht-2-er-Situation mit der geringsten Angst verbunden ist. Strukturierte und komplexe Redeaufgaben, geringe Vorbereitungszeit, hohes erwartetes Bewertungsausmaß sowie Unklarheit und Ambiguität der Publikumsrückmeldung (vgl. STANGIER & HEIDENREICH 1999) verstärken das Sprechangsterleben. Hochsprechängstliche weisen eine besondere Sensitivität den Situationsaspekten gegenüber auf, die auch für weniger Sprechängstliche kritisch sind. Die Bedeutsamkeit der Situationsfaktoren nimmt jedoch in dem Maße ab, wie die Sprechängstlichkeit des Sprechers zunimmt. Dann scheint Sprechen schließlich per se angstbesetzt zu sein. Im Verlauf der Stresssequenz kommt kognitiven und erregungsbezogenen Faktoren in unterschiedlichem Ausmaß sprechangstverstärkende und sprechangstaufrechterhaltende Funktion zu, woraus sich unterschiedliche Ansätze für therapeutische Maßnahmen ergeben (z. B. KRIEBEL 1986; s.a. Bd. 4).

Merkmal der Redesituation

# 3 Genese

Entwicklung von Sprechangst wird von verschiedenen genetischen, psychogenetischen, sozialgenetischen Bedingungen begünstigt.

Die empirische Basis für Hinweise auf eine genetische Vermittlung der sozialen Ängste ist schmal (z. B. BEIDEL & TURNER 1998). Entsprechend einer methodisch sorgfältig durchgeführten Familienstudie von FYER et al. (1993) weisen nur 16 % der Verwandten von sozial ängstlichen Patienten ebenfalls eine klinisch relevante Sozialangst auf gegenüber 5 % in der Kontrollgruppe. In Zwillingsstudien übersteigt, so weit überhaupt Unterschiede gefunden wurden, die Auftretenshäufigkeit der Sozialphobie von eineiigen Zwillingen (EZ) die der zweieiigen Zwillinge (ZZ) nur um ein weniges (Konkordanzrate 24 % EZ vs. 15 % ZZ; KENDLER et al. 1992). Eine genetische Vulnerabilität scheint also nur für einige wenige Fälle relevant zu sein.

genetische Einflüsse

Auch die psychologische Herleitung von Sprechangst über direkte und/oder indirekte *Konditionierung* oder über Beobachtungslernen, sei es plötzlich in traumatischen, sei es in sich kumulierenden subtraumatischen Situationen bleibt zu unspezifisch und einseitig (zusammenfassend: z. B. KRIEBEL 1984). Zwar wissen Sprechängstliche retrospektiv solche kritischen Situationen zu benennen (Ost 1987, 71 %), aber auch Nicht-Phobiker können zu 20 % solche Traumatisierungen erinnern. Es gibt

Lernen

Hinweise, dass Konditionierungsprozesse bei spezifischen Phobien eine stärkere Rolle spielen als bei generalisierteren Phobien.

Nur in Interaktion mit einer erhöhten Vulnerabilität gegenüber spezifischen Aspekten der Sprechsituation wie Bewertung und Exponiertsein lässt sich ein pathogener Einfluss der Konditionierung erklären (z. B. MINEKA & ZINBARG 1995). Vulnerabilität kann familiär/biologisch oder familiär/erziehungsbezogen vermittelt sein. Darüber hinaus ist auch unter *psychodynamischer Perspektive* an eine spezifische motivationale Konfliktlage zu denken, die als Kontextvariable zu einer erhöhten Sensitivität gegenüber Aspekten der Publikumssituation führen kann (PAIVIO 1965; KRIEBEL 1984).

Psychodynamik

Erziehungsverhalten

Bei standardisierter Beobachtung der Interaktion von Eltern und Kindern in der Laborsituation zeigt sich, dass ängstliche im Vergleich zu nichtängstlichen Eltern den eigenen Kindern gegenüber entmutigender und einschränkender i.S. von „Sei vorsichtig; klettere nicht so hoch" reagieren (BEIDEL & TURNER 1998). Mütter von Kindern, die von Gleichaltrigen ignoriert werden („peer neglegted children"), geben im Vergleich zu Müttern von „populären" Kindern mehr aufgabenbezogene Anweisungen und weniger auf die Einbeziehung anderer Kinder gerichtete Hinweise (FINNIE & RUSSEL 1988). Eltern von psychosozial ängstlichen Kindern verstärken öfter als die Kontrollgruppe ängstlich vermeidendes Verhalten und entmutigen öfter couragierte Aktivitäten, insbesondere auch was Anschlussverhalten betrifft (DADDS et al. 1996).

perzipierte Merkmale der Eltern

Bei diesen Befunden muss offen bleiben, inwieweit Elternverhalten Ursache oder Folge der sozialen Ängstlichkeit des Kindes ist. Es liegen auch Hinweise vor, dass Eltern von sozial ängstlichen Kindern Eigenschaften mitbringen, die die Soziabilität ihres Kindes beeinflussen können. Sozial ängstliche Kinder berichten im Vergleich zur Kontrollgruppe, dass ihre Eltern stärker mit der Meinung anderer Personen beschäftigt sind und Beschämung als Disziplinierungsmaßnahme bevorzugt eingesetzt wird (BRUCH et al. 1989, BRUCH & HEIMBERG 1994). Väter zeigen eine rigidere Persönlichkeitsstruktur mit restriktiveren Erziehungsmaßnahmen (MESSER & BEIDEL 1996). Scheue Eltern aktivieren weniger soziale Lernsituationen für ihr scheues Kind. Vergleichbare Befunde bezogen auf Redeangst berichten frühere Untersuchungen (z. B. PAIVIO 1964, 1965; PAIVIO & LAMBERTS 1989; s.a. KRIEBEL 1980,1984): Danach ist ein positiver Erziehungsstil insbesondere der Mutter sowie das Wichtignehmen von Sprechen und die Ermöglichung positiver Redeerfahrungen vor Publikum, besonders in der frühen Schulzeit, bedeutsamer als spätere Redeerfahrung. Weiterhin gilt, dass die wahrgenommene Eignung der Eltern als positives Modell für Sprechfähigkeit und soziales Verhalten bedeutsam zu effektiver Redefähigkeit beiträgt.

# Aphasie

*Jürgen Steiner*

## 1 Einleitung

Sprache ermöglicht uns Eindrücke und Selbstausdruck, Sprache eröffnet uns vergangene und zukünftige Welten. Sprache strukturiert das kollektive Gedächtnis unserer Kultur und das individuelle Gedächtnis unserer Lebensgeschichte. Wie selbstverständlich ist es zu sprechen und zu verstehen – wie einschneidend und schmerzhaft ist der Verlust. Aphasie ist die Bezeichnung für dieses Schicksal, das jährlich über 80.000 Menschen erleiden.

Literaturempfehlung

Ziel dieses Beitrages ist es, eine einführende Übersicht über das Thema zu geben. Hierbei werden verschiedene Perspektiven berücksichtigt, für die die folgenden Literaturempfehlungen stellvertretend sind:

- Ein Mindestwissen über die *medizinischen Hintergründe zum Verständnis von Aphasie* erhält man bei ENDRES u. a. (2000) im Internet, wer genauer informiert sein möchte, liest bei WALLESCH (1983) nach.
- Eine Zusammenstellung des *allgemeinen Grundwissens für therapeutisch Handelnde* geben HUBER u. a. (1991).
- Eine Einführung in die *Aphasiologie unter Betonung des historischen Aspekts* bietet TESAK (2000).
- Bei den vielen *Veröffentlichungen über Aphasie aus linguistischer Perspektive* kann das Buch von PEUSER (1978) als „Klassiker" angesehen werden.
- Die *pädagogische Perspektive* wird bei STEINER (1993) grundgelegt.
- Den Zusammenhang von *Theologie und aphasietherapeutischer Praxis* stellt ENDERS (1998) her.
- Eine *ausführliche Fundierung des praktischen Handelns* bieten die einfach lesbaren und gleichzeitig umfangreichen Bücher von TESAK (1999) und LUTZ (1992).
- Von den vielfältigen *Beiträgen der Betroffenen* aus erster Hand sei das Buch von GREFE (1998) hervorgehoben.

## 2 Zur Speicherung von Sprache im Gehirn

Netzwerk Gehirn

Das Wissen um sprachliche Einheiten und deren Verwendung wird im Netzwerk Gehirn gespeichert. Man spricht von Sprachregionen oder Sprachzentren und meint damit Hauptkoordinationszentren. Allerdings ist auch von doppelten Repräsentationen oder von „stummen" Reservekapazitäten des Gehirns auszugehen. Bei der Blutversorgung spielt die Halsschlagader als „Zubringer" und die mittlere Hirnarterie (A. cerebri media) als „Verteiler" eine wichtige Rolle.

Modelle zur Speicherung von Sprache

Modelle, die angeben, wie Sprache in unserem Gehirn gespeichert und abgerufen wird, sind wichtig, um Handeln zu planen. Aus den unterschiedlichsten Modellen erscheinen mir folgende Aspekte besonders erwähnenswert:

1 Sprache ist eng verknüpft mit anderen psychischen Funktionen (Denken, Erinnern, Fühlen, Bewegen),
2 der Sprachvollzug ist abhängig von einer Grundenergie (Antrieb, Bereitschaft),
3 die theoretische Unterteilung in die Systeme Laut- und Schriftsprache (A), in die Modalitäten phonemisch-semantisch-syntaktisch-textual (B) und in die Vollzugsebenen rezeptiv-imitativ-produktiv (C), eröffnet die Möglichkeit der Beobachtung und der Arbeitsplanung,
4 sprachliche Handlungen können mit einem inneren Monitor (als kontrollierende Selbstwahrnehmungs-Instanz) überwacht werden.

Betonung des Interaktionalen

Sprache ist nicht nur sprechen-verstehen-schreiben-lesen; Gespräche führen und Gesprächen folgen muss ergänzt werden. Sprache ist zusammenfassend das systemische Produkt aus intraindividuellen Prozessen und interindividuellen Dialogkonventionen, welches auf das Ziel Verständigung ausgerichtet ist (vgl. STEINER 1997).

## 3 Zur Rehabilitationsfähigkeit des Gehirns

Vorstellungen über den Weg der Regeneration des Gehirns.

Therapie tritt zur Rehabilitation von Funktionen und für die Entfaltung von Menschen an. Dabei geht es um die Verhinderung eines Abbaus bzw. um den Erhalt und/oder den Ausbau von Kompetenzen, Teilkompetenzen oder eines Kompetenzgefühls. Ein Erfolg kann dabei begründet erwartet werden; das Gehirn ist ein Organ, das grundsätzlich und permanent auf Kompensation ausgerichtet ist. Die Aufgaben, die in den jetzt geschädigten Arealen nicht mehr vollbracht werden können, werden (häufig nur zu einem Teil und nur nach einiger Zeit)

1 von verwandten Systemen oder
2 von bisher „stummen", nicht aktivierten Sekundärrepräsentationen übernommen oder

3 komplett neu reorganisiert oder
4 im Sinne von Neulernen erneut eingespeichert.

Zellen des Gehirns und deren Funktion können regenerieren, sich reorganisieren, neue Verbindungen herstellen oder sogar neu wachsen. „Neuronale Plastizität" ist der Sammelbegriff für „die Fähigkeit des Gehirns, sich zu verändern und selbst zu reparieren" (STEIN u. a. 2000, 115). Für den Rehabilitationsprozess gelten folgende übergeordnete Regeln (vgl. STEIN u. a. 2000, 120):

Grundannahmen über den therapeutischen Prozess

1 Eine Hirnschädigung muss so schnell wie möglich behandelt werden,
2 die Rückbildung dauert möglicherweise wesentlich länger als bisher erwartet (als Grundregel wird meist angegeben, dass sich im ersten halben Jahr durch Spontanremission und Therapie am meisten bewegt, vgl. HUBER u. a. 1991),
3 medikamentöse (biochemische) und nicht-medikamentöse (verhaltensorientierte) Therapien greifen ineinander,
4 die Psyche des Patienten spielt eine entscheidende Rolle bei der Behandlung,
5 die Umwelt des Patienten ist ein wesentlicher Faktor bei der Behandlung.

Parteinahme für eine langfristige Therapie

Möglicherweise sollten wir uns davon verabschieden, dass sich innerhalb des ersten halben Jahres nach dem Ereignis der Hirnschädigung am meisten bewegen lässt und danach ein Übergang in eine chronische Phase stattfindet. Dies sind Maßstäbe, die auf den Einzelfall nicht angewandt werden sollten; deshalb soll mit STEIN u. a. plädiert werden: „Weil das Gehirn zur Heilung Zeit braucht, müssen wir weiterhin bereit sein, den hirngeschädigten Patienten diese Möglichkeit für die Heilungsprozesse zu geben" (STEIN u. a. 2000, 120). Damit werden wir der Forderung gerecht, den Menschen in der Krankheit und nicht die Krankheit im Menschen zu sehen.

# 4 Dimensionen der Störbarkeit sprachlich-kommunikativen Wissens

Schichtenmodell der Kompetenzen

Die Fähigkeit des Umgangs mit willkürlichen sprachlichen Laut- und Schriftzeichen ist (als linguistische Kompetenz) eingebettet in die Fähigkeit, mit Symbolen umzugehen (als semiotische Kompetenz) und diese wiederum ist Teil der Fähigkeit, mit Denkstrukturen, Mustern und Ordnungen umzugehen (als kognitive Kompetenz). Dieses Schichtenmodell der Kompetenz (vgl. PEUSER 2000, 11 f.) schafft nicht nur theoretisch Ordnung, sondern gibt gleichzeitig ein konkretes Handlungsprogramm vor: Als Diagnostiker wollen wir neben dem sprachlichen Erscheinungsbild auch etwas über die semiotische und mnestisch-kognitive Kompetenz wissen. Dies gilt um so mehr bei deutlichen Beeinträchtigungen, weil wir als therapeutisch Handelnde in tieferen Schichten der Kompetenz Wege bahnen bzw. Umwege erproben können. Die tieferen Schichten sind nämlich störunanfälliger.

Aphasie als Verlust der zeitlichen Organisation

Über das linguistisch Beschreibbare und das Interaktionale hinaus gibt es noch etwas Anderes, das eine Aphasie obligat zu kennzeichnen scheint, nämlich eine Einbuße oder ein Verlust im Bereich der Zeitstruktur und -organisation des Gehirns. Das geschädigte Gehirn arbeitet verlangsamt, diskontinuiert. Seriale und parallele Verarbeitungsprozesse können in Bezug auf ihr „timing" nicht mehr optimal aufeinander abgestimmt bzw. geschaltet werden.

# 5 Blitzlicht zur Geschichte der Aphasiologie

eine alte Papyrusrolle

Eine ausführliche Darstellung der Geschichte der Aphasiologie findet sich bei Birchmeier (1984), Leischner (1979), List (1976), Tesak (2000) und Wallesch (1993). Als erstes Zeugnis über Aphasie wird eine Papyrusrolle aus Theben angegeben, die von dem amerikanischen Ägyptologen Edwin Smith 1862 gefunden und 1922 in einem Artikel der New York Historical Society beschrieben wurde. Sie soll bereits im 25. bis 17. Jahrhundert vor Christus verfasst worden sein. Aber nicht nur deshalb erregte sie großes Aufsehen; es handelte sich bei der Schrift des ägyptischen Arztes Imhotep um ein chirurgisches Lehrbuch, das in nummerierte Anweisungen gegliedert war. Die Anweisung Nr. 6 bezog sich auf die Beschreibung einer Hirnverletzung, die zum Sprachverlust führt – mit der Bewertung „eine Krankheit, die man nicht behandeln kann". Die Geschichte der Aphasiologie soll hier nicht weiter ausgeführt werden. Sie belegt jedenfalls, dass sich Menschen schon sehr lange mit der Sprachfähigkeit und auch mit dem Verlust dieser Funktion befassen.

die psychosoziale Dimension als interdisziplinäre Aufgabe

In der derzeitigen Diskussion gewinnen psychosoziale Aspekte in der Diskussion an Bedeutung, wobei diese aus pädagogischer, linguistischer und medizinischer Sicht gleichermaßen aufgegriffen werden. Von einem „mechanistischen Weltbild" hat sich sowohl die Medizin als auch die Linguistik schon länger verabschiedet.

# 6 Betrachtungs- und Arbeitsebenen

Trennung von Beobachtung (Deskription) und Bewertung (Zuschreibung)

Bei der Bearbeitung des Problems Aphasie ist es sehr wichtig, Beobachtungen (Phänomene) und die Interpretation dieser Beobachtungen (Interpretationen der Phänomene) möglichst strikt zu trennen. Als deskriptive Fehlerterminologie sei folgendes Raster vorgeschlagen (vgl. Peuser 2000, 34 f.):

1 Sprachvollzugsebene: expressiv (phonisch: Sprechen, grafisch: Schreiben) – imitativ (phonisch: Nachsprechen, grafisch: Abschreiben) – rezeptiv (Hörverstehen, Lesesinnverständnis),
2 Modalitätsebene: Phonem/Graphem (phematisch) – Wort (semantisch) – Satz (syntaktisch) – Text (textual),
3 Rahmenbedingungen des Vollzugs: spontan – evoziert.

„Phonematische Paraphasie in einer evozierten Situation“ bedeutet, dass es sich um einen Versprecher in einer vorstrukturierten Situation handelt (z. B. in einer Benennaufgabe), der sich auf die Auswahl oder Reihenfolge von Phonemen bezieht (vgl. hierzu PEUSER 2000, 37 f.).

Beispiel für eine deskriptive Fehlerklassifikation

# 7 Ursachen einer Aphasie

Die Diagnose Aphasie impliziert, dass ein vorher gesundes Gehirn durch ein bestimmtes Ereignis räumlich begrenzt geschädigt wird:

Schlaganfall und andere Ursachen

- Entweder die Blutzufuhr des Gehirns wird beeinträchtigt (Gefäßverschluss, Gefäßerkrankung, Gefäßmissbildung),
- oder das Gehirn wird verletzt (Trauma),
- oder ein raumfordernder Prozess beeinträchtigt die Struktur und Funktion (Hirntumor).

Durch alle genannten Ereignisse ist die Sauerstoff- und Nährstoffversorgung des Gehirns beeinträchtigt oder unterbrochen. Mit dem Begriff Schlaganfall ist eine akute, umschriebene Hirnblutung (Massenblutung, intracerebrales Hämatom) oder eine Durchblutungsstörung (ischämischer Infarkt) gemeint. Der Schlaganfall ist die häufigste Ursache einer Aphasie. Man rechnet derzeit mit über 80.000 neuerkrankten Aphasiepatienten pro Jahr, wobei die Zahl der jungen und die Zahl der weiblichen Patienten zunimmt.

**Tab. 1:** Risikofaktoren für einen Schlaganfall (als häufigste Ursache einer Aphasie), nach FISCHER u. a. 1994, 133

| Risiko | Faktor |
|---|---|
| Herzerkrankungen | 2–4 |
| Bluthochdruck | 2–7 |
| eingetretene ischämische Attacke | 4–8 |
| Rauchen | 7 |
| Rauchen mit Bluthochdruck | 18–20 |

# 8 Zur Erklärung des sprachlichen Abbaus

Ökonomie-Hypothese

Als übergeordnete Erklärung des Sprachverlustes bei Aphasie hat, neben weiteren Hypothesen, die Ökonomie-Hypothese, die bereits 1913 von Pick postuliert wurde (vgl. Peuser 1978, 55), nach wie vor Gültigkeit. Die Grundannahme ist, dass aus Gründen einer reduzierten produktiven, imitativen und rezeptiven Sprachkapazität beim gleichzeitigen Wunsch sich mitzuteilen ein Ökonomie-Prinzip folgt: Aufgrund der „Kapazitätsnot" wird vieles weggelassen – bei einigen Aphasieformen die Funktionsworte, bei anderen die Inhaltsworte; in jedem Fall kommt es infolge Aphasie zu einem „Sparstil".

Energie-Hypothese

Eine ähnliche Hypothese ist die Energie-Hypothese (vgl. Steiner 1997), die besagt, dass für alle Prozesse der Auswahl, der Reihenfolge-Anpassung und der Kontrolle Aktivität und Hemmung von Energie in einer Balance sein müssen. Energie meint dabei Aktivitätsniveau und Aktivitätsrichtung. Durch eine reduzierte und erhöhte Energie kommt es zu einem erhöhten Kontrollbedarf für Verstehens- und Hervorbringungsprozesse, der weitere Energie fordert. Hierdurch kommt es zu einem Teufelskreis von Hyperintention (als ein Zuviel von Wollen) und Hyperreflexion (als einem Zuviel von Selbstbeobachtung). Aphasie wäre demnach in jedem Fall ein Verlust der Automatisiertheit bzw. der Unwillkürlichkeit im Umgang mit Sprache.

Dialog

In einer interaktionalen Sicht ist es hauptsächlich der gestörte Rhythmus von Aktion und Reaktion, der Gespräche stört. Der Schlüssel zu dialogischen Störungen ist die Art und das Ausmaß von Missverständnissen und die Qualität der sich daraus ergebenden „Reparaturhandlungen".

# 9 Aphasieformen (Klassifikation)

lokalisatorisch und linguistisch orientierte Bezeichnung für verschiedene Aphasieformen

Zwei Läsionen an sehr unterschiedlichen Orten können ein sehr ähnliches Erscheinungsbild erzeugen; Operationen an ein und demselben Ort (z. B. Broca-Zentrum) führen nicht automatisch zu Sprachstörungen. An der Sprachperzeption und -produktion sind demnach offensichtlich eine Reihe von Koordinationsstellen der meist linken Hirnhälfte beteiligt; die rechte Hirnhälfte ist aber nicht stumm, ebenso wenig subkortikale und frontale Gehirnregionen. Von daher ist es nicht sinnvoll, eine Klassifikation von der Lokalisation her anzugehen. Deshalb hat sich inzwischen eine linguistisch orientierte Klassifikation durchgesetzt. Dabei führt eine Analyse der Spontansprache bereits zu einer sinnvollen Zweiteilung in „flüssige" Aphasien (fluent, mit einer Sprechgeschwindigkeit von ca. 150 Worten/Min.) und „nicht-flüssige" Aphasien (non-fluent, mit einer Sprechgeschwindigkeit von ca. 50 Worten/Min., vgl. Howes u. a. 1964).

Aphasie als Syndrom

Bei Aphasie kommt es zu einer großen Bandbreite verschiedener Symptome auf allen linguistischen Ebenen und in allen Modalitäten. Ziel des

Syndromansatzes (vgl. HUBER u. a. 1983) ist es, die Individualität der Ausprägung zusammenzufassen, um eine bessere Ordnung zu schaffen. Wenn man ein Syndrom angibt (BROCA, Global, WERNICKE, amnestisch, transkortikal-motorisch, transkortikal-sensorisch, Leitungsaphasie), bestimmt man Erwartungen oder Wahrscheinlichkeiten für bestimmte Symptomausprägungen.

Auslassungen und Ersetzungen

Bei allen Aphasien können wir Auslassungen (Elisionen) und Ersetzungen (Substitutionen) von Phonemen, Graphemen, Silben, Worten oder Satzteilen erwarten. Bei den Ersetzungen handelt es sich um Versprecher (Paraphasien), Verhörer (Paraudien), Verschreiber (Paragrafien) und Verleser (Paralexien). Auslassungen und Ersetzungen entstehen allgemein durch Auswahlprobleme (als paradigmatische Fehler) und als Reihenfolge-Einpassungsprobleme (syntagmatische Fehler). Kommt es auf der Wortebene zu starken Entstellungen, bei denen der Zusammenhang zum Zielwort nicht mehr hergestellt werden kann, spricht man von Neologismen. Ist die Sprache hauptsächlich von Neologismen geprägt, spricht man von Jargon.

unpassende Pausen und Hinzufügungen

Im Versuch, sprachliche Einheiten richtig auszuwählen und in Reihenfolge zu bringen, kann es auch zu unpassenden Pausen als Such- oder Planungsproblem kommen. In einem diagnostischen Test zeigen sich diese Probleme als „Nullreaktion“. Hinzufügungen kommen hauptsächlich als Floskeln vor („na, das Dinsda“ u. a.) oder als Gesprächs-Regieanweisungen („ich kann’s jetzt nicht sagen“ u. a.).

Sprachautomatismen und Perseverationen als Erscheinungen einer schweren Beeinträchtigung

Bei schweren Aphasien kann sich die Sprache auf wenige Worte oder Silben reduzieren, die phonologisch teils variiert werden. Durch die Intonation kann der intentionale Aspekt der Sprachhervorbringung gewahrt bleiben („do do doo“ u. a.). Um mit seiner Äußerung oder im Gespräch fortzufahren, muss man das gerade Gehörte bzw. das gerade Gesprochene „abräumen“, d. h. von der „Sprachvollzugs-Rampe“ und dem inneren „Kontroll-Bildschirm“ löschen. Gelingt dies nicht und der Patient bleibt am Vorangegangenen verhaftet, spricht man von Perseverationen. Auch dies ist Zeichen einer schweren Störung.

Klassifikation nach dem Aachener Aphasie Test als Standard im deutschsprachigen Raum

Die Zweiteilung „flüssig versus nicht-flüssig“ entspricht der Gegenüberstellung BROCA – WERNICKE. Wenn wir den Schweregrad differenzieren wollen – und dies ist sinnvoll –, kommen wir zu den vier Standardsyndromen, die mittels des Aachener Aphasie Tests (vgl. l. HUBER u. a. 1983) ermittelt werden und derzeit Standard im deutschsprachigen Raum sind:

- Globale Aphasie und BROCA-Aphasie mit nicht-flüssiger Spontansprache und
- WERNICKE-Aphasie und Amnestische Aphasie mit flüssiger Spontansprache.

Die Entscheidung, um welches Syndrom es sich handelt, wird mittels Bewertung der Abrufleistung in unterschiedlichen Verstehens-, Sprech-, Nachsprech-, Schreib- und Leseaufgaben getroffen.

Die Benennung einer Aphasie mit den Bezeichnungen des Aachener Aphasie Tests schafft eine Verständigungsmöglichkeit zwischen den am Rehabilitationsprozess beteiligten Personen: Man kann einschätzen, welche sprachliche Stärken und Schwächen zu erwarten sind und man kann sogar die Prognose grob einschätzen. Dies ist wichtig und hilfreich. Allerdings sollte man nie vergessen, dass das sprachliche Erscheinungsbild innerhalb eines Syndroms ganz erheblich variieren kann und auch das tatsächliche Leiden des Patienten relativ unabhängig vom Syndrom und vom Schweregrad ist. Die große Variabilität der aphasischen Standardsyndrome wird dokumentiert im Anhang des Aachener Aphasie Tests, wo für 376 Aphasiepatienten, deren Leistung zur Eichung des Tests beitrugen, der Bereich und der Mittelwert angegeben werden (vgl. HUBER u. a. 1983, 130). Es ergeben sich folgende Überschneidungen:

Überschneidungen in der Ausprägung der einzelnen Aphasieformen

**Tab. 2:** Überschneidungsbereiche der Aphasieformen in den im Aachener Aphasie Test gemessenen Leistungsbereichen (vgl. HUBER u. a. 1983)

| Global (n = 90) | | WERNICKE (n = 74) | | BROCA (n = 79) | | Amnestisch (n = 71) | |
|---|---|---|---|---|---|---|---|
| Bereich | Mittelwert | Bereich | Mittelwert | Bereich | Mittelwert | Bereich | Mittelwert |
| TT 25–500 | 44 | 10–500 | 33 | 0–499 | 19 | 0–299 | 12 |
| NA 0–1300 | 41 | 11–1499 | 101 | 70–1499 | 110 | 104–1499 | 135 |
| SS 0–422 | 7 | 0–866 | 42 | 10–899 | 55 | 26–900 | 75 |
| BE 0–866 | 14 | 0–988 | 57 | 35–1177 | 90 | 69–1177 | 100 |
| SV 0–866 | 42 | 0–999 | 67 | 60–1144 | 90 | 76–1144 | 98 |

(TT = Token Test, NA = Nachsprechen, SS = Schriftsprache, BE = Benennen, SV = Sprachverständnis)

Erwartungen an das Erscheinungsbild der einzelnen Syndrome

Die Begründung, ein Syndrom zu bestimmen, liegt in der Erwartung, dass bestimmte Symptomkonstellationen immer wieder vorkommen und sich abgrenzen lassen. Das Entscheidungsschema auf der nächsten Seite ist eine Kurzfassung der Beschreibung jedes einzelnen Syndroms und gleichzeitig eine Übersicht über Entscheidungskriterien (vgl. hierzu auch TESAK 1997, 35).

Aphasie als Individualsyndrom

Wenn man sich die Tabelle ansieht, wird schnell klar, warum ein uneingeschränktes Plädoyer für die Besonderheit des Einzelfalles folgen muss: Die Ausprägungsvariation streut in jeder einzelnen Spalte (d. h. innerhalb des Syndroms) enorm, gleichzeitig sind die Überschneidungsbereiche in jeder Reihe (alle Aphasien) sehr weit. Das heißt: Im Einzelfall kann beispielsweise ein WERNICKE-Aphasie-Patient ein recht gutes Sprachverständnis haben, obwohl in der Regel (siehe Mittelwert) ein eher schlechtes erwartbar ist; ebenso kann beispielsweise ein Patient mit einer amnestischen Aphasie ein recht schlechtes Ergebnis im Token Test haben (der ja schließlich hauptverantwortlich für den allgemeinen Schweregrad der Aphasie ist), obwohl in der Regel (siehe Mittelwert) ein gutes erwartbar ist – weitere Beispiele ließen sich konstruieren. Beachtet werden

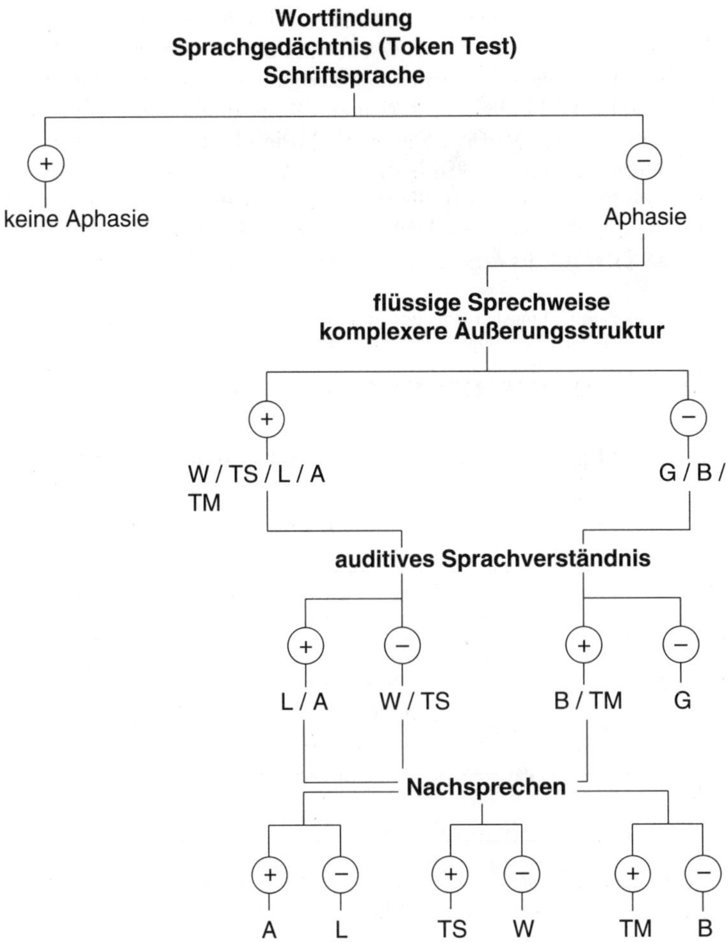


**Tab. 3:** Entscheidungsschema für die Zusammenfassung einzelner Symptomausprägungen zu sechs abgrenzbaren Syndromen (B = BROCA, G = Global, A = Amnestisch, W = WERNICKE, L = Leitungsaphasie, TM = Transkortikal motorische, TS = Transkortikal sensorische Aphasie)

sollte auch die enorme Variationsbreite der Leistungsfähigkeit innerhalb der Globalen Aphasie. Diagnostik und Therapie bei Aphasie ist deshalb einzelfall- und subjektioniert; Aphasien sind eigentlich „Individualsyndrome" (vgl. TESAK 1999, 15).

Sonderformen

Neben den Standardsyndromen sind zwei wichtige Sonderformen zu nennen, die auch mittels des Aachener Aphasie Tests auszulesen sind: Die *Leitungsaphasie* mit deutlich reduzierten Möglichkeiten des Nachsprechens im Vergleich zu anderen sprachlichen Leistungen und die *transkortikale Aphasie* mit erheblich erhöhten Möglichkeiten des Nachsprechens im Vergleich zu anderen sprachlichen Leistungen. *Alexie* und *Agrafie* beziehen sich auf Störungen, bei der das Schriftsystem wesentlich deutlicher beeinträchtigt ist als das Lautsprachsystem. Ob von den Sonderformen Alexie als Lesestörung und Agrafie als Schreibstörung gesprochen werden soll, entscheidet der Prozentrangunterschied zwischen bestimmten Leistungen im Aachener Aphasie Test (vgl. HUBER u. a. 1983).

Besonderheiten der Klassifikation in der Akutphase

In der Akutphase (mindestens bis zur vierten Woche nach dem Ereignis) ist es nicht sinnvoll, die bestehende Aphasie genau zu klassifizieren. Wichtig sind hier die Fragen: Aphasie – keine Aphasie, Aphasie – Dysarthrie, Schweregrad, Verlauf. Alle Fragen lassen sich mit dem Aphasie Schnell Test (AST) auf der Grundlage einer Standardisierung beantworten (vgl. KROKER 2000).

# 10 Begleitstörungen

emotionale Verstimmung und andere Begleitprobleme

Es gibt eine Reihe von Störungen, die die Aphasie begleiten („Begleitsymptome") oder sogar dominieren („dominierende Begleitsymptome"). Zu nennen sind vor allem (vgl. POECK 1987)

1 Bewegungseinschränkungen durch Halbseitenlähmungen der Hand, des Armes oder Beines (Hemiparesen),
2 Apraxien, d. h. unterschiedliche Handlungsabfolgen können nicht mehr als automatisiertes Programm abgerufen werden,
3 Gesichtsfeldeinschränkungen (Hemianopsien),
4 Einbußen im Bereich der Wahrnehmung und Lernfähigkeit (Gedächtnis, Aufmerksamkeit, Informationsverarbeitungsgeschwindigkeit, Konzentration),
5 Akalkulie (Rechenstörung),
6 begleitende emotionale Verstimmung (z. B. „Depression" oder „Trauer").

# 11 Krankheitsverlauf

Einflussgrößen für die Einschätzung des weiteren Verlaufs

Für die Prognose spielen vor allem Ursache, Ort und Ausmaß der Hirnschädigung eine wichtige Rolle. Allgemein scheinen operable gutartige Tumoren und auch Unfallverletzungen eine bessere Prognose als vaskuläre (gefäßbedingte) Prozesse zu haben. Für die Prognose scheint des Weiteren die Tiefe der Läsion entscheidender zu sein als Ort und Ausdehnung der Schädigung. Über die genannten Faktoren hinaus gibt es eine Reihe von weiteren Einflussfaktoren; eine Gegenüberstellung von guter versus schlechter Prognose anhand von 19 Kriterien nimmt TESAK in tabellarischer Übersicht vor (1999, 20), auf die hier nun verwiesen werden soll. Es muss betont werden, dass sich Prognosen auf Erfahrungen stützen, die in Gruppenvergleichen gewonnen wurden und den Einzelfall wenig betreffen können. Bezüglich einer Beratung ist hier also Vorsicht geboten.

Ziel der Therapie ist das Erhalten und Erreichen einer zielgerichteten Verständigung. Hierbei gilt der Satz von BIRCHMEIER: „Ein erheblich gebesserter Patient, der mit seinen Restdefiziten nicht zurechtkommt, der sich trotz Verbesserungen nicht mit seiner Umwelt zu verständigen vermag, ist ein Misserfolg, und auch der schwerstgeschädigte Patient, der befähigt wird, sich – mit welchen Mitteln auch immer – mit Mitmenschen zu verständigen, ist ein Erfolg“ (1984, 98). Der Weg der Rehabilitation ist dabei lang und beschwerlich – die Maßgabe, dass sich in den ersten sechs Monaten nach dem Ereignis am meisten bewegen lässt, ist richtig, sollte aber, wie bereits angedeutet, für den Einzelfall außer Kraft gesetzt werden. In der Regel ist mit zwei Jahren therapeutischer Bemühung zu rechnen; danach sollte die Therapie in eine Intervalltherapie (intensive Behandlung mit mehrmonatigen Pausenunterbrechungen) übergehen.

Betonung der Individualität

Aus therapeutischer Sicht besteht begründeter Anlass, dem von einer Aphasie Primärbetroffenen und den Mitbetroffenen Mut und Hoffnung zu machen. Viele Aphasien wandeln sich in ihrer Symptomatik so stark, dass sie von einem schwereren Syndrom zu einem leichteren wechseln (Syndromwandel). HUBER u. a. (1991, 63 f.) berichten, dass sich bei 99 Aphasiepatienten (erhoben 1979–1982) in 28 % der Fälle die Symptome völlig zurückbildeten (Diagnose „keine Aphasie“). Die Diagnose „Globalaphasie“ (n = 21) blieb bei nur der Hälfte der Patienten nach 7 Monaten bestehen. Patienten mit der Diagnose WERNICKE (n = 19), BROCA (n = 13) und Amnestisch (n = 33) verbesserten sich insgesamt gesehen etwa zu einem Drittel ganz erheblich.

Verbesserung der Leistungsfähigkeit als prognostischer Regelfall

# 12 Definition von Aphasie

Aphasie ist eine zentral bedingte Sprachstörung nach abgeschlossenem Spracherwerb, die sowohl das Wissen um sprachliche und kommunikative Strukturen betrifft (Kompetenz) als auch den konkreten Vollzug (Performanz). Eine übergeordnete Einteilung ergibt sich durch

Schwierigkeiten einer zusammenfassenden Definition

- das Alter der Patienten (kindliche und jugendliche Aphasien versus Aphasien im Erwachsenenalter),
- den Zeitpunkt nach dem Ereignis (akute versus stabile und chronische Aphasien),
- die prämorbide Ein- oder Zweisprachigkeit (polyglotte Aphasien),
- die Lokalisation der Schädigung (z. B. BROCA versus WERNICKE),
- durch die Tiefe der Läsion (kortikal versus subkortikal) und durch
- das sprachliche Erscheinungsbild (Syndrome des Aachener Aphasie Tests).

Hiervon ausgehend müssen Aphasien unterschiedlich definiert werden. Aus dialogischer Sicht ist Aphasie nicht die Behinderung eines Menschen, sondern die Behinderung der Gespräche zwischen Menschen. Deshalb ist es sinnvoll, bezüglich des betroffenen Personenkreises von Primärbetroffenen (statt „Aphasie-Patienten“) und von Sekundärbetroffenen (statt

übergeordnete, dialogisch ausgerichtete Definition von Aphasie

„Angehörige“) zu sprechen. Bezieht man die linguistische Dimension mit ein, ergibt sich folgende Definition:

> Aphasie kann definiert werden als *Einschnitt, der mit dem (teilweisen) Zusammenbrechen des intrapsychischen Sprach-Organisations-Systems eine Gefährdung oder Beeinträchtigung der dialogischen Beziehungen nach sich zieht; die Dialogpartner sind infolge Aphasie – zumindest teilweise – sprachhandlungsunfähig. Aphasie ist das Erleben des Widerspruchs zweier Gesprächspartner, wie der Dialog jetzt ist und wie er war bzw. sein sollte.*

Das Ausweichen auf alternative Kommunikationsformen ist sehr unterschiedlich möglich.

# 13 Zum Erleben der Primärbetroffenen

unterschiedliche Sprach- und Regelwelten

Das folgende Zitat ist zwar nicht von einem Aphasiologen, aber es trifft die Situation recht gut: „... wie zwei Menschen, die unter Verwendung von verschiedenen Sprachen vergeblich um Verständigung ringen oder zwei Spieler, von denen der eine Tarock-, der andere Skatkarten in der Hand hält und die gegenseitige Erbitterung über das unsinnige Spielverhalten des anderen rasch wächst“ (WATZLAWICK 1978, 74).

berufliche und private Einbußen

Aphasie verursacht für die Betroffenen eine Einbuße oder einen Verlust der gewohnten Lebensqualität. Die Lebensbezüge können nicht mehr so wie früher aufrechterhalten werden. Selbst bei vollständiger Rückbildung der Aphasie mit einem Testat „keine Aphasie“ im Aachener Aphasie Test verhindern oft noch vorhandene Begleitstörungen, Verlangsamungen oder eine reduzierte Belastbarkeit, die Rückkehr ins Berufsleben. Bei dem Versuch einer Wiedereingliederung ins Berufsleben als Ziel einer Rehabilitation geht es oft um die Frage nach einer „innerbetrieblichen Umsetzung“, da die gewohnte Tätigkeit nicht wieder aufgenommen werden kann. Selbst wenn eine berufliche Eingliederung erfolgt, bleibt oft die Angst vor einem neuen Ereignis (z. B. Schlaganfall), die ein unbeschwertes Leben verunmöglicht. Natürlich besteht die Möglichkeit, die Krankheit als Chance einer veränderten, bewussten Lebensführung (beruflich und privat) zu sehen, dies ist aber kein leichter Gang.

der Schweregrad einer Aphasie und das subjektive Leid sind zwei verschiedene Dinge

Das selbst erlebte Leid eines Betroffenen ist unabhängig vom Grad der sprachlich-kommunikativen Beeinträchtigung. Tatsächlich mag es manchem Menschen, der von einer Globalaphasie betroffen ist, eher gelingen, das „alte Leben“ abzuschließen und sich im „neuen Leben“ zurechtzufinden als einem Menschen mit einer Restaphasie, der seine Ziele höher gesteckt hat und der in immer neuen Versuchen erfahren muss, dass er das Angestrebte in Sichtweite vor sich hat, aber es letztlich eben doch nicht ganz erreichen kann.

chronische Aphasie als Familienkrankheit

Bei einer bleibenden Aphasie, mit der sich die Beteiligten in ihrem Leben arrangieren müssen, stellt sich die Frage nach einer Rückkehr in den Beruf kaum noch. Oft sind auch Partnerschaften gefährdet; die Beziehung steht oft vor einer harten Belastungsprobe, denn einerseits will der von der Aphasie mitbetroffene gesunde Partner die Treue halten und ein Rückhalt sein, andererseits kann sich die Persönlichkeit des kranken Partners so verändern, dass es nicht mehr der gleiche Mensch ist, mit dem ich mein Leben verbringen wollte. Eine psychische Überforderung beider Partner ist oft die Folge. Erheblich erschwert wird die Situation natürlich durch Kinder. Die Kennzeichnung der Aphasie als „Familienkrankheit" ist sicher zutreffend; die therapeutische Konsequenz, auch familientherapeutische Angebote zu machen, wird aber in den allerwenigsten Fällen umgesetzt. Am ehesten findet derzeit diese Umsetzung als Sozialberatung (teils von Sozialarbeitern mit familientherapeutischer Zusatzausbildung) im Rahmen einer stationären Rehabilitationsmaßnahme statt. Therapie unter extrem ungünstiger Ausgangslage ist der Versuch, dem Gefühl der Selbstaufgabe entgegenzuwirken. Leider gibt es derzeit kaum Möglichkeiten, auf psychotherapeutische Angebote zurückzugreifen. Psychotherapie läuft eben häufig über das Medium Sprache – Psychotherapeuten sind zumeist nicht vorbereitet auf einen stark kommunikationsbeeinträchtigten Menschen. Hier muss nach gestalttherapeutischen, kunsttherapeutischen, musiktherapeutischen oder ähnlichen Alternativen gesucht werden. Da in der gängigen Praxis aber selten eine „Psychotherapie bei Aphasie" an eine Fachperson delegiert wird, bleibt das Thema der seelischen Beeinträchtigungen durch Aphasie häufig der Logopädin bzw. der Sprachtherapeutin überlassen. Hierauf sollte sie sich in ihrer Ausbildung vorbereiten.

Information als Grundvoraussetzung der Bewältigung

Eine allererste Voraussetzung zur Bewältigung des Schicksals Aphasie ist Information. Viele Angehörige fühlen sich häufig uninformiert. Hier sind über Informationsbroschüren (vgl. das „Merkblatt für Aphasie" in Huber u. a. 1991, 90 f.) hinaus Konzepte der Beratung im Gespräch gefragt.

Angehörigenarbeit

Bezüglich der Arbeit mit den Angehörigen finden sich konkrete Vorschläge unter anderem bei Tesak (1999, 222 f.) sowie bei Steiner (1993, 1996a, 1996b, 2000). Neben vielen einzelnen Vorgaben erscheint der Leitgedanke der Kooperation, verknüpft mit dem Gesetz der Höflichkeit unter erwachsenen Menschen und dem Bewahren von Normalität das diagnostisch-therapeutisch-beraterische Verhalten gut zu führen.

# 14 Ausblick: Patientenorientierte Aphasiologie

Persönliche Entfaltung und zielgerichtete Methodik

Derzeit vermischen sich in der Konzeptentwicklung pädagogisch-ganzheitliche und linguistisch-klinische Sichtweisen. Für pädagogisches Denken ist typisch, die Entfaltungsmöglichkeiten des Individuums trotz und mit Behinderung in einer Gemeinschaft mit anderen (als psychosoziale Aspekte) zu betonen; für klinisches Denken ist typisch, methodische Überlegungen zu systematisieren und zu kontrollieren, die die Schädigung kompensieren. Beide Zugangswege sind unverzichtbar; die Betonung einer bestimmten Sicht dokumentiert eher eine bestimmte Art zu denken und weniger die Zugehörigkeit zu einer bestimmten Berufsgruppe.

Plädoyer für Werte in der Evaluationsdiskussion

Der Wunsch nach der Messung von Effektivität hat seinen Ursprung hauptsächlich im Bemühen um Legitimation vor dem Kostenträger: Verordnender und Behandelnder müssen die durchgeführte Therapie als Wirkfaktor einer nachweisbaren Besserung propagieren. Dieses Anliegen muss aber in zweifacher Hinsicht relativiert werden: Erstens sind immer auch interaktive, psychologische, beziehungs- und entwicklungsfördernde Faktoren am Werk; zweitens strebt Therapie, wie bereits gesagt, nicht zwangsläufig eine Verbesserung an: Es geht auch um den Erhalt und die Verhinderung eines Abbaus von Kompetenzen. Bei der Diskussion um Evaluation – und Evaluation heißt, den Wert oder die Grundlage einer Wirkung ermessen – müssen wir sehen, dass die ethischen Grundlagen hier mit eingedacht werden.

# Sprachabbau bei Demenz (SAD-Syndrom): Begriffsbestimmung, Erscheinungsbild und die Sicht der Betroffenen

*Jürgen Steiner*

## 1 Einleitung

Die Behandlung demenzieller Erkrankungen ist eine große gesellschaftliche Herausforderung; wir werden immer älter und für einen großen Teil von uns besteht die Gefährdung, an einer Demenz zu erkranken. Dabei gibt es derzeit keine Eindeutigkeit im Hinblick auf die Ursachenzuschreibung und in der Folge auch weder eine medikamentöse noch eine nicht-medikamentöse kausale Behandlungsmöglichkeit. Die Mehrzahl demenziell erkrankter Menschen (ca. 80 %) wird zu Hause betreut oder gepflegt, dabei sind die Pflegenden zu ca. 50 % die Töchter, die in der Regel selbst älter als 60 Jahre alt und psychosomatisch gefährdet sind. Dies bedeutet, dass zukünftig eine enge Vernetzung von häuslicher, ambulanter, teilstationärer und stationärer Hilfs- und Pflegeangebote erforderlich wird. Im Kanon der therapeutischen Maßnahmen hat die sprachtherapeutisch-logopädische Behandlung ihren Platz bisher in keiner institutionellen Verankerung gefunden. Dies ist beklagenswert, da ein Abbau der sprachlich-kommunikativen Aktivität zum Regelverlauf der Demenz gehört. Hier sind verstärkt Konzeptentwürfe bezüglich Maßnahmen zur Aufrechterhaltung der Kompetenz des Primärpatienten gefordert. Ebenso brauchen wir handlungsleitende Konzepte zur Beratung der Betroffenen mit dem Ziel, Erleichterungen und Hilfen für das Gespräch zu erarbeiten. Dies ist der sprachtherapeutische Beitrag zum interdisziplinären Team. Eine chronische Erkrankung wie Demenz muss dabei nicht eine sprachtherapeutische Dauertherapie zur Folge haben – es ließen sich gute Erfolge mit einem kursorischen oder intervallmäßigen Vorgehen bei einem transparent gemachten gemeinsamen Therapieziel erreichen.

Relevanz der Problematik

Derzeit gibt es keine sprachtherapeutisch-logopädische Klassifikation des Erscheinungsbildes „Sprachabbau bei Demenz“, noch gibt es erprobte Screening-Verfahren zur Abklärung von Ausprägung und Schweregrad. Ebenso mangelt es an Behandlungs- und Beratungskonzepten sowie an konkreten logopädischen Therapiematerialien. Hiervon ausgehend sind die nachfolgenden Ausführungen allgemein gehalten und verfolgen das Ziel, den Themenkreis „Sprache und Demenz“ in einen allgemeinen Zusammenhang zu stellen. Durch dieses Ziel ist die Darstellung der Auffälligkeiten im sprachlich-kommunikativen Bereich knapp gehalten.

sprachtherapeutisches Neuland

# 2 Zum Begriff „Demenz“

Hirnentwicklung und Hirnalterung

Im Verlaufe eines Lebens verändert sich das Gehirn. Bis zum Jugendalter entwickelt es sich in Richtung einer Spezialisierung, im Alter nimmt die Zahl der Synapsen („Nervenvernetzungspunkte“) und auch das Volumen des Gehirns leicht ab, allerdings ohne dass die „neuronale Plastizität“ (d. h. die Selbstorganisationsfähigkeit des Gehirns) beeinträchtigt wird. Allgemein scheint es so zu sein, dass sich Entwicklungen genauso wie altersbedingte Veränderungen des Gehirns auf der Grundlage genetischer Vorgaben vollziehen und von körperlichen und geistigen Aktivitäten abzuhängen scheinen. Das Gehirn bewältigt vielfältige Aufgaben, von denen die „kognitive Kompetenz“ eine ist. Kognition umfasst das Entdecken, Einordnen und Wiederentdecken von Informationen in unterschiedlichen Formen und in unterschiedlichen Zusammenhängen. Störungen in diesem Bereich sind das Kernsymptom einer Demenz. Die Störung der „sprachlichen Kompetenz“ und Störungen der „kommunikativen Kompetenz“ sind (nur) Folgeerscheinungen der gestörten kognitiv-mnestischen Funktion.

Hirnfunktion, normales Altern und die Frage der Indikation zur Therapie

Die erwähnte Abnahme der Synapsendichte und der Volumenverlust als Veränderungsprozesse des alternden Hirns bedeuten, wie gesagt, nicht, dass kognitive Fähigkeiten abgebaut werden. Dies ist nach wie vor ein zu bekämpfendes Vorurteil. Kognitive Einbußen sind keine zwangsläufigen Erscheinungen des Alterns: Bis zum 50. Lebensjahr sind kein intellektueller Abbau und auch keine Einbußen des Gedächtnisses zu erwarten, lediglich die Informationsverarbeitungsgeschwindigkeit kann mit zunehmendem Alter (bereits ab dem 30. Lebensjahr) abnehmen. Das heißt: Intellektuelle Einbußen sind bei gesundem Altern nur als Verlangsamungsprozesse zu erwarten bzw. sind nicht als krankhafte Erscheinungen zu werten und nicht als Regelfall des Alterns zu bagatellisieren. Verlangsamt und krank wird hierbei nicht gleich gesetzt.

In einer aktuellen Studie über Vorsorgeuntersuchungen und deren Konsequenzen in ärztlichen Praxen (Sandholzer u. a. 1999) wurden nach einem umfangreichen medizinischen Check-up bei 18,6 % von insgesamt 446 über 70-jährigen Patienten so starke kognitive Beeinträchtigungen festgestellt, dass Verrichtungen im Alltag der Patienten (Haushalt, Finanzen, Mobilität, Kontaktwahrung u. a.) erheblich beeinträchtigt oder teils nicht mehr möglich waren; jedoch nur in 14,5 % der Fälle (12 von 83) wurde als Behandlungsstrategie etwas anderes unternommen als „Abwarten“. Man könnte von einer Hilflosigkeit der Ärzte in Bezug auf hilflose Patienten sprechen. Hier muss das sprachtherapeutisch-logopädische Angebot als Alternative zum „Abwarten“ ansetzen. Wir müssen mit unserer Kompetenz dafür werben, dass das Gehirn prinzipiell darauf ausgerichtet ist, biologische und ebenso pathogene Alterungsvorgänge im Rahmen der Möglichkeiten zu kompensieren. Von daher ist Früherkennung mit planvoller Intervention die Alternative zu „therapeutischem Nihilismus“. Die Therapiechancen steigen, wenn das Gehirn im Lebensverlauf an Lernen bzw. assoziatives kreatives Denken (als „Synapsentraining“) gewohnt ist, wenn Menschen Hilfe bekommen, ihre sozialen Beziehungen aufrecht zu erhalten, in denen dies erforderlich ist. Altern ist allgemein kein Defizit-, sondern ein Adaptationsprozess, der aktiv bearbeitet werden muss. Eine aktive Lebensführung, Bildung und lebenslanges Lernen kann dabei zwar eine demenzielle Erkrankung nicht verhindern, die kompensatorischen Möglichkeiten sind jedoch erheblich besser.

Blitzlicht auf die Historie

Der Begriff „demence“ wird 1797 von Philippe Pinel eingeführt (vgl. Bauer 1994). De-mente bedeutet „ohne Geist sein“. Die systematische Erforschung des Problemkreises Demenz ist vor allem mit den Namen Otto Binswanger und Aloys Alzheimer (1906) verknüpft. Bereits hier wurde zwischen vaskulären und degenerativen Demenzen unterschieden. Schon in frühen Werken wurden die Kernsymptome einer Demenz wie folgt zusammengefasst:

**Tab. 1:** Parameter der geminderten psychischen Leistungsfähigkeit bei Demenz

| | |
|---|---|
| 1 | Störung des Gedächtnisses (Abruf von Informationen) |
| 2 | Störung des Lernens (Einspeichern von Informationen) |
| 3 | Störung des Denkens und des Urteilsvermögens |
| 4 | Beeinträchtigungen der Alltagsverrichtungen (ADL, Aktivitäten des täglichen Lebens) |
| 5 | Hilflosigkeit im Umgang mit Sprache |
| 6 | Hilflosigkeit in Gesprächen |
| 7 | Hinweis auf einen organischen Verursachungsfaktor |
| 8 | Keine Beeinträchtigung der Bewusstheit |

Definition des Begriffs „Demenz“

Oft ist ein Begriffswirrwarr anzutreffen: Zerebrale Insuffizienz, Zerebralsklerose, Hirnorganisches Psychosyndrom und andere Begriffe werden synonym für „Demenz“ gebraucht. Folgende Definition von Demenz sei hier vorgeschlagen:

*Demenz ist ein durch neuronale Prozesse ausgelöster chronisch-progredient verlaufender Abbau kognitiv-mnestischer Funktionen, der durch bestimmte psychosoziale Faktoren begünstigt werden kann. Der Abbau äußert sich durch alltagsrelevante Gedächtnis- und Orientierungsstörungen, die seit einem längeren Zeitraum bestehen. In der Folge kommt es zu Veränderungen des Verhaltens, des Empfindens und der Kommunikation. Diese Veränderungen erschweren oder gefährden eine aktive, selbstständige Lebensführung und die Beziehung zu anderen Menschen.*

Zusammenfassend könnten wir bei Demenz von einer Hirnwerkzeugs-, Hirnorganisations- und Verhaltenskontrollstörung sprechen.

Demenz und Sprache

Wenn die Frage einer möglichen Demenz gestellt ist, sind aus sprachtherapeutischer Sicht folgende Beobachtungsebenen, die wichtige Symptome erfassen, zu berücksichtigen:

1 Einschätzung der Flexibilität bei Aufgaben mit wechselnder Modalität,
2 Einschätzung der kommunikativen Aktivität des täglichen Lebens,

3 Einschätzung der subjektiven Befindlichkeit und des Erlebens der Angehörigen in deren Gesprächen,
4 Einschätzung der quantitativen Wort-Abrufleistung,
5 Einschätzung des Grades der kommunikativen Störung (Themenkonstanz, Eindeutigkeit, Informationsgehalt).

nochmaliges Plädoyer für eine Früherkennung

Mit dem Begriff der Demenz ist die Assoziation „unheilbar" verknüpft. Tatsächlich aber sind einige Demenzen prinzipiell reversibel (nach FISCHER u. a. 1994, 120 ca. 10–20 %) – wenngleich mit eher ungünstiger Prognose. Teils verlaufen die Prozesse wellenförmig mit Plateaus. Hieraus folgt eine weitere Begründung für Früherkennung und Frühbehandlung.

grober Überblick über Demenzformen

Grundsätzlich können folgende Formen grob unterschieden werden:

- Demenz vom degenerativen Typ (z. B. „Demenz Alzheimer-Typ", DAT oder „Pick-Syndrom"), mit langsamem Beginn und eher stetigem Verlauf (ca. 50–60 % aller Demenzen),
- Demenz vom vaskulären Typ („Multiinfarktdemenz", MID) mit plötzlichem Beginn und stufenweisem, abruptem Verlauf (ca. 10–20 % aller Demenzen),
- Mischformen aus den beiden erstgenannten (degenerativ-vaskulär, z. B. „Binswangersche Erkrankung") mit unterschiedlichem Verlauf (ca. 10–20 % aller Demenzen),
- Reversible Demenz (z. B. „Pseudodemenz" als Ausdruck einer Depression) mit sehr unterschiedlicher Prognose und unterschiedlichem Verlauf (ca. 10–20 % aller Demenzen).

Mit dieser Vierteilung können die sehr unterschiedlichen klinischen Bilder der Verdachtsdiagnose „Demenz" gut zusammengefasst werden (vgl. FISCHER u. a. 1994), für eine präzisere Unterscheidung sei auf die Grundlagenwerke verwiesen (z. B. POECK 1989). Die Unterscheidung „kortikale Demenz" (z. B. Morbus Alzheimer, Morbus Pick) versus „subkortikale Demenz" (z. B. Morbus Parkinson, Chorea Huntington) im Rahmen der degenerativen Erkrankungen bedeutet aus sprachtherapeutischer Sicht, dass bei der letztgenannten Gruppe mit Artikulations- und Stimmstörungen zu rechnen ist.

# 3 Häufigkeit und Ursachen von Demenzen

Häufigkeit als Schätzung

In Deutschland gibt es etwa 1,2–1,4 Millionen Menschen, die an einer Demenz erkrankt sind, jährlich ist mit 100000 Neuerkrankten zu rechnen. Überdies schätzen FISCHER u. a. (1994), dass die Dunkelziffer (als Differenz zwischen eindeutig klassifizierten und nicht-klassifizierten beginnenden Demenzen) 16 mal höher liegt. Da die Demenzkranken überwiegend zu Hause versorgt werden, müssen auch die Angehörigen als Personen, die der Behandlung und Betreuung bedürfen, mit eingerechnet

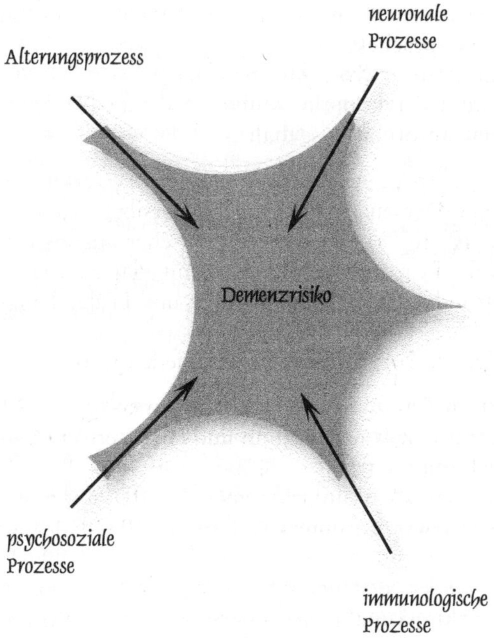


**Abb. 1:** Wirkfaktoren für das Entstehen eines demenziellen Prozesses

werden, so dass sich die Zahl des betroffenen Personenkreises weiter erhöht.

Alter der Primärbetroffenen

Es gibt Menschen, die schon früh (unter 50 Jahren, in seltenen Fällen unter 40 Jahren) an einer Demenz erkranken; das reguläre Alter für eine Verdachtsdiagnose „Demenz“ beginnt ab 60 Jahren (unter 1 % der Gesamtbevölkerung). Ab dem 65. Lebensjahr steigt die Krankheitswahrscheinlichkeit (Prävalenzrate) in 5-Jahres-Sprüngen jeweils um das Doppelte; bei der Gruppe der 80-jährigen können wir erwarten, dass jeder 10. an einer Demenz erkrankt ist, bei den über 90-jährigen fast jeder zweite.

Ursachendiskussion im Wandel

Die Ursachen wurden in der Anfangszeit der Demenzforschung vor allem in infektiösen Erkrankungen gesehen (Syphilis). Heute werden verschiedene Erklärungsansätze kontrovers diskutiert. Dabei scheint es so zu sein, dass, wie bereits gesagt, eine kausale Komponente nicht sicher bestimmt werden kann; vielmehr wirken viele Belastungen ineinander. Zusammenfassend wird von vier Wirkfaktoren, die die Abbildung 1 zeigt, ausgegangen (wobei neuronale und psychosoziale Faktoren obligat zu sein scheinen).

kurze Darstellung des Ineinandergreifens der Wirkfaktoren

Die Steuerung des psychischen Leistungsabbaus übernehmen gefäßbedingte, stoffwechselbedingte, traumatische, toxische entzündliche und raumfordernde Prozesse. Für das Zusammenspiel scheint allgemein zu gelten: Biologische Faktoren bestimmen die Empfindlichkeit bzw. die Störbarkeit des komplexen Systems Gehirn gegenüber externen auslösenden Schädigungen. Das Gehirn erarbeitet sich, um gesund zu bleiben, durch Aktivität Kompensationsmuster und Reservekapazitäten. Der Rückgriff hierauf wird im Laufe des Lebens langsam aufgezehrt, so dass eine erhöhte Anfälligkeit bezüglich externen Störungen besteht.

Das Altern bedingt eine Demenz somit wesentlich, aber nicht zwingend. Als Belege, dass Altern nicht automatisch zu einer Demenz führt, seien folgende zwei Punkte angeführt: Erstens sinkt nach dem Erreichen des 95. Lebensjahres ohne kognitiv-mnestische Einbußen die Wahrscheinlichkeit, dement zu werden, drastisch; zweitens korrelieren Alterungsprozesse, wie zum Beispiel Haarausfall, Hautveränderungen u. a. nicht mit einer demenziellen Erkrankung (vgl. Fuhrmann u. a. 2000, 27).

zur angstbesetzten Frage nach der Vererbbarkeit

Ein wichtiger Beratungsinhalt für Angehörige ist die Frage, ob eine Demenz (insbesondere die Alzheimersche Erkrankung) auf Vererbung zurückgeht. Das Risiko wird hier unterschiedlich eingeschätzt: Bauer schätzt den Anteil der erblichen Verursachung auf ca. 1 % (Bauer 1994, 56), andere Autoren (Fuhrmann u. a. 2000, 38) schätzen den Anteil höher ein.

Betonung der psychosozialen Mitverursachung

Der psychosoziale Wirkfaktor soll im Folgenden betont werden. Inaktivität und Deaktivierung spielen eine wichtige Rolle für den Einstieg in den krankhaften Abbau der kognitiven Leistungsfähigkeit. Mit Inaktivität ist gemeint, dass Menschen für wichtige Inhalte ihres Handelns die Motivation verlieren; Deaktivierung bedeutet, dass Menschen durch Behütung und Fremdbestimmung am selbstständigen Handeln gehindert werden. In einer Analyse der Lebensläufe von 21 Alzheimer-Patienten von Bauer u. a. (1995) fanden sich systematisch als Persönlichkeits- und Beziehungsvariablen Konfliktvermeidungsverhalten, Tendenz zur Unterordnung, Delegation von Alltagsentscheidungen, Verlust von Inhalten. Diese Beobachtungen wurden in anderen Untersuchungen im Kern bestätigt. Hier verknüpft sich also eine Tendenz zur Inaktivität mit einer Beziehung, die durch „fürsorgliche Bevormundung“ (Bauer u. a. 1995, 187) gekennzeichnet ist. Idealtypisch und überspitzt ausgedrückt, schließt sich die Psyche eines Menschen der körperlichen Option einer demenziellen Entwicklung dann gerne an, wenn wir in unseren beruflichen und familiären Beziehungen Konflikte vermeiden, Alltagsentscheidungen anderen überlassen, in Ein- oder Zweisamkeit leben und den Verlust von sinngebenden Tätigkeiten nicht ausgleichen können. Alle genannten Parameter in der Studie von Bauer u. a. (1995) sind neuronal gesehen die Verringerung der Anpassungsanforderung des Gehirns an die Umwelt und damit die Förderung der Inaktivität der dendritischen Aussprossung und die Verminderung der Synapsendichte. Dies sind die somatogenen Entsprechungen des psychosozialen Rückzugs und des Schonraums.

eine etwas überzeichnete „Demenz-Prophylaxe"

Als „Demenz-Prophylaxe“ eignen sich Beziehungen, die reibungserzeugenden und toleranzfordernden Charakter haben und gleichzeitig auf dem Fundament einer „versöhnten Verschiedenheit“ ausreichend gefestigt sind. Eine prinzipiell an Auseinandersetzung reiche Beziehung mit bestehenden und sich erneuernden, individuellen und partnerschaftsbezogenen Außenkontakten, in der man sich um eine Streitkultur bemüht, ist eine wichtige Vorsorge für die Gesunderhaltung des Gehirns. Wir brauchen Menschen, die uns abverlangen, das zu tun, was wir gut können und die uns ermutigen, das zu versuchen, was wir noch nicht gut können, aber im Begriff sind zu wagen.

Beziehungsstruktur und Demenzgefährdung

Die Kompetenzerfahrung des Ich spiegelt sich im Du. Deshalb steuert auch das Du zu einem Teil einen möglichen Kompetenzverlust. Den

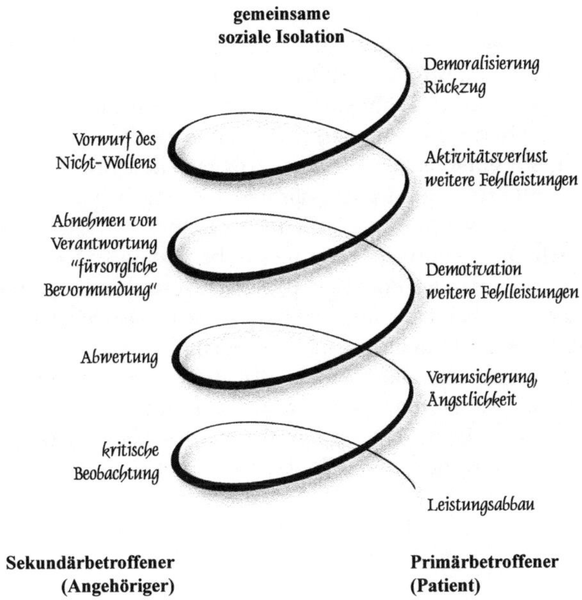


**Abb. 2:** Beziehungsstruktur und Demenzgefährdung (in Anlehnung an BAUER u. a. 1995)

Zusammenhang von Beziehungsstruktur und Demenzgefährdung verdeutlicht Abbildung 2.

Konsequenz aus der Betonung des psychosozialen Faktors

Wenn man sich diese psychosoziale Kaskade ansieht, erscheint eine Beratung in Richtung einer hilfreichen Kommunikation sehr sinnvoll. Altern, neuronale, immunologische und psychosoziale Prozesse interagieren als Krankheitsauslöser in unterschiedlicher Weise miteinander. In jedem Fall sollten bei der Verdachtsdiagnose Demenz psychosoziale Aspekte in Diagnose, Beratung und Therapie eine wesentliche Rolle spielen. Bei der „Exploration des Lebenslaufes" (Lebensentwicklung, jetziger Lebenskontext, bisherige Bewältigungsstrategien und derzeitige Perspektiven) und der daraus resultierenden biografischen Arbeit sind Beziehungs- und Kommunikationsstrukturen zu erfassen, die mit den Betroffenen angesehen werden, um diese so weit wie möglich zu ändern oder mindestens bewusst zu machen. Diesem Anspruch, den nicht nur die Pädagogik, sondern auch die Medizin hat (vgl. FISCHER u. a. 1994, 76f.), können sich Teilbereiche einer weiter gefassten Kommunikationstherapie und -beratung in den Dienst stellen.

# 4 Zum Erleben der Demenzkranken und deren Angehörigen

Begleiterscheinungen als zentrale Störkomponente

Beim Verstehen der Situation der Betroffenen und der Angehörigen spielen die Begleiterscheinungen eine entscheidende Rolle. Diese werden als hauptsächlich belastend erlebt. Gemeint sind hiermit Persönlichkeitsveränderungen sehr unterschiedlicher Ausprägung. Dies können Stimmungsveränderungen wie emotionaler Rückzug, Antriebsstörung, Unruhe, Ängstlichkeit, Aggressivität, Schlafstörung bis hin zu psychiatrischen Symptomen wie Orientierungsstörungen, gravierende Fehleinschätzungen von Situationen mit entsprechenden Vorwürfen an die Umwelt usw. sein. Oft sind die Primärpatienten eingeschränkt störungsbewusst; die Angehörigen nehmen die Veränderungen jedoch verstärkt und leidend wahr. Das heißt: Nicht die kognitiven oder mnestischen Einbußen, auf die sich Diagnostiker und Behandler konzentrieren, stehen im Vordergrund des Leidens, sondern die Begleiterscheinungen. Diese sind auch nachweislich der Grund für eine Heimeinweisung und eben nicht die kognitiv-mnestischen Primärsymptome. Die Gefühle der Angehörigen pendeln zwischen Mitgefühl und Ablehnung, Resignation und Hoffnung, Scham und Verständnis – immer begleitet von der Angst, dass sie der Überbelastung nicht standhalten, oder dass sie das gleiche Schicksal ereilen könnte. Sie sind Zeuge des Absterbens des Geistes bei einem ihnen nahe stehenden oder geliebten Menschen. Die Betreuung Demenzbetroffener kann psychisch, körperlich und finanziell aufreibend sein, kann die Familie und das Leben überschatten.

Begleiterscheinungen als Vorboten einer Demenz

Eine Demenz beginnt häufig mit Stimmungsveränderungen, während ein kognitiv-mnestischer Abbau zunächst noch nicht auffällt oder noch kaschiert werden kann. Die genannten Begleiterscheinungen sind gleichermaßen Vorboten und Folgeerscheinungen.

Demenz aus der Sicht der Betroffenen

Die Betroffenen erleben eine Einbuße im Bereich der Fähigkeit, das eigene Leben zu gestalten und die Alltagsanforderungen zu bewältigen. Demenz ist der lange und schmerzhafte Abschied vom Ich, vom Du und von der Umwelt, der teils bewusst wahrgenommen wird: „Ich werd' von Tag zu Tag blöder, und das Schlimmste ist – ich merk' es noch" (*Herr D., früher Schlosser, Demenzbetroffener*, zitiert in Steiner 1998). Der Demenzkranke „lebt in einer Welt, mit der er sich jeden Augenblick ohne Erinnerungsvermögen auseinander setzen muss, in einer Welt, in der Dinge verschwinden, Erklärungen nicht gefunden werden und Unterhaltungen mit anderen keinen Sinn ergeben" (Mace & Rabins 1998).

Erfassung der Belastung von Primär- und Sekundärbetroffenen

Die Erfassung der Belastung setzt einfühlendes Verstehen in partnerschaftlich orientierten Gesprächen voraus. Mit Hilfe von Checklisten kann versucht werden, diese zu objektivieren (vgl. Geriatrische Depressionsskala, GDS von Yesavage 1983).

# 5 Sprachliches Erscheinungsbild bei Demenz (Klassifikation)

Vielfalt der Erscheinungen

Bei der Darstellung des Erscheinungsbildes soll auf begleitende Artikulations-, Stimm- und Schluckstörungen nicht eingegangen werden. Die vaskulären Demenzen und auch die Mischformen (degenerativ-vaskulär) sind in ihrem Erscheinungsbild sehr unterschiedlich, je nach Art und

Grad des Prozesses der Schädigung. Deshalb konzentriert sich die weitere Darstellung auf allgemein erwartbare Symptome bei unterschiedlichsten Demenzen, wobei das derzeitige Diskussionsforum sich hauptsächlich auf den Sprachabbau bei der Alzheimerschen Erkrankung bezieht. Dieses Störungsbild ist am weitesten verbreitet und am eingehendsten erforscht. Es können Symptome des Sprachabrufs von Symptomen des kommunikativen Vollzuges unterschieden werden. Beide Bereiche sind obligat gestört. Sprachstrukturell zeigen sich überwiegend semantische Organisations-, Einspeicherungs- und Abrufstörungen mit assoziativen Beeinträchtigungen (Reduzierung der Wortabrufgeschwindigkeit und -menge als quantitativer Aspekt und Verlust im Verstehen von und im Umgang mit übertragenen Bedeutungen, wie z. B. in Sprichworten oder Metaphern). Die phonologische und syntaktische Realisierung ist relativ unauffällig. Mit dem Verlust der semantischen Präzision und Differenzierung kann es aber auch hier zu Verunsicherungen und Störungen kommen. Das Verstehen und Reproduzieren von Gesamtzusammenhängen in Texten ist erschwert. Die Schrift ist nicht nur durch Fehler gekennzeichnet (Auslassungen und Ersetzungen als Paragrafien). Es zeigen sich vielmehr darüber hinaus konstruktive Störungen, die sich als ein verändertes Schriftbild, eine mangelhafte Blattaufteilung, eine Unschlüssigkeit wo und wie überhaupt auf dem Blatt Papier begonnen werden kann, äußern. Im späten Stadium sind alle Modalitäten des Sprachvollzuges drastisch beeinträchtigt.

häufige Symptome: sprachstruktureller Aspekt

In Gesprächen zeigt sich eine gewisse Hilflosigkeit im kommunikativen Kontakt sowie in der Aufrechterhaltung und Beendigung von Gesprächen; die Initiative zum Gespräch kann erhöht oder herabgesetzt sein aufgrund eines unausbalancierten Aktivitätsniveaus (vgl. Steiner 1996). Es kann von einem Mangel an Eindrucks- und Ausdrucksmöglichkeiten im Gespräch gesprochen werden. In Monologen (bei der Wiedergabe von Erzählungen oder bei eigenen Schilderungen) fehlt die diskursive Struktur (der „rote Faden" ist gefährdet), die Ausführungen sind ungenau, uninformativ, irrelevant oder weitschweifig (vgl. Romero u. a. 1995). Es kann zu Themenabbrüchen und zu Themensprüngen kommen, in späteren Stadien auch zu Perseverationen (Haftenbleiben an Gesprächsinhalten) bis hin zu logorrhoeischen Tendenzen. In Gesprächen wird wenig nachgefragt und sich wenig selbst verbessert, die Sicherheit für die Gesprächssteuerung geht verloren. Da der Sprachabbau vom Abbau einer allgemeinen psychischen Leistungsfähigkeit gesteuert wird, gilt folgendes Resümee:

kommunikativer Aspekt

> Die Verarmung des Interesses findet ihre Entsprechung in einer Verarmung des Wortschatzes, die Minderung des Antriebes führt zum kommunikativen Rückzug. Erst im weiteren Verlauf behindern Sprachverständnisstörungen das Gespräch. Im späten Stadium ist mit einem drastischen Verlust der Gesprächsführungskompetenz bis hin zu Apathie oder Logorrhoe zu rechnen.

Sprache und Verständigung fußen auf Wahrnehmungs-, Gedächtnis- und Denkprozessen; gleichzeitig ist Sprache der Ausdruck dieser Prozesse. Eine Demenz beeinträchtigt die Abstimmung der einzelnen Funktionen;

Sprachabbau als Abstimmungsproblem

die Integration, die Zwischenspeicherung gelingt nicht. Der Sprachabbau bei Demenz ist Teilsymptom des Syndroms eines allgemeinen psychischen Leistungsverfalls. Sprache ist der Kristallisationspunkt für kognitiv-mnestische Funktionen, d. h. der Sprachvollzug gibt Einblick in die allgemeine Leistungsfähigkeit des Gehirns. Deshalb sind einzelne Bausteine des populären neuropsychologischen Instrumentariums zur Feststellung bzw. zum Ausschluss einer Demenz mit Fokussierung der Hirnleistung eigentlich sprachtherapeutisch-logopädische Instrumente: Der Mini Mental Status nach Folstein u. a. (1975), der eine weite Verbreitung gefunden hat, arbeitet mit 11 Teilaufgaben in 9 Beobachtungsparametern; nur eine Aufgabe bezieht sich auf eine nichtsprachliche Leistung (vgl. Folstein u. a. 1975). Poeck schreibt einigen Demenzskalen eine nur sehr vage Aussagekraft zu und zeigt validere Alternativen auf (vgl. Poeck 1989, 71f.).

„Sprachabbau bei Demenz" statt „Aphasie bei Demenz"

Im Rahmen der Diagnose Demenz sollten wir nicht von begleitender Aphasie sprechen; der Begriff „Sprachabbau bei Demenz" (SAD-Syndrom, vgl. Steiner 1996) ist vorzuziehen, da es sich um unterschiedliche Klassen handelt:

1 Der sprachliche Abbau bei einer Demenz wird vom kognitiv-mnestischen Abbau gesteuert, das Wortgedächtnis (semantische Informationen über Konzepte, Dinge und Verknüpfungen mit Kategorie- und Analogiebildung) wird langsam zerstört, es ereignet sich ein fortschreitender Verlust.
2 Bei Aphasien ist die Art des Sprachverlustes linguistisch operationalisierbar, bei Demenz werden linguistisch kategorisierbare Probleme außerlinguistisch gesteuert.
3 Bei Aphasien ist von einem teilweisen Verlust an sprachlichen Strukturen auszugehen, häufig ist dies jedoch (nur) Ausdruck einer Zugriffs- bzw. Abrufstörung.
4 Aphasie lässt sich auf fokal lokalisierbare Schädigungen zurückführen, bei Demenz sind Orte der Schädigung nicht bestimmbar.
5 Bei Demenz ist die Zunahme der Symptomatik zwingend, bei Aphasie ist die Abnahme der Symptomatik wahrscheinlich.
6 Die Differentialdiagnose Aphasie versus Demenz entscheidet sich im kognitiv-mnestischen Status vor dem Hintergrund des bisherigen Krankheitsverlaufs; die Differentialdiagnose wird nur indirekt durch die Funktionen Sprachverwendung / Kommunikation mitentschieden.
7 Bei Aphasie geht ein Teil der Sprachverwendungsregeln verloren, bei Demenz geht der durch das Gedächtnis gesicherte Kontext für das Produzieren und Perzipieren von Sprache und die episodische Struktur zur Teilnahme an Gesprächen verloren.
8 Aphasie verursacht eine Sprachstörung, Demenz verursacht eine Sprachverhaltensstörung.

Diagnose, Beratung und Therapie bei Aphasie und bei Sprachabbau bei Demenz setzen damit sehr unterschiedliche Schwerpunkte und sollten nicht gleich bezeichnet werden.

*Definition „Sprachabbau bei Demenz, SAD-Syndrom". Demenziell gesteuerte Sprachstörungen werden mit Sprachabbau bei Demenz bezeichnet, kurz SAD-Syndrom. Es handelt sich sprachstrukturell hauptsächlich um eine Störung der Koordination von Wahrnehmen, Einspeichern, Erinnern und Bereithalten von semantischen Informationen. Dialogisch handelt es sich um eine Störung des Aufbaus und der Aufrechterhaltung von Gesprächen.*

zur Differenzierung des Syndroms „Sprachabbau bei Demenz" (Klassifikation)

Aus der Sicht der praktisch Handelnden ist eine Klassifikation nur dann interessant, wenn aus ihr klare Handlungsorientierungen und -differenzierungen hervorgehen bezüglich Prognose, Indikation und Rehabilitation. Eine solche Differenzierung ist beim derzeitigen Stand nicht möglich. Dennoch sollte eine beschreibende Syndromkennzeichnung auf folgende Gesichtspunkte Bezug nehmen:

1 Schweregrad,
2 Medizinische Grunderkrankung,
3 Sprachstrukturelle Probleme,
4 Dialogische Probleme,
5 Ressourcen,
6 evtl. Handlungsanweisung (bzw. Stellungnahme zur Indikation).

Auf diese Weise kommen wir zwar statt zu definiten Klassen zu einer auflistenden Beschreibung. Beispielsweise könnte es heißen:

*Mittelgradiger (1) Sprachabbau bei Demenz im Rahmen der Verdachtsdiagnose Alzheimersche Erkrankung (2) mit einer deutlichen Reduktion der semantischen Kompetenz sowie einer zusätzlich bestehenden Dysgrafie und Dyslexie (3). Im Gespräch zeigt sich eine gewisse Orientierungslosigkeit und ein verringerter Antrieb (4); der Patient ist störungsbewusst, für eine Therapie ausreichend orientiert, leidend und lernbereit (5), eine Behandlung ist sinnvoll und notwendig (6).*

Selbstverständlich können die Parameter 3 und 4 noch wesentlich präziser ausgestaltet werden. Diese Auflistung ist etwas mühsam, aber der derzeitige Stand. Für die Einteilung in Schweregrade (1) sind Normierungen erforderlich, die noch nicht erfolgt sind. Einen Anhaltswert könnte der einfach durchzuführende Wortflüssigkeitstest (vgl. BENKE u. a. 1990) sein.

# 6 Ausblick auf die Anforderungen an eine Behandlung

zur Frage der Indikation

Die Indikation zur Sprach- und Kommunikationstherapie für den Primärbetroffenen ist gegeben, solange dieser erkennbar orientiert, störungsbewusst und leidend ist, sich länger als 10 Minuten belasten kann und ein Wunsch nach Wandel besteht. Die Indikation zur Beratung der Sekundärbetroffenen ist gegeben bei deren Bedürfnis nach Beratung.

ein auf Werte ausgerichteter Appell

Eine therapeutische Beziehung mit Demenzkranken einzugehen, bedeutet, die Langsamkeit, das Eigentempo, den trägen Rhythmus zu respektieren und sich diesem anzupassen – jede Produktivität ist träge Produktivität, Aktivität geht vor Korrektheit. Gespräche sollten statt reich an Worten reich an Unterlassungen sein. Wahrnehmen statt Tun, Abwarten statt Fortfahren sind die Leitlinien des Handelns. Statt den Patienten an unsere Normalität anzupassen, sollten wir uns an dessen Realität anpassen. Es gibt also vieles, was wir tun können, ehe wir versuchen zu veranlassen, was der Patient zu tun habe. Die Aufgabe der Therapeutin ist, den Patienten in die tatsächliche Situation mit dem Demonstrieren der verbliebenen Ressourcen hineinzuführen, ohne ihn vorzuführen. Das Ziel ist die Aufrechterhaltung der kommunikativen Rest-Kompetenz, Therapie soll als Belastungsverarbeitung entängstigen, Kompensationen (vielleicht nur in Teilbereichen) erlebbar machen und die Würde und das Selbst stützen. Meinen Appell möchte ich mit dem Wort einer Demenzkranken beschließen: *„Das ist alles Schmarrn. Ich bin immer noch da – auch wenn ihr mich jetzt stotternd nehmen müsst. Da muss man halt drüberspringen“* (*Frau R., früher Buchhalterin, Demenzbetroffene,* zitiert in STEINER 1998).

# 7 Ausgewählte Grundlagenliteratur zur Vertiefung

Bezüglich des Themenkreises Demenz gibt es eine Fülle von Literatur. Insbesondere das Krankheitsbild „Morbus Alzheimer“ ist sehr gut bearbeitet. Bezüglich „Sprache und Demenz“ wird man schon auf weniger Information stoßen, und Beiträge über Diagnose, Therapie und Beratung bei „Sprachabbau bei Demenz“ sind relativ rar. Für einen Überblick seien hier folgende Empfehlungen gegeben: *normales* Altern wird bei FISCHER u. a. (1994) sowie bei KRUSE & LEHR (1996) einführend dargestellt, bei *Demenz im Überblick* sei auf FÜSGEN (1992), BAUER (1994), BRUDER (1996) und FUHRMANN u. a. (2000) verwiesen. *Demenz-Betroffene* kommen unter anderem bei STEINER (1998) und FUHRMANN u. a. (2000) zu Wort. Den Zusammenhang von *Sprache und Demenz* kann man bei BENKE (1990), LANG (1994), ROMERO u. a. (1995), KOCHENDÖRFER (1998) und SCHECKER (2000a) nachlesen. Erste Ansätze über *Sprachtherapie bei Demenz* finden sich bei BRECKOW (1995a) und (1995b), STEINER (1996), NEUBART u. a. (1998) und STEINER (2000). Ergebnisse über konkrete *Forschungsprojekte im Themenkreis „Sprache und Demenz“* werden bei SCHECKER (2000b) im Internet präsentiert.

# Aphasien bei Kindern

*Simone Baur*

## 1 Begriffsklärung

Der Begriff „Aphasie" bezüglich gestörter Kindersprache wird sowohl je nach Sprachraum, aber auch innerhalb verschiedener Disziplinen (Medizin, Sprachheilpädagogik, Psychologie usw.) sehr unterschiedlich verwendet.

unterschiedliche Verwendung des Begriffes „Aphasie"

In deutschsprachigen Ländern und in Frankreich wird der Terminus „Aphasie" nur verwendet, wenn bereits vollständig erworbene Sprachfunktionen ganz oder teilweise verloren gingen. Im angelsächsischen Sprachraum dagegen wird der Begriff „Aphasie" auch für schwere Sprachstörungen anderer Genese benutzt (vgl. BECKER et al. 1986). Auch über die Bedeutung von „nach Erwerb der Sprachfunktionen" herrschen sehr unterschiedliche Vorstellungen. So kann damit bereits der Zeitpunkt nach Einsetzen des Spracherwerbs, aber auch vollständig entwickelte Laut- und Schriftsprache gemeint sein.

Für gut geeignet halte ich folgende Definition von BECKER et al.:

Definition

„Nach unserer Auffassung handelt es sich bei Aphasie um die Folgen von Hirnschäden, auf Grund derer die rezeptiven (impressiven) und produktiven (expressiven) mündlichen sowie schriftlichen sprachlichen Fähigkeiten – die vor Eintritt des Schadens vorhanden waren – nicht mehr verfügbar oder stark beeinträchtigt sind" (BECKER et al. 1986, 41).

## 2 Unterschiede zur Erwachsenenaphasie

a) Entwicklungsaspekt

Aphasie bei Kindern betrifft eine sich entwickelnde Sprache, bei der schon entwickelte bzw. in der Entwicklung stehende, aber nicht wie beim Erwachsenen automatisierte Fähigkeiten geschädigt werden.

Sprache in Entwicklung

Ebenso können Sprachfunktionen, die aufgrund des Alters des Kindes noch nicht entwickelt wurden (z. B. Schriftsprache), trotzdem indirekt miteinbezogen werden.

So betrifft Aphasie bei Kindern insgesamt einen Menschen, der in sehr vielen Bereichen noch große Entwicklungsaufgaben vor sich hat (Hirnreifeprozesse, Kognition, Persönlichkeitsentwicklung usw.). Diese müssen dann mit einem in seinen Funktionen veränderten Gehirn erfolgen (vgl. KIEFL 1990 b).

veränderte Hirnfunktion

Daher erscheint die kindliche Aphasie sowohl die Sprache als auch das Gesamtbild betreffend vielfältiger und heterogener zu sein als bei Erwachsenen.

b) Lokalisation und Störungsbild

Hemisphärenektomie

Auch eindeutige Zuordnungen und Rückschlüsse vom Störungsbild auf die Hirnlokalisation der Schädigung können nicht wie beim Erwachsenen gezogen werden. Z. B. zeigten in Studien von DENNIS Kinder mit Hemisphärenektomie, d. h. Kinder, denen aufgrund von umschriebenen Gefäßveränderungen mit Epilepsie eine gesamte Großhirnhälfte entfernt werden musste, keine großen Unterschiede in ihren kognitiven und sprachlichen Fähigkeiten unabhängig davon, ob die Hemisphärenektomie rechts- oder linksseitig stattfand. Erst innerhalb spezifischer Aufgaben etwa die Grammatik betreffend, konnten Unterschiede festgestellt werden (vgl. AMOROSA 1987, 4).

Plastizität des kindlichen Gehirns

Hierbei spielt sicherlich eine große Rolle, dass „...dank der PLASTIZITÄT des kindlichen Gehirns die Möglichkeit, dass Verluste an sprachlichen Fähigkeiten nach linkshemisphärischer Läsion selbst innerhalb der linken Hemisphäre von anderen, nicht geschädigten Bereichen weitgehend kompensiert werden können. ... Ferner ist die rechte Hirnhälfte in den ersten Lebensjahren noch stark in die Organisation von Sprache einbezogen..." (ROTHENBERGER 1986, 97).
Allerdings muss berücksichtigt werden, dass bei den Kindern in den Studien von DENNIS die Hemisphärenektomie einerseits zu einem sehr frühen Zeitpunkt, d. h. in den ersten Lebensmonaten, stattfand, und dass andererseits zu diesem Zeitpunkt durch die Anfälle noch keine weiteren Hirnschädigungen aufgetreten waren.

# 3 Ätiologie

Schädelhirntrauma

Während bei der Erwachsenenaphasie die Hirngefäßerkrankungen als Ursache an erster Stelle stehen, ist es bei der kindlichen Aphasie das Schädelhirntrauma.
Erst an zweiter Stelle sind bei den Kindern Epilepsien, vaskuläre Erkrankungen, Hirntumore, Enzephalitiden und Gehirnabszesse sowie degenerative Erkrankungen des Zentralnervensystems zu nennen.

# 4 Prognose

Revision früherer Annahmen

Vor der weit verbreiteten These, dass Aphasie bei Kindern leicht, gut rückbildbar und damit prognostisch günstig sei, muss nachdrücklich gewarnt werden (vgl. FALK In: BECKER et al. 1987 und BLAUW-VAN MOURIK et al. 1989).

Alter und Entwicklungsstand, Ätiologie, schwere hirntraumatische Schädigung, Aphasietyp und EEG-Auffälligkeiten werden in der Literatur als Prognosekriterien diskutiert.
[Auch], „dass der initialen Rückbildungsgeschwindigkeit der Aphasiesymptomatik ein hoher prognostischer Stellenwert zukommt" (NIEBERGALL et al. 1980, 289).
Nach heutigem Wissensstand scheint aber nicht das Alter zum Zeitpunkt der Schädigung oder ähnliches das prognostisch entscheidende Kriterium zu sein, sondern einzig die Ätiologie. „Mit Ausnahme der traumatischen Ätiologie ist keine der anderen Variablen eindeutig günstig oder ungünstig für die Prognose" (van Dongen 1988 In: BLAUW-VAN MOURIK et al. 1989, 6).

prognostisches Kriterium

So haben Kinder unabhängig vom Alter bei einer Aphasie in Folge eines Schädelhirntraumas eine gute Prognose.
„Wider Erwarten hat die Variable Größe der Läsion im CT-Befund an und für sich keinen eindeutigen Einfluss auf den Endzustand nach einem Jahr..." (BLAUW-VAN MOURIK et al. 1989, 6).
Allerdings muss die klinische Diagnose „Sprachfunktionen sind wieder gut hergestellt" mit größter Vorsicht betrachtet werden. Denn diese Diagnose wird häufig von Ärzten oder Psychologen aufgrund einer relativ oberflächlichen und altersunspezifischen Untersuchung der sprachlichen Funktionen gestellt. Bei umfassender und genauer Untersuchung eben dieser Kinder kann man sehr oft noch gravierende Defizite im Bereich des Sprachverständnisses, der Wortfindung, des abstrakteren und differenzierteren Wortschatzes, des Formulierens, der Erzählstruktur und des auditiven Kurzzeitgedächtnisses finden.

Restsymptomatik

Auch wenn sich ein Kind z. B. in einer alltäglichen Dialogsituation, bei der sich schwierigere Strukturen gut vermeiden lassen, unterhalten kann, heißt dies noch lange nicht, dass keine Sprachstörung mehr vorliegt.
Diese sprachlichen Schwierigkeiten zeigen sich dann spätestens in Form von Schulschwierigkeiten, die nicht nur auf Probleme des Lesens und Schreibens zurückzuführen sind.

Auswirkungen auf Schulbesuch

Zusammenfassend lässt sich also feststellen, dass die Aphasie nach Schädelhirntrauma die günstigste Prognose hat, während Aphasieformen mit Vorhandensein von bilateralen EEG-Auffälligkeiten oder sensorische Aphasie nach Enzephalitis ungünstig zu bewerten sind (vgl. NIEBERGALL et al. 1980, 289).

ungünstige Prognose

# 5 Sprachliche Symptome

Bei Kindern treten drei Typen der Aphasie auf: die motorische, die sensorische und die globale Aphasie.

Aphasietypen

Da bei Kindern bis etwa zu einem Alter von 6 Jahren im Gegensatz zu Erwachsenen eine Störung des Sprachverständnisses automatisch auch zum Verstummen (Mutismus) führt, ist eine Störung der Sprachproduktion bei Kindern unabhängig vom Aphasietyp das vorherrschende Merkmal.

Mutismus

Des weiteren treten Störungen des Redeflusses (unflüssig, stockend), der Grammatik, des Wortschatzes, der Wortfindung, Paraphasien und Artikulationsstörungen auf.
Ebenso treten – Schulalter vorausgesetzt – Störungen des Lesens und des Schreibens auf.
Das bei Erwachsenen mit sensorischer Aphasie vorkommende Symptom der Logorrhoe wird bei Kindern nicht beobachtet. Über das Vorkommen von Jargon bei Kindern bestehen in der Literatur kontroverse Ansichten. Einige Autoren behaupten, Jargon trete bei Kindern nie auf, während andere Autoren durchaus von Jargon berichten. Hier mag bestimmt von entscheidender Rolle sein, wie die einzelnen Autoren Jargon jeweils definieren, d. h. ob die durchaus bei Kindern auftretenden Äußerungen von sinnlosen Silben und Lautfolgen als Jargon bezeichnet werden oder nicht.

Logorrhoe

Jargon

altersbezogene Besonderheiten

Rothenberger (vgl. 1985. 94) beschreibt die Symptome der kindlichen Aphasie noch nach altersbezogenen Besonderheiten:
2–3 Jahre: zunächst völliger Sprachverlust; danach beginnt der Prozess des Spracherwerbs erneut und schneller
3–4 Jahre: individuelles Mischbild der aphasischen Störungen
4–10 Jahre: globale oder gemischt sensorisch-motorische Aphasie; Rückbildung in diesem Alter über amnestische Aphasie.

# 6 Schulsituation

Restsymptome

Kinder und Jugendliche mit Aphasie zeigen meist auch Jahre nach dem schädigenden Ereignis und selbst bei positivem Verlauf noch deutliche Probleme in den Bereichen Wortfindung, differenzierter und abstrakter Wortschatz, Formulierung, Erzählstruktur und zum Teil im Verständnis von komplexen Strukturen und Inhalten sowie metasprachlichen Fähigkeiten.

Auswirkung auf Schulfächer

All diese Leistungen spielen aber eine entscheidende Rolle für erfolgreichen Schulbesuch nicht nur in den sog. sprachlichen Fächern wie Deutsch und Fremdsprachen, sondern ebenso in fast allen anderen Fächern (wie z. B. Geschichte, Mathematik).

Schulsituation

Daher sprach sich schon 1955 Seeman dafür aus, dass bei der Rehabilitation von Kindern mit Aphasie spezielle Sonderklassen ideal wären. Leider ist die schulische Situation in Deutschland für diese Kinder nach wie vor äußerst schwierig.

Problematik

Solche „speziellen Sonderklassen" existieren nicht und auch Sprachheilschulen sind meist überfordert, diese Kinder, die sehr differenzierten und individuellen Unterricht bräuchten, zu beschulen. So werden die aphasischen Kinder üblicherweise, wenn die Rückführung zur Regelschule nicht gelingt, an Sonderschulen für Schwerhörige, Gehörlose, Körperbehinderte, Lernbehinderte o.Ä. untergebracht.
Oft wird diesen Patienten dann mit großem Unverständnis begegnet: das schädigende Ereignis liege doch schon Jahre zurück, sprechen könne das

Kind oder der Jugendliche ja auch ganz normal und ansonsten sei er doch auch unauffällig, was er denn habe und Sonderregelungen wolle.

Aufmerksamkeitsstörung

Auch auf die in fast allen Fällen vorkommenden Aufmerksamkeitsstörungen wird dann nicht angemessen reagiert bzw. sie werden anderweitig interpretiert z. B. als Problem der Motivation, Intelligenz o.Ä.

Dass sich solche Schulsituationen nicht positiv auf das in der Regel schwer gestörte Selbstwertgefühl der Kinder auswirken, dürfte auf der Hand liegen.

Auch verfügt diese Patientengruppe über keine Lobby oder Interessenvertretung wie z. B. die Legastheniker, die über bundesweite Verbände, Elterninitiativen u. a. organisiert sind.

Nachteilsausgleich

Dementsprechend schwierig kann es folglich sein, z. B. beim Schulamt eine Zeitverlängerung für Schulaufgaben im Sinne eines Nachteilsausgleichs, wie er etwa Legasthenikern in Bayern inzwischen zusteht, zu erreichen.

So geraten die Kinder und vor allem die Jugendlichen, die zunehmend selbstständiger werden wollen und sich in einer Phase der Loslösung von den Eltern (Pubertät) befinden, wieder in Situationen, in denen sie in einem Ausmaß Hilfe und Unterstützung von den Eltern benötigen, welches nicht mehr ihrem sonstigen Entwicklungsstand entspricht.

# 7 Verhalten

Infolge einer hirnorganischen Schädigung, die zu einer Aphasie führt, kommt es häufig auch zu Persönlichkeitsveränderungen wie auch zu Änderungen im Verhalten der Patienten.

primäre versus sekundäre Verhaltensauffälligkeiten

Oftmals lässt sich nur schwer unterscheiden, was primär auf die hirnorganische Schädigung und was sekundär auf die verminderten Kommunikationsmöglichkeiten zurückzuführen ist.

Bei Kindern kommt noch hinzu, dass ihre Persönlichkeit mit all ihren Charakter- und Temperamentsmerkmalen noch nicht voll ausgebildet ist und bestimmtes Verhalten oft durch altersspezifische Entwicklungsphasen (z. B. „Trotzalter“) bedingt ist.

Die aphasiebedingten Verhaltensänderungen stehen aber in engem Zusammenhang mit den sprachlichen Fähigkeiten und sind stark abhängig von deren Verlauf.

eingeschränkte Kommunikationsmöglichkeiten

Meist ist die Situation dieser Kinder gekennzeichnet von dem plötzlichen Verlust, mit ihrer Umwelt kommunizieren zu können. Selbst die nächsten Angehörigen und Bezugspersonen haben große Schwierigkeiten, sich mit dem betroffenen Kind zu verständigen. Dies bedeutet für das Kind, dass es schlagartig seine Bedürfnisse, Wünsche, Fragen und Ängste nicht mehr mitteilen kann und auch oft einfachste Erklärungen, Zusammenhänge oder Abläufe nicht verstehen kann.

So mag es äußerst schwierig sein, einem aphasischen Kind mitzuteilen, wie der aktuelle Tag geplant ist, was in der ärztlichen Untersuchung geschehen wird (ob eine bestimmte Untersuchung weh tut oder nicht) geschweige denn, warum diese nötig ist.

Reaktionen

D.h. das Kind macht permanent die Erfahrung, dass es völlig unvorbereitet in neue Situationen gerät, ohne die Möglichkeit, Einfluss darauf nehmen zu können.

Aus dem Verständnis dieser Lebenslage heraus ist es logisch, wenn in den meisten Fällen Verhalten wie Ängstlichkeit, Rückzug, Zwanghaftigkeit, depressive Verstimmung, schwer gestörtes Selbstwertgefühl, verminderte Kommunikationsbereitschaft bis hin zu autistisch wirkenden Zügen beobachtet werden kann.

Zwanghaftigkeit

Gerade die Zwanghaftigkeit wirkt bei diesen Kindern häufig wie verzweifeltes Festhalten an Regeln oder Abläufen, die vorhersagbar und gewohnt sind und damit Struktur und Sicherheit in das Leben der Kinder bringen können.

Während sich z. B. das Kommunikationsverhalten und die Ängstlichkeit mit zunehmenden sprachlichen Möglichkeiten meist auch deutlich verbessern, bleibt die Selbstwertproblematik dieser Kinder häufig über sehr lange Zeit bestehen.

Hierbei dürften wohl Faktoren wie das Störungsbewusstsein über verlorene Fähigkeiten, oder das nicht Erfüllenkönnen von eigenen und fremden Erwartungen (z. B. Schule) eine große Rolle spielen. Gravierend ist, dass es in den meisten Fällen für die Kinder nicht möglich ist, wie nach einer „Kinderkrankheit" in ihre frühere Lebenssituation zurückzukehren.

veränderte Lebenssituation

Entweder benötigen die Kinder andere spezielle Einrichtungen, die ihrer Störung gerecht werden, oder sie verlieren aufgrund ihrer Erkrankung und Rehabilitationsmaßnahmen so viel Zeit, dass sie selbst bei Rückkehr in ihre ehemalige Schule o.Ä. den Anschluss an ihre gleichaltrigen Freunde verlieren.

Sie müssen dann mit oft Jahre jüngeren Kindern zusammen sein, die vielleicht ihren sprachlichen oder schulischen Leistungen entsprechen, nicht aber ihrem sonstigen (emotionalen, sozialen etc.) Entwicklungsstand.

Nehmen sie wiederum Kontakt mit ihren „ehemaligen" Freunden auf, merken sie, dass sie in vielen Bereichen nicht mehr „mithalten" können. Dass solch erhebliche Veränderungen der Lebensumstände, des Freundeskreises und der eigenen Leistungsfähigkeit zu Selbstwertproblemen führen können, ist leicht nachzuvollziehen.

autistisch wirkende Verhaltensweisen

Zum Zeitpunkt der Schädigung zeigen junge Kinder oft, wenn ihr Sprachverständnis wie bei der sensorischen oder globalen Aphasie erheblich gestört ist, Verhaltensweisen, die denen von Autisten ähneln. Diese Verhaltensweisen können ebenfalls bei jungen Kindern mit schwerer Sprachverständnisstörung anderer Genese beobachtet werden.

Landau-Kleffner-Syndrom

Allerdings existieren auch Erkrankungen wie z. B. das Landau-Kleffner-Syndrom, bei denen die Verhaltensstörungen wie auch die Aphasie zum typischen Symptomkomplex eines Krankheitsbildes gehören. Bei diesem Syndrom zeigen etwa zwei Drittel der erkrankten Kinder massive Verhaltensstörungen im Sinne von Aggressivität, fehlender Selbstkontrolle und emotionaler Labilität (vgl. BAUR 1996).

Die Überschneidungen von hirnorganisch bedingten und reaktiven Verhaltensstörungen machen oftmals die diagnostische Einschätzung, die für die daraus resultierenden Maßnahmen wichtig ist, nicht leicht.

# Dysarthrie/Dysarthrophonie

*Barbara Giel*

## 1 Einleitung

Dem Charakter eines Lehrbuches folgend, richtet sich dieser Beitrag an Studierende sowie an Kolleginnen und Kollegen, die sich Grundwissen über das komplexe Störungsbild Dysarthrie/Dysarthrophonie aneignen wollen. Die sprachtherapeutische Beratung und Therapie von Menschen mit dieser zentral bedingten Sprech- und Stimmstörung sowie ihrer Umwelt setzt Wissen aus unterschiedlichen Fachbereichen voraus. Eine mehrperspektivische Sichtweise hat in Diagnostik und Therapie interdisziplinäre Vorgehensweisen zur Folge. Am Gegenstand Dysarthrie wird die Notwendigkeit und Bedeutung polyintegrativer Betrachtungen eines Phänomens für den Bereich Sprachtherapie besonders deutlich (BAUMGARTNER & GIEL 2000). Jahrzehntelang zeichneten sich Forschungen und Veröffentlichungen durch nahezu eindimensionale Beschreibungen aus. Da die Art und Weise wie ein Gegenstand – hier Menschen mit Dysarthrie/Dysarthrophonie – betrachtet wird, wesentlich von dem gewählten Beobachtungsstandpunkt abhängt, werden einleitend verschiedene Perspektiven dargestellt und der Stellenwert einer integrierenden Betrachtung hervorgehoben. Danach wird neben der Begriffsbestimmung eine Auswahl möglicher Bedingungshintergründe und Ursachen für die Entstehung und Aufrechterhaltung von Dysarthrie/Dysarthrophonie bei Kindern und Erwachsenen aufgezeigt. Das Kapitel Klassifikation dient der Differenzierung der unterschiedlichen Dysarthrieformen. Durch die Abgrenzung zu anderen zentral bedingten Sprech-, Sprach- und Schluckstörungen wird darauf hingewiesen, dass eine Dysarthrie selten isoliert auftritt. Die Ausführungen zum veränderten psychosozialen Kontext bei Menschen mit Dysarthrie schließen diesen Artikel ab und weisen darauf hin, dass der Mensch und nicht die Symptomatik im Mittelpunkt der Betrachtung stehen sollte.

Notwendigkeit polyintegrativer Betrachtung

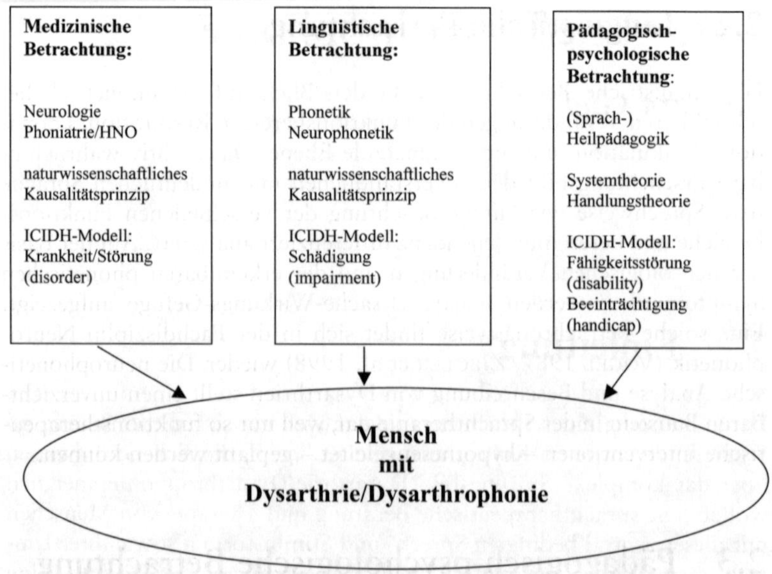


**Abb. 1:** Dysarthrie/Dysarthrophonie als interdisziplinärer Gegenstand

# 2 Dysarthrie/Dysarthrophonie als interdisziplinärer Gegenstand

## 2.1 Medizinische Betrachtung

Neurologie, Phoniatrie, Hals-Nasen-Ohren-Heilkunde

Die medizinische Betrachtung von Dysarthrien erfolgt im Wesentlichen aus den Fachbereichen der Neurologie und der Phoniatrie/Hals-Nasen-Ohren-Heilkunde (vgl. Huber 1989, Schröter-Morasch 1998, Wirth 2000). Das Erkenntnisinteresse der Neurologie liegt in der Ursachenklärung und der Beschreibung der sensorischen, motorischen und koordinatorischen Veränderungen und Ausfälle bei von Dysarthrie betroffenen Menschen. Aufgrund der neurologischen Diagnose sollen prognostische Aussagen und Einschätzungen im Hinblick auf den Verlauf der Dysarthrie und der ihr zugrunde liegenden Erkrankung formuliert werden. Die Phoniatrie und HNO-Heilkunde lenken ihren Fokus auf die pharyngealen und laryngealen Veränderungen. Ursachenklärung, Symptombeschreibung und Analyse der Funktionsbeeinträchtigungen stehen auch hier im Vordergrund der Betrachtung. Die neurologischen und hals-nasen-ohrenärztlichen Befunde bilden die Ausgangsbasis für jeden sprachtherapeutischen Prozess. Beiden Arztgruppen stehen differenzierte Befunderhebungsmethoden zur Verfügung, die einen zentralen Stellenwert in der Betrachtung von Menschen mit Dysarthrien einnehmen.

## 2.2 Linguistische Betrachtung

Die linguistische Betrachtung lenkt den Blick auf die phonetisch beschreibbaren Veränderungen der Funktionsbereiche Respiration, Phonation, Artikulation und suprasegmentale Ebene. Das auditiv wahrnehmbare Erscheinungsbild der unverständlichen und undeutlichen Sprache bzw. Sprechweise wird unter Beachtung der verschiedenen Funktionsbereiche und deren Interdependenz differenziert analysiert. Auf der Basis der neurologischen Veränderungen und der erkennbaren phonetischen Symptomatiken werden lineare Ursache-Wirkungs-Gefüge aufgezeigt. Eine solche Betrachtungsweise findet sich in der Fachdisziplin Neurophonetik (Vogel 1987, Ziegler et al. 1998) wieder. Die neurophonetische Analyse und Beschreibung von Dysarthrien stellt einen unverzichtbaren Baustein in der Sprachtherapie dar, weil nur so funktionstherapeutische Interventionen – hypothesengeleitet – geplant werden können.

Neurophonetik

## 2.3 Pädagogisch-psychologische Betrachtung

Die psychologische und pädagogische Betrachtung sieht Dysarthrie/Dysarthrophonie im Wesentlichen als Kommunikationsstörung und lenkt den Fokus, neben der Betrachtung und Auswertung neurologischer und neurophonetischer Daten, auf die daraus entstehenden möglichen psychosozialen Folgen. Die für diesen Bereich qualifizierte Fachdisziplin ist die Sprachheilpädagogik, da sie starke pädagogische und psychologische Anteile aufweist (Breckow 1996; Förster 1987, 1993; Giel 1997, 2000a; Grohnfeldt 1993). Dysarthrien/Dysarthrophonien stellen aus pädagogisch-psychologischer Sicht ein kritisches Lebensereignis dar, welches das Person-Umwelt-Gefüge erheblich verändert. Die Folgen der Dysarthrie und der Grunderkrankung können vielfältige Veränderungen im Leben des Betroffenen sowie seines Umfeldes hervorrufen. Die veränderten Kommunikationsbedingungen sowie die Folgen der Grunderkrankung können zu unterschiedlichen kritischen Lebensereignissen wie zum Beispiel zu sozialem Rückzug, vorzeitiger Berufsaufgabe, Partnerschaftsproblemen, Hobbyaufgabe, Aufgabe von Zukunftsperspektiven und -zielen führen (vgl. Kap. 4.2). Die Erhaltung und die Wiederherstellung von Lebensqualität und Autonomie der Betroffenen unter Einbezug ihres sozialen Umfeldes stehen im Mittelpunkt der pädagogisch-psychologischen Betrachtung, in dem gezielte Hilfen zum Krisenmanagement, zur Bewältigung und zum Umgang mit der veränderten Kommunikationssituation angeboten werden.

Sprachheilpädagogik

## 2.4 Modell der Weltgesundheitsorganisation

Auch die von der Weltgesundheitsorganisation (WHO) herausgegebene ‚International Classification of Impairments, Disabilities and Handicaps' (ICIDH) berücksichtigt die verschiedenen Dimensionen einer Erkran-

WHO

kung. Die Folgeerscheinungen einer Krankheit werden in der linearen Kette

**„Krankheit/Störung → Schädigung → Fähigkeitsstörung → Beeinträchtigung"**

(MATTHESIUS/WHO 1995, 246) aufgezeigt, wobei sich eine Zuordnung zu den verschiedenen Betrachtungsebenen vornehmen lässt (vgl. Abb. 1, ZIEGLER 1998, 3). Die Ebene der Krankheit/Störung (disorder) kann mit den medizinisch beschreibbaren Aspekten einer Dysarthrie verglichen werden, die in den vorausgegangenen Ausführungen den neurologischen und phoniatrischen Betrachtungen entspricht. Die Ebene der Schädigung (impairment) umfasst die sprechmotorischen Abweichungen, die in phonetischen Auffälligkeiten hörbar werden. Die Neurophonetik kann die Qualität der auditiv beschreibbaren Sprechschädigung angemessen analysieren. Die Ebene der Fähigkeitsstörung (disability) umfasst die aus den phonetischen Abweichungen resultierende Kommunikationsstörung. Die Ebene der Beeinträchtigung (handicap) beschreibt die individuellen (psycho-)sozialen Folgen, die durch die Kommunikationsstörung entstehen können. Die Analyse und Behandlung der Fähigkeitsstörung und die durch eine Dysarthrie hervorgerufene Beeinträchtigung setzen die oben genannte pädagogisch-psychologische Betrachtung voraus, die besonders in der Fachdisziplin der Sprachheilpädagogik verankert ist.

disorder

impairment

disability

handicap

## 2.5 Aufgabe von Sprachtherapie

Integration

Die Integration dieser Betrachtungsweisen ist die Aufgabe von Sprachtherapie. Auf der Basis neurologischer und phoniatrischer Erkenntnisse können die phonetischen Abweichungen und Erscheinungsformen analysiert und interpretiert werden. Durch den Einsatz pädagogischer und psychologischer Methoden können die daraus entstehenden Kommunikationsbeeinträchtigungen, Belastungssituationen und evtl. Lebenseinschränkungen aufgezeigt und analysiert werden, um nicht nur der dysarthrischen Symptomatik, sondern dem Menschen mit Dysarthrie gerecht zu werden.

In der Forschung werden in den verschiedenen Disziplinen zwar unterschiedliche Betrachtungsschwerpunkte gewählt, in Lehre und Praxis ist diesen drei Ebenen jedoch gleichrangige Bedeutung beizumessen. In der Aus-, Fort- und Weiterbildung müssen daher spezifische Lehrinhalte aus den Fachdisziplinen Gegenstand der Curricula sein. In Diagnostik und Therapie sind daher Konzepte gefordert, die alle drei Bereiche gleichwertig berücksichtigen. Dies wird beispielsweise in der Systemischen Dysarthrie Therapie (SDT) umgesetzt, in der die Bausteine Funktion, Kommunikation und Psychosozialität vor dem Hintergrund einer konstruktivistisch-systemischen Sichtweise integriert werden (GIEL 2000b).

# 3 Begriffsbestimmung/Definition

In den meisten Definitionen werden die medizinisch-linguistischen Aspekte von Dysarthrien berücksichtigt. Die im deutschsprachigen Raum am häufigsten übersetzte und modifizierte Begriffsbestimmung ist die von DARLEY, ARONSON & BROWN, die 1975 mit dem Werk ‚Motor Speech Disorders' ein Grundlagenwerk veröffentlichten.

„*Dysarthria* comprises a group of speech disorders resulting from disturbances in muscular control. Because there has been damage to the central or peripheral nervous system, some degree of weakness, slowness, incoordination, or altered muscle tone characterizes the activity of the speech mechanism. (...) The term will encompass coexisting motor disorders of respiration, phonation, articulation, resonance, and prosody." (DARLEY, ARONSON & BROWN 1975, 2/3)

„The term *anarthria* designates speechlessness due to severe loss of motor function of speech musculature. When certain brain circuits devoted specifically to the programming of articulatory movements are impaired, the resulting articulatory disorder is called *apraxia of speech*." (DARLEY, ARONSON & BROWN 1975, 2)

Anarthrie

Sprechapraxie

Die von DARLEY et al. vorgenommene Definition der Anarthrie und vor allem der Sprechapraxie waren wichtige Hinweise auf notwendige Abgrenzungen gegenüber anderen zentral bedingten Sprechstörungen.
Auch die in den Folgejahren entwickelten Begriffsbestimmungen konzentrieren sich im Wesentlichen auf die Darstellung der medizinischen Ursachen und den daraus resultierenden neurophonetischen Auffälligkeiten (vgl. BÖHME 1999, BRAUN 1999, SCHÖNWEILER & PTOK 2000, WIRTH 2000, ZIEGLER 1998). Da das Phänomen Dysarthrie/Dysarthrophonie bzw. die Menschen mit Dysarthrien nur durch eine mehrperspektivische Betrachtung – unter Beachtung der medizinischen, linguistischen und pädagogisch-psychologischen Dimension – angemessen erfasst werden kann, wird folgende Begriffsbestimmung vorgeschlagen:

> Dysarthrien/Dysarthrophonien sind neurologisch bedingte Störungen des Sprechens (Atmung, Stimmgebung, Artikulation, suprasegmentale Ebene). Die Ursachen sind in raumzeitlich unterschiedlich lokalisierten Ereignissen zu finden, die sowohl prozessualen Charakter (degenerative, progrediente Erkrankungen) haben können, oder auch einmalige Ereignisse (Schädel-Hirn-Trauma, Apoplex, frühkindliche Hirnschädigung etc.) darstellen. Die durch die Dysarthrie entstandenen Beeinträchtigungen (Kommunikationsstörungen, psychosoziale Aspekte etc.) produzieren ein Ungleichgewicht des Person-Umwelt-Gefüges und stellen damit ein kritisches Lebensereignis dar.

### Terminologie

Dysarthrie

‚Dysarthrie' ist der in deutschsprachigen und angloamerikanischen Veröffentlichungen am häufigsten verwendete Terminus. Der vereinzelt in der Literatur (ACKERMANN & ZIEGLER 1989, VON CRAMON & ZIEGLER 1987, GIEL 2000, SPRINGER & KATTENBECK 1987, VOGEL 1987) und

Dysarthrophonie

Dysarthropneumophonia

häufig in der sprachtherapeutischen Praxis gebrauchte Begriff ‚Dysarthrophonie' geht auf die Differenzierung von Peacher (1950) zurück, der damit auf die Schädigung von Artikulation und Phonation hinwies. Der von Grewel (1957) vorgeschlagene Begriff „dysarthro-pneumo-phonia" mit dem Hinweis auf die Einheit von Artikulation, Phonation und Respiration hat keine Akzeptanz gefunden. An dieser Stelle wird für die weitere Verwendung in Theorie und Praxis folgende Differenzierung vorgeschlagen:

- Dysarthrie ist eine Störung der Artikulation
- Dysarthrophonie ist eine Störung der Artikulation und Phonation/Respiration.

Im Folgenden wird aus Gründen der leichteren Lesbarkeit nur von Dysarthrie gesprochen.

# 4 Bedingungshintergründe, Ursachen, Entstehungsfaktoren

Ätiologievielfalt

Die Bedingungshintergründe für die Entstehung und Aufrechterhaltung von Dysarthrien sind äußerst vielfältig. Alle Schädigungen und Erkrankungen des Gehirns, welche die am Sprechvorgang beteiligten Hirnnervenkerne, Bahnen oder Zentren betreffen, können Dysarthrien hervorrufen. Dies sind einerseits einmalige Ereignisse wie zerebrovaskuläre Erkrankungen (Schlaganfälle, Aneurysmen...), Schädel-Hirn-Trauma, frühkindliche Hirnschädigungen. Andererseits verursachen degenerative und progrediente neurologische Erkrankungen (Morbus Parkinson, Multiple Sklerose) sowie neurologische Syndrome Dysarthrien.
Einige Ursachen und Erkrankungen sind spezifisch für das Kindes- oder Erwachsenenalter (Parkinson Syndrom, Prader-Willi-Syndrom) andere wie z. B. Intoxikationen, Schädel-Hirntraumata und Infektionen sind altersunspezifisch. Die folgenden Ausführungen bieten einen Überblick, der jedoch aufgrund der Komplexität und Vielfalt der Ursachenmöglichkeiten keinen Anspruch auf Vollständigkeit erhebt.

## 4.1 Bedingungshintergründe bei Kindern

Zerebralparese

Die cerebralen Bewegungsstörungen aufgrund frühkindlicher Hirnschädigungen – auch infantile Cerebralparese oder nur Zerebralparese genannt – zählen zu den häufigsten Ursachen kindlicher Dysarthrien.

> „Zerebralparesen sind bleibende, nicht progrediente, jedoch im Erscheinungsbild über Jahre sich ändernde Störungen der Haltung und Bewegung, die auf eine Schädigung des sich noch entwickelnden Gehirns durch pränatale, natale oder neonatale Komplikationen zurückzuführen sind, wobei Störungen der kognitiven und sprachlichen Fähigkeiten sowie Anfallsleiden die motorischen Störungen begleiten können" (Michaelis & Edebol-Tysk 1987, 200).

Hypoxien, bakterielle und virale Infektionen, arterielle und venöse Verschlüsse sind mögliche Ursachen frühkindlicher Hirnschädigungen. Die durch prä-, peri- oder postnatale Hirnschädigungen hervorgerufenen Bewegungsstörungen werden nach aktuellem Erkenntnisstand in drei Erscheinungsformen unterteilt: spastisch, dyskinetisch und ataktisch.

spastisch, dyskinetisch, ataktisch

Die hypotone Erscheinungsform stellt keine eigenständige Bewegungsstörung dar, weil sie einerseits oft die Anfangssymptomatik für die spastische Zerebralparese bildet und andererseits sich hinter hypotonen Bewegungsstörungen häufig andere Ursachen (kongenitale Myopathien, Chromosomenanomalien, Syndrome mit Muskelhypotonien etc.) verbergen (vgl. MICHAELIS & KARCH 1995, 100). Alle drei genannten Formen der cerebralen Bewegungsstörung stellen heterogene Gruppen mit jeweils vielfältigen Unterformen dar. Die cerebralen Bewegungsstörungen können je nach Ausmaß und Erscheinungsform von Geburt an orofaziale, pharyngeale, laryngeale sowie ösophageale Bewegungen/Funktionen beeinflussen und damit die Primärfunktion der Nahrungsaufnahme behindern. Saug-, Schluck- und später auch Kaubewegungen können durch einen unphysiologischen Muskeltonus und/oder Koordinationsstörungen verändert werden. Im weiteren Verlauf der Entwicklung werden Kinder aufgrund der Bewegungsstörungen unter erheblich eingeschränkten Bedingungen den Spracherwerb vollziehen. Falls Sprechbewegungen nur unzureichend anzubahnen sind, sollten den Kindern früh alternative Symbolsysteme angeboten werden, um Sprache erwerben und kommunikative Kompetenz erlangen zu können.

Störungen der Nahrungsaufnahme

Spracherwerb

Neben den cerebralen Bewegungsstörungen aufgrund frühkindlicher Hirnschädigungen können jedoch auch Schädel-Hirn-Traumata, Tumore, Intoxikationen, neurologische Erkrankungen und Syndrome (Prader-Willi-Syndrom, Angelmann Syndrom) Dysarthrien im Kindesalter verursachen.

## 4.2 Bedingungshintergründe bei Erwachsenen

Zu den verursachenden Erkrankungen im Erwachsenenalter zählen einerseits einmalige Ereignisse wie zerebrovaskuläre Erkrankungen, Schädel-Hirn-Traumata, andererseits progrediente und degenerative Erkrankungen wie Morbus Parkinson oder Multiple Sklerose. Hinzu kommen Ursachen und Erkrankungen, die im Kindesalter eine Dysarthrie ausgelöst haben und bis ins Erwachsenenalter bestehen, wie bei frühkindlichen Hirnschädigungen oder den Heredo Ataxien.

einmalige Ereignisse

Zerebrovaskuläre Erkrankungen (Schlaganfall) zählen zu häufigen Ursachen von Dysarthrien. Als Hauptursache sind der ischämische Infarkt und die Hirnblutung zu nennen, wobei die Prävalenz (geschätzte Erkranktenzahl je 100.000 Einwohner) bei 600 liegt und davon ausgegangen wird, dass 15 % – 30 % der Überlebenden dysarthrische Störungen aufweisen. Bei Schädel-Hirn-Traumata wird bei einer Prävalenz von 100 eine Auftretenshäufigkeit von Dysarthrien mit 30 % – 50 % bei schweren Traumata angegeben (ZIEGLER 1998).

progrediente/degenerative Erkrankungen

Bei den progredienten Erkrankungen, die Dysarthrien verursachen, sind degenerative Erkrankungen des Kleinhirns (zerebelläre Ataxie, Friedreich Ataxie etc.), der Stammganglien/Basalganglien (Morbus Prakinson, Chorea Huntington, Steele Richardson Olszweski Syndrom etc.), entzündliche Erkrankungen (Multiple Sklerose etc.) und Erkrankungen des 1. und 2. motorischen Neurons (Amyothrophe Lateralsklerose) zu nennen. Das Parkinson Syndrom und die Multiple Sklerose stellen die häufigsten Ursachen für Dysarthrien im Rahmen der fortschreitenden Erkrankungen dar (vgl. Ziegler 1998, 4).
Treten bei zerebrovaskulären Erkrankungen und nach Schädel-Hirn-Trauma Dysarthrien meist schlagartig mit Beginn der Erkrankung auf, so können Dysarthrien aufgrund degenerativer und progredienter Erkrankungen zu unterschiedlichen Zeitpunkten während des Krankheitsverlaufs hervortreten.
Bei einigen Erkrankungen (z. B. Amyotrophe Lateralsklerose, Morbus Parkinson, Multiple Sklerose) können die dysarthrischen Symptome vor den Grunderkrankungssymptomen sichtbar werden und primäre Indikatoren zur Diagnose dieser Erkrankungen darstellen.

# 5 Erscheinungsbild

## 5.1 Klassifikationsmöglichkeiten

Dysarthrien können nach verschiedenen Kriterien klassifiziert werden. Eine Einteilung, die der zugrunde liegenden Ursache (vaskulär, toxisch, traumatisch, entzündlich, tumorös ...) bzw. der Grunderkrankung (Amyothrophische Lateralsklerose, Cerebrale Bewegungsstörung, Morbus Parkinson, Multiple Sklerose, Poliomyelitis, Schädel-Hirn-Trauma ...), dem Läsionsort im Gehirn (bulbär, cerebellär, extrapyramidal, pyramidal, ...) oder der zugrunde liegenden Bewegungsstörung (schlaff, spastisch, hypokinetisch-rigide, hyperkinetisch, ataktisch, gemischt) folgt, ist denkbar. Ziegler (1998) schlägt in Anlehnung an das ICIDH-System für Bewegungsstörungen des Rumpfes und der Gliedmaßen eine Differenzierung anhand sprechmotorischer Funktionssysteme (labio-mandibulär, linguo-mandibulär, velopharyngeal, laryngeal, respiratorisch) vor. Geeignet im Hinblick auf die sprachtherapeutische Intervention scheint die von Darley et al. (1975) vorgenommene Differenzierung nach der zugrunde liegenden Bewegungsstörung. Aber auch die Klassifikation nach diesem Kriterium ist isoliert betrachtet kaum aussagekräftig. In der Diagnosestellung und Beschreibung der Dysarthrie ist jedes Kriterium von besonderer Bedeutung. Die Parameter Grunderkrankung, Ursache, Schädigungsort im Gehirn verbunden mit Art der Bewegungsstörung und den betroffenen sprechmotorischen Funktionssystemen geben wichtige Informationen zur Einschätzung der Dysarthrie und ihrem Verlauf sowie zur Bildung von Hypothesen, die nach dem diagnostischen Prozess aufgestellt werden. Die hier vorgestellte Klassifikation orientiert sich am

Erscheinungsbild der Bewegungsstörung (schlaff, spastisch, hypokinetisch-rigide, hyperkinetisch, ataktisch), wobei andere Parameter in der tabellarischen Darstellung ebenso berücksichtigt werden.

Bewegungsstörung

In den folgenden Tabellen (Tab. 1–5) sind nach verschiedenen Kriterien Läsionsort, Ursachen, Erscheinungsform, Respiration, Phonation, Orofazialer Bereich, Artikulation und Suprasegmentale Ebene die unterschiedlichen Dysarthrie-Formen aufgeführt. Unter **Läsionsort** wird der Schädigungsort, die geschädigte Region bzw. das geschädigte System im Zentralnervensystem angegeben. Es wurde hier aus Gründen der Verständlichkeit in der Darstellung eine Komplexitätsreduktion vorgenommen. Im Hinblick auf Theorien und Modelle zur Repräsentanz und Interdependenz von Hirnfunktionen ist die aktuelle Diskussion der Neurowissenschaften zu verfolgen. Neurologische Grundkenntnisse der Anatomie und Physiologie des Gehirns werden vorausgesetzt. Die aufgeführten **Ursachen** stellen jeweils nur eine Auswahl möglicher verursachender Erkrankungen dar. Für das Verständnis von Dysarthrien sind neurologisches Basiswissen und Grundkenntnisse über die jeweils zugrunde liegende Erkrankung bzw. Ursache unumgänglich. Dies hier aufzuführen, würde den Rahmen des Artikels sprengen. Unter **Erscheinungsform** wird kurz das Hauptcharakteristikum der spezifischen Dysarthrieform dargestellt. Danach werden die möglichen Symptome für die jeweiligen phonetischen **Funktionsbereiche** (Respiration, Phonation, Artikulation, suprasegmentale Ebene) sowie für den orofazialen Komplex aufgelistet. Da jede Dysarthrie in Komplexität und Schweregrad unterschiedlich ist, bilden die hier aufgeführten auditiven Merkmale eine Sammlung möglicher, aber nicht zwingend notwendiger Symptome. Es wird ausdrücklich darauf hingewiesen, dass es sich um **mögliche** Symptome handelt, die einerseits in unterschiedlichen Kombinationen und andererseits in unterschiedlichen Ausprägungen auftreten. Darüber hinaus können einige Symptome im Verlauf der Dysarthrie hinzutreten oder abgebaut werden. In den Übersichtstabellen wird deutlich, dass die einzelnen Dysarthrieformen zum Teil gleiche Symptome aufweisen. Es ist Aufgabe der Differentialdiagnostik die verschiedenen Ursachen für die auditiven Erscheinungsformen zu lokalisieren, damit hypothesengeleitet Therapieinterventionen eingeleitet werden können (GRÖNE 1998, SCHRÖTER-MORASCH 1998, ZIEGLER & VOGEL 1998). So kann ein eingeschränkter Tonhöhenumfang und eine reduzierte Sprechlautstärke aufgrund einer hypotonen oder einer hypertonen Larynxmuskulatur entstehen. Es ist therapeutisch von grundlegendem Interesse, die zugrunde liegende Bewegungsstörung (schlaff, spastisch etc.) zu erkennen, um geeignete funktionstherapeutische Maßnahmen ergreifen zu können.

Läsionsort

Ursachen

Erscheinungsform

Respiration, Phonation, Artikulation

## Nonverbale Kommunikation

Neben den hier erwähnten phonetischen Veränderungen kann es aufgrund der orofazialen und gesamtkörperlichen Einschränkungen auch zu non-verbalen Kommunikationsbehinderungen kommen. Durch Lähmungserscheinungen, Hypo- oder Hyperkinesen des Gesichts oder des Gesamtkörpers werden mimische und gestische Bewegungen teilweise gar nicht, nur eingeschränkt oder unadäquat eingesetzt. Auch Körper-

Mimik, Gestik

haltung und Blickverhalten sind oft nur noch eingeschränkt als nonverbale Informationsquelle einsetzbar bzw. interpretierbar. Durch die nonverbalen Kommunikationsbeeinträchtigungen geht für alle am Kommunikationsprozess beteiligten Personen ein wichtiger Informationskanal verloren.

psychosoziale Folgen

Das Auftreten, die Ausprägung und die Intensität psychosozialer Veränderungen aufgrund der Dysarthrie oder/und der Grunderkrankung sind individuell sehr unterschiedlich und nicht von der Form der Dysarthrie abhängig, so dass sie in den Tabellen nicht erscheinen. Mögliche Veränderungen des Person-Umwelt-Gefüges werden in Kapitel 6 thematisiert. In den nun folgenden Klassifikationstabellen werden die schlaffe, spastische, ataktische, hypokinetisch-rigide und hyperkinetische Dysarthrie dargestellt, wobei darauf hingewiesen wird, dass oftmals auch Mischformen vorliegen. Bei der Multiplen Sklerose, der Amyothrophen Lateralsklerose, dem Multi-Infarktsyndrom etc. sind verschiedene ‚Hirnsysteme' betroffen, die zu gemischten Erscheinungsformen wie beispielsweise ataktisch-spastische Dysarthrie führen.

**Tab. 1:** Hypotone Dysarthrie/Dysarthrophonie

| **Hypotone Dysarthrie/Dysarthrophonie** (Duffy 1995, Vogel 1993) | |
|---|---|
| **Läsionsort** | • Schädigung des peripheren motorischen Neurons<br>• Degeneration der Ganglienzellen, der kaudalen bulbären motorischen Hirnnervenkerne |
| **Ursachen** | • Bulbärparalyse: Sammelbegriff für verschiedene Krankheitsbilder, die durch Schädigung motorischer Hirnnervenkerne (Nn. XII, IX, X, XI, VII, V) entstehen<br>• vaskuläre Erkrankungen, SHT, Tumore<br>• degenerative, entzündliche, (progrediente) Erkrankungen: Amyotrophe Lateralsklerose, Muskeldystrophien, Polyneuropathien, Myasthenia gravis |
| **Erscheinungsform** | • schlaff/hypoton, verminderte Kraft/Spannung der Muskulatur<br>• Muskelaktivität (auch reflektorisch, unwillkürlich) abgeschwächt<br>• Gefahr der Muskelatrophie<br>• generell geringe Belastbarkeit |
| **Respiration:** | • kurze Inspirations- und Expirationsphasen<br>• verkürzter Ausatemstrom |
| **Phonation:** | • verhaucht, rau, schnell ermüdbar, gelegentlich stimmlos<br>• eingeschränkter Tonhöhenumfang<br>• verminderte Lautstärke |
| **Orofazialer Bereich:** | • schlaffe (atrophische) Lähmung: Lippen, Zunge, Pharynx, Larynx (je nach Hirnnervenbefund)<br>• Faszikulationen<br>• auch reflektorisch kein Würgreflex |
| **Artikulation:** | • verminderte Produktion aller Lautklassen<br>• Hypernasalität<br>• Dysdiadochokinese |

| | |
|---|---|
| **Suprasegmentale Ebene:** | • Intonation monoton, Monodynamik<br>• Sprechpausen<br>• verlangsamte Sprechgeschwindigkeit |

**Tab. 2:** Spastische Dysarthrie/Dysarthrophonie

| **Spastische Dysarthrie/Dysarthrophonie**<br>(DUFFY 1995, KENT 1993, VON CRAMON & ZIEGLER 1987, MICHAELIS & NIEMANN 1995) | |
|---|---|
| **Läsionsort** | • Pyramidenbahn, suprabulbär |
| **Ursachen** | • vaskuläre Erkrankungen, SHT, Tumore<br>• frühkindliche Hirnschädigungen<br>• Amyothrophe Lateralsklerose, Multiple Sklerose (Mischformen) |
| **Erscheinungsform** | • spastisch, d. h. erhöhter Muskeltonus (Hypertonus)<br>• gesteigerte Eigenreflexe<br>• Störungen der Feinmotorik |
| **Respiration:** | • verkürzte Ausatmung<br>• verkürzte Tonhaltedauer<br>• häufiges Einatmen |
| **Phonation:** | • gepresst, rauh<br>• eingeschränkte Lautstärke<br>• eingeschränkter Tonhöhenumfang |
| **Orofazialer Bereich:** | Spastizität kann nur in einem erweiterten Verständnis auf die muskulären Strukturen des orofazialen Komplexes bzw. auf die Funktionssysteme angewendet werden. (von CRAMON & ZIEGLER 1987) |
| **Artikulation:** | • Reduktion von Plosiven, Frikativen, Konsonantenclustern<br>• Zentralisierung von Vokalen<br>• Dehnung von Lauten und Lautübergängen<br>• Hypernasalität |
| **Suprasegmentale Ebene:** | • kurze Äußerungen<br>• verlangsamte Sprechgeschwindigkeit<br>• Monotonie/Monodynamik |

**Tab. 3:** Ataktische Dysarthrie/Dysarthrophonie

| **Ataktische Dysarthrie/Dysarthrophonie**<br>(ACKERMANN & ZIEGLER 1992, DUFFY 1995, MICHAELIS & NIEMANN 1995, SCHÖNLE & GRÖNE 1993) | |
|---|---|
| **Läsionsort** | • Kleinhirn (Cerebellum) |
| **Ursachen** | • *progredient:* Friedreich-Ataxie, Olivo-ponto-cerebellare Atrophie (OPCA), M. Refsum, Cockayne-Syndrom<br>• *akut:* vaskuläre Erkrankungen, Tumore, SHT<br>• Intoxikationen<br>• frühkindliche Hirnschädigungen |

| | |
|---|---|
| **Erscheinungsform** | • **Ataxie:** Störung der Bewegungskoordination, des geordneten Zusammenwirkens von Muskelgruppen, die nicht auf einer Lähmung beruht.<br>• **Dysmetrie:** falsche Abmessung von Zielbewegungen; unbeherrschte, überschießende oder kurzbemessene Bewegungen<br>• **Dysdiadochokinese:** Unfähigkeit, aufeinander folgende Bewegungen in schneller Folge auszuführen. |
| **Respiration:** | • teils paradoxe Atmung<br>• Koordinationsstörungen<br>• hörbare Einatmung |
| **Phonation:** | • rau, gepresst<br>• übermäßige, unwillkürliche Tonhöhenänderung<br>• übermäßige, unwillkürliche Lautstärkenänderung<br>• explosiver Stimmeinsatz<br>• gelegentlich erhöhte Sprechstimmlage |
| **Artikulation:** | • reduzierte oder überschießende Lautbildung<br>• unwillkürliche Lautdehnungen<br>• unwillkürliche intersilbische Pausen<br>• Dysdiadochokinese |
| **Suprasegmentale Ebene:** | • wechselndes Sprechtempo<br>• erhöhte Variabilität der Dauer von Segmenten, Silben oder Wörtern bei wiederholter Produktion<br>• skandierendes Sprechen<br>• Überproportionale Dehnung der normalerweise in ihrer Dauer reduzierten Nebensilben |

In den ersten drei Klassifikationstabellen wurden die schlaffe, die spastische und die ataktische Dysarthrie dargestellt. Hypotonie, Spastizität und Ataxie können als relativ klar fassbare und umschriebene Bewegungsstörungen bezeichnet werden. Bei den folgenden Dysarthrieformen (hypokinetisch-rigide, hyperkinetisch) ist dies anders, da sie zu der heterogenen Gruppe der Dyskinesien zählen. Dyskinesien sind abnorme, unwillkürliche Bewegungen, die im Rahmen unterschiedlicher neurologischer Erkrankungen auftreten. Aufgrund der heterogenen Terminologie zählen Michaelis & Niemann (1995, 227) Athetose, Ballismus, Chorea, Dystonie, Myoklonie, Tremor und Tic zur Obergruppe der Dyskinesien und definieren sie als Bewegungen,

Dyskinesien

„(...) die abnorm und unwillkürlich sowie besonders abhängig vom emotionalen Zustand und von bestimmten Innervationsvorgaben wie Körperhaltung und Bewegungsintention sind, im Schlaf im Allgemeinen (klinisch) verschwinden, etwas mit der motorischen Programmgebung zu tun haben, also nicht auf einer Störung der nachgeordneten, sozusagen ausführenden motorischen Bahnen beruhen, häufig auf eine Läsion im kontralateralen Basalgangliensystem zurückzuführen sind.“

In der traditionellen Dysarthrieklassifikation werden die Dyskinesien auf der ätiologischen Basis extrapyramidaler Schädigungen in Hyperkinesen und Hypokinesen unterteilt (Darley et al. 1975, Duffy 1995). Im Folgenden wird die hyperkinetische und hypokinetische Dysarthrie beschrieben, wobei diese Darstellung den vielzähligen dyskinetischen Erscheinungsformen und ihren zugrunde liegenden neurologischen Erkrankungen aufgrund der Komplexität nicht vollständig gerecht werden kann (vgl. MICHAELIS & NIEMANN 1995, ZIEGLER 1998).

**Tab. 4:** Hypokinetisch-rigide Dysarthrie/Dysarthrophonie

| **Hypokinetisch-rigide Dysarthrie/Dysarthrophonie** (ACKERMANN & ZIEGLER 1989, DUFFY 1995) | |
|---|---|
| **Läsionsort** | Basalganglien/extrapyramidal |
| **Ursachen** | • Parkinson-Syndrom<br>• Steele-Richardson-Olszewski-Syndrom<br>• vaskuläre Erkrankungen, SHT |
| **Erscheinungsform** | Hypokinesen (kinesis: Bewegung): Hypomotilität, Bewegungsarmut), Mangel an Willkür- und Reaktivbewegungen sowie an physiologischen Mitbewegungen<br>**Rigidität:** Steifheit, Starrer Hypertonus |
| **Respiration:** | • verkürzte Ein- und Ausatmung, häufiges Einatmen, verkürzte Tonhaltedauer |
| **Phonation:** | • rau, behaucht eingeschränkte Lautstärke<br>• eingeschränkter Tonhöhenumfang<br>• erhöhte Sprechstimmlage |
| **Orofazialer Bereich:** | • Akinese/Hypokinese: Gesichts-, Mund- und Rachenbereich<br>• fehlende Mimik (Amimie) |
| **Artikulation:** | • z. T. Reduktion von Plosiven und Frikativen<br>• Verkürzung von Lautübergängen mit dem Eindruck der beschleunigten Artikulation |
| **Suprasegmentale Ebene:** | • Monotonie<br>• Iterationen<br>• Veränderung der Sprechgeschwindigkeit, der Rhythmisierung |

**Tab. 5:** Hyperkinetische Dysarthrie/Dysarthrophonie

| **Hyperkinetische Dysarthrie/Dysarthrophonie** (DUFFY 1995) | |
|---|---|
| **Läsionsort** | Basalganglien/extrapyramidal |
| **Ursachen** | • Chorea Huntington, Chorea Sydenham<br>• vaskuläre Erkrankungen, SHT<br>• frühkindliche Hirnschädigungen<br>• Intoxikationen |
| **Erscheinungsform** | • Bewegungsstörungen: Chorea, Dyskinesie, Dystonie, Athetose, Ballismus, Myoklonus etc.<br>• schnelle, unwillkürliche, unregelmäßige Bewegungen mit fehlender räumlich-zeitlicher Ordnung |
| **Respiration:** | • wechselnder Ein- und Ausatmungsrhythmus |

| | |
|---|---|
| **Phonation:** | • wechselnd (normal, gepresst...)<br>• unkontrollierte Lautstärkenänderung<br>• unkontrollierte Tonhöhensprünge<br>• Stimmabbrüche |
| **Orofazialer Bereich:** | • evtl. wurmförmige Zungenbewegungen<br>• evtl. Grimassieren, Schnalzen, Grunzlaute |
| **Artikulation:** | • reduzierte oder überschießende Lautbildung<br>• unterschiedliche Genauigkeit in der Lautbildung |
| **Suprasegmentale Ebene:** | • teilweise Aufhebung von Akzent, Rhythmisierung, Intonation etc. |

## 5.2 Abgrenzung: Dysphagie, Aphasie, Sprechapraxie

Dysarthrien treten selten isoliert auf. Je nach Lokalisation und Ausmaß der Schädigung bzw. in Abhängigkeit von der Grunderkrankung können gleichzeitig eine Schluckstörung (Dysphagie) und/oder eine Aphasie und/ oder eine Sprechapraxie auftreten.

**Dysphagie**

Schluckstörung

Schädigungen des Orofazialen Komplexes, des Pharynx und des Larynx beeinträchtigen häufig nicht nur die Sprechfunktion, sondern können auch zu einer Behinderung der Nahrungsaufnahme führen.
Bei Kindern mit cerebralen Bewegungsstörungen kann von Geburt an das Saugen und das Schlucken und später auch das Kauen behindert sein. Die so genannte Dysphagie stellt für die Betroffenen und ihre Angehörigen neben der physischen oft auch eine psychische Belastung dar. Im Extremfall muss, um die lebensnotwendige Nahrungszufuhr zu gewährleisten, eine Magensonde eingesetzt werden (s. BARTOLOME in diesem Band).

**Aphasie**

Sprachstörung

Vor allem nach einem Schlaganfall tritt häufig eine Störung der Sprachproduktion und Sprachrezeption – eine Aphasie – auf. Bei einer Aphasie können alle sprachlichen Modalitäten, Schriftsprache (Lesen und Schreiben), das Sprachverstehen und die Sprachproduktion, in unterschiedlicher Ausprägung gestört sein. Im Gegensatz zu einer Dysarthrie sind hier keine motorischen oder koordinatorischen Bewegungsbeeinträchtigungen für die Störung verantwortlich; es handelt sich um eine *Sprach-* und nicht wie bei der Dysarthrie um eine *Sprech*störung. Die häufigste Klassifikation ist die nach der Aachener Schule (POECK, HUBER et al.), die in vier Hauptformen (Globale-, Broca-, Wernicke- und Amnestische Aphasie) und mehrere Sonderformen differenziert wird (s. STEINER in diesem Band).

### Sprechapraxie

Sprechprogrammierungsstörung

Besonders bei vaskulär verursachten Dysarthrien kann gleichzeitig eine Sprechapraxie auftreten. Im Gegensatz zur Dysarthrie, bei der die Ausführung der Sprechbewegung gestört ist, wird bei einer Sprechapraxie die zentrale Planung und Programmierung der Sprechbewegung behindert. „Leitsymptom der Sprechapraxie ist eine Störung der Lautstruktur von Wörtern und Sätzen, und zwar durch phonetische und phonematische Fehler. Die phonetischen Abweichungen („Lautentstellungen") sind – wie die phonematischen Paraphasien – inkonstant und inkonsistent. Sprachliche Äußerungen sind häufig von Suchbewegungen begleitet. Der Redefluss kann durch Fehlversuche und spontane Selbstkorrekturen beeinträchtigt sein" (ZIEGLER 1996). In der folgenden Tabelle ist eine Gegenüberstellung der beiden Sprechstörungen mit Differenzierungsmerkmalen zu finden (vgl. ZIEGLER in diesem Band).

| **Abgrenzungskriterien Dysarthrie – Sprechapraxie** | | |
|---|---|---|
| | **Dysarthrie/Dysarthrophonie** | **Sprechapraxie** |
| | Störung der Ausführung | Planungsstörung, Programmierungsstörung |
| **Muskulatur, Motorik** | Tonusveränderung, Koordinationsstörungen | o.B. |
| **Respiration** | kann gestört sein | meist o.B. (evtl. Sekundärsymptomatik) |
| **Phonation** | kann gestört sein | meist o.B. I. Veränderung der VOT (voice onset time) möglich. II. Störungen der phasischen Ab- und Adduktionsbewegungen der Stimmlippen und eine Dyskoordination laryngealer Einstellbewegungen kann vorhanden sein. |
| **Artikulation** | regelmäßig gestört. Eine Ausnahme bildet die Ataktische Dysarthrophonie! Lautentstellungen (vereinfachend) | unregelmäßig gestört (variabel, unvorhersagbar) Lautentstellungen (verkomplizierend) Phonematische Paraphasien (Additionen, Substitutionen, Elisionen) Suchverhalten |

# 6 Zur psychosozialen Situation

Menschen mit Dysarthrien/Dysarthrophonien können sehr unterschiedlichen psychosozialen Belastungen ausgesetzt sein. Die Dysarthrie kommt selten allein. Sie ist in der Regel vergesellschaftet mit einer Grunderkrankung, die wiederum bestimmte physische, psychische und soziale Veränderungen nach sich zieht. In den meisten Fällen ist es nicht nur die Dysarthrie und die daraus entstehende Kommunikationsstörung, sondern auch aus der Grunderkrankung resultierende körperliche Beeinträchtigungen wie beispielsweise Mobilitätseinschränkungen, die zu Veränderungen im psychosozialen Kontext des Betroffenen führen. Vorzeitige Berufsaufgabe, Verlust von Arbeitskollegen, Verringerung oder Aufgabe von Freizeitaktivitäten und Verringerung der Sozialkontaktdichte stellen nur einige Folgen dar, die durch die Dysarthrie und die Grunderkrankungen entstehen können. Bei vielen Betroffenen kommt es im Verlauf der Erkrankung zu einer Kumulation von (kritischen) Lebensereignissen. Bei jüngeren Menschen werden prinzipiell positive normative Ereignisse, wie z. B. Schuleintritt, Schulabschluss, Eintritt in den Beruf, Partnerfindung, Heirat oder Familiengründung durch die Erkrankung beeinträchtigt bzw. können nie erreicht werden.

sozialer Kontakt

kritische Lebensereignisse

Es hängt von vielen Faktoren ab, ob ein Mensch die Dysarthrie und mögliche Folgeerscheinungen als Belastung, Bedrohung etc. interpretiert. Forschungsstudien (Giel 2000a) haben gezeigt, dass nicht unbedingt der Schweregrad der Störung, sondern vielmehr die individuelle Betrachtung und Interpretation der Dysarthrie ausschlaggebend für die Bewältigung und den Umgang mit der Sprechstörung sind. Der Betroffene kann die Dysarthrie und ihre Auswirkungen z. B. als Herausforderung oder Bedrohung interpretieren oder mit Verdrängung, Sinngebung, Ursachensuche, Grübelzwang etc. auf sie reagieren. Auch die Art und Weise, wie vorherige Lebensereignisse bewältigt wurden, wirkt sich auf die kognitiven und instrumentellen Reaktionen in Bezug auf die Dysarthrie aus. Es muss jedoch darauf hingewiesen werden, dass der Faktor Zeit eine bedeutende Rolle spielt. Bedingt durch die lange zeitliche Erstreckung der Dysarthrie und der Grunderkrankung werden zu verschiedenen Zeitpunkten jedoch häufig unterschiedliche Interpretationsmuster gewählt. Auch die aktuelle physische und psychische Verfassung beeinflusst die subjektive Interpretation.

Belastung und Bewältigung

Interpretationsmuster

Einen wichtigen Faktor bildet der soziale und kulturelle Kontext, in dem die Person aufgewachsen ist und in dem sie sich zur Zeit befindet. Die Qualität des sozialen Netzwerks, d. h. die Qualität der psychischen, kognitiven und materiellen Unterstützung, die durch Familienangehörige, Freunde und/oder Bekannte erfolgt, wird die Wahrnehmung, Interpretation und damit auch die Bewältigung der Dysarthrie prägen.

soziales Netzwerk

Zur Analyse, Beschreibung und Interpretation der psychosozialen Belastung durch Dysarthrien werden in der Sprachheilpädagogik Theorien und Modelle aus der Stress- und Belastungs-Bewältigungsforschung (Copingforschung) herangezogen. Das Modell der transaktionalen Stressbewältigung nach Lazarus & Folkman (1984) und das Modell zur Analyse kritischer Lebensereignisse nach Filipp (1990) bieten differenzierte subjektive und objektive Beschreibungskategorien unter Berücksichtigung prozessualer und temporaler Aspekte. In der Forschungsstudie von Giel (2000a) bilden diese Modelle die Grundlage zur Erforschung der Faktoren und Bedingungen für die Bewältigung von Dysarthrien bei erwachsenen Menschen. Die Ergebnisse haben gezeigt, dass keine linearen Ursache-Wirkungs-Prinzipien für die Bewältigung und Interpretation

Copingforschung

von Dysarthrien aufgestellt werden können. Besonders die Wahrnehmung, Einschätzung und Beurteilung der Dysarthrie durch Experten und durch die Betroffenen kann sehr unterschiedlich ausfallen. Im sprachtherapeutischen Prozess sind neben der objektiv beschreibbaren medizinisch-linguistischen Expertensicht die Lebenswirklichkeiten der Klienten zu erarbeiten und zu berücksichtigen (Giel 2000b).
Der Mensch und nicht die Symptome sollten im Mittelpunkt von Beratung und Therapie stehen.

# Verbale Entwicklungsdyspraxie

*Anne Schulte-Mäter*

## 1 Zur Terminologie

Der Begriff „verbale Entwicklungsdyspraxie" findet sich noch nicht allzu lange im terminologischen Repertoire der deutschsprachigen Sprachheilpädagogik bzw. Logopädie. In der Nomenklatur des angelsächsischen Sprachraums hat sich der Terminus jedoch schon seit geraumer Zeit unter diversen Bezeichnungen (z. B. „Developmental Apraxia of Speech", „Childhood Verbal Dyspraxia", „Developmental Articulatory Dyspraxia" u. a.) etabliert. Das dem Terminus eindeutig zu entnehmende Korrelat zur erworbenen Form der Sprechapraxie begründet sich in der Annahme, dass auch der kindlichen Störung eine Beeinträchtigung auf der Ebene der Sprechbewegungsplanung zugrunde liegt. Begründet wird diese Annahme durch eine Anzahl übereinstimmender Merkmale beider Störungsbilder, denen somit eine gemeinsame deskriptive Basis, wenn auch keine gemeinsame ätiologische Basis zugeschrieben wird. Zwischen der erworbenen und der entwicklungsbedingten Form der Sprechapraxie besteht allerdings ein gravierender Unterschied, der sich aus dem Zeitpunkt des Auftretens ergibt. Während die erworbene Sprechapraxie durch eine fokale Schädigung ausgereifter Hirnareale – nach abgeschlossenem Spracherwerb – verursacht wird, gilt Folgendes für die kindliche Störung:

Erworbene Sprechapraxie

Sprechbewegungsplanung

> Durch die verbale Entwicklungsdyspraxie werden die Reifungsprozesse kindlicher Hirnstrukturen beeinträchtigt, somit wird die Entwicklung der Planungsmuster für Sprechbewegungen gestört.

Entwicklung der Planungsmuster für Sprechbewegungen

Es scheint unabdingbar, dass die entwicklungshemmende Wirkung der Störung das gesamte sich gerade entfaltende Sprachsystem beeinflusst und alle linguistischen Ebenen in ihrer Entwicklung beeinträchtigt werden. So wird durch eine verbale Entwicklungsdyspraxie (im Folgenden durch die Abkürzung VED ersetzt) meist auch der Aufbau des Lexikons und der Erwerb eines morphosyntaktischen und phonologischen Regelsystems beträchtlich gestört.

Sprachsystem

> Durch eine VED wird der Prozess des Spracherwerbs auf allen linguistischen Ebenen beeinträchtigt.

Selbst behindernde Einflüsse auf die Entwicklung kognitiver Funktionen können nicht ausgeschlossen werden (CHAPMAN et al. 1992, STRAND et al. 1992).

kognitive Funktionen

Das Sprachverständnis wird von einer VED am wenigsten betroffen.

Sprachverständnis

> Kinder mit einer VED verfügen in der Regel über signifikant bessere rezeptive als expressive Leistungen.

# 2 Zur Definiton

Die VED betrifft eine Subgruppe von Kindern mit sprechmotorischen Defiziten, die – sollten sie sich verbal ausdrücken können – ihre Sprechstörung so beschreiben würden wie der dreizehnjährige Keith: *„My mouth won't cooperate with my brain"* (vgl. STACKHOUSE 1992).

Sprechbewegungsplanung und -programmierung

> Das zentrale Problem der VED liegt auf der Ebene der Sprechbewegungsplanung bzw. -programmierung und manifestiert sich in dem Unvermögen bzw. der eingeschränkten Fähigkeit für eine geplante Äußerung die Artikulationsorgane willkürlich und kontrolliert einzusetzen.

Kinder mit einer VED haben demnach große Probleme mit den komplexen motorischen Aktivitäten, die für die Sprechproduktion erforderlich sind, weil es ihnen kaum oder nur sehr mühsam gelingt, die erforderlichen Bewegungsfolgen in die korrekte räumliche und zeitliche Beziehung zueinander zu setzen (YORKSTON et al. 1999). Die Produktion von isolierten Lauten gelingt häufig störungsfrei – sofern die Laute von dem Kind erworben wurden. In diesem Zusammenhang ist zu vermerken, dass auch der Aufbau des Lautinventars meist durch die VED – je nach Schweregrad – mehr oder weniger beeinträchtigt ist.

Bewegungsfolgen

Lautinventar

Funktionale organische Schäden im orofazialen Bereich, wie Muskelschwächen oder -lähmungen bzw. neuromuskuläre Defizite, stehen in keinem Kausalverhältnis zur VED.

# 3 Zum Erscheinungsbild

Die anamnestischen Daten von Kindern mit einer VED decken sich häufig in folgenden Punkten:

Anamnestische Daten

> - „ruhige Babys", d. h. keine oder nur sehr eingeschränkte Lallproduktionen in der Säuglingszeit
> - Probleme mit der Nahrungsaufnahme
> - extrem verspäteter Sprechbeginn

Zweite Lallphase

Die Kinder werden durch ihr Schweigen ganz besonders in der so genannten zweiten Lallphase (ca. ab dem 6. Lebensmonat) auffällig, die geprägt ist von der auditiven Eigen- und Fremdwahrnehmung und der Selbst- und Fremdnachahmung von Lauten. Die Lautproduktion wird auf dieser vorsprachlichen Stufe intentional – im Gegensatz zu den unwillkürlichen Lautspielereien der ersten Lallphase (ca. ab der 6. – 8. Lebenswoche) – und erfordert demnach schon willkürliche Steuerungsprozesse.

Saug-, Kau-, Schluckfunktion

In einzelnen Fällen wird von Schwierigkeiten mit Saug-, Kau- und Schluckfunktionen im frühen Säuglingsalter berichtet.

Erwerb erster Wörter

Die ersten Wörter werden von Kindern mit einer VED meist mit deutlicher Verzögerung produziert und die im normalen Spracherwerb gegebene zunächst sukzessive und später explosionsartige Expansion des Wortschatzes lässt auf sich warten. In sehr schweren Fällen kann von einem Erwerb erster Wörter überhaupt keine Rede sein, da dem Kind in seinem Bemühen sich sprachlich auszudrücken lediglich einzelne Vokalisationen gelingen.

# 4 Charakteristische Merkmale im Sprechverhalten

Über die Symptomatik der Kinder mit einer VED finden sich in der einschlägigen Literatur nicht ganz einheitliche Angaben. Im Folgenden werden jene Merkmale im Sprechverhalten dieser Kinder aufgeführt, die von den meisten Autoren dem typischen Erscheinungsbild einer VED zugeordnet werden, wobei nicht davon auszugehen ist, dass im Einzelfall alle Symptome zusammentreffen.

## 4.1 Typische Lautbildungsfehler

- Substitutionen (!)
- Elisionen (Wortanfang am häufigsten betroffen)
- Metathesen
- Prolongationen
- Additionen
- Vokal- und Diphtongveränderungen (!)
- Laut- und Silbenwiederholungen
- Konsonantenclusterreduktionen

Laryngeale und velare Funktionen

Neben Lautauslassungen sind Substitutionen vorherrschend. Letztere können den Artikulationsmodus oder – weit häufiger – den Artikulationsort betreffen. Typischerweise treten bei Problemen der Sprechlautprogrammierung auf der Ebene laryngealer und velarer Muskelfunktionen Vertauschungen von stimmhaften und stimmlosen bzw. nasalen und oralen Lauten auf. Typisch sind auch unwillkürliche Lautgebungen vor der intendierten Äußerung. Schwierigkeiten mit der Luftstromdosierung, also zu starker bzw. zu schwacher Luftdruck (vgl. „Fehlatmung") resultieren in Lautentstellungen (Fortisierungen bzw. Lenisierungen von Plosiven und Frikativen).

Unwillkürliche Lautgebungen
Luftstromdosierung

## 4.2 Schwierigkeiten mit Lautsequenzbildungen

Die sequentielle Anordnung von Lauten und die erforderliche Bewegungsgeschwindigkeit bereiten große Probleme, was nicht selten durch einen oder mehrere zusätzliche Laute zwischen zwei Ziellauten (vielfach ein eingeschobener Schwa-Laut) deutlich wird.

Zusätzliche Laute

*Beispiele:* Blume „bəluːmɘ" bitte „byləte"

Typisch sind hierfür auch Laut- und Silbenvertauschungen (Metathesen) innerhalb eines Wortes:

*Beispiele:* Elefant „tɛfəlɛnt" Fisch „ʃif"

Besonders eindeutig zeigt sich diese spezifische Schwäche bei der Überprüfung diadochokinetischer Bewegungen der Artikulationsmuskulatur, die dadurch für die diagnostische Abklärung Relevanz gewinnen.

Diadochokinetische Bewegungen

## 4.3 Inkonsistenz der Lautbildungsfehler

Ein ganz prägnantes Merkmal der VED ist, dass die Lautbildungsfehler keinem bestimmten Muster folgen, sondern sehr variabel sind („erratische Fehler", Dannenbauer 1999).

Erratische Fehler

| | | | | |
|---|---|---|---|---|
| *Beispiele:* | essen | „ɛçɪ," | „ɛnçɘ" | „ɛffɘ" |
| | Würfel | „hyləfɘ" | „folap" | |
| | Knopf | „nɔm" | „hɔmp" | |

*Diese Äußerungen eines Mädchens (6;8 Jahre) mit VED wurden während einer Therapiesitzung transkribiert.*

Ein systematisches Fehlbildungsprofil lässt sich durch die inkonsequenten bzw. inkonstanten Lautfehlbildungen kaum erstellen.

## 4.4 Suchbewegungen

Die Sprechversuche werden häufig begleitet von nonverbalen Suchbewegungen bzw. einem lautlosen, angestrengten Positionieren der Artikulationsorgane. Dieses Suchverhalten kann sowohl vor als auch während einer Äußerung auftreten. Symptomatisch ist, dass meist die Initiierung

Initiierung von Sprechbewegungen
Sprechanstrengung

von Sprechbewegungen deutlich erschwert ist und die Einhaltung artikulatorischer Positionen misslingt. Damit verbunden ist eine deutlich erkennbare Sprechanstrengung.

## 4.5 Anstieg der Fehlerquote mit zunehmender Äußerungslänge

Mit einem signifikanten Einbruch in der Sprechproduktionsleistung bzw. einem enormen Anstieg der Fehlerquote pro Wort ist meist bei zunehmender Komplexität der Lautstrukturen und ansteigender Äußerungslänge zu rechnen, da mit der Erhöhung der Anzahl artikulatorischer Gesten die Anforderungen an die Bewegungsplanung steigen.

*Beispielsweise gelang es einem Jungen (5;4 Jahre), die Wörter „Mama", „Ball" und „hat" isoliert verständlich aussprechen. Er scheiterte aber bei der Dreiwortäußerung „Mama hat Ball", weil schon der erforderliche Lippenschluss für den Initiallaut nicht gelingen wollte.*

Automatisierungsgrad

Eine Abnahme der genannten Schwierigkeiten lässt sich jedoch mit zunehmendem Automatisierungsgrad erreichen. Für eine bestimmte Folge artikulatorischer Gesten – in der Regel hochfrequente Wörter oder Trägersätze – wird durch häufige Wiederholung ein motorischer Plan angelegt und abgespeichert, der immer zuverlässiger abrufbar wird und schließlich eine weitgehend konstante Realisierung der Zieläußerung ermöglicht.

## 4.6 Prosodische Auffälligkeiten

Akustische Parameter

Ein weiteres häufig beschriebenes Merkmal ist durch prosodische Auffälligkeiten gekennzeichnet. Akustische Parameter, wie Tonhöhe, Lautstärke und Betonungslänge, die dem Hörer wichtige Informationen einerseits über die Bedeutung und andererseits über den emotionalen Hintergrund einer Äußerung geben, können von Kindern mit einer VED häufig nicht übermittelt werden (Hall et al. 1993).

# 5 Mögliche Begleitsymptome einer VED

## 5.1 Orale Dyspraxie

Nonverbale Willkürbewegungen

Mit „oraler Dyspraxie" oder „buccofacialer Dyspraxie" wird eine Dyspraxieform bezeichnet, von der die orofaziale Muskulatur, d. h. die nonverbalen Willkürbewegungen der Lippen-, Zungen- und Wangenmuskulatur, betroffen sind (Love 1992). Unwillkürliche Bewegungsabläufe gelingen störungsfrei. Die Wahrscheinlichkeit, dass Kinder mit einer VED gleichzeitig durch eine orale Dyspraxie eingeschränkt sind, ist – besonders in schwergradigen Fällen – sehr hoch (Hall et al. 1993). Bezeichnenderweise sind von der Störung hauptsächlich willkürlich durchzuführende Bewegungsfolgen und keine isolierten Willkürbewegungen betroffen (Aram & Horwitz 1983).

## 5.2 Generelle Dyspraxie

Unbeholfene Bewegungen

Fein- und Grobmotorik

Vielfach fallen sprechdyspraktische Kinder allgemein durch etwas unbeholfene, unkoodinierte Bewegungen auf („clumsy children"). Äußerst selten handelt es sich dabei um eine ausgeprägte Apraxie der Gliedmaßen, sondern um dyspraktische Merkmale in fein- und grobmotorischen Leistungsbereichen, die in missglückten Versuchen, nichtsprachliche Bewegungseinheiten sequentiell richtig anzuordnen, deutlich werden. Eine solche Symptomatik hat meist nicht unwesentliche Auswirkungen auf den Zeichenspracherwerb.

## 5.3 Stimmstörungen

Steuerung laryngealer Funktionen

Sprechanstrengung

Störungsbewusstsein

Auffälligkeiten in der Stimmgebung, wie eine heisere, raue Stimme, knarrende Stimmeinsätze, Stimmzittern und Tonhöhenschwankungen sind bei sprechdyspraktischen Kindern kein seltener Befund. Verursachend kann eine insuffiziente Steuerung der laryngealen Funktionen, die zur Produktion von Sprechlauten erforderlich sind, sein. Stimmstörungen können aber auch durch die erhöhte Sprechanstrengung oder ein starkes Störungsbewusstsein entstehen.

## 5.4 Fehlatmung

Zugriff auf Atemfunktionen

Anstrengung und Aufregung

In schweren Fällen einer VED können Probleme mit der Sprechatmung, wie beispielsweise irreguläre Atempausen, Schnappatmung inspiratorisches Sprechen und große Lautstärkeschwankungen, auftreten. Hierbei kann es sich einerseits um eine dyspraktische Störung handeln, d. h. der erforderliche willkürliche Zugriff auf die Atemfunktionen wäre gestört. Andererseits – und in den meisten Fällen wahrscheinlicher – können die Atemfehlmuster bei diesen Kindern auch durch die Anstrengung und Aufregung, die für sie jeder Sprechakt bedeutet, entstehen.

# 6 Zur Frage nach den Bedingungshintergründen

## 6.1 Neurologische Erkenntnisse

Es scheint zunächst nahe liegend zu sein, die VED in Zusammenhang mit einer neurologischen Störung zu sehen – besonders wenn man bei Einordnung der Störung sich an der erworbenen Form der Sprechapraxie orientiert. Anhand neurologischer Daten, die bei Kindern mit einer VED erhoben wurden, lassen sich jedoch keine fokalen, lateralisierten Läsionen im Gehirn dieser Kinder nachweisen. Subtile neurologische Auffälligkeiten („soft signs"), die in Verbindung mit einer VED auftreten können, wie andere Dyspraxieformen, allgemeine motorische Koordinierungsschwäche („clumsiness"), verspätete oder uneindeutige Lateralisation und abweichende EEG-Befunde, lassen noch keine eindeutige neuroanatomische Zuordnung zu.

Keine fokalen Läsionen
Subtile neurologische Auffälligkeiten

> Nach bisherigen Erkenntnissen ist von einer Störung der zentralen Instanzen, die für die Sprechbewegungsplanung verantwortlich sind, auszugehen.

Fragiles-X-Syndrom
Stoffwechselstörung

Über das Auftreten einer VED in Verbindung mit Syndromen (z. B. Fragiles-X-Syndrom) wird in Einzelfällen berichtet. Ebenso wird eine VED bei 50% der an einer erblichen Stoffwechselstörung (Galaktosämie) erkrankten Kinder angenommen (Nelson et al. 1991).

## 6.2 Genetische Disposition

Auf die Möglichkeit einer familiären Disposition für eine VED wird häufig hingewiesen, da die Anzahl – und auch der Schweregrad – von Sprach- und Sprechstörungen im familiären Umfeld sprechdyspraktischer Kinder besonders hoch ist. Fisher et al. (1998) konnten ein einzelnes autosomal dominantes Gen bestimmen, das sie für die überzufällige Häufung von Sprech- und Sprachauffälligkeiten in einer bestimmten Familie verantwortlich machten (27 Personen, drei Generationen). Allen betroffenen Mitglieder dieser Familie wurde – unter anderem – eine Sprechapraxie attestiert.

dominantes Gen

# 7 Zur psychosozialen Problematik

Zweifellos bedeutet eine VED – vor allem in ihrer schwergradigen Form – eine tief greifende Beeinträchtigung für die psychosoziale Entwicklung eines Kindes, da es durch die Störung kaum oder nur sehr eingeschränkt in der Lage ist, sich seine Umwelt verbal zu erschließen und sich seinen

Mitmenschen über die Sprache mitzuteilen. Wir kennen die aus dieser permanenten Frustration resultierenden Verhaltensweisen auch von Kindern mit andersartigen Sprachauffälligkeiten: sozialer Rückzug, Verharren in infantilem Verhalten, starkes Klammern an eine Bezugsperson, Schreien bzw. überlautes Lautieren, aggressives oder kasperndes Benehmen etc. Ebenso bekannt sind die wechselseitigen Auswirkungen, die derartige psychosoziale Entwicklungsabweichungen im gesamten Familiengefüge bedeuten. Unter Einbeziehung der Familie und des weiteren sozialen Umfeldes sollte möglichst frühzeitig ein mehrdimensionales, therapeutisches Intervenieren die kommunikativen und psychosozialen Kompetenzen des Kindes stärken, um einer sozialen Abwertung entgegenzuwirken (GROHNFELDT 1993).

Frustration Verhaltensweisen

Einbeziehung des sozialen Umfelds

# Sprechapraxie bei Erwachsenen

*Wolfram Ziegler*

## 1 Definition

Die Sprechapraxie zählt zu den *erworbenen zerebralen Sprech*störungen. Die Störung betrifft Aspekte sprechmotorischer Kontrollfunktionen, die in der *sprachdominanten Großhirnhemisphäre* angesiedelt sind. Vermutlich handelt es sich dabei um eine Beeinträchtigung der *sprechmotorischen Programme*, die sich im Spracherwerb konstituiert haben, oder um eine Störung des *Zugriffs* auf solche Programme. Die Störung kann verschiedene Integrationsebenen sprechmotorischer Programme betreffen, von der Ebene der Koordination einzelner Bewegungskomponenten zu komplexeren Gesten bis zur Ebene der Verbindung größerer motorischer Einheiten, etwa auf der Ebene von Halbsilben oder Silben. Resultat dieser Beeinträchtigungen sind eine *unflüssige Sprechweise* und *Störungen der Lautstruktur* sprachlicher Äußerungen.

## 2 Ursachen

Die häufigste Ursache sprechapraktischer Störungen bei Erwachsenen ist ein Infarkt oder eine Blutung im Stromgebiet der mittleren Hirnarterie der sprachdominanten Großhirnhemisphäre. Die meisten Patienten haben einen Mediateilinfarkt links erlitten, der die zentrale kortikale Astgruppe und ihre penetrierenden Markarterien oder die lateralen striären Arterien betrifft. Seltenere Ursachen sind intrazerebrale Massenblutungen, traumatische Läsionen, Tumoren oder degenerative Veränderungen.

Lokalisation

Das Störungsbild wird einer Läsion im Bereich der vorderen Sprachregion und des darunter liegenden Marklagers oder im Bereich der vorderen Inselrinde der linken Hemisphäre zugeordnet.

# 3 Klinisches Erscheinungsbild

## 3.1 Symptomatik

Beim Vollbild einer Sprechapraxie ist die Lautstruktur der mündlichen Sprachäußerungen durch *phonetische Entstellungen* und durch *phonematische Paraphasien* gekennzeichnet. Unter phonetischen Entstellungen versteht man lautliche Veränderungen, die nicht mit einer Änderung der Phonemkategorie verbunden sind, wie beispielsweise eine Lenisierung von Konsonanten, eine Überaspiration stimmloser Plosive, eine Denasalierung nasaler Konsonanten, eine Nasalierung von Vokalen oder von oralen Konsonanten etc. Im Unterschied zu den Dysarthrien sind die phonetischen Störungsmerkmale der Sprechapraxie *inkonstant* und *inkonsistent*, d. h. die Fehlbildungen variieren in ihrer Qualität (z. B. kann der Laut /v/ bei ein- und demselben Patienten in unterschiedlichen Realisierungen entstimmt, affriziert, als nasaler Labiallaut oder auch korrekt gebildet werden). Bei den phonematischen Paraphasien handelt es sich um Substitutionen durch (korrekt gebildete) Ersatzlaute oder um Elisionen oder Additionen von Phonemen. Bei Substitutionen sind die Ersatzlaute den Ziellauten in der Regel phonetisch ähnlich (z. B. /v/ /f/ oder /t/ /k/). Der Redefluss ist durch Initiierungsprobleme, artikulatorisches Suchen, Fehlversuche und Selbstkorrekturen behindert. Die Sprechweise vermittelt dadurch häufig den Eindruck der Ratlosigkeit; manche Patienten geben auch zu verstehen, dass sie nicht wissen, wie sie die Laute eines Wortes artikulieren sollen. Meist sind Sprechanstrengung und eine Unzufriedenheit mit der eigenen Sprechweise erkennbar. Ausgeprägte Stimmstörungen im Sinne einer veränderten Stimmqualität oder -stabilität oder einer Einschränkung der Tonhöhen- und Lautstärkevariation zählen nicht zum Störungsbild der Sprechapraxie, auch wenn die laryngealen Einstellbewegungen während der Artikulation ebenso gestört sein können wie die Bewegungen der Artikulatoren [Hoole et al. 1997]. Bei manchen Patienten fallen „Inseln störungsfreier Produktion“ auf, also unerwartet auftretende, völlig korrekt gebildete Äußerungen. Zum Teil handelt es sich dabei um wiederkehrende Floskeln (z. B. *„des geht net“*) oder emotional besetzte Äußerungen und Flüche, zum Teil aber auch um kurze Abschnitte propositionaler Äußerungen.

phonetische Entstellungen

phonematische Paraphasien

Störungen des Redeflusses

„Inseln störungsfreier Produktion“

## 3.2 Schweregradsbedingte Varianten

Das Erscheinungsbild der Sprechapraxie ist zu einem großen Teil durch den Schweregrad der Störung determiniert. Im Extremfall sind die Patienten völlig unfähig, willkürliche Sprachäußerungen zu produzieren *(apraktischer Mutismus)*. Dies ist vielfach in der Frühphase zu beobachten, also in den ersten Tagen nach dem hirnschädigenden Ereignis. Bei allmählicher Rückbildung der Störung sind die Patienten zunehmend in der Lage, einzelne Wörter oder kurze Phrasen mühsam auszusprechen.

Mutismus

Die Sprechversuche misslingen häufig, die Folge sind Abbrüche mit Neustarts, sichtbares und mühsames „Suchen" nach der artikulatorischen Konfiguration des Anfangslautes, lange Unterbrechungen des Redeflusses mit erkennbarer Ratlosigkeit, phonetische Fehler, die den Ziellaut bis zur Unkenntlichkeit entstellen können und phonematische Paraphasien. Bei Patienten mit guter Rückbildung kann sich die Störung auf im Wesentlichen rhythmisch-prosodische Merkmale wie leicht verlangsamtes, silbisches und durch Initiierungspausen unterbrochenes Sprechen beschränken, mit nur noch vereinzelt auftretenden artikulatorischen Unsicherheiten, Lautentstellungen oder phonematischen Paraphasien.

**Assoziation mit anderen neurologischen und neuropsychologischen Störungen**

In den meisten Fällen sind sprechapraktische Störungen mit einer *Aphasie* assoziiert, läsionsbedingt in der Regel mit einer *globalen* oder einer *Broca*-Aphasie. In der anglo-amerikanischen Literatur werden die Symptome der Sprechapraxie zum Teil sogar als ein konstituierendes Merkmal der Broca-Aphasie angesehen. Patienten mit Sprechapraxie sind daher also häufig agrammatisch, sie haben Wortabrufprobleme und Störungen schriftsprachlicher Leistungen. Semantische Defizite und ausgeprägte Sprachverständnisstörungen sind eher selten.

Aphasie

Ferner besteht meist eine ausgeprägte rechtsseitige Hemiparese der oberen, oft auch der unteren Extremität. Vor allem in der Frühphase kann das Störungsbild durch eine zentrale Facialis- und/oder Hypoglossuparese überlagert sein, deren Auswirkungen sich jedoch meist im Laufe weniger Wochen zurückbilden. Weitere häufig assoziierte Syndrome sind eine buccofaciale Apraxie (s. unten) und eine (ideomotorische) Apraxie der oberen Extremitäten.

Parese

Apraxie

# 4 Differenzialdiagnose

## 4.1 Dysarthrien

Die als Dysarthrien bezeichneten sprechmotorischen Störungen lassen sich durch eine Reihe von Merkmalen von der Sprechapraxie abgrenzen:

- Im Unterschied zur Sprechapraxie kommen ausgeprägte und persistierende dysarthrische Störungen nur nach bilateraler Hirnschädigung vor. Nach einseitigen Läsionen im Bereich des sensomotorischen Gesichtscortex und der absteigenden corticofugalen Bahnen bildet sich die dysarthrische Symptomatik innerhalb von wenigen Wochen zurück (Urban et al. 1999).
- Dysarthrische Symptome sind im Vergleich zur Sprechapraxie durch eine größere Konstanz gekennzeichnet: Paresen, Hypokinesie, Rigor, dyskinetische Symptome oder ataktische Zeichen verleihen der Sprechweise eines Patienten eine durchgängige und vorhersagbare

Charakteristik, auch wenn der Ausprägungsgrad der Störung fluktuieren kann (ZIEGLER 1998).

- Häufig sind bei den Dysarthrien Stimm- und Artikulationsstörung ähnlich stark ausgeprägt, während bei sprechapraktischen Patienten die stimmlichen Probleme, sofern überhaupt vorhanden, in den Hintergrund treten.
- Anders als bei der Sprechapraxie zählen phonematische Paraphasien nicht zu den Merkmalen der Dysarthrien.
- Die bei manchen sprechapraktischen Patienten so auffälligen Inseln störungsfreier Artikulation treten bei Patienten mit Dysarthrie nicht auf.
- Dysarthrische Patienten zeigen im Allgemeinen keine Suchbewegungen oder Fehlversuche und neigen nicht dazu, ihre artikulatorischen Fehler zu korrigieren.

Ein besonderes differentialdiagnostisches Problem stellen Patienten dar, die nach einem linkshemisphärischen Infarkt neben sprechapraktischen und aphasischen Symptomen noch residuale Zeichen einer feinmotorischen Störung von Lippen- oder Zungenbewegungen als Folge einer zentralen Facialis- oder Hypoglossusparese zeigen. Die Artikulationsstörung solcher Patienten ist in der Regel durch eine konstante Fehlbildung von Frikativen und Affrikaten (meist /pf/, /f/, /v/ oder /ts/, /s/, /z/, /ʃ/) oder von Konsonantenverbindungen der ersten und zweiten Artikulationszone gekennzeichnet.

## 4.2 Erworbenes Stottern

Im Gegensatz zum Entwicklungsstottern sind Stottersymptome nach einer im Erwachsenenalter erworbenen Hirnschädigung sehr selten (HELM-ESTABROOKS 1986; ROSENBEK 1980). Redeunflüssigkeiten mit stotterähnlicher Charakteristik können nach unterschiedlichen Hirnläsionen auftreten, am häufigsten wurden sie bei Patienten mit subcorticalen Läsionen oder mit „extrapyramidalen Erkrankungen" beschrieben (ANDY AND BHATNAGAR 1992; KAZUO et al. 1993; KOLLER 1983), aber auch nach Läsionen des supplementärmotorischen Feldes (ACKERMANN et al. 1996). Vielfach wird eine Assoziation mit linkshemisphärischen Läsionen vermutet, jedoch gibt es auch Beobachtungen ausgeprägten Stotterns nach rechtshemisphärischen Läsionen (SOROKER et al. 1990). Das Störungsbild des erworbenen neurogenen Stotterns ist in der Regel durch klonische Elemente geprägt, also durch häufige Laut- und Silbeniterationen. Daraus kann sich ein Abgrenzungsproblem gegenüber der Sprechapraxie ergeben, die in manchen Fällen ebenfalls iterative Symptome beinhalten kann, insbesondere bei der Initiierung von Äußerungen (ROSENBEK 1980). Wichtige Kennzeichen der Sprechapraxie wie das artikulatorische Suchen und das Auftreten von phonematischen und phonetischen Fehlern fehlen jedoch bei Patienten mit erworbenem neurogenem Stottern.

## 4.3 Störungen der phonologischen Encodierung bei Aphasie

Störungen der phonologischen Form gesprochener Wörter und Sätze sind ein verbreitetes Symptom nahezu aller aphasischen Syndrome. Phonematische Paraphasien sind ein konstituierendes Merkmal der Leitungsaphasie und eines Subtyps der Wernicke-Aphasie (Kohn 1999). Als wichtigstes differentialdiagnostisches Zeichen gegenüber der Sprechapraxie gilt, dass die Sprachproduktion dieser Patienten trotz der paraphasischen Symptome wohlartikuliert erscheint und in der Regel flüssiger ist als die Sprachproduktion sprechapraktischer Patienten. Die Besonderheiten der Sprechapraxie gegenüber dieser Symptomatik sind jedoch nicht immer klar abzugrenzen: Patienten mit Leitungsaphasie zeigen häufig ein Selbstkorrekturverhalten („conduits d'approche"), das dem artikulatorischen Suchen sprechapraktischer Patienten ähneln kann und bei genauerer Analyse lassen sich auch bei Patienten mit „flüssigen Aphasien" phonetische Lautentstellungen nachweisen (Vijayan and Gandour 1995). Ein weiteres Problem besteht darin, dass phonematische und phonetische Fehler nicht notwendigerweise unterschiedliche Fehlermechanismen repräsentieren und die Unterscheidung zwischen diesen Fehlertypen durch Wahrnehmungsartefakte erschwert sein kann (Ziegler and Hoole 1989). Oft wird das gleichzeitige Vorliegen einer Agrafie als Hinweis auf ein supramodales aphasisches Defizit und als Evidenz gegen die Diagnose einer Sprechapraxie gewertet. Dieses Argument setzt voraus, dass die betroffenen Patienten beim Schreiben ausschließlich auf Wortformrepräsentationen zurückgreifen, die hierarchisch oberhalb der Ebene der phonetischen Encodierung angesiedelt sind. Diese Annahme ist jedoch weder theoretisch noch empirisch belegt. Das Abgrenzungsproblem zwischen unterschiedlichen Mustern lautstruktureller Beeinträchtigung der mündlichen Sprachproduktion resultiert nicht zuletzt aus dem Fehlen eines einheitlichen Erklärungsmodells für die Störungen phonologischer und phonetischer Encodierungsprozesse aphasischer Patienten.

„flüssige Aphasien"

Agrafie

## 4.4 Buccofaciale Apraxie

Bei der buccofacialen Apraxie handelt es sich um eine Störung *nonverbaler* Bewegungen des am Sprechen beteiligten Bewegungsapparates. Sie zeigt sich bei Aufgaben, in denen beispielsweise Gesichts- oder Mundbewegungen imitatorisch oder auf verbale Anweisung ausgeführt werden müssen (z. B. *Nase rümpfen, Mund breit ziehen* etc.). Die Patienten zeigen dabei „parapraktische" Symptome, z. B. Ratlosigkeit, mehrfache Fehlversuche, „amorphe" Bewegungen oder komplexe Ersatzhandlungen (Kerschensteiner & Poeck 1974). Die buccofaciale Apraxie betrifft zwar den gleichen Bewegungsapparat wie die Sprechapraxie, jedoch nicht im Kontext des Sprechens, sondern im Kontext nonverbaler, meist auch wenig vertrauter Bewegungsabläufe. Sprechapraxie und buccofaciale Apraxie sind häufig assoziiert, aber es treten auch Dissoziationen in beiden Richtungen auf (Ziegler & Cramon 1989).

# 5 Erklärungsmodelle

Es gibt nur wenige experimentelle Untersuchungen sprechapraktischer Patienten, die es erlauben, das Syndrom im Rahmen geläufiger Sprachproduktionsmodelle zu erklären. Das Auftreten phonetischer Fehler weist darauf hin, dass Prozesse der phonologischen Encodierung von Wörtern auf einer relativ späten Verarbeitungsstufe beeinträchtigt sind. VARLEY & WHITESIDE (2000) spekulieren mit Bezug auf das Modell von LEVELT et al. (1999), dass Sprechapraxie aus einer Störung des Zugriffs auf automatisierte sprechmotorische Routinen von der Größenordnung eines Wortes oder einer Silbe resultiert und die Patienten bei der Artikulation eine „indirekte" Route des Assemblierens von Teilkomponenten komplexer Programme verwenden (vgl. auch ZIEGLER, im Druck). Grundlegend für das Verständnis des Syndroms ist die Auffassung, dass im Falle ungestörter Artikulation die am Sprechen beteiligten Muskelgruppen nicht individuell rekrutiert werden müssen; sprechmotorische Kontrollfunktionen basieren vielmehr vermutlich auf größeren funktionellen Einheiten („Synergismen"), die sich im Spracherwerb konstituieren. Die hierarchische Gliederung motorischer Einheiten ermöglicht es, häufig auftretende Bewegungsroutinen (z. B. für die Sprachlaute, für Halbsilben oder, wie im Modell von Levelt, für hochfrequente Silben) als integrierte „Bausteine" zu kontrollieren und damit Ressourcen für höhere Verarbeitungsprozesse zu gewinnen (JEANNEROD 1997). Viele sprechapraktische Symptome wie das artikulatorische Suchen oder die teilweise Auflösung des koartikulatorischen Zusammenhangs von Laut- oder Silbenketten deuten darauf hin, dass Patienten mit Sprechapraxie auf diese Routinen nicht mehr in der gewohnten Weise zugreifen können oder dass die Routinen selbst zerstört sind. Unterschiede zwischen verschiedenen aphasischen Störungen der phonologischen Encodierung würden sich nach dieser Vorstellung aus dem Umstand ergeben, ob bei einer Schädigung der neuronalen Repräsentation von Wortformen die Integrität basaler artikulatorischer Synergismen verletzt oder, wie bei Patienten mit flüssiger, wohlartikulierter Lautproduktion, erhalten geblieben ist.

phonetische Encodierung

Synergismen

# 6 Alltagsprobleme sprechapraktischer Patienten

Aus den Schwierigkeiten, die sprechapraktische Patienten bei der Produktion gesprochener Sprache haben, resultiert in den meisten Fällen ein schwer wiegendes Kommunikationsproblem. Abhängig vom Schweregrad der Störung kann die mündliche Kommunikation noch teilweise erhalten oder aber komplett unterbunden sein. Je nach ihrer sonstigen motorischen Beeinträchtigung (Parese, Apraxie) können sich die Patienten bei der Verständigung durch Gestik und Mimik behelfen, bei relativ erhaltenen schriftsprachlichen oder räumlich-konstruktiven Leistungen auch durch Schreiben oder Zeichnen. Manchen sprechapraktischen Patienten wird eine relativ gute pragmatische Kompetenz zugeschrieben (Dronkers et al. 1998), diese reicht jedoch in der Regel bei weitem nicht aus, um das Kommunikationsdefizit im Alltag wett zu machen (Glindemann, Ziegler & Kilian, im Druck). In jedem Fall ist die Kommunikation unnatürlich, ineffizient und für die Patienten selbst wie auch für deren Kommunikationspartner anstrengend.

Alltagsgespräch

Am deutlichsten werden die kommunikativen Beeinträchtigungen sprechapraktischer Patienten im *Alltagsgespräch*. Für Patienten mit schwereren Störungen ist die Beteiligung an Gesprächen nur in einem sehr eingeschränkten Sinne möglich. Gesprächssituationen mit mehreren Beteiligten und/oder bei Störgeräuschen, über Telefon, bei Ermüdung oder bei paralleler kognitiver Beanspruchung bedeuten eine zusätzliche Erschwernis. Die Patienten sind dann auf die Geduld und die besondere Kooperation ihrer Gesprächspartner angewiesen. Ein weiteres Problem ist dadurch gegeben, dass Veränderungen der Artikulation und des Redeflusses von vielen Gesprächspartnern mit unzutreffenden Bewertungen wie „kognitiv beeinträchtigt", „verlangsamt" oder „psychisch auffällig" versehen werden.

Einschränkung der Selbstständigkeit

Die alle Alltagsbereiche durchdringenden Schwierigkeiten im Sprechen führen zu einer Einschränkung der *Selbstständigkeit* und zu einem Verlust an sozialer Kompetenz: die Betroffenen können ihre Belange bei Behörden, Versicherungen, in der Klinik, bei Ärzten und Therapeuten und in anderen Bereichen des öffentlichen Lebens nicht mehr so eigenständig wahrnehmen, wie sie das vor ihrer Erkrankung konnten. Sie müssen in all diesen Belangen auf die Unterstützung durch den Lebenspartner, die Kinder oder andere Nahestehende vertrauen. Daraus ergeben sich nicht selten Belastungen des Partnerverhältnisses und Veränderungen im Rollengefüge des Familienverbandes (Glindemann et al., im Druck).

sozialer Rückzug

Ihr Artikulationsproblem veranlasst viele dieser Patienten, Situationen zu meiden, in denen sie angesprochen werden könnten oder sich selbst verständlich machen müssen. Die Patienten reagieren mit sozialem Rückzug, geben ihre Freizeitaktivitäten auf und vernachlässigen die Beziehungen zu Freunden und Bekannten. Für die Betroffenen bedeutet dies eine erhebliche Minderung ihrer Lebensqualität, die – wie bei aphasischen Patienten ganz allgemein – mit psychischen Anpassungsproblemen verbunden sein kann (Gainotti 1997).

Schließlich spielt die mündliche Kommunikation mit Kollegen, Mitarbeitern, Geschäftspartnern und Kunden oder Klienten in fast allen beruflichen Tätigkeiten eine wichtige Rolle. Je nach dem Stellenwert, die das Sprechen im individuellen beruflichen Kontext eines Patienten besitzt, können bereits geringfügige artikulatorische Störungen dazu führen, dass eine Wiederaufnahme der alten Berufstätigkeit nicht mehr möglich ist. Sofern eine Wiedereingliederung in den Beruf überhaupt in Erwägung gezogen werden kann, muss in der Regel – unter Beachtung auch der übrigen Defizite des Patienten – das Arbeitsumfeld angepasst und neu gestaltet werden (Pössl et al. 2000).

# Funktionelle und organische Stimmstörungen

*Marianne Spiecker-Henke*

## 1 Einleitung

„Das Vermögen zu sprechen zeichnet den Menschen zum Menschen. Sofern die Sprache solches gewährt, beruht Menschenwesen in der Sprache" (HEIDEGGER 1997, 214).

Medium Stimme

Trägerin wie Mittlerin dieser einzigartigen spezifisch menschlichen Fähigkeit ist die Stimme. Sie geht phylogenetisch wie ontogenetisch der Sprache voraus und ist als angeborene instinktive Funktion in enger Verbindung mit den älteren Teilen des Gehirns zu sehen. Über das Medium Stimme trägt der Mensch die Inhalte seines Denkens und seines seelischen Erlebens nach außen. Über sie bringt er nicht nur seine Seele zum Klingen, sondern vermag es, die Pforte zur Seele seines Mitmenschen zu öffnen und in ihm Empfindungen auszulösen.

Leib-Seele-Geist-Subjekt

In jeder stimmlichen Äußerung tritt somit der Mensch als Leib-Seele-Geist-Subjekt in den Dialog mit seiner Umwelt. Diese Vernetztheit von innerer und äußerer Welt stellt eine zweipolige Einheit dar, in der beide Bereiche sich gegenseitig bedingen.

Dem Medium Stimme kommt in dieser Situation eine existentielle Bedeutung zu. Denn durch sie wird der Mensch aus der „Stummheit seiner eigenen Innerlichkeit erlöst" (LERSCH 1970, 433), um in eine intersubjektive und emotionale Beziehung mit dem Mitmenschen zu treten. Nur in einem wechselseitigen Kommunizieren zwischen dem eigenen Selbst und dem des Anderen kann die Seinsart des Ichs und seine Entfaltung gelingen.

Interaktion

In dem intentional aufeinander bezogenen Wechselspiel zwischen Sprechendem und Hörendem hat die Stimme eine doppelte Funktion: sie vermittelt sachliche Informationen und gleichzeitig eigene Befindlichkeiten. In diesem intentionalen Prozess verwendet der Sprecher eine Vielzahl stimmlicher Farbnuancen, Differenzierungen in den Bereichen von Dynamik, Rhythmus, Sprechtempo, Lautstärke, Artikulation und Pausensetzung einschließlich vielschichtiger sprachbegleitender Verhaltensweisen, die in Blick, Gestik, Mimik und Körperhaltung ihren Ausdruck finden. Die Variabilität dieser Signale ermöglicht es dem Sprecher, den Sachinhalt zu präzisieren, zu ergänzen und gleichzeitig seine eigene gefühlsmäßige Einstellung und Bewertung des Gesprochenen zu übermitteln. Er verfolgt dabei die Absicht, auf den Hörer eine Wirkung auszuüben, ihn in seinem Verhalten, seinen Handlungen zu beeinflussen und in seiner Gefühlswelt eine entsprechende Resonanz auszulösen. Das

Phänomen Stimme ist damit das elementare und vielschichtige Medium zwischen dem Ich und dem Du und es gewährleistet im komplexen Rollenspiel der Interaktion die entscheidende biosoziale Funktion.

# 2 Definition von Stimmstörungen

Leitsymptome

Krankheiten der Stimme äußern sich primär durch zwei herausragende Symptome: den Störungen des Stimmklangs im Sinne von Heiserkeit und einer Einschränkung der stimmlichen Leistungsfähigkeit. Jede Stimmerkrankung beeinträchtigt in mehr oder minder starkem Maße auch die lautsprachliche Kommunikation. Daraus ergeben sich häufig Auswirkungen auf die zwischenmenschliche Begegnungs- und Beziehungssituation. Allein eine Heiserkeit mit ihrem veränderten Stimmklang kann das Selbstbild erheblich irritieren und zu einer subjektiven Verunsicherung führen, die sich auch auf den Gesprächspartner überträgt. Es können emotionale Empfindungen, die für eine zwischenmenschliche Beziehung unentbehrlich sind, nicht mehr oder nur unzureichend über die Stimme ausgedrückt werden. Daher ist es verständlich, dass eine Störung dieses Mediums des Miteinander – Sprechens so häufig als Trauma erlebt wird.

## 2.1 Heiserkeit

Heiserkeit

Unter dem Begriff Heiserkeit versteht man pathologische Klangveränderungen der Stimme, bei der dem normalen Stimmklang mehr oder weniger starke Geräuschanteile beigemengt sind. Unbewusst oder bewusst setzt der Organismus Mechanismen zur Kompensation ein. Gelingt diese nicht ausreichend, kommt es zu Schwingungsunregelmäßigkeiten der Stimmlippen oder zu Strömungsgeräuschen durch turbulente Luftströmung. Letztere entstehen an der Glottis, wenn infolge von unvollständigem Glottisschluss die Luft während der Phonation unmoduliert entweicht.

Störungen im Schwingungsablauf

Störungen im Schwingungsablauf betreffen Periodenzeitdifferenzen (Jitter), Amplitudendifferenzen (Shimmer) und Differenzen im wellenförmigen Ablauf zwischen jeweils zwei aufeinander folgenden Schwingungsperioden. Sie können z. B. durch entzündliche Infiltrationen oder lokalisierte Gewebsvermehrung (Phonationsverdickungen, Tumore oder Gewebsdefekte) verursacht werden, aber auch durch erhöhte oder ungleiche Spannung der paarigen inneren Stimmlippenmuskulatur. Neben den Klangveränderungen der Stimme sind auch noch andere Parameter der Stimme betroffen, die das stimmliche Ausdrucksvermögen beeinflussen. Sie beeinträchtigen u. a. Stimmeinsätze, Indifferenzlage, prosodische Sprechabläufe, Tonhaltedauer, Tonhöhenumfang oder Lautstärke.

Heiserkeits-Schema = RBH

In der Praxis hat sich zur differenzierenden Kennzeichnung von Heiserkeit das RBH-Schema mit den jeweiligen Stufungen 0–3 bewährt. Rauhigkeit (R) steht für Heiserkeit durch Schwingungsunregelmäßigkeiten,

Behauchtheit (B) für Heiserkeit durch Strömungsgeräusche und Heiserkeit (H) als Oberbegriff für alle Stimmklänge, die mit pathologischen Geräuschanteilen vermengt sind (vgl. WENDLER 1986; NAWKA & ANDERS 1996). Trotzdem halten die meisten Autoren eine schematisierte auditive Beurteilung nur für einen Kompromiss, da die Vielzahl der unterschiedlichen akustischen Erscheinungen sich schwer systematisieren lassen.

## 2.2 Eingeschränkte Leistungsfähigkeit der Stimme

Reduzierte Stimmleistung

Das zweite Symptom der Definition von Stimmstörungen ist die reduzierte Leistungsfähigkeit der Stimme. Sie ist oft verbunden mit Missempfindungen im Hals- und Rachen-Bereich. Die Belastbarkeit der Stimme kann von individuellen Gegebenheiten wie konstitutionellen Faktoren und psycho-emotionellen Konfliktsituationen beeinflusst sein. Sie ist aber auch abhängig von umweltbedingten Konstellationen, z. B. hohem Umgebungslärm, langandauernder Stimmintensität, von Raumakustik und ungünstigen Klimaverhältnissen.

Die reduzierte Leistungsfähigkeit wird für den Patienten oft als schwer wiegender empfunden als die Heiserkeit, so dass erstere im Vordergrund der Beschwerden stehen kann. Das gilt auch für Missempfindungen und Globusgefühle, die als alleinige Symptomatik auftreten können. Oft sind es diese beiden Beschwerdebereiche, die vor dem Symptom Heiserkeit den Patienten zum Arzt führen. Umschriebene Missempfindungen können ein „Organgefühl" verursachen, das im Sinne einer bösartigen Erkrankung gedeutet wird. KITTEL (1993, 18) weist darauf hin, dass „Globusgefühl" immer noch viel zu häufig als Verlegenheitsdiagnose gestellt wird. „Da Globusgefühl nur ein Symptom bei verschiedenen Krankheitszuständen unterschiedlichster Genese sein kann, sollte eine Ausschlussdiagnostik, manchmal auch mittels interdisziplinärer Zusammenarbeit, erfolgen."

Globusgefühl

# 3 Zum Krankheitsverständnis

Um den Menschen in seiner Ganzheitlichkeit mit seiner Stimmstörung angemessen zu verstehen, ist es notwendig, eine breite Basis der Betrachtung zugrunde zu legen. Es besteht weitgehende Übereinstimmung darüber, dass eine Stimmstörung durch ein vielschichtiges Bedingungsgefüge verursacht und unterhalten wird. Heiserkeit ist nur ein Manifestationspunkt von unterschiedlichen Erkrankungen, deren konkreter Bezug zur Stimmstörung gesucht und aufgedeckt werden muss. Häufig handelt es sich um mehrere Faktoren, deren gleichzeitiges Vorhandensein erst die Stimmstörung auslöst. Bei dieser Ausgangslage bietet es sich an, die in der Phänomenologie entwickelten „Daseinskategorien" (vgl. SPIECKER-HENKE 1997, 20f) auf das Geschehen bei einem stimmkranken Menschen

Daseinskategorien

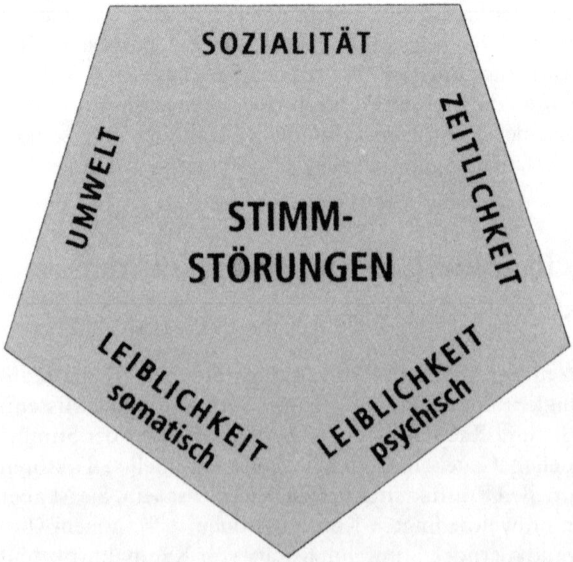


**Abb. 1:** Zusammenhänge von Stimmstörungen mit daseinskategorialen Einflüssen

anzuwenden. Das System der Kategorien Leiblichkeit (somatisch und psychisch), Umwelt, Sozialität und Zeitlichkeit ermöglicht es, den Menschen in seinen ganzheitlichen Bezügen zu verstehen. Gleichzeitig ist dadurch ein ordnender Rahmen gegeben, um die vielfältigen Zusammenhänge und ihre wechselseitigen Wirkungen aufzuspüren und zu erfassen. Abb. 1 macht deutlich, dass eine Stimmstörung nicht allein durch ihre biologisch-organische Funktionalität verstanden werden kann, sondern als ein biopsychosoziales Geschehen, das in ein Geflecht von vielfältigen Bezügen eingebunden ist.

## 3.1 Biopsychosoziales Modell

Biopsychosoziales Modell

Den theoretischen Ansatz zu einer neuen Sichtweise zum Verständnis von Krankheit erbrachte das biopsychosoziale Modell von ENGEL (1976), das sich aus einer psychosomatischen Denkweise entwickelt hat. Es beruht wesentlich auf systemtheoretischen Prinzipien und deren Anwendung auf die Biologie. Für die funktionellen Stimmstörungen liegt damit ein Krankheitsmodell vor, das die vielschichtigen Interaktionen zwischen biologischen, psychologischen, sozialen, persönlichkeitsspezifischen, erlebens- und verhaltensmäßigen Ebenen einschließlich möglicher Überlagerungen und Rückkopplungen erklärt und berücksichtigt. Durch dieses Modell wurde die Überwindung des alten dualistischen Denksystems eingeleitet, das von zwei verschiedenen Formen der Existenzen ausging: von Körper und von Seele. In Anlehnung an ENGEL hat WEINER (1990, 1991) ein Konzept entwickelt, das alle Vorgänge von Gesundheit und

Regelsysteme

Krankheit in eine erweiterte Sicht stellt. Der menschliche Organismus wird mit seinen zahlreichen hierarchisch geordneten Subsystemen als ein selbstregulierendes dynamisches System aufgefasst, das in einer sich ständig ändernden Umgebung existiert. Die verschiedenen Einzel-Systeme sind kommunikativ eng miteinander verbunden und organisieren sich in rhythmischen Zeittakten und Rückkopplungsschleifen. Diese Organisationssignale verändern die Eigenrhythmen der betroffenen Subsysteme in regulierender oder dysregulierender Weise. Krankheit entsteht, wenn die physiologischen Rhythmen sich ändern, neue Rhythmen auftauchen oder alte verschwinden. Der kommunikative Austausch zwischen den verschiedenen Ebenen der Organe bis in die einzelnen Zellen erfolgt über kodierte Messenger-Signale (Botenstoffe), d. h. über elektrische Impulse, Ionen, sowie verschiedene Gruppen biogener Substanzen wie Hormone, Amine, Peptide und andere. Alle körpereigenen Regelsysteme werden auf diese Weise in einem variablen Gleichgewicht, d. h. in Homöostase gehalten. Eine weitere Regulation erfolgt über Oszillationen, deren Schwingungsabläufe nach Form, Frequenz und Amplitude verändert werden. Bei Krankheit oder Stress verändern sich die Oszillationsabläufe von der Regularität bis zur Irregularität. Es kann jedoch auch sein, dass die Irregularität den Normalzustand darstellt und die Regularität einer Krankheitssituation entspricht. Nicht nur körpereigene Stoffe beeinflussen die Funktion, sondern auch Signale, die aus der Umwelt kommen, mit der der Mensch unauflösbar verbunden ist. Sie wirken über Perzeption, cerebrale Verarbeitung und Weiterleitung bis in das System der Signalverarbeitung. Sie sind das biologische Substrat für das Erleben und Verhalten des Menschen.

## 3.2 Psychoneuroimmunologisches Modell

Aus dem Bereich der molekularen Medizin werden die Vorstellungen WEINERS zu den Phänomenen Gesundheit und Krankheit durch Forschungen der Psychoneuroimmunologie gestützt. Diese noch junge Disziplin befasst sich auf molekularer Ebene mit den Wechselbeziehungen zwischen Nervensystem, Hormon- und Immunsystem. Zur gegenseitigen Information und Beeinflussung benutzt der Körper biochemische Botenstoffe, die über ein komplexes Netzwerk vermittelt werden (vgl. PERT 1997; SCHEDLOWSKI & TEWES 1996).

Psychoneuroimmunologisches Modell

Die Psychoneuroimmunologie sieht Krankheit als eine Störung in den biologischen und psychischen Rhythmen und in sozialen Vorgängen, womit vorwiegend der Einfluss der Umwelt verstanden wird. Krankheiten sind dann nicht mehr als vorwiegend somatisch oder psychisch bedingt anzusehen. Immer sind biologische, psychische und soziale Einflussfaktoren bei der Entstehung und beim Verlauf einer Krankheit unabdingbar beteiligt.

Abb. 2 zeigt in grafischer Abstraktion diese Zusammenhänge. Damit wird die Trennung von Körper (Leib) und Seele (Geist) grundsätzlich infrage gestellt und die dualistische Betrachtungsweise durch eine ganzheitlich angesetzte „systemisch-dialektische" (UEXKÜLL & WESIAK 1986) Perspektive ersetzt.

Dualistische Denkweise

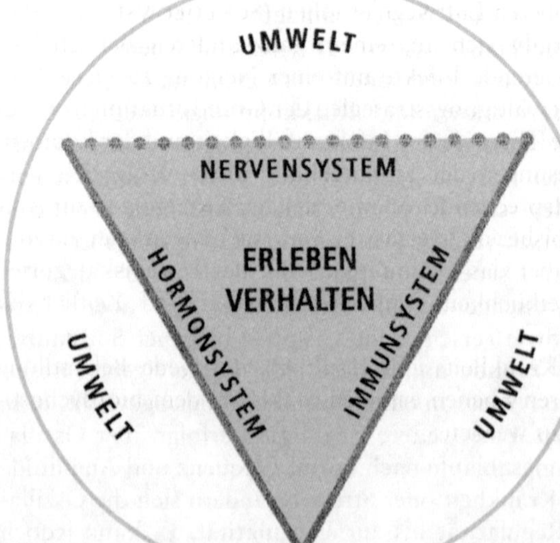


**Abb. 2:** Der Mensch mit seinem Erleben und Verhalten im wechselseitigen Einfluss der Umwelt und der eigenen Regulationssysteme

## 3.3 Folgerungen aus den Modellen

Die bisherigen Ausführungen induzieren folgende Erkenntnisse:

Neue Krankheitssicht

- Der menschliche Organismus ist nicht mehr als eine körperliche und eine geistige Wirklichkeit zu betrachten, sondern als ein einheitliches, dynamisches, selbstregulierendes System, das aus hierarchisch angeordneten Subsystemen besteht. Die Vernetzung der einzelnen Systeme erfolgt über ein hocheffizientes Kommunikationssystem, das bis in die Einheit einer einzelnen Zelle reicht.
- Die Steuerung geschieht über drei kommunizierende Systeme: dem Nervensystem einschließlich des Gehirns, dem Hormonsystem und dem Immunsystem. Einen permanenten Faktor der Beeinflussung stellt die Umwelt dar.
- Krankheit wird in einem biopsychosozialen Kontext gesehen, wobei alle Bereiche netzartig verbunden sind. Je nach Gewichtung sind biochemische, psychologische und soziokulturelle Einwirkungen beteiligt.
- Diese neue Sicht von Krankheit erklärt auch einige Erscheinungsbilder von Stimmstörungen, deren Zusammenhänge bisher nur vermutet werden konnten.

Aufgrund psychoneuroimmunologischer Studien kann als gesichert gelten, dass akute oder chronische Stresssituationen einen negativen Umweltfaktor darstellen, z. B. der Verlust eines nahen Angehörigen oder eine anhaltende Überlastung im Beruf. Über die Wechselbeziehung zwischen Immun-, Hormon- und Nervensystem führt ein solcher Stressfaktor zu erheblichen Störungen des homöostatischen Gleichgewichts im Organis-

mus. Belegt ist auch, dass psychische Belastungen die Anfälligkeit gegenüber Infektionen der oberen Luftwege erhöhen (SCHEDLOWSKI & TEWES 1996, 457). Damit ergibt sich aus einem ganz anderen Bereich eine Disposition für rezidivierende Infekte mit einer Neigung zu Heiserkeit. Ohne entsprechende Bewältigungsstrategien der Grundsituation bzw. des Stressfaktors kann eine Therapie der Infektanfälligkeit und der kompensatorischen Fehlanpassungen der Stimmgebung nicht erfolgreich sein. Die Notwendigkeit entsprechender anamnestischer Erhebungen zur Aufdeckung zusätzlicher, bisher nicht erfasster Verursachungen oder Zusammenhänge lässt sich über das Ordnungsschema der Daseinskategorien mit den Bereichen Leiblichkeit, Umwelt, Sozialität und Zeitlichkeit durchführen.
Aus der veränderten Krankheitssicht resultiert, dass jede Behandlung gleichzeitig auf mehreren Ebenen erfolgen muss, um dem biopsychosozialen Ansatz gerecht zu werden.

# 4 Stimmstörung versus Stimmkrankheit

Terminologie

In der Literatur wie in der praktischen Anwendung werden die Begriffe Stimmkrankheit, Stimmerkrankung, Stimmstörung und Dysphonie weitgehend synonym verwendet. Inhaltlich bezeichnen sie alle eine Störung im Zusammenspiel der verschiedenen Regelsysteme, die bei der Stimmfunktion beteiligt sind. Eine Aussage über den Intensitätsgrad der Funktionsstörung ist damit nicht gegeben. Inwieweit eine Störung Krankheitswert hat, wird davon abhängen, wie nachhaltig diese den betroffenen Patienten in seiner Ganzheitlichkeit beeinträchtigt und wie ausgeprägt er subjektiv sein Kranksein empfindet. Für den Aussagewert der oben genannten Begriffe bedeutet es, dass sie nur eine Rahmensituation bezeichnen, bei der durch eine ergänzende Symptombeschreibung die differenzierende Gewichtung auszudrücken ist.

## 4.1 Einteilung der Stimmstörungen

funktionell versus organisch

Es ist allgemein üblich, Stimmstörungen in funktionelle und organische zu unterscheiden. WENDLER und SEIDNER (1987, 186) weisen jedoch darauf hin, dass eine solche Unterscheidung in organisch oder funktionell bedingte nur dann sinnvoll ist, wenn die primäre Erscheinung des Krankheitsprozesses gekennzeichnet werden soll.
Häufiger erweist sich, dass ein primär funktioneller Prozess oft sekundär organische Veränderungen bewirkt: Durch langen pathologischen Gebrauch der Stimme kann es zu Stimmlippenödemen, Phonationsverdikkungen oder Kontaktulzera kommen. Umgekehrt sind organische Veränderungen in der Regel mit funktionellen Beeinträchtigungen verbunden, die nach einer Behebung der Verursachung nicht notwendigerweise automatisch abklingen. „Zwischen ‚funktionell‘ und ‚organisch‘ bestehen also keine exklusiven, sondern vielmehr komplementäre Beziehungen.

Strukturen und Funktionen bilden eine dialektische Einheit" (WENDLER & SEIDNER 1987, 187).

WEINER geht noch einen Schritt weiter und hält eine Differenzierung in funktionelle und organische Krankheiten nicht mehr für sinnvoll. Er stützt sich dabei auf Überlegungen zum biopsychosozialen Krankheitsverständnis. WEINER sieht den Wechsel von Gesundheit zu Krankheit nicht in den Strukturen begründet, sondern in den Änderungen der dynamischen Funktionen des Organismus, insbesondere in den Rhythmen und den Rückkopplungsschleifen (vgl. EGGER, FREIDL, FRIEDRICH 1992, 163).

Wenn Stimmstörungen im Folgenden trotzdem noch nach der bisherigen Handhabung in organische und funktionelle Formen gegliedert werden, erfolgt dieses, weil sich diese Verfahrensweise bisher in der täglichen Praxis bewährt hat und akzeptiert ist.

In Abb. 3 haben FRIEDRICH und BIGENZAHN (1995, 68) in schematischer Form die möglichen Abläufe beim Entstehen einer Stimmstörung aufgezeigt.

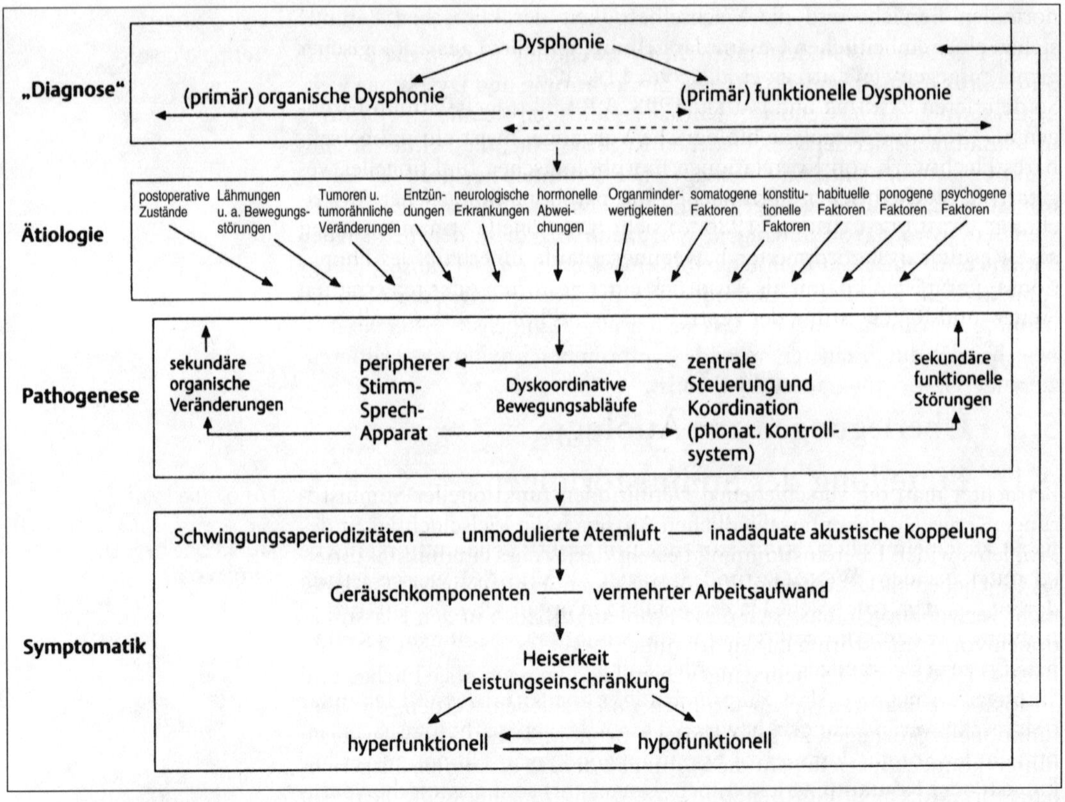


**Abb. 3:** Modell der Vorgänge, die an der Entstehung, Auslösung und Aufrechterhaltung funktioneller Stimmstörungen beteiligt sind (nach FRIEDRICH und BIGENZAHN 1995, 68). Die Begriffe werden von den Autoren in Anlehnung an Modelle von WENDLER u. Mitarb. (1973, 1977), BAUER (1975), SCHULTZ-COULON (1980) und PASCHER (1982) verwendet.
(Aus: SPIECKER-HENKE 1997, 63)

# 5 Funktionelle Stimmstörungen

## 5.1 Definition

Definition

Funktionelle Stimmstörungen sind Krankheiten der Stimme, die durch eine Störung des Stimmklangs gekennzeichnet sind, ohne dass krankhafte primär organische Veränderungen der an der Stimmbildung beteiligten anatomischen Strukturen nachweisbar sind. Meistens ist gleichzeitig die Leistungsfähigkeit der Stimme eingeschränkt, oft verbunden mit lokalen Missempfindungen im Hals- und Rachenbereich.
Aus dieser Sichtweise von „funktionell" als negativer Ausschlussdiagnose verweisen kybernetische Denkmodelle auf Wege, die die funktionelle Stimmstörung als fehlerhafte Steuer- und Regelungsvorgänge ansehen. Der Begriff „funktionell" bezieht sich dann auf „Regulationsabweichungen". Dabei bleibt offen, „welche Regulationsstörungen ursächlich wirken, weil sich die zugrunde liegenden pathologischen Vorgänge in der Praxis nur schwer oder nicht fassen lassen. Die große Variationsbreite des normalen Bereichs und die Wechselhaftigkeit der klinischen Befunde stehen einer einheitlichen Gesamtdarstellung, vor allem aus ätiologischer Sicht, entgegen" (Wendler et al. 1996, 114, 126).
So definieren Pascher und Bauer (1998, 39) funktionelle Stimmstörungen als „reaktive komplexe biologische Vorgänge, meist ein unübersehbares Flechtwerk von Korrelationen morphologischer, funktioneller, vegetativer, biochemischer, hormoneller und psychopathologischer Abweichung". Schultz-Coulon (1980, 6) sieht funktionelle Stimmstörungen als „Resultat dyskoordinierter Bewegungsabläufe innerhalb des Phonationsapparates und damit als Ausdruck einer gestörten oder fehlerhaften Steuer- und Regelleistung der zentral-nervösen Phonationskontrolle".

## 5.2 Überlegungen zur Ätiologie

Ätiologie

Betrachtet man die verschiedenen Definitionen funktioneller Stimmstörungen, spiegeln die unterschiedlichen Aussagen die Vielschichtigkeit des Problems wider. Übereinstimmung besteht darin, dass ein multifaktorielles Geschehen als Ursache und Auslösung angenommen wird. Es ist daher nicht verwunderlich, dass sich diese Problematik auch in den Klassifikationen von Stimmstörungen wieder findet.
Bauer (1975) hat ein Schema angegeben, bei dem nach ursächlichen und auslösenden Faktoren sieben Gruppen unterschieden werden, die über funktionelle Störungen zu sekundären morphologischen Veränderungen führen können. Spezielle, auf die Störungen der Berufsstimme ausgerichtete Störfaktoren hat Gundermann (1970) zusammengestellt, die neben den äußeren Einflüssen auch solche berücksichtigen, die aus dem Innenleben des Patienten auftreten.
Das gängigste Ordnungsschema wurde von Wendler und Seidner (1996) eingeführt. Es wird nach ätiologischen Gesichtspunkten differen-

ziert in konstitutionelle, habituelle, ponogene und psychische Störungen. Nach dem klinischen Bild unterscheiden sich hyperfunktionelle und hypofunktionelle Formen. PASCHER (1982, 7.2.) modifiziert das Schema von WENDLER und SEIDNER, in dem er „habituell" durch „somatogen" ersetzt. Er möchte dadurch auch den Bereich von organischen Erkrankungen berücksichtigt wissen, der nicht selten Ursache für die Auslösung funktioneller Störungen ist, z. B. entzündliche und allergische Prozesse oder morphologische Veränderungen.

## 5.3 Erfassung der Ätiologie über Daseinskategorien

Erfassung über Daseinskategorien

Aus dem biopsychosozialen Krankheitsmodell ergibt sich, dass beim Auftreten von Krankheit in der Regel drei Bereiche zusammenwirken. Dieses betrifft den biologisch-somatischen, den psychischen und den sozialen Faktor, wobei unter letzterem die Umwelt im weitesten Sinne einschließlich der Zeitlichkeit verstanden sein soll.

Das System der Daseinskategorien erfasst vollständig diese Grundannahmen des biopsychosozialen Krankheitsmodells und ist daher in besonderem Maße geeignet, eine Aufdeckung der vielschichtigen verursachenden, auslösenden und aufrechterhaltenden Faktoren bei Stimmstörungen zu gewährleisten (s. auch Abb. 1). Die Hauptbereiche jeder einzelnen Kategorie beinhalten eine größere Zahl von Faktoren, wobei in diesem Rahmen nur auf die wesentlichsten eingegangen werden kann. Die einzelnen Felder sind gegeneinander nicht scharf abgegrenzt, vielmehr finden sich häufig Überschneidungen, so dass von einer komplexen Interaktion zwischen den verschiedenen Ebenen ausgegangen werden muss. In der Praxis zeigt sich, dass die verschiedensten Ursachen zu sehr ähnlichen funktionellen Störungen führen. Das bedeutet, dass ein bestimmtes Symptom nicht den Rückschluss auf eine bestimmte Ätiologie zulässt.

### 5.3.1 Leiblichkeit somatisch

Leiblichkeit somatisch

Unter der Kategorie der somatischen Leiblichkeit wird die große Mehrzahl der objektivierbaren körperlichen Krankheitserscheinungen erfasst. Dabei bilden die konstitutionellen Gegebenheiten einen besonderen Faktor, weil sie Einschränkungen einzelner Stimmfunktionen bedeuten können, die unterhalb des Normalen liegen und bei denen therapeutischen Maßnahmen enge Grenzen gesetzt sind.

#### 5.3.1.1 Konstitution

Konstitution Asymmetrien

Ererbte oder angeborene schwer wiegende Anomalien können in Asymmetrien des Kehlkopfgerüstes bestehen. Dadurch kann ein Schiefstand des Kehlkopfes bedingt sein, der meistens kaum Einfluss auf die Stimmqualität hat. Es können aber auch Niveauunterschiede der Stimmlippen vorhanden sein, durch die der seitengleiche Schwingungsablauf erheblich gestört sein kann, so dass die Stimme rau klingt. Asymmetrien im Bereich der Aryknorpel haben eine scheinbare Überkreuzung oder ein Vorkippen der Knorpel zur Folge mit entsprechenden Heiserkeiten.

Diaphragma laryngis

Andere Veränderungen können sein ein Diaphragma laryngis, das ist eine Segelbildung zwischen den Stimmlippen im vorderen Bereich, oder ein Sulcus glottidis. Dieser besteht in einer ein- oder beidseitigen Längsfurchenbildung entlang des freien Randes der Stimmlippen mit mangelhafter Schlussfunktion, so dass ein rauer oder behauchter Stimmklang resultiert mit geringer Leistungsfähigkeit. Hypoplasien der Stimmlippenmuskulatur sowie des Kehlkopfes verursachen eine gering belastbare Kehlkopffunktion; die mittlere Sprechstimmlage ist oft erhöht. Anomalien der Epiglottis können tüten-, rinnen- oder omegaförmig sein. Dadurch wird die Abstrahlung des Schalls behindert, die Stimme ist klangarm und wenig steigerungsfähig.

Sulcus glottidis

Muskuläre Hypoplasie

Anomalien der Epiglottis

Psycho-vegetatives Syndrom

Auf einer anderen Ebene liegen Einflussfaktoren, die mit der gesamtkörperlichen Situation zusammenhängen, verbunden mit einem psychovegetativen Syndrom. Dabei kann es sich um mehr neurasthenische oder um mehr vasomotorische Labilitäten handeln. Oft liegt auch eine familiär bedingte Minderung der Stimmleistung mit schneller Ermüdung vor. Diese anlagebedingte Schwäche wird häufig erst unter stimmlicher Belastung manifest, wenn die stimmliche Leistung nicht den Anforderungen des Umfelds entspricht. Dann kann die Stimmsymptomatik für den Patienten Krankheitswert erhalten. Die konstitutionell beeinträchtigten Stimmen haben einen reduzierten Stimmumfang, sind resonanzarm und zeigen nur eine geringe Dynamik im Sprechablauf.

familiärbedingte Leistungsminderung

### 5.3.1.2 Funktionelle und morphologische Veränderungen

Bei den funktionellen Formen der Störungen handelt es sich häufig um Veränderungen in den Bewegungsabläufen einzelner Muskeln oder Muskelgruppen. Das führt unter anderem zu Ungleichheiten im Spannungsgefüge paariger Muskeln. Im Bereich der Stimmlippen kommt es dadurch zu Tonusdifferenzen, irregulären Schwingungsabläufen und zu akustischen Auffälligkeiten. Analoge muskuläre Dysbalancen betreffen alle an der Stimmgebung beteiligten Systeme, das sind Körperhaltung, Atmung, Stimmgebung, Artikulation und Sprechablauf.

Vertebragene Stimmstörung

Eine vertebragene Ursache einer Stimmstörung liegt dann vor, wenn durch Beeinträchtigung der oberen Halswirbelsäule funktionelle Defizite der zugehörigen Muskelgruppen zu reflektorischen Spannungszuständen führen. Diese Irritationen können nicht nur die muskuläre Kehlkopfaufhängung betreffen, sondern auch die innere Kehlkopfmuskulatur mit der Folge von unregelmäßigen Schwingungsbildern und Schlussinsuffizienzen. Funktionelle Verkettungen können bis in den Iliosakralbereich wirken (Hülse 1998, 150).

Organisch bedingte Stimmstörungen sind solche, bei denen morphologische oder nervale Veränderungen feststellbar sind, z. B. aufgrund von Entzündungen, Allergien, Tumoren, Operationsfolgen und Lähmungen. Eine nicht seltene Form der Kehlkopfbeeinträchtigung ist die gastroösophageale Refluxkrankheit, bei der Magensäure im Ösophagus aufsteigt, die die Schleimhaut ätzt und zu chronischen Reizzuständen führt.

Gastro-ösophagealer Reflux

Schwere allgemeine Erkrankungen, Depressionen oder Neurosen begünstigen das Auftreten von fehlerhaften Funktionsabläufen.

Mechanische Einwirkungen

In die Gruppe der mechanischen Einwirkungen sind die verschiedenen Formen der stimmlichen Überlastung bis zum Stimmmissbrauch zu subsumieren. Als äußere Einwirkungen können mangelhafte Befeuchtung der Schleimhaut, Staub, ätzende Dämpfe oder Genussgifte Stimmstörungen begünstigen. Eine Anzahl von Medikamenten trocknen die Schleimhaut aus. Kritisch ist die Einnahme von Hormonen, besonders von androgenen Stoffen oder Ovulationshemmern, weil virilisierende Wirkungen an der Stimme auftreten können.

### 5.3.2 Leiblichkeit psychisch

Psyche und Stimme

Ein erheblicher Teil dieser Stimmstörungen entsteht auf der Grundlage neurotischer Persönlichkeitsstrukturen. Je nach Disposition und Konfliktgehalt des auslösenden Geschehens werden einzelne Organe oder Systeme des Körpers funktionell gestört. Dabei ist der Kehlkopf ein bevorzugter Ort zur Manifestation vegetativ oder emotional ausgelöster Situationen (vgl. SPIECKER-HENKE 1997, 119). Die Zusammenhänge zwischen Psyche und Stimme finden in Redewendungen ihren Ausdruck wie „es steckt mir ein Kloß im Hals" oder „mir blieb vor Schreck die Stimme weg".

Welche Reize speziell eine Bedrohung darstellen, hängt von der Persönlichkeit des Einzelnen ab und von den Formen, in denen die Traumen individuell beantwortet werden. In diesen Fällen bestimmt die subjektiv erlebte Beeinträchtigung den Ausprägungsgrad. Die negativen emotiona-

Dysregulation vegetativ, hormonell

len Belastungen bewirken Dysregulationen im vegetativen Nervensystem und reaktive Irritationen auch im Hormonhaushalt, sowie im Immunsystem. Regelkreisartig wird wiederum die psychische Stimmungslage von den nerval-hormonalen Reaktionen beeinflusst, wobei das Gesamtgeschehen über eine Stimmstörung ihren Ausdruck findet.

Andere Bereiche zur Auslösung oder Unterhaltung von Stimmstörungen liegen in gestörten Selbstkonzepten, z. B. in mangelndem Selbstwertgefühl, in überhöhtem eigenen Leistungsanspruch, in depressiver Lebenseinstellung oder in einer allgemeinen Ängstlichkeit. Starke emotionale Belastungen und traumatisierende Erlebnisse können bei inadäquaten Bewältigungsstrategien zu Störungen der Stimme führen. Eine häufige Strategie ist es, Emotionen zu unterdrücken, wodurch es zur Somatisie-

Muskelpanzer

rung von chronischen Muskelverspannungen kommt, für die REICH (1973) den Begriff „Muskelpanzer" prägte. In bestimmten Körperregionen, bevorzugt in Nacken, Hals, Brustkorb und Bauch, wird unbewusst der muskuläre Tonus erhöht, um auf diese Weise den Emotionsausdruck unter Kontrolle zu halten. Das bedeutet für den Phonationsapparat eine merkliche Einschränkung an Flexibilität. Ein anderer Weg ist der einer Verdrängung von negativen Erlebnissen mit Vermeidungsverhalten und Rückzug hinsichtlich des Sprechens. Der Betroffene empfindet dann „seine Kehle wie zugeschnürt".

### 5.3.3 Umwelt, Sozialität, Zeitlichkeit

Diese drei Bereiche lassen sich häufig nicht deutlich von einander trennen. Die jeweilige Zuordnung hängt von der subjektiven Einschätzung ab. Als sehr wesentlich sind zu nennen Berufs- und Arbeitsplatzbedingungen wie Stress durch Konkurrenzkampf, Unzufriedenheit mit der beruflichen Tätigkeit, Missverhältnis zwischen Leistungsanforderung und Leistungsvermögen sowie arbeitsplatzbedingte Einwirkungen, z. B. Stimmüberlastung durch Umgebungslärm. Vielfach kommen aber auch aus der Familie belastende Momente: nach der Anspannung des Berufes steigern zu Hause neue Stressfaktoren die psycho-physische Überforderung. Durch soziale und familiäre Verpflichtungen gerät der Betroffene immer mehr unter Druck, anstatt Entspannung zu finden.

Berufliche Umwelt

Psycho-soziale Spannungssituationen können sich aus schwierigen wirtschaftlichen Bedingungen wie Arbeitslosigkeit oder gesellschaftlichen und moralischen Zwängen entwickeln. Traumatische Lebensereignisse – Partnerkrisen oder Verlust eines vertrauten Menschen – bereiten den Boden für Stimmstörungen. Sprechängste führen zu Rückzug aus dem kommunikativen Prozess. In gleicher Richtung wirken sich mangelnde Stimmtechnik mit Sprechanstrengung aus, sowie negative Reaktionen der Umwelt auf ein stimmlich auffälliges Verhalten. Rückkopplungsbedingt verschlechtern diese Erlebnisse die psychisch-emotionale Situation und damit auch die stimmliche Situation.

Psycho-soziale Situation

Neben biologischen Veränderungen der Stimme kommen in der Kategorie Zeitlichkeit langfristige Einwirkungen zum Tragen, wie schwere Einbrüche im Lebensplan oder Ruhestandsprobleme, die im Sinne einer Konversionsreaktion von psychischen Problemen zu Heiserkeit führen können.

## 5.4 Hyper- und hypofunktionelle Stimmstörungen

Klinisch können funktionelle Abweichungen der Muskelleistung im Sinne eines „Zu viel“ (hyperfunktionell) oder eines „Zu wenig“ (hypofunktionell) auftreten. Trotz sehr unterschiedlicher Ätiologie bei funktionellen Stimmstörungen hat sich in der praktischen Anwendung die Unterscheidung in hyperfunktionell und hypofunktionell bewährt, nicht zuletzt deshalb, weil sich daraus therapeutische Konsequenzen ableiten. Es muss aber berücksichtigt werden, dass aus einer primär hyperfunktionellen Form durch Dekompensation der Muskelleistung eine sekundär hypofunktionelle entstehen kann. Dieser Leistungsabfall kann zunächst isoliert die inneren Kehlkopfmuskeln betreffen. Dabei kommt es zu einem ovalären Glottisspalt und/oder zu einer dreieckförmigen Spaltbildung im hinteren Glottisanteil, während die Muskeln im Bereich des Kehlkopfeinganges und der Taschenfalten unverändert hyperfunktionell tätig sind. Umgekehrt kann aus einer primär hypofunktionellen Form durch überschießende Kompensationsmechanismen eine hyperfunktionelle Störung auftreten. Bei beiden Erscheinungsbildern ist die für funk-

primär hyperfunktionell

primär hypofunktionell

tionelle Abläufe typische Wechselhaftigkeit der Befunde zu beobachten. Häufiger sind klare Abgrenzungen der beiden Gruppen gegeneinander nicht eindeutig möglich. Im Einzelnen zeigen sich die Veränderungen in allen Funktionsebenen der Atmung, der Stimmgebung, der Artikulation sowie der gesamten körperlichen Tonuslage.
Bezüglich der Häufigkeit des Auftretens besteht ein deutliches Überwiegen der hyperfunktionellen Formen. Alle funktionellen Erscheinungen sind vom Prinzip her reversibel. Erst bei langem Bestehen einer Hyperfunktion kann es zu sekundär organischen Veränderungen kommen z. B. zu Hyperämien, Ödemen oder Phonationsverdickungen.

### 5.4.1 Besondere Formen der hyperfunktionellen Stimmstörung

#### 5.4.1.1 Taschenfaltenstimme

Taschenfaltenstimme

Normalerweise verhalten sich die oberhalb der Stimmlippen liegenden Taschenfalten während der Phonation passiv. Es gibt aber Situationen, bei denen die Taschenfalten aktiviert werden. Zum Beispiel können die hyperfunktionellen Impulse bei forcierter Stimmgebung so ausgeprägt sein, dass die Taschenfalten sich nach median bewegen und durch die Phonationsluft zum Schwingen kommen. Anatomisch handelt es sich um Schleimhautfalten, in die Fett und Muskelfasern eingelagert sind. Die Stimme klingt dann gepresst, rau, knarrend und liegt unter der individuellen Sprechstimmlage.

Kompensatorische Formen

Ist die Stimmlippenfunktion in Folge organischer Ursachen (entzündliche Prozesse, Stimmlippeninsuffizienzen, Stimmlippenlähmungen) nicht ausreichend, können die Taschenfalten kompensatorisch reagieren. Regeneriert sich die Stimmlippenfunktion wieder, besteht die Gefahr, dass das kompensierende motorische Muster der Taschenfaltenfunktion so fest eingeschliffen ist, dass die Taschenfaltenaktivierung nicht aufgegeben wird, obwohl die Stimmlippen inzwischen wieder voll funktionsfähig sind. Dadurch bleibt weiterhin der Stimmklang beeinträchtigt.
Manchmal kann eine Taschenfaltenfunktion auch erwünscht sein, wenn z. B. nach Teilresektion des Kehlkopfes die eine Taschenfalte mit der erhaltenen Stimmlippe der Gegenseite eine Ersatzglottis bilden soll.

#### 5.4.1.2 Hyperfunktionelle psychogene Aphonie

Hyperfunktionelle psychogene Aphonie

Leitsymptom ist die Tonlosigkeit der Stimme mit einzelnen stimmhaften Einschüben bei normalem Kehlkopfbefund. Reflektorische Stimmleistungen wie Lachen, Husten und Räuspern sind weitgehend erhalten. Bei Ausschaltung der auditiven Kontrolle mittels Vertäubung normalisiert sich die Stimmfunktion oft weitgehend.
Ätiologisch wird von einer Konversionsneurose ausgegangen. Meistens entsteht dieses Störungsbild plötzlich durch emotionale Stresssituationen, oft verbunden mit intermittierendem Auftreten.

#### 5.4.1.3 Spastische Stimmstörung

Spasmodische Dysphonie

Die spastische Stimmstörung bzw. die spasmodische Dysphonie stellt ein eigenes Krankheitsbild dar. Typische Symptome sind muskuläre Spasmen besonders im Bereich der Funktionsebenen Atmung, Stimmgebung und Artikulation. Die Stimme klingt äußerst mühsam, gequält und ächzend mit extrem gepressten Stimmeinsätzen und Unterbrechungen im Sprechablauf, die an ein starkes tonisches Stottern erinnern. Bei längerem Sprechen werden die Pausen zwischen den einzelnen Wörtern immer größer, die Gesamtanspannung stärker, so dass der Patient schließlich verstummt. Die Ursachen dieses Krankheitsbildes sind nicht eindeutig geklärt. Vermutungen weisen darauf hin, dass es sich bei der spasmodischen Dysphonie um eine supranucleäre craniale Dystonie handelt, bei der auch genetische Komponenten wirksam sind. Alleinige stimmtherapeutische Maßnahmen sind wenig wirksam. Am besten haben sich bisher Injektionen mit Botulinum Toxin bewährt, durch die eine 2 bis 3 Monate anhaltende Muskellähmung bewirkt wird. Dadurch wird die Symptomatik vorübergehend wesentlich gebessert.

## 5.5 Funktionelle sekundär-organische Stimmstörungen

Besteht ein schädigender Gebrauch der Stimme über einen langen Zeitraum, kann es zu organischen Veränderungen im Bereich der Stimmlippen kommen. Von dieser Gruppe sollen einige Krankheitsbilder vorgestellt werden.

### 5.5.1 Hyperämie

Hyperämie

Eine Hyperämie entwickelt sich durch langandauernde fehlerhafte Stimmgebung, heftige Hustenattacken oder ständiges starkes Räuspern. Laryngoskopisch findet sich eine Rötung der Stimmlippe, die entweder nur den frei schwingenden Rand (Chorditis marginalis) betrifft oder die gesamte Schleimhaut der Stimmlippe. Hyperämien der Schleimhaut sind nicht immer leicht von einer Kehlkopfentzündung abzugrenzen. Es ist daher eine sorgfältige anamnestische Erhebung mit Suche nach auslösenden Faktoren notwendig. Bei Sängern und Schauspielern kann es nach langen und akzentreichen Partien zu akut-organischen Veränderungen im Sinne einer Arbeitshyperämie kommen, die sich jedoch nach Ruhe wieder zurückbildet.

### 5.5.2 Phonationsverdickungen

Phonationsverdickungen

Synonym zu diesem Begriff werden die Bezeichnungen Knötchen, Schreiknötchen oder Sängerknötchen verwendet. Es handelt sich um stecknadelkopfgroße oder kegelförmige Verdickungen. Morphologisch finden sich gutartige Verdickungen doppelseitig und symmetrisch am freien Rand der Stimmlippen an der Grenze zwischen vorderem und mittleren Drittel. Besteht ein einseitiger Prozess, kann eine Zyste oder ein Polyp angenommen werden. Die Stimme klingt meistens rau, heiser, gepresst oder belegt. Die Phonationsverdickungen verhindern einen vollständigen Stimmlippenschluss, so dass die so genannte Sanduhrglottis entsteht. Die vor und hinter den Knötchen herausströmende Luft lässt die Stimme überlüftet und manchmal auch diplophon klingen.

harte und weiche Formen

Bei Phonationsverdickungen lassen sich weiche und harte Formen unterscheiden. Die weichen Formen liegen oberflächlich und sind ödematös. Sie können sich bereits im Rahmen einer langen und belastenden Gesangspartie entwickeln und in der Ruhephase wieder zurückbilden. Anders dagegen die harten Verdickungen, welche zu tiefergreifenden fibromatösen Veränderung führen.

Ätiologisch stehen hyperfunktionelle Stimmstörungen durch chronisch übermäßigen Stimmgebrauch im Vordergrund. Liegen gleichzeitig entzündliche Prozesse oder allergische Komponenten vor, erfolgt eine Bildung von Phonationsverdickungen deutlich schneller. Gehäuft treten sie bei Personen mit Sprechberufen auf, die täglich eine langanhaltende Sprechleistung vollbringen müssen, oft mit mangelhafter Sprechtechnik oder in Umgebungslärm. Unter logopädischer Therapie und mit Änderung der Sprechgewohnheiten bilden sich die weichen Phonationsverdikkungen wieder zurück.

Schreiknötchen

Im Kindesalter werden entsprechende Verdickungen als Schreiknötchen beschrieben. Sie sind bilateral-symmetrisch in der Mitte der Stimmlippen lokalisiert und haben eine breitbasige Auflagefläche. Histologisch handelt es sich um Epithel-Hyperplasien. Bei der Phonation verhindern sie den Glottisschluss, so dass die Stimme rau und heiser klingt, bei großen Verdickungen kann die Stimme diplophon sein. Es sind ganz vorwiegend Knaben betroffen, bei denen mit der Pubertät, dem Zeitpunkt des Kehlkopfwachstums, die Veränderungen in der Regel wieder verschwinden. Zu vieles und zu lautes Sprechen und Schreien führt zu Stimmmissbrauch, der in der präpubertären Phase durch logopädische Therapie bestmöglich vermindert werden soll. Damit wird erreicht, dass sich die Schreiknötchen nicht verhärten, d. h. fibrosieren, was den Dehnungsprozess der Stimmlippe in der Wachstumsphase behindern würde. Aus dem gleichen Grund sind Operationen mit eventueller Narbenbildung vor der Pubertät kontraindiziert.

Therapiehinweis

### 5.5.3 Stimmlippenpolypen

Stimmlippenpolypen

Sie imponieren als umschriebene Hyperplasien der Schleimhaut mit unverändertem Epithelbelag. Viele Polypen entstehen erst auf dem Boden einer akuten oder chronischen Kehlkopfentzündung. Immer sind jedoch funktionell-mechanische Überlastungen der Stimmlippen im Spiel, die sowohl für die Genese wie auch für die sekundär bedingten Veränderungen eine Rolle spielen.

Polypen sitzen meist breitbasig am freien Rand der Stimmlippen und können unterschiedlich groß sein. Je nach Lokalisation und Größe der Polypen verändert sich der Grad der Heiserkeit. Handelt es sich um einen gestielten Polypen, entspringt dieser an der unteren Fläche des Stimmlippenrandes. Er kann während der Phonation in die Glottis hinein-

gestielter Polyp

schwingen, so dass es zu uneinheitlichen stimmlichen Veränderungen kommt, die häufig mit einer Diplophonie verbunden sind.

Therapiehinweis

Im Gegensatz zu den Phonationsverdickungen bildet sich ein Polyp unter logopädischer Therapie kaum zurück. Vielmehr kann nur eine operative Maßnahme hilfreich sein.

### 5.5.4 Pachydermie und Kontaktulcus

Pachydermien

Pachydermien sind im Bereich der Aryknorpel am Processus vocalis lokalisiert, wo sie meistens in Form von schalenförmigen Wülsten vorkommen. Histologisch handelt es sich um Epithelverdickungen mit Verhornung der obersten Epithelschicht. Je nach Größe verhindern sie einen Stimmlippenschluss.

Kontaktulcus

Das Kontaktulcus befindet sich an derselben Stelle wie die Pachydermie. Es kommt meist doppelseitig vor, kann aber auch einseitig sein, und besteht aus einem flachen Epitheldefekt, der bis in die Tiefe eindringen kann. Wenn regenerative Wucherungen auftreten, spricht man von Kontaktgranulomen. Die auslösende Ursache ist nicht bekannt, mitwirkend werden chronische Kehlkopfentzündungen mit gleichzeitigem Stimmmissbrauch angenommen, sowie eine Druckbelastung der sich berührenden Stellknorpelfortsätze. Zusätzlich werden schleimhautschädigende Faktoren wie Magensäurereflux oder Nikotineinwirkungen diskutiert.

Es sind fast ausschließlich Männer betroffen. Die Beschwerden liegen vorwiegend in einem Fremdkörpergefühl, Räusperzwang oder stechenden Schmerzen im Halsbereich. Die Stimmleistung wird durch die Lokalisation im nicht schwingenden Teil der Stimmlippe meist erst im fortgeschrittenen Stadium und bei mangelndem Stimmlippenschluss in Form von Heiserkeiten beeinträchtigt.

# 6 Primär organische Stimmstörungen

## 6.1 Kehlkopfentzündung

Kehlkopfentzündung

Eine akute Kehlkopfentzündung ist eine Veränderung der Kehlkopfschleimhaut mit allen Zeichen einer typischen Entzündung, verbunden mit Heiserkeit. In der Regel besteht gleichzeitig ein grippaler Infekt. Es wird ein Fremdkörper-, Trockenheits- und/oder Wundgefühl empfunden. Durch ständiges Räuspern wird versucht, den zähen Schleim von den Stimmlippen zu entfernen. Gesteigert werden die Erscheinungen durch weiteres Aufrechterhalten der üblichen Sprechtätigkeit, die in der akuten Phase weitgehend reduziert werden sollte. Erfolgt dieses nicht, ist sehr leicht ein Übergang in eine chronische Form möglich, bei der es meist zu Epithelverdickungen und zu einer gewohnheitsmäßigen Hyperfunktion der Stimmgebung kommt. In dieser Situation führen bereits geringfügige stimmliche Überlastungen zu Rezidiven mit Einschränkung der Stimmfunktion. Angehörige von Sprechberufen sind besonders disponiert, weil sie die Abheilung der akuten Laryngitis nicht abwarten, sondern zu früh ihre Berufstätigkeit wieder aufnehmen. Trotz Abklingen des organischen Befundes bleibt oft die funktionelle Störung der Hyperfunktion mit allen ihren subjektiven und objektiven Komponenten weiter bestehen. Eine stimmtherapeutische Behandlung ist erforderlich, um Dauerschäden zu vermeiden.

## 6.2 Ödeme

Ödeme

Sie stellen eine relativ häufige Störung dar. Ätiologisch entstehen sie fast immer durch entzündliche oder allergische Prozesse. Das auf die Stimmlippenoberfläche begrenzte Reinke-Ödem verdickt die Schleimhaut und bildet durchscheinende lappige Gebilde, deren Ränder bis in die Glottis hineinragen. Die Stimme klingt meistens rau bis heiser mit tiefer, unter dem Normbereich liegenden Sprechstimmlage, was mit der verminderten Schwingungsfähigkeit der vermehrten Gewebsmasse zusammenhängt.

## 6.3 Tumoren des Kehlkopfes

Tumoren des Kehlkopfes

Es werden gutartige und bösartige Kehlkopf-Tumoren unterschieden, die je nach Lokalisation, Ausdehnung und Einwucherungstendenzen in das Nachbargewebe zu Stimmstörungen führen können. Das frühzeitige Auftreten von Stimmbeeinträchtigungen begünstigt eine rechtzeitige Erkennung und Therapiemöglichkeit.

### 6.3.1 Gutartige Tumoren

#### 6.3.1.1 Kehlkopfzysten

Kehlkopfzysten

Hier handelt es sich um runde bis ovale, glattwandige, leicht vorgewölbte Gebilde mit klarer oder trüber Flüssigkeitsfüllung. Die Ursachen liegen meistens im Verschluss eines Drüsenausführungsganges mit Sekretstau. Zysten treten einseitig auf und sind vorwiegend an der Stimmlippenkante oder unterhalb der Stimmlippe (subglottisch) lokalisiert. Je nach Sitz und Größe kommt es zu unterschiedlichen Graden von Heiserkeit. In Abhängigkeit von den subjektiven Beschwerden sind operative Maßnahmen angezeigt.

#### 6.3.1.2 Kehlkopfpapillome

Kehlkopfpapillome

Bei den juvenilen Papillomen ist ein Virus aus der Papova-Gruppe wahrscheinlich der Verursacher. Es bilden sich fleckförmige bis rasenartige, blumenkohlähnliche Wucherungen auf der Kehlkopfschleimhaut. Sie neigen zu häufigen Rezidiven, so dass entsprechend oft operative Maßnahmen notwendig sind, durch die das Stimmband und der Stimmlippenmuskel geschädigt und teilweise morphologisch verändert werden kann. Die Stimme klingt oft hochgradig heiser bis aphonisch, teilweise besteht Atemnot.

Beim Erwachsenen sind die Papillome mehr vereinzelt vorhanden, sie rezidivieren oft und haben einen hohen Grad an maligner Entartung (20 % nach Wirth 1987, 354). Postoperativ sind stimmtherapeutische Maßnahmen erforderlich, um die operativ geschädigten Gewebe so weit wie möglich zu reaktivieren.

### 6.3.2 Bösartige Tumoren

Bösartige Tumoren

Nach Wendler et al. (1996, 195) sind 99 % der Kehlkopf-Malignome Plattenepithel-Karzinome unterschiedlichen Reifungsgrades. Vorstufen der bösartigen Tumorbildungen sind Pachydermien, Leukoplakien, sowie Keratosen und Akanthosen. Liegen sie im Bereich der Stimmlippen, machen sie frühzeitig akustische Beeinträchtigungen. Mehr als zwei Drittel aller Kehlkopfkarzinome befinden sich an den Stimmlippen, wobei das Wachstum mehr oberflächlich oder mehr in die Tiefe gehend sein kann. Für die postoperative stimmliche Situation ist von großer Bedeutung, wie viel schwingfähiges Gewebe erhalten werden konnte und ob es in der Glottisebene zu einer ausreichenden Schlussfunktion kommen kann. Dieses gilt auch für Zustände nach Chordektomie und Teilresektion des Kehlkopfs.

# 7 Hormonelle Stimmstörungen

## 7.1 Entwicklungsstörungen der Stimme

Mutationsstörungen der Stimme

Stimmliche Veränderungen, die bei Knaben während der Pubertät auftreten, werden als Mutation oder „Stimmbruch" bezeichnet. Unter dem Einfluss der beginnenden Keimdrüsenfunktion erfolgt ein Wachstum des Kehlkopfskeletts überwiegend in horizontaler Richtung mit Verlängerung und Verbreiterung der Stimmlippen, so dass sich die Sprechstimmlage um eine Oktave absenkt und der Stimmumfang sich vergrößert. Der Zeitraum, in dem sich der Stimmwechsel vollzieht, liegt zwischen dem 13. und 16. Lebensjahr. Er hat sich aber aufgrund der Akzeleration der Pubertätsvorgänge nach vorne verschoben. Die Dauer schwankt zwischen 6 bis 24 Monaten. Während dieser Zeit kann die Stimme rau oder verhaucht klingen und schnell ermüden. Bisweilen ist der Stimmwechsel als „Stimmbruch" hörbar mit charakteristischen stimmlichen Veränderungen wie plötzlichem Kippen der Stimme nach oben bzw. unten oder Oktavsprüngen zwischen Kopf- und Brustregister, manchmal auch Diplophonien.

Stimmbruch

Bei Mädchen spielt sich die Mutation unmerklich ab, da der androgene Einfluss sehr viel geringer ist. Die Sprechstimme senkt sich durchschnittlich um eine Terz, gleichzeitig erweitert sich der Umfang.

## 7.2 Funktionelle Störungen der Mutation

verzögerter Stimmwechsel

verlängerter Stimmwechsel

Setzt die Mutation zu spät ein, handelt es sich um einen verzögerten Stimmwechsel (Mutatio tarda). Dauert sie über die Normalzeit hinaus, wird von einem verlängerten Stimmwechsel (Mutatio prolongata) gesprochen. Die klanglichen Phänomene von Mutationsstörungen treten vorwiegend als Mutationsfistelstimme oder als unvollständige Mutation in Erscheinung.

### 7.2.1 Mutationsfistelstimme

Mutationsfistelstimme

Trotz des physiologischen Wachstums vom kindlichen zum männlichen Kehlkopf kommt es zu keiner entsprechenden Stimmvertiefung. Statt dessen wird die hohe Sprechstimmlage beibehalten. Vielfach werden als Verursachung psychische Faktoren diskutiert wie verstärkte Mutterbindung oder Identifikationsschwierigkeiten mit der männlichen Rolle und Ablehnung des tiefen Stimmklanges. Laryngoskopisch finden sich extrem gespannte Stimmlippen mit aufgelockerter Schleimhaut und Rötung im Sinne einer Hyperämie, sowie im dorsalen Bereich ein Glottisspalt, das sog. „Mutationsdreieck". Durch leichten Druck auf den Schildknorpel nach kaudal kommt es zu einer Entspannung der Stimmlippen, so dass die Sprechstimme oft spontan um eine Quinte bis Oktave absinkt (sog. Bresgenscher Handgriff). Eine stimmtherapeutische Behandlung evt. mit psychotherapeutischer Begleitung ist notwendig, um die extreme Stimmlippenspannung zu lösen und zu einer Absenkung in den tiefen Bereich zu kommen, aber auch um die gewohnheitsmäßige Fixierung der Stimmmuster zu unterbrechen.

Mutationsdreieck

Bresgenscher Handgriff

### 7.2.2 Unvollständige Mutation

unvollständige Mutation

Die Stimme sinkt nicht der Größe des Kehlkopfs entsprechend um eine Oktave ab, sie bleibt vielmehr im Zwischenbereich einer weiblichen und männlichen Sprechstimmlage stehen. Übermäßige Stimmbelastung während dieser Phase fördert die Entwicklung einer hyperfunktionellen Symptomatik. Visuell imponieren aufgelockerte hyperämische Stimmlippen mit Schlussinsuffizienzen. Finden sich gleichzeitig andere körperliche Störungen im Rahmen des normalen Pubertätsverlaufs, sollte ein Endokrinologe hinzugezogen werden, um gegebenenfalls eine Hormonsubstitutionstherapie einzuleiten.

Wenn eine unvollständige Mutation über Jahre besteht, verfestigt sich die Symptomatik zur chronischen hyperfunktionellen Dysphonie. Diese Störungen belasten psychisch oft erheblich den Patienten im privaten und besonders im beruflichen Bereich.

### 7.2.3 Larvierte Mutation

larvierte Mutation

In der Umgangssprache ist die Stimme wenig auffällig. Die eigentliche Symptomatik wird erst unter Belastung offenbar. Dann zeigen sich schnelles Stimmermüden, eine raue Stimme, teilweise Brüchigkeit, verbunden mit häufigem Räusperzwang. Ursache ist eine fortdauernde leichte Überschreitung der Sprechstimmlage. Hinweise auf eine larvierte Mutation können sich aus der Anamnese ergeben: die Patienten haben keinerlei Erinnerung an eine durchgemachte Mutation.

## 7.3 Hormonelle Störungen und medikamentöse Hormongaben

Hormonelle Stimmstörungen

Das endokrine System steuert im menschlichen Organismus im Zusammenwirken mit dem Immun- und dem Nervensystem alle Lebensvorgänge. Bei der größeren Zahl der verschiedenen innersekretorischen Systeme kommt es aber trotz starker hormonaler Abweichungen meist nur zu geringen Störungen der Stimmfunktion. Ausnahme davon bilden die Nebennierenrinden, die männliche Sexualhormone bilden, und der Hypophysenvorderlappen mit seinen Wachstumshormonen. Bei Frauen führt eine überschießende Hormonproduktion, z. B. bei Tumoren der genannten Drüsensysteme, zu Virilisierung mit Absinken der mittleren Sprechstimmlage, Störungen des Stimmumfangs, Stimmleistungsschwächen, sowie Rauhigkeit und Brüchigkeit der Stimme. Liegt eine Empfindlichkeit auf die biologischen Wechselphasen des ovariellen Hormonspiegels vor und müssen die Betroffenen als Sängerin oder Sprecherin häufig besondere Stimmleistung erbringen, kommt es vor oder während der Menstruation zur Dysodie. Diese äußert sich in vorübergehenden Missempfindungen im Kehlkopf, Intonationsschwächen, Einschränkung der Tonhöhe und verminderter Modulationsfähigkeit. Mitunter findet man geringe ödematöse Schleimhautauflockerungen. Ähnliche Erscheinungen können auch während der Schwangerschaft auftreten. Besondere Stimmbelastungen sollten in solchen Phasen vermieden werden.

hormonhaltige Medikamente

Zu achten ist auf die Wirkung hormonhaltiger Medikamente, wie es bei der Einnahme von Ovulationshemmern oder von Anabolika der Fall ist. Zwar ist der Anteil androgener und gestagener Substanzen bei den heutigen Präparaten auf ein Minimum reduziert, bei individuell erhöhter Empfindlichkeit können aber dysodische Beschwerden und virilisierende Erscheinungen mit Absinken der Tonhöhe auftreten. Das gilt auch für Präparate, die langfristig zur Vermeidung klimakterischer Erscheinungen verordnet werden. Bei therapeutischer Notwendigkeit zur Einnahme androgener Medikamente ist mit dem Auftreten der beschriebenen Stimmveränderungen zu rechnen. Möglicherweise sind diese bleibend auch nach Absetzen der Therapie.

# 8 Lähmungen der Kehlkopfnerven

Lähmungen der Kehlkopfnerven

Die motorische und sensible Versorgung des Kehlkopfes erfolgt über den N. vagus. Nach seinem Austritt aus der Schädelgrube zusammen mit dem N. accessorius und N. glossopharyngeus verläuft er neben dem N. hypoglossus nach unten und gibt die Rami pharyngei zum Gaumensegel ab. Es

N. laryngeus superior

N. laryngeus inferior

folgt die Abzweigung des N. laryngeus superior, der mit seinem Ramus externus den M. cricothyreoideus, den Grobspanner der Stimmlippen und Tonhöhenregulator, innerviert, sowie den Ramus ventricularis zur Muskulatur der Taschenfalten. Der Ramus internus versorgt den Kehlkopf sensibel. Die nächste Abzweigung ist der N. laryngeus inferior (Recurrens), der alle inneren Kehlkopfmuskeln motorisch innerviert. Er ist auf seinem langen Weg tief in den Brustkorb und unter dem Aortenbogen hindurch und wieder aufsteigend zum Kehlkopf vielfältigen Schädigungen ausgesetzt. Das häufigste Risiko ist durch eine Strumektomie gegeben. Durch Zug- oder Druckeinwirkung, Narbenbildung oder Durchtrennung kann es zu einseitigen oder zu doppelseitigen Lähmungen kommen.

Meistens treten Stimmlippenlähmungen einseitig auf. Die Stimmlippe kann median, paramedian bis intermediär oder lateral positioniert sein. Ein wesentlicher Faktor ist, ob die betroffene Stimmlippe gespannt ist und in gleicher Höhe wie die gesunde Seite steht oder ob eine schlaffe Lähmungsform vorliegt mit einer Niveaudifferenz der Stimmlippenstellung.

Generell kann man davon ausgehen, dass bei einseitigen Stimmlippenlähmungen das Symptom Heiserkeit im Vordergrund steht, bei beidseitigen Lähmungen die Atemnot. Je mehr die Stimmlippen zur Medianlinie hin fixiert sind, um so stärker ist die Atembehinderung. Je weiter sie bei Phonation voneinander entfernt bleiben, um so ausgeprägter ist die Heiserkeit.

## 8.1 Idiopathische Stimmlippenlähmung

idiopathische Kehlkopflähmungen

Da die Stimmlippenlähmung nur ein Symptom darstellt, ist beim Auftreten ohne Vorliegen einer Strumektomie eine sorgfältige und umfassende Diagnostik erforderlich zum Ausschluss ernsthafter und evt. lebensbedrohender Prozesse, die den N. recurrens geschädigt haben können. Häufig ist bei der idiopathischen Lähmung ätiologisch eine virale Genese gegeben. Diese Lähmungen sind innerhalb von 6 bis 12 Monaten reversibel. Eine Stimmtherapie ist angezeigt, um einer Inaktivitätsatrophie der Kehlkopfmuskeln und dem Einschleifen fehlerhafter kompensatorischer Muster vorzubeugen.

## 8.2 Schädigung der äußeren Kehlkopfmuskulatur

postoperative Schädigung der äußeren Kehlkopfmuskulatur

Häufiger kommt es bei Strumektomien zur Schädigung der äußeren Kehlkopfmuskulatur mit Beeinträchtigung der Stimmfunktion durch mangelhafte Spannungsleistung des M. cricothyreoideus auf der Basis einer Schädigung des N. laryngeus superior. Es besteht eine Stimmbeeinträchtigung durch Höhenverlust, schnelle Ermüdbarkeit und Absinken der Sprechstimmlage. Besonders für Sänger bedeutet dieses eine schwere Beeinträchtigung.

# Zustand nach Laryngektomie

*Axel Kürvers*

**Wortbedeutung:**
Larynx = Kehlkopf
Ektomie = vollständige Entfernung eines Organs
Laryngektomie = vollständige Kehlkopfentfernung

Wortbedeutung

## 1 Kehlkopflose Menschen und ihre Erkrankung

Nach den Herz-Kreislauf-Krankheiten ist trotz aller medizinischen Fortschritte Krebs mit seinen über 100 verschiedenen Krankheitsformen in Deutschland für Männer und Frauen die zweithäufigste Todesursache, an der ca. 350.000 Deutsche pro Jahr erkranken und ca. 200.000 sterben. Gemessen an der Gesamtzahl aller bösartigen Tumorerkrankungen entfallen dabei auf die Larynx- und Hypopharynxkarzinome, die die Hauptindikationen für eine Laryngektomie darstellen, zwar nur 2–3 %, womit sie im Vergleich zu den Bronchialkarzinomen sowie den Magen- und Brusttumoren eine kleine Gruppe bilden, aber im HNO-Bereich gehören sie zu den häufigsten malignen Neubildungen und dies leider mit steigender Tendenz seit den letzten Jahrzehnten. Für das Kehlkopfkarzinom ist in der BRD seit 1952 ein Anstieg in der Mortalität um das 2fache feststellbar (Neumann 1988), wobei wir jedoch bei allen statistischen Daten einräumen müssen, dass die Angaben zur Häufigkeit, Geschlechts- und Altersverteilung des Larynx- und Hypopharynxkarzinoms ungenau sind, da erst im Januar 1995 alle Bundesländer per Krebsregistergesetz (KRG) verpflichtet wurden, bis 1999 ein flächendeckendes Netz von Landeskrebsregistern anzulegen, so dass wir auch erst in den kommenden Jahren die Grundlagen für eine epidemiologische Krebsursachenforschung vorfinden werden. Wie bei vielen anderen Krebsarten auch, sind die Entstehungsursachen des Larynx- und Hypopharynx-Karzinoms noch nicht vollständig geklärt, wobei es sich vermutlich um ein Faktorenbündel handelt und insbesondere Menschen betroffen sind, die

Krebs – zweithäufigste Todesursache

Anstieg der Larynx- und Hypopharynxkarzinome

1995 Kreisregistergesetz

Ätiologie

- viel und regelmäßig Zigaretten rauchen und damit früh begonnen haben,

Risikofaktoren

- regelmäßig größere Mengen an Alkohol zu sich nehmen,
- berufsbedingt über viele Jahre einer hohen Konzentration von Schadstoffen, wie Asbest, Arsen, Nickel, Chrom und Benzpyren ausgesetzt sind,
- und Menschen, bei denen so genannte Dysplasien, Vorstadien einer Krebserkrankung im Rachen- und Kehlkopfbereich diagnostiziert wurden.

Inzidenzberechnungen

Unter Zugrundelegung der Inzidenzberechungen von KLEINSASSER (1987) müssen wir in Deutschland bei einer Einwohnerzahl von 81 Millionen mit etwa 4.500 Neuerkrankungen durch Kehlkopfkrebs pro Jahr rechnen, wobei die Krankheit überwiegend zwischen dem 50. und 70. Lebensjahr auftritt, aber heute auch immer häufiger jüngere Menschen an Larynx- und insbesondere Hypopharynxkarzinomen erkranken.

deutlich mehr Männer als Frauen

Männer sind hierbei ca. 10-mal stärker betroffen als Frauen.

Nach HAGEN (1990) werden in den alten Bundesländern jährlich ca. 2.200 Laryngektomien durchgeführt. Unter Einbeziehung der neuen Bundesländer wird die Gesamtzahl an Kehlkopftotalentfernungen für die gesamte BRD bei ca. 2.700 liegen. Der Anteil der in Deutschland lebenden kehlkopflosen Menschen wird auf ca. 20.000 bis 25.000 geschätzt, wobei sich ihre absolute Zahl in den letzten 10 Jahren fast verdoppelte (BAG 1984) und in den letzten 20 Jahren verdreifachte, wenn man MATZKERS (1975) Schätzungen von 1975 mit 5.000–6.000 Kehlkopflosen zur Grundlage nimmt und berücksichtigt, dass in den neueren Schätzungen ca. 6.000 Patienten aus den neuen Bundesländern enthalten sind. Genaue Zahlen liegen für die ehemalige DDR vor, hier stieg die Häufigkeit der Kehlkopftumoren von 799 Fällen in den Jahren 1964–1966 auf 969 Fälle im Jahre 1983, d. h. von 4,7 Fälle pro 100.000 Einwohner auf 5,8 Fälle pro 100.000 der Bevölkerung (vgl. VOGT 1989). Die Zunahmen werden auf mehrere Faktoren zurückgeführt:

- verbesserte Diagnosemethoden, insbesondere in der Frühdiagnostik,
- höhere Lebenserwartung der Gesamtbevölkerung, so dass sich der Tumor noch zu Lebzeiten manifestiert,
- verbesserte Therapiemethoden, wodurch sich die Überlebensrate der an Kehlkopfkrebs Erkrankten erhöhte,
- Zunahme bösartiger Tumoren der Mundhöhle, des Rachens und des Kehlkopfes in der BRD, wie auch z. B. in Frankreich und den USA.

Kehlkopfspiegel

Histopathologie

Noch vor etwa 100 Jahren galt Kehlkopfkrebs als äußerst seltene Krankheit, wobei zu berücksichtigen ist, dass die Erfindung des ersten Kehlkopfspiegels durch BENJAMIN GUY BABINGTON in London 1829 aufgrund dessen publizistischer und wissenschaftlicher Zurückhaltung weitgehend unbekannt blieb und sich somit erst durch die Wiederentdeckung des Kehlkopfspiegels 1854 durch den Gesanglehrer Manuel GARCIA die diagnostische Möglichkeit bot, das Organ am lebenden Patienten zu betrachten und das Gewebe durch die Entwicklung der modernen Histopathologie durch VIRCHOW ausreichend differenziert zu untersuchen. Insofern bieten Todes- und Erkrankungsursachenmeldungen aus dem vergangenen Jahrhundert keine Vergleichsgrundlagen. Für die Seltenheit der Erkrankung spricht jedoch, dass auch in einer großen Universitätsklinik wie Berlin das Auftauchen eines Kehlkopfkrebserkrankten noch vor dem 1. Weltkrieg großes Aufsehen erregte, wie MATZKER (1975) berichtet.

Frühsymptome

Bedingt durch die Frühsymptome, die sich je nach Lokalisation des Tumors bemerkbar machen durch:

- Heiserkeit
- Schluckbeschwerden
- Fremdkörper- und Kloßgefühl im Rachen
- ins Ohr ausstrahlende Schmerzen
- Knotenbildung am Hals

Überlebensprognose

können bei rechtzeitiger Diagnose nicht nur durch schonendere Eingriffe, wie Chordektomien, laserchirurgische Operationen oder alleiniger Strahlenbehandlung Funktionen erhalten werden, sondern auch bei notwendigen Laryngektomien hohe Überlebensraten erzielt werden. In Frühstadien entdeckt und richtig behandelt sind Dauerheilungschancen von über 80 % gegeben, in fortgeschrittenen Stadien liegen sie bei den Hypopharynxkarzinomen jedoch nur bei ca. 20 %.

So mussten nach Angaben des Statistischen Bundesamtes 1996 insgesamt 4.212 Menschen in Deutschland an Rachen- und Kehlkopfkrebserkrankung sterben, davon waren 3.590 Patienten Männer.

# 2 Bekanntheitsgrad der Krankheit

Kaiser Friedrich III.

Die Laryngektomie mit ihrem unweigerlichem Verlust laryngealer Phonationsmöglichkeit zog bereits vor mehr als 100 Jahren das Interesse von Wissenschaftlern und der Öffentlichkeit auf sich, als der deutsche Kronprinz und spätere Kaiser Friedrich III. an Kehlkopfkrebs erkrankte und eine lebhafte Diskussion über das Thema Kehlkopfkrebs und seine Behandlung begann. Wie bekannt, starb Friedrich III. nach 99-tägiger Regierungszeit am 15.06.1888 56-jährig an seiner Krankheit.

Informationsgrad

Obwohl wir in Deutschland eine Vielzahl von relativ unbekannten Krankheiten kennen, von der weitaus mehr Menschen betroffen sind, als von einer Kehlkopfkrebserkrankung bzw. einer Laryngektomie, zeigt die breite Öffentlichkeit einen erstaunlich hohen Grad an Informiertheit, wenn sie auf die Krankheit und deren Folgewirkungen angesprochen wird (vgl. KÜRVERS 1994). Sicherlich hat hierzu nicht nur die einprägsame direkte Begegnung mit kehlkopflosen Menschen, sondern auch das Medieninteresse bei an Kehlkopfkrebs erkrankten Prominenten beigetragen.

Als 1988 der Film *„Der Indianer"* von Rolf Schübel, der auf der autobiografischen Erzählung des an Kehlkopfkrebs erkrankten Leonhard Lentz beruht, den Bundesfilmpreis bekam und der Dokumentarfilm zunächst im Kino und in den Folgejahren auch von privaten und öffentlichrechtlichen Fernsehanstalten mehrfach ausgestrahlt wurde und zudem die Illustrierte *„Stern"* eine mehrteilige Artikel-Serie im gleichen Jahr

veröffentlichte, gewann die in ihren Auswirkungen so auffällige Krankheit erneut an öffentlichem Bewusstsein.
Wer die Presse daraufhin aufmerksam verfolgte, wurde in den folgenden Jahren immer wieder mit bekannten Persönlichkeiten konfrontiert, die von dieser unter Umständen den Kehlkopf oder gar das Leben fordernden Krankheit betroffen waren:

Prominente

**Tab. 1:** An Kehlkopfkrebs erkrankte oder verstorbene Prominente

| | |
|---|---|
| Humphrey Bogart (Schauspieler) | Lana Turner (Schauspielerin) |
| Sammy Davis jr. (Entertainer) | Josef Zanker (Sektenchef) |
| Konrad Kujau (Fälscher und Maler) | Stan Libuda (Fußballnationalspieler) |
| Hannes Messemer (Schauspieler) | Max Morlock (Fußballnationalspieler) |
| Mary Wells (US-Soulsängerin) | George Harrison (Musiker, Ex-Beatle) |
| Sean Connery (Schauspieler) | Peter Falk (Schauspieler) |

Die breite Öffentlichkeit erfuhr nicht nur, wer an Kehlkopfkrebs erkrankte oder verstarb, dass Rauchen und erhöhter Alkoholkonsum das Risiko, an bösartigen Tumoren im Rachen- und Kehlkopfbereich zu erkranken, deutlich erhöht, sondern sie erfuhr darüberhinaus auch einiges über die medizinischen Behandlungsmöglichkeiten und die Folgen, insbesondere in Bezug auf die Stimmgebung.

Talkshows

Noch eindrucksvoller als die Berichte der Printmedien erlebte die Öffentlichkeit Live-Auftritte Kehlkopfloser im Fernsehen, wie 1994 in der *RTL-Talkshow* von Ilona Christen und vier Jahre später in der *Pro7-Talkshow* von Arabella Kiesbauer, in der kehlkopflose Menschen interviewt wurden, die sich mit elektronischer Sprechhilfe, der Ösophagusstimme und der tracheo-ösophagealen Ersatzstimme via Shuntventil verständigten.

# 3 Medizinische Behandlungsmöglichkeiten

Operation

Die operationstechnischen Möglichkeiten bei Rachen- und Kehlkopftumoren reichen je nach Lokalisation und Ausdehnung der Geschwulst sowie der Befindlichkeit und Einwilligung des Patienten von der endolaryngealen Mikrochirurgie über verschiedene Teilresektionen bis hin zur totalen Laryngektomie mit Pharynxteilresektionen, bilateraler Neck-dissection und Hauttransplantationen, die mit einer zumeist postoperativen Strahlentherapie und evtl. einer Chemotherapie kombiniert werden (vgl. Kürvers 1997). Inwieweit eine zusätzliche Chemotherapie die Heilungschancen erhöht, wird derzeit in einer groß angelegten Studie am Zentrum für Radiologie der Universität Rostock überprüft. Mit Ergebnissen ist voraussichtlich im Jahr 2004 zu rechnen.

Radiatio

Chemotherapie

Ein wichtiges Kriterium für die Auswahl der geeignetsten Behandlungsmethode ist die Feststellung, wie weit sich der Krebs ausgebreitet hat.

Fachleute verwenden hierfür die international gültige TumorNodulus-Metastasen-Klassifikation, um durch die Zuordnung von Indexzahlen das Ausbreitungsstadium näher zu beschreiben (vgl. SPIESSL et al. 1990) und damit Grundlagen für Therapievergleiche zu liefern. TNM-Klassifikation

# 4 Anatomisch-funktionelle Veränderungen nach Laryngektomie

Für das Verständnis der Totalentfernung des Kehlkopfes und den dadurch bedingten anatomischen und funktionellen Veränderungen mag es hilfreich sein, sich Lage und Funktion des Larynx zu vergegenwärtigen. Die phylogenetisch älteste Funktion des Kehlkopfes liegt in seiner Aufgabe, Speise- und Luftweg voneinander zu trennen, um eine störungsfreie Atmung und Nahrungsaufnahme zu gewährleisten. Erst sekundär dient er der Stimmfunktion durch Erzeugung eines Grundtones und dem Passierenlassen von pulmonaler Luft in den Rachen-, Mund- und Nasenbereich. Durch die Ektomierung werden diese Funktionen aufgehoben und durch die Fixierung der Luftröhre an die äußere Halshaut eine vom Speiseweg getrennte Atemöffnung geschaffen, das so genannte Tracheostoma. In der Öffnung liegt eine Metall- oder Kunststoffkanüle, deren Aufgabe es ist, das Tracheostoma offen zu halten, um eine unbehinderte Atmung zu gewährleisten. Wie lange die Kanüle getragen werden muss, hängt von der Stabilität und chirurgischen Anlage des Tracheostomas ab. Bedingt durch diese Situation müssen sich die Schleimhäute der Luftröhre und der Lunge auf die Zuführung nicht mehr durch die Nase filtrierter, angefeuchteter und erwärmter Inspirationsluft einstellen, was im Allgemeinen zumindest in den ersten Wochen zu vermehrter Tracheal- bzw. Bronchialsekretion mit häufigem Abhusten bzw. Absaugen führt. Die häufig unkontrolliert auftretenden Hustenanfälle werden dabei u.U. noch durch eine sekundär bestehende chronische Bronchitis und eine schlecht sitzende Trachealkanüle verstärkt.

Anatomie

Larynxfunktion

Tracheostoma

Nasenfunktion

Bedingt durch die Kontinuitätstrennung zwischen oberen und unteren Luftwegen gelangt zwangsläufig auch keine In- und Exspirationsluft mehr durch die Nase, so dass Riechen und Ausschnäuzen von Nasensekret auch nach kompensatorischem Training nur sehr eingeschränkt möglich sind. Wegen der fehlenden Ventilation fallen ebenso die Möglichkeiten zu schnarchen, zu gurgeln und zur schlürfenden Aufnahme heißer Speisen und Flüssigkeiten weg. Funktionsverluste

**Tab. 2:** Organe und ihre funktionellen Veränderungen nach totaler Laryngektomie

| Organ | Präoperativ | Postoperativ |
|---|---|---|
| **Kehlkopf** | Trennung von Luft- und Speiseweg | Luft- u. Speiseweg operativ getrennt, bleibendes Tracheostoma |
| | Stimmgebung | Ersatzstimme |
| | Glottisschluss beim Husten u. bei der Bauchpresse | Kompensierbar durch digitales Verschließen des Tracheostomas |
| **Rachen** | Bolustransport | Möglich, evtl. eingeschränkt |
| | Schnarchen | Nicht möglich |
| | Gurgeln | Nicht möglich |
| | Resonanz | Verändert |
| **Mund** | Atmen | Nicht möglich |
| | Artikulieren | Möglich |
| | Resonanz | Vorhanden |
| | Kauen | Möglich, evtl. eingeschränkt |
| | Schmecken | Möglich, evtl. eingeschränkt |
| | Gähnen | Möglich, tracheostomaler Luftaustritt |
| | Lachen | Tonlos |
| | Pfeifen | Stark eingeschränkt |
| | Schlürfen | Nicht möglich |
| | Saugen | Möglich |
| | Pusten | Stark eingeschränkt |
| **Nase** | Atmen | Nicht möglich |
| | Anfeuchten | Nicht möglich |
| | Säubern | Nicht möglich |
| | Erwärmen | Nicht möglich |
| | Schnäuzen | Stark eingeschränkt |
| | Riechen | Stark eingeschränkt |
| | Niesen | Reiz vorhanden, Sekretabsonderung über das Tracheostoma |
| | Resonanzraum | Eingeschränkt |

Nahrungsaufnahme

Sonden

Im Normalfall ist die Nahrungsaufnahme nur in der postoperativen Wundheilungsphase und während der Bestrahlungszeit erschwert. Unmittelbar nach der Kehlkopfentfernung wird die Nahrung über eine nasogastrale oder über eine PEG-Sonde in den Magen geleitet. Bei regelhaftem Verlauf kann die Sonde nach ca. 10 Tagen gezogen und mit der oralen Nahrungsaufnahme begonnen werden.

Inwieweit darüber hinaus der Geschmack, die Speichelbildung, das Schlucken und Transportieren von Nahrung, die Artikulation und die Beweglichkeit von Schultern und Kopf eingeschränkt sind, hängt davon ab, ob durch die Tumorausdehnung, chirurgische Eingriffe im Ansatzrohrbereich, im Halsbereich (Neck-dissection) und zusätzliche Bestrahlungen (Radiatio) notwendig sind.

Neck-dissection

Zu den gravierendsten Veränderungen der Laryngektomie zählt zweifelsfrei der unvermeidbare Stimmverlust. Während die Sprachfähigkeit unbeeinträchtigt bleibt, können Artikulationsbeeinträchtigungen und laute, tracheostomale Exspirationsgeräusche neben der Aphonie die Sprechverständlichkeit deutlich reduzieren. Zur stimmlichen Rehabilitation werden kehlkopflose Menschen von Sprachtherapeuten/Logopäden unterrichtet, eine sich aus der veränderten Anatomie ergebende Ersatzstimme zu erlernen.

Stimmverlust

Logopädie

Neben dem hier unberücksichtigt bleibenden Zentralnervensystem setzt der Stimm- und Sprechvorgang drei miteinander in engster Beziehung stehende Systeme voraus:

Stimm- und Sprechvorgang

- einen Luftkessel, der in Form der Lungen zur Verfügung steht,
- eine Engstelle (Glottis), die die pulmonale Exspirationsluft in Schwingung versetzt, was die Stimmlippen im Kehlkopf übernehmen und
- einen Resonanzraum (Ansatzrohr) mitsamt der zur Artikulation notwendigen Organe.

Beim Laryngektomierten werden zwei dieser zum Sprechen notwendigen Systeme ausgeschaltet. Als Organ total entfernt wird der Kehlkopf mitsamt seinen Stimmlippen, wodurch keine, den primären Kehlkopfton erzeugende Glottis mehr zur Verfügung steht. Darüberhinaus muss der Laryngektomierte auf den natürlichen Luftkessel verzichten, da die Verbindung zwischen Luftröhre und Pharynx aufgehoben und die Trachea nach außen in die Halshaut eingenäht wird, so dass der pulmonale Exspirationsstrom durch das Tracheostoma entweicht und für die Stimmgebung ohne operativen Eingriff (Shunt-Op.) oder die Verwendung spezieller, pulmonal angetriebener, externer Sprechgeräte phonetisch nicht mehr genutzt werden kann. Bei weniger weit fortgeschrittenen Larynxkarzinomen bleiben das Ansatzrohr und die Artikulationsorgane in ihrer Funktion weitgehend erhalten, erfahren aber bei ausgedehnteren Operationen, bei denen der Pharynx- und Zungenbereich mit in das Operationsfeld einbezogen werden müssen, z. T. tief greifende funktionelle Einbußen.

Funktionsveränderungen

Um Kehlkopflosen eine Stimmgebung zu ermöglichen, müssen für die Lunge und Stimmbänder vikariierende Systeme einspringen, die deren luft- und stimmgebende Aufgaben übernehmen. Über die verschiedenen Möglichkeiten der stimmlichen Kompensation nach Kehlkopfverlust wird im Band 4 des Handbuches berichtet.

Ersatzstimme

# Näseln (Rhinophonie)

*Sandra Neumann*

Der charakteristische Stimmeindruck eines Menschen innerhalb der Kommunikation wird entscheidend durch das individuelle Ausmaß seiner nasalen Resonanz bestimmt. Durch erworbene Schädigungen des velopharyngealen Verschlussmechanismus oder angeborene Fehlbildungen im oropharyngealen Bereich kann das Gleichgewicht der oronasalen Resonanz empfindlich gestört werden. Für unsere Wahrnehmung spricht ein Mensch demnach auffällig zu viel oder zu wenig „durch die Nase". Charakterisiert durch einen derart abweichenden Stimmklang kann das damit verbundene Stigma für den Sprecher erheblich sein (Bressmann & Sader 2000, Wängler 1987).

## 1 Anatomisch-physiologische Grundlagen

Das menschliche Ansatzrohr unterteilt sich oberhalb vom Kehlkopf in die drei Hauptresonanzräume Rachen, Mundhöhle und Nasenhöhle, welche der Ausformung und Verstärkung des glottalen Schallgeräuschs dienen. Die Mundhöhle (Oropharynx) und die Nasenhöhle (Nasopharynx) werden durch den harten Gaumen und das Gaumensegel (Velum) anatomisch und akustisch voneinander getrennt. Das bewegliche muskuläre Velum nimmt hierbei eine Schlüsselfunktion ein. Es setzt sich anatomisch aus dem harten Gaumen in einer Bindegewebsplatte (Aponeurose) fort, in die fünf Muskelpaare aus verschiedenen Richtungen einstrahlen (s. Abb. 1). Dies erklärt seinen großen Bewegungsumfang und Flexibilität (Fritzell 1969). Alle fünf Muskeln werden motorisch über den Plexus pharyngeus innerviert, welcher aus Ästen der Hirnnerven Vagus (X), Glossopharyngeus (IX) und Facialis (VII) besteht (Horch 1998).

Muskeln und Nerven

## 2 Velopharyngeale Funktion und Dysfunktion

Velopharyngealer Sphinkter

Das Velum fungiert zusammen mit der oberen Rachenmuskulatur als Verschlussmechanismus (velopharyngealer Sphinkter), welcher das Aus-

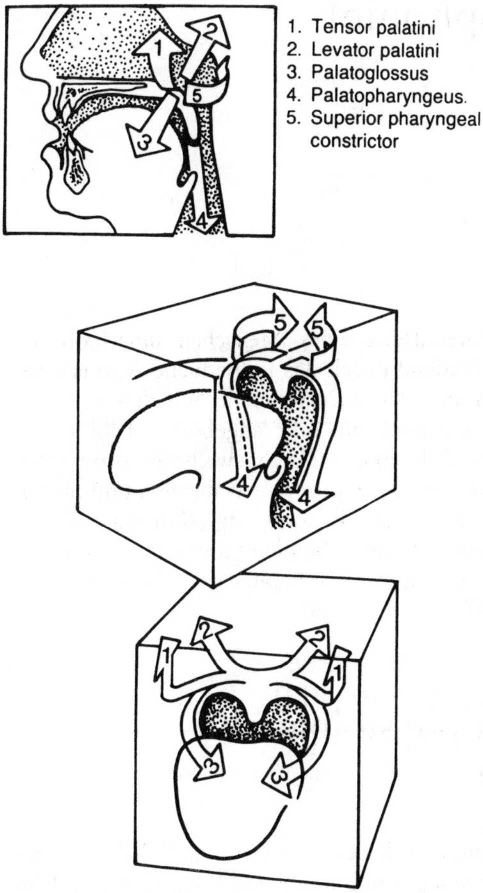


**Abb. 1:** Die velopharyngealen Muskeln in der Übersicht (Fritzell 1969)

maß der oronasalen Balance bestimmt. Es ermöglicht differenziert die Bildung oraler Laute, da durch seine Hebung der Mundraum schall- und luftdicht gegenüber der Nasenhöhle abgeschlossen werden kann. Nicht nur die alleinige Aktivität des Velums ist für den velopharyngealen Verschluss verantwortlich (Bressmann & Sader 2000). Croft und Shprintzen (1981) unterscheiden vier verschiedene Verschlussmuster:

Verschluss

1. Koronaler Verschluss: Hebung und Streckung des Velums nach dorsal, Rachenwände unbeteiligt (A)
2. Sagittaler Verschluss: Kontraktion der lateralen Rachenwände, Velum relativ unbeteiligt (B)
3. Zirkulärer Verschluss: starke Kontraktion der lateralen und dorsalen Rachenwände bei angehobenem Velum (C)
4. Zirkulärer Verschluss mit Passavant'schem Wulst: starke Kontraktion der lateralen und dorsalen Rachenwände bei angehobenem Velum und zusätzlich starker Vorwölbung der Rachenhinterwand (D)

(Bressmann 1999, Böhme 1997, McWilliams 1990)

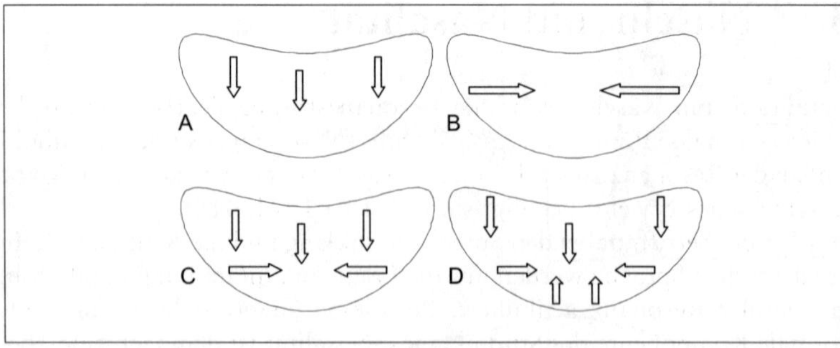


**Abb. 2:** Velopharyngeale Verschlussmuster nach CROFT & SHPRINTZEN (1981)

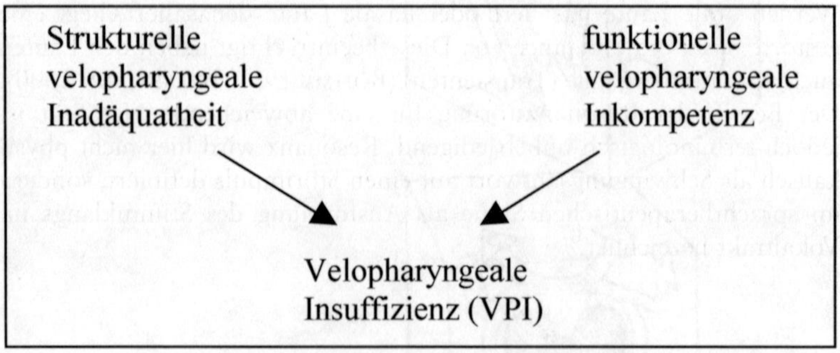


**Abb. 3:** Einteilung der velopharyngealen Dysfunktionen (nach Bressmann 2000)

Am häufigsten lassen sich bei gesunden Sprechern koronale und zirkuläre Verschlussmuster finden (BÖHME 1997).

Dysfunktion

Eine **velopharyngeale Dysfunktion** liegt vor, wenn kein oder nur unzureichender velopharyngealer Verschluss gebildet werden kann. Hierbei gilt die folgende differenzierende Terminologie als verbindlich (TROST-CARDAMONE 1989):

a) Velopharyngeale Inadäquatheit: Die velopharyngeale **Inadäquatheit** bezeichnet eine strukturelle Dysfunktion bedingt durch eine angeborene organische Fehlbildung oder einen erworbenen Defekt, z. B. bei Resektion eines Velumkarzinoms oder Apoplex.
b) Velopharyngeale Inkompetenz: Als velopharyngeale **Inkompetenz** wird eine Dysfunktion aufgrund der funktionellen Unfähigkeit eines Sprechers bei einem adäquaten muskulären Sphinkter definiert, z. B. bei Hörbehinderten.
c) Velopharyngeale Insuffizienz: Unter einer velopharyngealen **Insuffizienz** (VPI) wird die Kombination aus struktureller Inadäquatheit und funktioneller Inkompetenz verstanden, z. B. bei LKGS-Fehlbildungen (BRESSMANN 1999).

# 3 Näseln und Nasalität

Definition

Definition: Ein **Näseln** als nasale Resonanzstörung liegt vor, wenn die suprapalatinalen Räume des Ansatzrohres (Nasopharynx und Nasenhöhlen) an der Resonanz zu stark (offenes Näseln) oder in zu geringem Maße (geschlossenes Näseln) beteiligt sind (Wirth 1994, 418).
Das Näseln betrifft dabei den Sprechstimmklang und die Artikulation. In der deutschen Sprache werden nur die Laute /m/, /n/ und /ng/ nasal, d. h. mit nasaler Resonanz artikuliert. Bei diesen äußert sich Nasalität als normale Komponente des Stimmklangs. Nasalität ist demnach eine „bewusst gebildete erhöhte Nasenresonanz, die ein klangverbesserndes Ziel verfolgt, die Tragkraft der Stimme erhöht und die Anstrengung der Kehlkopfmuskeln vermindert" (Böhme 1997, 64).

gestörte nasal-orale Balance

Werden orale Laute nasaliert oder nasale Laute denasaliert, liegt eine gestörte nasal-orale Balance vor. Diese beeinträchtigt neben den Lauten auch die Lautübergänge (Transienten) (Böhme 1997, Bressmann 2000). Der Begriff der Resonanzstörung für eine abweichende Nasalität ist jedoch terminologisch unbefriedigend. Resonanz wird hier nicht physikalisch als Schwingungsantwort auf einen Störimpuls definiert, sondern im sprachtherapeutischen Sinne als Ausformung des Stimmklangs im Vokaltrakt bezeichnet.

# 4 Erscheinungsbild der pathologischen Nasalität

Unterteilungen

Das Erscheinungsbild der pathologischen Nasalität lässt sich in drei Hauptformen der Resonanzstörung unterteilen (s. Abb. 4).

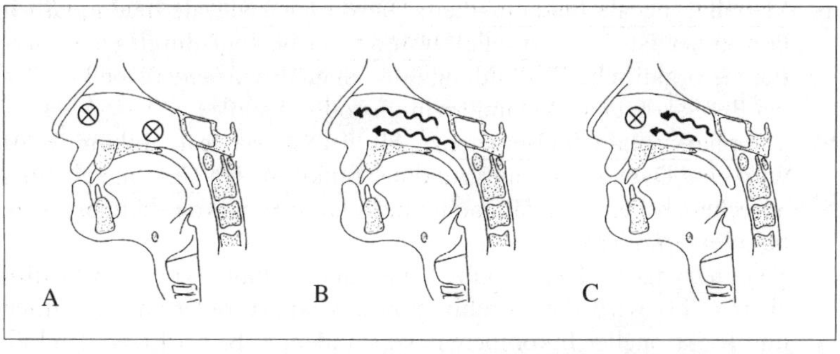


**Abb. 4:** Schematische Übersicht über die Formen der pathologischen Nasalität (nach Bressmann 2000): A) Hyponasalität, je nach Lokalistaion des Passagenhindernisses, B) Hypernasalität, C) Cul-de-sac-Resonanz, Kombination aus verlegtem Nasenweg und velopharyngealer Insuffizienz

## 4.1 Hyponasalität

Verminderte Nasalität

Hyponasalität wird definiert als „pathologisch verminderte Nasalität, ein Mangel an nasalem Anteil des Stimm- und Sprechschalls“ (VRTICKA 1995, 8). Häufig verwendete Synonyme sind geschlossenes Näseln, Rhinophonia clausa, Dysglossia nasalis und Hyporhinophonie (WIRTH 1994, WULFF 1996). Um eine international einheitliche Terminologie zu gewährleisten ist nach Empfehlung der International Association of Logopedics and Phoniatrics (IALP) jedoch der Begriff der Hyponasalität zu verwenden (BRESSMANN & SADER 2000, HIRSCHBERG & VAN DENMARK 1997). Hyponasalität ist ursächlich bedingt durch ein oder mehrere mechanische Hindernisse in der Nasenluftpassage (s. Kap. 6.3). Je nachdem, wo das Hindernis lokalisiert ist, wird zwischen einer vorderen (anterioren) und einer hinteren (posterioren) Hyponasalität unterschieden (s. Abb. 4, A). Als akustisches Charakteristikum entsteht ein dumpfer ‚verschnupfter‘ Stimmklang. Weitere Symptome äußern sich in einer eingeschränkten Nasenatmung mit der Konsequenz einer Mundatmung, einer Geruchsstörung und der Denasalierung der Nasalen /m/, /n/ und /ng/. Bei kompletter Behinderung der Nasenluftpassage (Denasalität) kann es zu Ersatzlautbildung der Nasale durch stimmhafte Plosive der entsprechenden Artikulationszone (/b/, /d/, /g/) kommen (WIRTH 1994, 449).

## 4.2 Hypernasalität

Vergrößerte Nasalität

Hypernasalität definiert sich als „pathologisch vergrößerte Nasalität, ein Überfluss am nasalen Anteil des Stimm- und Sprachschalls“ (VRTICKA 1995 b). Synonym werden die Begriffe offenes Näseln, Rhinophonie aperta, Hyperrhinophonie und Palatophonie (bei LKGS-Fehlbildungen) verwendet (BÖHME 1994). Es ist jedoch nach der IALP vereinheitlichend der Begriff der Hypernasalität zu bevorzugen. Hypernasalität charakterisiert sich nach TRENSCHEL (1977) durch eine starke nasale Klangfärbung aller oralen Laute. Es kommt durch eine vergrößerte nasale akustische Energie bei der Lautbildung zu einer erheblichen Verstärkung des Grundtones unter Zurückdrängung der oberen Teiltöne (WIRTH 1994). Die mit einer starken lingualpalatalen Enge gesprochenen Vokale /i/ und /u/ sind hierbei besonders beeinträchtigt, während die klangliche Qualität des Vokals /a/ durch seine weite Mundöffnung deutlich weniger beeinflusst wird. Besonders Frikative und Affrikative sind von der Sprechklangveränderung betroffen (NEUMANN 2000, DIECKMANN 1996, MCWILLIAMS 1990).

## 4.3 Cul-de-sac-Resonanz

Hypo- und Hypernasalität sollten sich aufgrund ihrer konträren Definition gegenseitig ausschließen. Differenzialdiagnostisch lassen sich jedoch

302Mischformen klassifizieren, wobei sich die Cul-de-sac-Resonanz (‚Sackgassen-Resonanz') in ihrer Auftretenshäufigkeit am deutlichsten abhebt. Diese Form der nasalen Resonanzstörung wird synonym auch als gemischtes Näseln, Rhinophonia mixta oder palato-nasale Dysglossie bezeichnet (Böhme 1997, Wirth 1994). Sie tritt als Kombination aus einer Hypernasalität aufgrund velopharyngealer Inadäquatheit, Inkompetenz oder Insuffizienz und einer Hyponasalität, begründet durch eine organische Blockierung der Nasenwege auf. Es wird zwischen einer anterioren oder posterioren Verlegung der Nasenluftpassage unterschieden (s. Kap. 6.3). Bei Vorliegen einer Cul-de-sac-Resonanz kommt es zu einer starken Dämpfung bzw. Reduktion des Schalldrucks, mit einem leisen und dünnen Stimmklang und einer hohen Sprechanstrengung für den Betroffenen (Bressmann 1999, McWilliams et al. 1990).
Als weitere Mischform der Hyper-und Hyponasalität lässt sich die wechselnde oder **alternierende Nasalität** beschreiben, welche auch als Rhinophonia alternans bezeichnet wird. Hierbei wechselt der Sprecher unwillkürlich zwischen einem offenen und geschlossenen Näseln (s. Kap. 6.3).

# 5 Nasaler Durchschlag, nasale Turbulenz

Der nasale Durchschlag und die nasale Turbulenz äußern sich als zwei wichtige Symptome, welche in Kombination mit einer Hypernasalität auftreten können.

Symptome in Kombination mit einer Hypernasalität

## 5.1 Nasaler Durchschlag

Nasaler Durchschlag (nasale Emission) definiert sich als „nasal austretende Luft" während der Bildung oraler Sprachlaute bei Sprechern mit velopharyngealer Inadäquatheit, Inkompetenz oder Insuffizienz (McWilliams 1990, Dieckmann 1996). Differenzialdiagnostisch wird nicht-hörbarer und hörbarer nasaler Durchschlag unterschieden. Hörbarer nasaler Durchschlag äußert sich in einem hörbaren laminaren Windgeräusch in der Nasenpassage, welches die oral artikulierten Laute begleitet (Bressmann & Sader 2000, Dieckmann 1996).

## 5.2 Nasale Turbulenz

Nasale Turbulenz (nasale Friktion) wird als Geräusch definiert, welches bei einem grenzwertig kompetenten velopharyngealen Verschluss zwischen Gaumensegel und Rachenhinterwand entsteht. Aufgrund des nicht vollständigen velopharyngealen Abschlusses kommt es zu turbulenten Luftverwirbelungen, wodurch hörbare Reibegeräusche entstehen (McWilliams 1990, Bressmann & Sader 2000). Nasale Turbulenzen sind in kommunikativer Hinsicht auffällig und störend, da sie besonders auch die Transienten betreffen. Sie können Plosive, Frikative und Affrikative begleiten oder diese ganz ersetzen (s. Kap.5.2) (Sell et al. 1999).

# 6 Bedingungshintergründe der abweichenden Nasalität

## 6.1 Kongenitale Bedingungshintergründe bei Hypernasalität

angeborene Fehlbildungen

Angeborene (kongenitale) Bedingungshintergründe bei Hypernasalität sind in einer Fehlbildung des Gaumensegels und daraus resultierendem inadäquaten bzw. insuffizienten velopharyngealen Verschlussmuster zu sehen. Diese äußern sich am häufigsten in LKGS-Fehlbildungen (s. Kap. 5), wobei die solitäre Segelfehlbildung oder in Kombination mit einer Gaumenfehlbildung (offen oder submukös) eine entscheidende Rolle spielt. Als weitere kongenitale Ursache gilt ein zu kurzes Gaumensegel. Aufgrund des gestörten Längenverhältnisses von hartem zu weichem Gaumen kommt es oft zu funktionellen Beeinträchtigungen. Bei der velofazialen Hypoplasie (Sedláckovà-Syndrom) entsteht der gleiche Effekt durch eine ontogenetische Fehlentwicklung der Velummuskulatur (Wirth 1994, Böhme 1997).

## 6.2 Erworbene Bedingungshintergründe bei Hypernasalität

Velopharyngeale Dysfunktionen werden auch durch organische Erkrankungen oder Verletzungen erworben. Hierbei muss zwischen Störungen des Nervensystems und peripheren organischen Schädigungen des Velums und deren Auswirkungen differenziert werden.

### 6.2.1 Störungen des Nervensystems

Velumparesen

Ein bedeutsame Ursache für Hypernasalität zeigt sich in der Gaumensegellähmung (Velumparese) ausgelöst durch eine zentrale oder periphere neurologische Schädigung. Velumparesen äußern sich ein- oder beidseitig, inkomplett oder komplett. **Periphere Velumparesen** zeigen ihre Ursache in nukleären Erkrankungen im Bereich der Hirnnervenkerne der Medulla oblongata oder infranukleären Schädigungen im extrakraniellen Verlauf der Nerven (Böhme 1997, Wirth 1994). Ursachen für eine Schädigung in diesen Bereichen können sein: Multiple Sklerose, Bulbärparalyse, Schädelbasisfrakturen, Poliomyelitis, Encephalitis, Myasthenia gravis pseudoparalytica und Tumore der Schädelbasis. **Zentrale Velumparesen** manifestieren sich aufgrund einer supranukleären oder extrapyramidalen Schädigung. Bei supranukleären Erkrankungen liegt immer eine inkomplette Velumparese vor. Extrapyramidale Schädigungen des Gaumensegels charakterisieren sich durch eine alternierende Nasalität (s. Kap. 4.3). Zentrale Velumparesen haben ihre Auslöser meist in Apoplex, Aneurismen, Schädelhirntraumata, Athetose oder Suprabulbärparalyse. Frühkindliche Hirnschädigungen mit Pseudobulbär- und Bulbärparalysen können eine Kombination aus peripheren und zentralen Störungen sein und eine Velumparese bedingen (ausführlich s. Giel in diesem Band).

### 6.2.2 Organische Schädigungen des Velums

Postoperativ kann eine Adenotomie (AT) und/oder Tonsillektomie (TE) durch Vernarbung, Verkürzung oder Verletzung der Velummuskulatur zur Hypernasalität führen (Böhme 1997, Wirth 1994). Dasselbe gilt für andere operative Eingriffe am harten oder weichen Gaumen, z. B. nach Tumorresektionen bei Mundhöhlen- oder Nasopharynxkarzinomen. Tumorresektion
Isolierte Verletzungen des Velums durch Pfählungen treten nur selten auf.

## 6.3 Störungen der Nasenluftpassage bei Hyponasalität

Ursächlich kann eine Blockierung der Nasenwege durch Atemhindernisse im vorderen oder hinteren Bereich des Nasopharynx bedingt sein. Vordere Blockaden stellen Septumdeviationen, Polyposis nasi, Rhinitiden oder stenosierende Narbenbildungen dar. Muschelhyperplasie, angeborene Choanalatresie, hypertrophe Adenoide, Nasopharynxtumore oder Nasenrachenfibrom verlegen den hinteren Nasopharynx.

## 6.4 Funktionelle Bedingungshintergründe

Die funktionelle Hyponasalität ist äußerst selten und tritt aufgrund einer Tubenverschlussstörung auf. Bei einer generell offenen Eustach'schen Röhre kommt es bei Nasalen zu einem Dröhnen im Mittelohr (Autophonie), wovor sich der Sprecher durch eine verstärkte Anhebung des Velums schützen möchte (Bressmann & Sader 2000). Autophonie

Die funktionelle Hypernasalität bei einem funktionsfähigen velopharyngealen Verschluss zeigt sich bei hörbehinderten Menschen. Die diffizilen Bewegungen des Velums können aufgrund des fehlenden auditiven Feedbacks beim Sprechen nicht erlernt werden: ein offenes Näseln entsteht (ausführlich s. Coninx in diesem Band).

# 7 Menschen mit LKGS-Fehlbildung

Lippen-, Kiefer-, Gaumen-, Segel-Fehlbildungen

Menschen mit Lippen-, Kiefer-, Gaumen-, Segel-Fehlbildung zeigen als Hauptstörungsbild eine Hypernasalität und unterliegen einer komplexen anatomisch-funktionellen Fehlbildung des orofazialen Bereichs, so dass von dem Begriff der LKG-Spalte Abstand genommen wird.

Ätiologie

Ätiologisch wird von einer ‚additiven Polygenie mit Schwellenwerteffekt' ausgegangen, einer Kombination aus erblichen und äußeren Faktoren. „Die Erblichkeit ist dabei an mehrere Gene (Polygenie) gebunden, deren Schädigung zusammen (additiv) wirksam wird. Das Vorhandensein dieser erblichen Neigung setzt die Schadensschwelle für Umwelteinflüsse [...] herab (Schwellenwerteffekt)." (Honigmann 1998, 27). LKGS-Fehlbildungen entstehen zwischen der fünften bis zwölften Embryonalwoche, wobei genotypisch zwischen Lippen-, Kiefer- und solitären Gaumenfehlbildungen unterschieden werden muss (ausführlich s. Langman 1989, Schumacher 1993, Neumann 2000). Ihr Erscheinungsbild erstreckt sich über 100 verschiedene Formen und umfasst alle Mikroformen, partielle, totale, submuköse/subkutane einseitige und doppelseitige LKGS-Fehlbildungen.

Die Prävalenz äußert sich in einer Häufigkeit von 1:500 Geburten bei LKGS-Fehlbildungen bzw. 1:1500 bei solitären Gaumenfehlbildungen. Letztere treten beim weiblichen Geschlecht ungemein häufiger auf als beim männlichen (3:2), im Gegensatz zu LKGS-Fehlbildungen mit dem Verhältnis von 1:2. Klassifikatorisch gilt die dreidimensionale Beurteilung der ICD-10 (WHO), wobei alle betroffenen anatomisch-funktionellen Regionen, auch Nase und Vomer (LKGSNV) nach entsprechendem Ausprägungsgrad und- form dokumentiert werden (ausführlich s. Koch u. a. 1993, Neumann 2000).

Klassifikation

# 8 Bedingungshintergründe der Sprechauffälligkeiten bei LKGS

intrauterine Entstehung

Schon von dem Zeitpunkt der intrauterinen Entstehung der LKGS-Fehlbildung an sind betroffene Kinder durch funktionelle Störungen beeinträchtigt, welche die Schluckfunktion, die Hörentwicklung, das Oberkieferwachstum, die Atmung und die Sprachentwicklung betreffen. Das folgende Modell zeigt primäre und sekundäre Funktionsstörungen bzw. Folgebehinderungen auf, die sich beeinträchtigend auf die sprachliche Entwicklung des Kindes auswirken können. Auslösendes Moment ist die komplexe Mittelgesichtsfehlbildung als Körperbehinderung. Daran schließen sich primäre Folgebehinderungen als direkte Auswirkungen an: orofaziale Dyskinesien, Probleme bei der Nahrungsaufnahme, Wachstumsstörungen, eine unphysiologische Atemtechnik und Störungen der Hörbahnreifung. Werden nicht frühzeitig medizinische und sprachtherapeutische Maßnahmen eingesetzt, kommt es unweigerlich

Primäre und sekundäre Funktionsbeeinträchtigungen

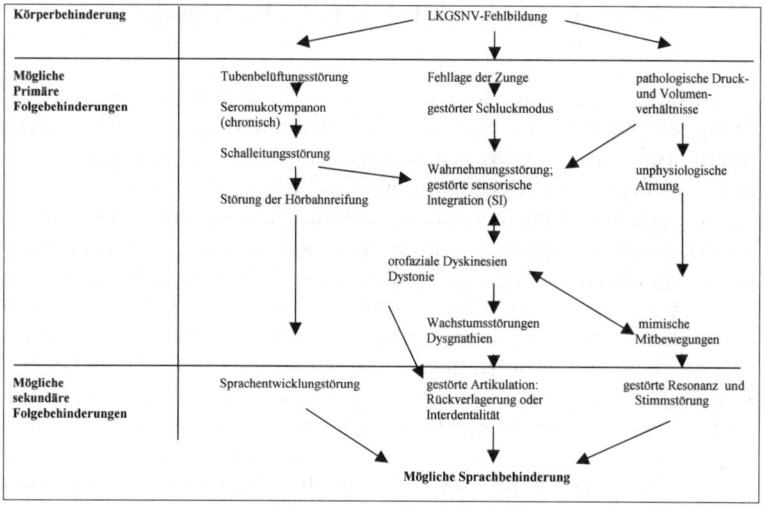


**Abb. 5:** Modell der Folgebehinderungen und deren Wechselwirkungen bei Kindern mit LKGS-Fehlbildung (aus: NEUMANN 2000, 24)

zu sekundären Folgebehinderungen wie Sprech- und Stimmauffälligkeiten, mimischen Mitbewegungen, speziellen Artikulationsstörungen und habituellen Resonanzstörungen, welche sich zu einer Sprachbehinderung mit Entwicklungsbeeinträchtigungen, gestörter Sensorischer Integration (SI) und psychosozialen Auffälligkeiten verschärfen können.

## 8.1 Myofunktionelle Dyskinesien im orofazialen Komplex

„Bei Kindern mit einer LKGS-Fehlbildung ist das orofaziale Muskelgleichgewicht schon von der Entstehung der Fehlbildung in der 7. – 12. Fetalwoche an durch die skelettale Anomalie des Kiefers, Gaumens, Segels und der inneren wie äußeren Nase gestört und infolgedessen auch die primären Funktionen wie Atmen, Saugen, Kauen und Schlukken" (NEUMANN 2000). Durch den nicht vereinigten M. orbicularis oris und dessen fehlende Innervation wird eine Mundatmung angeregt, die sich habituell zu verfestigen vermag. Diese kann wiederum eine falsche kaudale Zungenruhelage und ein Zungenpressen/Tongue Thrust begünstigen, die physiologische costo-abdominale Atmung beeinträchtigen und eine Clavicularatmung auslösen, welche sich negativ auf die Sprechatmung des Kindes auswirken und zu Stimmstörungen führen kann (GIEL & TILLMANNS-KARUS 1999). Die Zungenruhelage kann bei Kindern mit LKGS in dreifacher Hinsicht gestört sein: die Zunge verlagert sich reflektorisch nach rückwärts in die Fehlbildung, um einen behelfsmäßigen Abschluss zu erreichen; sie liegt kaudal am Mundboden oder orientiert sich habituell interdental oder addental, indem sie sich in die Lippenfehlbildung einlagert. Diese Lage kann auch nach den Primäroperationen

Zungenpressen

gestörte Zungenruhelage

habituell beibehalten werden (DIECKMANN 1996, ausführlich s. HAHN in diesem Band). Die Nahrungsaufnahme ist generell durch die fehlende Nasen-Mundhöhlen-Trennung erschwert. Das Kind kann oft nur mithilfe einer Mund-Nasen-Trennplatte (MNT) die Brust oder den Flaschensauger durch Melkbewegungen auspressen (HERZOG-ISLER & HONIGMANN 1996). WOHLLEBEN (1994) erkennt bei Kindern mit LKGS zur Regulation des Flüssigkeitsstroms ein reaktives Zurückziehen des Zungenrükkens mit deutlicher Tonuserhöhung im hinteren Zungendrittel bei schlaffem Absinken des vorderen Drittels. Eine Aspiration der Nahrung kann nicht ausgeschlossen werden (ausführlich s. BARTOLOME in diesem Band).

## 8.2 Gestörte Funktion der Nase

Nasenatmung

Fehlbildung der inneren Nase

Je nach Ausprägungsgrad der LKGS-Fehlbildung ist die physiologische Nasenatmung bei abgeschlossener Mundhöhle und die Schutzfunktion der Nase (Filtration/Anfeuchtung der Einatmungsluft) weitgehend aufgehoben. Zusätzlich werden die Nasenschleimhäute durch ständig eintretende Nahrung gereizt. Aufgrund der erhöhten Infektionsgefahr kann eine chronische Reizung des Nasen-Rachen-Raumes zu rezidivierenden Otitiden, Rhinitiden, Bronchitiden und bei länger andauernder Behinderung der Nasenatmung zu Störungen der Lungenfunktion führen (HÖFLER 1983, 54). Septumdeviationen, Stenosierungen und kompensatorische Schwellungen der Nasenschleimhaut sind bei Kindern mit LKGS auffällig. Aufgrund der Vomerhyperplasie und der Gaumen-Segel-Fehlbildung kommt es bei ihnen nicht zur Ausbildung zweier Nasenhaupthöhlen, so dass sich konsekutiv Hyperplasien der Nasenmuscheln, der Adenoide und/oder Tonsillen entwickeln, welche die physiologische Nasenatmung behindern, eine Mundatmung verursachen (s. Kap. 6.1) oder zu einer Cul-de-sac-Resonanz (s. Kap. 4.3 & 6.3) führen (NEUMANN 2000, KOCH u. a. 1994, GRZONKA u. a. 1998).

## 8.3 Hörstörungen

Bei einem operativ noch nicht vereinigten Velum kann der Öffnungsmechanismus der Tuba auditiva während des Schluckaktes nicht wirken, da der M. veli palatini nicht angespannt werden kann – die Ostie der Tube kollabiert aufgrund ihrer Eigenelastizität. MÜHLER (1996) beschreibt zudem eine generell schwächere Ausbildung des Tubenknorpels bzw. -muskulatur bei LKGS. Nach GODBERSEN (1997) legt sich das fehlgebildete Velum vor die Tubenöffnung und dichtet sie somit ab. Der gleiche Effekt entsteht durch hypertrophe Tonsillen bzw. Adenoide. Als Folge

Mittelohrstörungen

findet kein Druckausgleich im Mittelohr statt, ein chronischer Unterdruck entsteht, die Mittelohrflüssigkeit dickt ein, bildet serösen bis mukösen Schleim und eine Otitis media/Seromukotympanon entsteht, welche bei Nichtbehandlung chronisch ausreifen kann. Diese lässt die Gehörknöchelchen nicht mehr frei schwingen und behindert die

Schallübertragung. Es entwickelt sich eine Schallleitungsschwerhörigkeit, welche eine Verzögerung der Hörbahnreifung bewirken kann, „da diese von entsprechender Reizung abhängig ist" (NEUMANN 2000, 31). So kann es zu einer eingeschränkten Reifung der Hörbahnen kommen, welche irreversibel ist. Eine hörbedingte Sprachentwicklungsverzögerung ist demnach nicht auszuschließen (GRZONKA u. a. 1998, NEUMANN 2000, HILDMANN 1997, ausführlich s. CONINX in diesem Band).

Eingeschränkte Reifung der Hörbahnen

## 8.4 Beeinträchtigtes Wachstum des Oberkiefers

Wachstumsstörungen im Bereich des Oberkiefers sind kongenitale Mitursache der LKGS-Fehlbildung. Sie bestehen seit der Fehlentwicklung im Mutterleib und wirken sich bis in das Erwachsenenalter aus. Die folgenden negativen Einflüsse verstärken diese noch: Die Zunge kann ihren formbildenden und wachstumsfördernden Impuls während das Schluckaktes durch ihre kaudale Fehllage am Mundboden nicht vollziehen. Diese Fehllage stört das antagonistisch dynamisch myofunktionelle Gleichgewicht zwischen zentripetal wirkender Lippen-, Wangen-, Segel- und Rachenmuskulatur sowie der zentrifugal wirkenden Zungenmuskulatur und beeinträchtigt das Mittelgesichtswachstum (KOCH 1985). Derselbe Effekt entsteht durch veränderte Druckverhältnisse aufgrund von palatalen Restlöchern. Unterliegt der Oberkiefer einer Wachstumshemmung während sich der Unterkiefer physiologisch entwickelt, kann eine Pseudoprogenie mit auffälliger Lippentreppe, offener Biss, Kreuzbiss, oder Nonokklusion der Prämolaren entstehen. Weiterhin kann die Ästhetik des Kindes mit LKGS durch eine abnorme Zahl, Stellung und Form der Incisivi beeinträchtigt werden (V. SCHWANEWEDE & SCHUBERT 1996, GRABOWSKI 1996).

myofunktionelles Gleichgewicht

Wachstumshemmung

# 9 Mögliche Sprechauffälligkeiten bei einer LKGS-Fehlbildung

Sprechauffälligkeiten bei Kindern mit LKGS-Fehlbildung werden als organische Funktionsbeeinträchtigungen der Sprechwerkzeuge, pathologische Resonanzveränderungen und artikulatorische Kompensationsmechanismen wirksam. Dabei können die Funktionskreise der Respiration, Phonation, Resonanz, Artikulation und Suprasegmentalia unterschiedlich betroffen sein.

## 9.1 Primäre Auswirkungen auf die Resonanz

Eine LKGS-Fehlbildung wirkt sich durch die kongenitale velopharyngeale Inadäquatheit primär in einer Veränderung der Resonanz im Sinne einer Hypernasalität aus. Die suprapalatinalen Räume des Ansatzrohres sind durch die Fehlbildung der inneren Nase (keine Trennung der Nasenhaupthöhlen) zu stark an der stimmlichen Resonanz des Kindes beteiligt.

Hypernasalität

Hypernasalität entsteht auch durch die zentripetale Zungenrückverlagerung. Kompensatorisch entweicht der Phonationsstrom durch die Nase und verstärkt die Nasenresonanz. Eine Cul-de-sac-Resonanz kann entstehen, wenn sich kompensatorisch hypertrophe Adenoide bzw. Tonsillen bilden, um den insuffizienten Segel-Rachen-Verschluss auszugleichen.

## 9.2 Sekundäre Artikulationsstörungen

funktionell-artikulatorische Kompensationsmechanismen

Godbersen (1997) klassifiziert Artikulationsabweichungen bei LKGS als sekundäre Auswirkung infolge von funktionell-artikulatorischen Kompensationsmechanismen. Charakteristisch liegen Rückverlagerungen der Artikulationszonen vor, welche habituell vom Sprecher erlernt werden. Diese sind i.S. einer aktiven Adaptation an die primäre velopharyngeale Insuffizienz zu verstehen (Bressmann 1999). Harding & Grunwell (1993) sehen in typischen Artikulationsauffälligkeiten bei LKGS Veränderungen der Artikulationsart und des -ortes oder eine nasale, palatale, pharyngeale oder glottale Substitution des Ziellautes. Bressmann (1999 in Anlehnung an Trost 1981, Harding & Grunwell 1993) klassifiziert die Artikulationsstörungen in vier Bereiche:

1 Lautentstellungen infolge struktureller Inadäquatheiten im artikulatorischen Trakt, d. h. aufgrund von Zahnfehlstellungen oder -verlust, Vernarbungen im Lippenbereich oder fehlendem Mundvorhof. Besonders betroffen sind bilabial realisierte Laute und diejenigen mit starker Lippenvorwölbung, z. B. /sch, o, u/. Typisch sind dentale Sigmatismen oder hörbarer nasaler Durchschlag infolge von oronasalen Restlöchern.
2 Artikulomotorisch verursachte Lautentstellungen liegen aufgrund von Schwierigkeiten innerhalb der motorischen Feinkoordination bzw. eingeschränkter Stereognosefähigkeit vor. Strukturelle Inadäquatheiten und Hörstörungen müssen vorher ausgeschlossen werden. Artikulationszone und Artikulationsmodus werden richtig angesteuert, aber nicht korrekt realisiert, wie z. B. bei multipler Interdentalität.
3 Lautsubstitutionen bestehen, wenn der Ziellaut durch einen anderen Laut des phonetischen Systems des Sprechers ersetzt wird. Es wird die Artikulationszone oder der Artikulationsmodus gewechselt.
4 Kompensatorische Lautsubstitutionen liegen vor, wenn der Ziellaut durch einen nicht im phonetischen System vorkommenden Laut ersetzt wird. Es wird zwischen dem posterior nasalem Frikativ /Δ/, dorsalem palatalen Plosiv /c, ɟ/, pharyngealem Plosiv /ʡ, ʕ/, pharyngealem Frikativ /ħ, ʕ/, pharyngealem Affrikativ /ħˁ, ʕˁ/, glottalem Stop/Plosiv /ʔ/ und Frikativ /h/ unterschieden.

Rückverlagerung Lautsubstitutionen

Kompensatorische Lautsubstitutionen äußern sich bei Kindern mit LKGS vermehrt. Palatal (/j, ç/) und velar (/g, k, x, r/) gebildete Laute sind bei einer noch nicht operierten Fehlbildung des Gaumens oder später habituell stark beeinträchtigt bzw. unmöglich und werden zentral rückverlagert (‚backing'). Plosive sind durch den fehlenden oralen Luftdruckaufbau beeinträchtigt. Die bilabialen Plosive /b, p/ werden bei schwachem Muskeltonus oftmals zu [m, n] lenisiert oder komplett verhaucht. Frikative, besonders s-Laute und ihre Verbindungen, werden passiv durch einen hörbaren nasalen Durchschlag [(s)͡n̥] verändert (‚nasal realization of fricatives') oder verhaucht. Nasale Turbulenzen äußern sich aktiv als kompensatorische Rückverlagerung in nasalen Frikativen [m̥̃, ñ̥] (active nasal fricative'). Akustisch lassen sich beide Formen kaum differenzieren, müssen aber aufgrund ihrer Entstehungsart unterschieden werden. Eine Doppelartikulation (‚double articulation') entsteht, wenn z. B. korrekt gebildete alveolare Plosive zusätzlich mit einer rückverlagerten Artikulation realisiert werden [t͡k, d͡g].

Nasale Turbulenzen

## 9.3 Tertiäre Störungen der Phonation

Tertiär können sich Stimmstörungen entwickeln, welche infolge von „artikulatorisch oder psychisch verursachter Überforderung des Phonationsapparates" (Godbersen 1997, 565) entstehen. Hypernasalität, artikulatorische Rückverlagerungen und mimische Mitbewegungen (s.u.) wirken sich negativ auf den Stimmklang aus. Bei nasalem Luftverlust steigt der subglottische Druck an und die glottale Öffnungsphase verkürzt sich (Warren 1986). Stimmstörungen bei Kindern mit LKGS können von einfachen Stimmbildungsfehlern über hyperfunktionelle Dysphonien mit Stimmlippenknötchen bis zu chronischer Heiserkeit reichen. Wulff (1983) stellt folgende Störungen der Phonation fest: feste verspannte Stimme, kloßige Stimme, verhauchte, heiser krächzende Stimme, kreischige dünne Stimme und erhöhte Stimmlage. Diese entstehen durch Rückverlagerung ausgelöste veränderte Druckverhältnisse im Kehlkopf, unökonomische Bewegungen der Artikulationsorgane und durch eine falsche Atemfrequenz, -ansatz und -dosierung aufgrund der mangelhaften Sprechatemkraft des Kindes (ausführlich s. Spiecker-Henke in diesem Band).

Dysphonie

## 9.4 Mimisch-artikulatorische Mitbewegungen

Kinder mit LKGS versuchen „reflektorisch, das pathologische Luftentweichen durch die Nase zu kompensieren" (Dieckmann 1996, 261), indem sie ihren nasalen Resonanzraum durch eine innere enge Sprechhaltung verkleinern. Alle Sprechwerkzeuge konvergieren bei der Artikulation unter unphysiologischer Anspannung, wodurch übergreifende Verspannungen entstehen können. Je nach Schweregrad werden kompensatorische Mitbewegungen in Verengen der Nasenöffnung (Nase rümpfen), Anheben der Oberlippe, Stirnrunzeln und Anspannen der Halsmuskulatur unterschieden. Diese zeigen sich besonders stark bei den Zisch- und Explosivlauten (Wirth 1994, 460). Liegt das Grimassieren habituell über einen längeren Zeitraum vor, kann es zu einer Hypertonie des

kompensatorische Mitbewegungen

Grimassieren

Brustkorbes bzw. des gesamten Körpers mit einer Clavicularatmung kommen (NEUMANN 2000, DIECKMANN 1996, ausführlich s. HAHN in diesem Band).

### 9.5 Beeinträchtigte auditive Differenzierungsfähigkeit

Schallleitungsstörungen

Aufgrund der möglichen Schallleitungsschwerhörigkeit und der behinderten Hörbahnreifung kann eine eingeschränkte auditive bzw. phonematische Differenzierungsfähigkeit vorliegen. Leise tiefklingende Laute und unbetonte Endsilben werden nur schlecht verstanden. „Entwicklungsrückstände in der akustischen Wahrnehmung, dem Aufnehmen, Behalten, Vergleichen und Wiedererkennen auditiver Reize können auftreten und die Lautbildung des Kindes erheblich erschweren" (NEUMANN 2000). Das eingewöhnte Fehlhören durch die Hypernasalität und das Verschleifen vieler Laute bzw. Lautverbindungen beeinträchtigt das Kind mit LKGS in seinen Lautdifferenzierungen.

## 10 Psychosoziale Auswirkungen der LKGS-Fehlbildung auf das Kind und seine Eltern im systemischen Bezug

### 10.1 Die Lebenssituation der betroffenen Eltern

Idiografische Betrachtungsweise

Schock

Annahme des Kindes

Schuld und Ablehnung

Um das Kind in der späteren sprachtherapeutischen Betreuung idiografisch in seinem Lebensraum als Teil seiner familiären Beziehungsstruktur zu betrachten, muss der Sprachtherapeut die elterliche Situation mit ihren Problemen, Sorgen und Ängsten berücksichtigen. Direkt nach der Geburt befinden sich die Eltern in einem Schockzustand, da ihre Wunschvorstellung von einem gesunden Kind schlagartig enttäuscht wurde. Gefühle wie Angst, Trauer, Ablehnung, Unsicherheit und Frustration können zu einer länger andauernden Krise im Leben der Eltern führen. Ein behindertes Kind erfordert ein Umdenken im Selbstverständnis der Eltern und grundlegende Reorganisation der familiären Situation. Die craniofaziale Fehlbildung des Kindes ist besonders schwer anzunehmen, da sie das Gesicht betrifft – Ausdruck unserer Persönlichkeit und entscheidend in der zwischenmenschlichen Kommunikation. Schuldgefühle der Eltern entstehen aufgrund der Suche nach eigenem Fehlverhalten, besonders der Mutter. Gegenseitige Schuldzuweisungen werden ausgesprochen. Der Gedanke, nicht den gesellschaftlichen Anforderungen zu entsprechen, entwickelt sich und lässt ein Minderwertigkeitsgefühl wachsen. Ernährungsprobleme können Hilflosigkeit und ein schlechtes Gewissen bei den Müttern entstehen lassen, die ambivalente Gefühle ihrem Kind gegenüber zeigen. Die Reaktionen des sozialen Umfeldes der Eltern können ablehnend ausfallen, Freundschaften zerbrechen oder die Fehlbildung des Kindes wird ignoriert bzw. tabuisiert. Die betroffenen Eltern fühlen sich somit ausgegrenzt und können sich isolieren. Diese Probleme äußern sich oft in dem Erziehungsverhalten der Eltern. Die Skala der Verhaltensweisen reicht von restriktivem bis zu verwöhnendem oder ambivalentem Verhalten. Überbehütung kann die Spontanaktivitäten des Kindes hemmen und seine soziale Integration erschweren. Allzu strenges Fordern in der Auffassung, dass das Kind wegen bzw. trotz seiner Behinderung besonders gut erzogen sein sollte, kann schnell zu einer Überforderung und zum Rückzug des Kindes führen. Manche Eltern treibt die Behinderung ihres Kindes auch in unermüdliche, selbstlose Aktivitäten, welche sich zu einer Gefahr für die Partnerschaft entwickeln können (Neumann 2000, Spörri 1982).

Erziehungsverhalten

## 10.2 Das betroffene Kind in seiner innerfamiliären Beziehungsstruktur

Das Kind mit LKGS-Fehlbildung wird sehr stark durch die Beziehungsstrukturen geprägt, welche innerfamiliär bestehen. Da alle Mitglieder des Systems ‚Familie' durch rekursive Interaktionen untereinander verbunden sind, wird das Kind das Stigma seiner Behinderung in diesen sozialen Beziehungen erleben. Auftretende frühe Interaktionshemmungen können das Kind in seiner umfassenden Entwicklung beeinträchtigen, individuelle Fähigkeiten und Wesenszüge durch die Reduzierung auf seine Behinderung übersehen werden, Überbehütung oder Überforderung die Persönlichkeitsentwicklung des Kindes hemmen und die Familiensituation ausschließlich auf die Habilitationsmaßnahmen des betroffenen Kindes ausgerichtet sein. Sehen die Eltern ihr Kind jedoch als eigenständiges Individuum und nicht mehr als beschädigten Teil ihres Selbst, desto sicherer und selbstbewusster wird es in sein Leben gehen können. Die individuelle Beziehungsstruktur der einzelnen betroffenen Familie vermag durchaus weniger problematisch verlaufen, sollte jedoch vom Sprachtherapeuten in Betracht gezogen und berücksichtigt werden (Neumann 2000, Müssig & Tschiesche 1993, Uhlemann 1990).

Erschwerte rekursive Interaktionen

Interaktionsstörungen

# 11 Praxisbeispiel

*Marianne Hochmuth*

Durch die zeitliche Vorverlagerung der operativen Maßnahmen haben sich die Rehabilitationsbedingungen für viele Spaltkinder wesentlich verbessert. In vielen Kliniken erfolgt der endgültige Gaumenverschluss heute bereits bis zum vollendeten zweiten Lebensjahr. Das ist noch vor Einsetzen der stürmischen Sprachentwicklung. Nach gelungener Operation

Zeitpunkt des Gaumenverschlusses

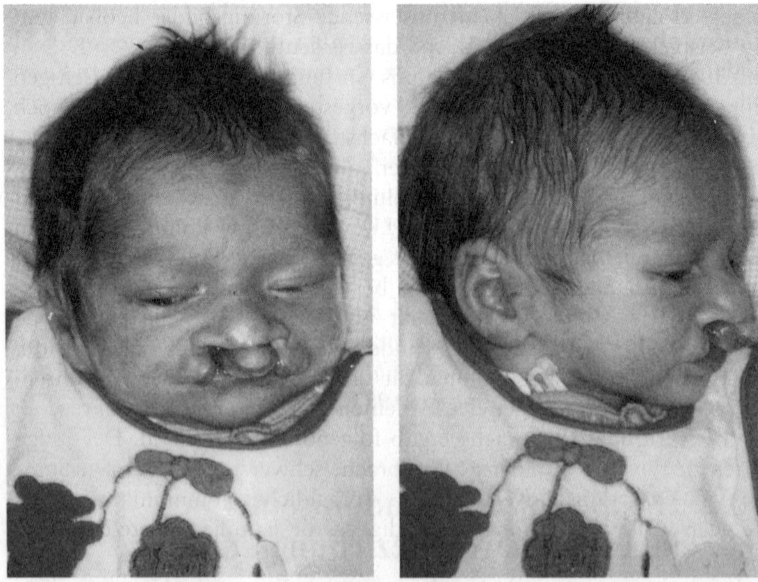

**Abb. 1–2:** Kind mit doppelseitiger LKGS im Neugeborenenalter noch vor der Lippenoperation

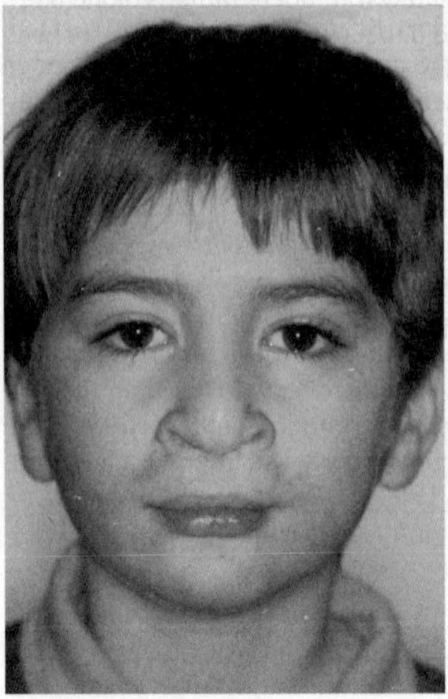

**Abb. 3:** von vorn

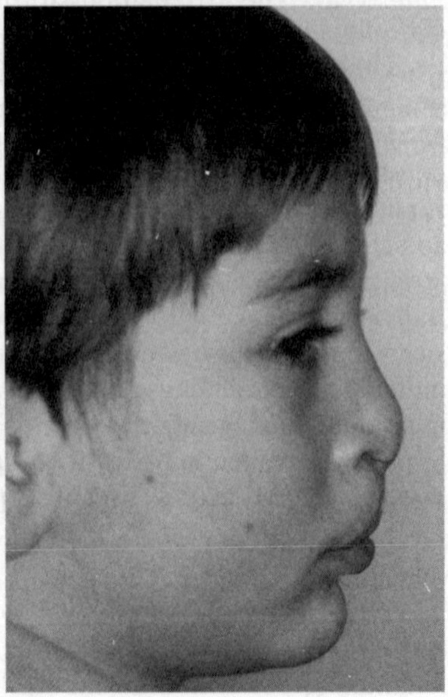

**Abb. 4:** von der Seite

verfügen die Spaltkinder dann schon über den notwendigen Mund-Nasen-Rachenabschluss. Dadurch kommt es nur noch in geringem Maße zur ausgeprägten Herausbildung der oben beschriebenen Störungsbilder. Nur in den Fällen, wo der operative Gaumenverschluss erst wesentlich

später erfolgte, lassen sich oft umfassende Störungsbilder beobachten. Ein Beispiel aus unserer Klinik soll das verdeutlichen.
Im Alter von sechs Jahren wurde uns ein Junge mit einer doppelseitigen Lippen-Kiefer-Gaumen-Segelspalte vorgestellt, dessen Gaumen noch nicht operativ verschlossen war. Nachstehende Fotos zeigen die Ausgangssituation im Neugeborenenalter.
Die kieferorthopädische Vorbehandlung erfolgte von Geburt an in unserem Rehabilitationszentrum. Die Lippenoperation konnte danach im Alter von dreieinhalb Monaten mit gutem Ergebnis durchgeführt werden. Nachgehende Kontrolltermine bei uns wurden nicht wahrgenommen. Als das Kind sechs Jahre alt war, wandte sich die betreuende Kindereinrichtung (Integrations-Kindertagesheim) an uns mit der Bitte, weitere Behandlungsmaßnahmen für das Kind bei uns durchzuführen. Die folgenden Fotos zeigen den Patienten im Alter von sechs Jahren.
Die Überprüfung der Sprache ergab folgendes Störungsbild. Der Junge hatte eine typische Gaumenspaltensprache schwersten Grades. Die Sprache war insgesamt unverständlich. Sprachliche Kommunikation mit Fremden war völlig unmöglich. Lediglich die Familie konnte das Kind annähernd verstehen.
Es bestand eine suprapalatal sehr verstärkte Resonanz. Hypernasalität ergab sich auch durch die zentripetale Zungenrückverlagerung. Der Phonationsstrom entwich durch die Nase und verstärkte somit die Nasenresonanz. Die Artikulationsstörungen waren hochgradig. Vokale wurden stark genäselt (offenes Näseln) und dabei undifferenziert gesprochen. Konsonanten wurden generell weggelassen, wobei nicht einmal die Nasallaute richtig realisiert werden konnten. So lag durch mangelnden Lippenverschluss eine Verwechslung von *n* und *m* vor. Wortendungen wurden immer weggelassen, häufig auch der Inlaut.

Insuffizienz der Sprechwerkzeuge

Es bestand eine deutliche Insuffizienz der Sprechwerkzeuge. Die Beweglichkeit der Zunge war eingeschränkt. Die gesamte Mundmotorik war auffällig. Die phonematische Differenzierungsfähigkeit war gut entwikkelt. Auch wiesen Wortschatz, Morphologie, Syntax und Grammatik keine größeren Auffälligkeiten auf. Eine Hörüberprüfung ergab normale Hörfähigkeit.
Aufgrund der Schwere der Sprachstörung war eine altersgerechte Einschulung in die Regelschule nicht möglich. Wir empfahlen die Zurückstellung des Kindes vom Schulbesuch um ein Jahr. Nach dringend notwendiger Zahnsanierung folgte als wichtigste Maßnahme der operative Verschluss des Gaumens.
Es erfolgte noch ein Weiterbesuch der Integrations-Kindertagesstätte mit spezieller logopädischer Förderung und eine zusätzliche logopädische Behandlung bei uns. Ein Jahr nach der Gaumenoperation wurde das Kind in eine Sprachheilschule eingeschult. Auch im Alter von sieben Jahren bestand trotz der sehr gut gelungenen Gaumenoperation und der nachfolgenden intensiven logopädischen Behandlung im Wesentlichen noch immer ein hochgradiges Störungsbild.

Zusammenfassend kann gesagt werden, je länger unzureichende anatomische Bedingungen bestehen, um so schwerer ist meistens auch das Störungsbild. Es ist daher von außerordentlicher Bedeutung, bei Spaltkindern so früh wie möglich die Operation der Fehlbildung vorzunehmen, um der Ausprägung der typischen Gaumenspaltensprache vorzubeugen.

# Myofunktionelle Störungen

*Vevi Hahn*

## 1 Definition und Zuordnung

„Myofunktionelle Störungen" sind ein Störungsbild, für das unser Blick erst in den letzten Jahren geschärft wurde. Es werden dafür unterschiedlich gewichtete Synonyme gebraucht, wie orofaziale/orofaciale Störung, orofaziale Dysfunktion oder Dyskinesie. In der amerikanischen Literatur spricht man von myofunctional disorders, orofacial disorders, dyskinesia.

orofaziale Dysfunktion

> Mit Myofunktioneller Störung (MFS), abgeleitet von griechisch: myos → Muskel, werden Störungen der Muskelfunktion, des Muskeltonus oder der harmonischen Bewegungsabläufe bezeichnet und zwar immer – auch wenn nicht explizit erwähnt – im orofazialen Bereich (Mund-Gesichts-Bereich). Dies können Fehlsteuerungen der Bewegungsabläufe der Kaumuskulatur und Teile der mimischen Muskulatur sein oder Fehlsteuerung von Funktionen und deren Koordination im Mund-Rachenbereich oder Störungen des muskulären Gleichgewichtes im orofazialen Bereich.

Heute gilt allgemein die Auffassung – und dies wurde bereits 1990 durch die ASHA festgehalten –, dass myofunktionelle Störungen ursächlich beim Entstehen und dem Erhalt von Aussprachestörungen beteiligt sind, dass sie in hohem Maße mitverantwortlich sind für Therapieresistenz und Rezidive in der logopädischen Behandlung, dass die Behandlung von MFS u.a. zum Aufgabenbereich des Logopäden/ Sprachheilpädagogen gehört und er dazu speziell ausgebildet und qualifiziert sein muss. Der Begriff „MFS" grenzt sich ab von den Dysfunktionen, die bei Dysphagien auftreten. Neurogene Ursachen, strukturelle Läsionen, altersbedingte Veränderungen oder psychogene Faktoren können Schluckstörungen im oralen/pharyngealen und/oder ösophagealen Bereich verursachen. Charakteristisch für orofaziale Dyskinesien in Begleitung von Dysphagien sind die neurologischen Bedingungen und damit deren beschränkte Behandelbarkeit. Myofunktionelle Störungen können bei verschiedenen Krankheitsbildern begleitend auftreten: Lippen-Kiefer-Gaumen-Spaltbildungen, infantile Cerebralparese, Syndrom-Erkrankungen wie Morbus Down oder Pierre-Robin-Syndrom, Unfallverletzungen oder Tumorerkrankungen u.a.

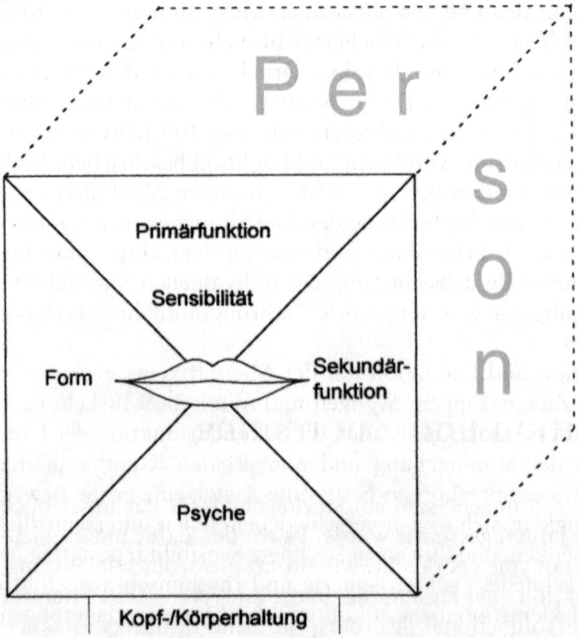


**Abb. 1:** Komplexes Gleichgewicht im orofazialen System

# 2 Physiologische Myofunktion versus Myofunktionelle Störungen

## 2.1 Komplexes Gleichgewicht im orofazialen System

Primärfunktion

Kauen Schlucken

Die orofazialen Muskelfunktionen sind Teil eines komplexen Gefüges. Der Mund ist Sinnes-, Atmungs- und Verdauungsorgan mit vielfältigen lebensnotwendigen Funktionen: Atmen, Saugen, Schlucken, Beißen, Kauen. Die primär-vitale Aufgabe der Mundorgane ist die Nahrungsaufnahme, das Einführen, Betasten, Schmecken, Zerkleinern, Einspeicheln und Schlucken der Nahrung. Die orale Phase des physiologischen oder somatischen Schluckens ist gekennzeichnet durch das Anlegen der Zungenspitze an die Papilla incisiva. Dann drücken Zungenmitte und Zungenrücken gegen den Gaumen und transportieren den schluckfertigen Bolus in den Pharynx. Die Lippen und Zahnreihen sind geschlossen, die Mm.masseteren tonisiert. Im Mundraum entstehen dabei Unterdrucke, die den Bolus nach hinten gleiten lassen. Unterstützt durch die Nahsinne Riechen und Schmecken übernehmen Zunge, Mundschleimhaut und Zähne als hochsensible Tastorgane eine Schutzfunktion für den ganzen Körper. Alles, was in den Mund eingeführt wird, wird nach Form und Beschaffenheit untersucht, im Gehirn verarbeitet, gewertet und gespeichert.

Sensibilität

Zwischen den perioralen und den intraoralen Muskeln besteht ein Kräftegleichgewicht, wobei sich das Gleichgewicht mehr auf den Ruhetonus von Wangen, Lippen und Zunge als auf die Drucke während der Schluck- oder Sprechbewegung bezieht. Dieses Kräftegleichgewicht findet seine Entsprechung in der Form der Strukturen. Seit über 100 Jahren wird die wechselseitige Beeinflussung von Form und Funktion beschrieben. Während des Wachstums kommt der peri- und intraoralen Muskulatur eine wesentliche Rolle bei der Ausformung der Kieferknochen, des Gaumens und der Zahnbögen zu. Lebenslang sind eine regelgerechte Zahn- und Kieferstellung – unter Berücksichtigung der individuellen Variabilität – die Grundbedingung für eine ungestörte Nahrungsaufnahme und korrekte Artikulation.

Form

Für die Artikulation und Phonation hat der Mensch keine eigenen Organe entwickelt. Zunge, Lippen, Wangen und mimische Muskeln übernehmen als Teile des Ansatzrohres auch die Sekundärfunktion der Lautbildung, sind an der Stimmgebung und nonverbalen Kommunikation beteiligt. Als aktivstes Sprechorgan besitzt die Zunge eine große Beweglichkeit. Ihre Fähigkeit, sich in den verschiedenen Teilen unterschiedlich zu heben und zu senken, und ihre ausgezeichnete Sensibilität gestatten bei der Lautbildung schnelle, exakte, isolierte und rhythmisch ausgeführte Bewegungen und kleinstmögliche, ökonomische Massenverlagerungen. Mit ihr zusammen modifizieren Wangen, Lippen und Kiefer den aus dem Larynx kommenden Luftstrom. Die Anlagerung der Zunge an den Gaumen während des Schluckens entspricht den Artikulationsebenen bei der korrekten Artikulation. Die Zungenlage beeinflusst über die suprahyoidale Muskulatur die Stimmlippenspannung und damit die Stimmgebung. Die hochdifferenzierten Sinnesleistungen der oralen Haut (taktiler Sinn), der Muskeln und Kiefergelenke (kinästhetischer und propriozeptiver Sinn) vermitteln dem Sprecher eine Eigenwahrnehmung und geben Auskunft über den Zustand der Mundhöhle, z. B. über die Stellung und Berührungspunkte der Sprechorgane und deren Veränderungen bei der Lautbildung. Die zentralen Steuerungs- und Kontrollsysteme für Schlukken und Artikulation sind allerdings verschieden lokalisiert.

Sekundärfunktion: Artikulation Phonation

Mund und Gesicht sind unser vorrangiges Kommunikationsorgan. Nonverbal drücken wir durch unsere Mimik Gefühlszustände, Empfindungen wie Freude oder Erschrecken aus. Für unser emotionales Erleben stellt die Mundhöhle den Urraum dar: Wohlempfinden, Leid, Begierde, Angst, Schmerz, Stress verarbeiten wir in unserem Mund. Er ist das Tor unserer Gedanken, unserer Gefühle, unseres Kontaktes zur Welt. Gleichzeitig dringen durch ihn Eindrücke und Anforderungen in den Körper ein. Die Orofazialregion ist nicht nur besonders dicht motorisch und sensibel auf dem Cortex repräsentiert, sondern auch dominant im Limbischen System verankert. Sie ist ein Spiegel der Persönlichkeit, ihrer Reife, ihres Alters, ihres Typs.

Kommunikation

Psyche

Das tragende Element beim Sprechen ist der Atem. Atem, Stimme und Artikulationsbewegung ergänzen und beeinflussen sich gegenseitig. Die physiologische Nasenatmung korreliert mit korrekten Druckverhältnissen im Mund- und Nasenraum und Belüftung der Nebenhöhlen. Bei der physiologischen Passage durch die Nasenhöhlen wird die Luft angewärmt, gereinigt und angefeuchtet, das Luftvolumen ist größer, die At-

Atem

Haltung

mung tiefer. Wir erleben eine körperliche und psychische Stabilisierung, entspannen unseren Körper und tragen zu seiner Gesundheit bei. Atmung und Körperhaltung stehen in einer engen Beziehung. Der Kopf wird vom Atlas in Verlängerung der Wirbelsäule getragen. Die Lage des Unterkiefers ist definiert durch die Aufrichtung der Halswirbel- und gesamten Wirbelsäule. Post- und prävertebrale Muskelgruppen, die Kau-, die faziale und Hyoidmuskulatur halten den Kopf in Balance und in einer konstanten Ruheposition, so dass die Funktionen Atmen, Saugen, Schlucken und Sprechen ohne Beeinträchtigung ablaufen können. Körperaufrichtung, ausgeglichene Spannung und Symmetrie sind im Wachstum und lebenslang die Basis für die orofazialen Bewegungsmuster, sie unterstützen die Stabilität und Mobilität im Mund.

## 2.2 Erscheinungsbilder myofunktioneller Störungen

### 2.2.1 Symptome der MFS

orofaziale Dysfunktionen

Ein solch fein aufeinanderabgestimmtes System ist in vielfältiger Weise störanfällig. MFS sind Störungen in den Bewegungsabläufen, im Tonus, Motilität, Sensibilität, Symmetrie der orofazialen Muskulatur oder Entwicklungsdefizite in den Primärfunktionen Atmen, Kauen, Schlucken.
Aufgrund der Vorstellung von einem Kräftegleichgewicht zwischen peri- und intraoraler Muskulatur gliedert Tränkmann (1997) die Erscheinungsbilder in Dyskinesien des äußeren und inneren Funktionskreises.
Dyskinesien des äußeren Funktionskreises umfassen Lippeninkompetenz, offene Mundhaltung, Hypo-/Hypertonie der Lippen- und Wangenmuskulatur, Wangensaugen und -beißen, auffällige Mundmotorik, Hyperaktivität des M.mentalis und Parafunktionen der mimischen Muskeln (Tics).

falsche Zungenruhelage

Dyskinesien des inneren Funktionskreises sind alle Formen der hypo-/hypertonen oder vorverlagerten Ruhehaltung der Zunge an den Schneidezähnen oder zwischen den Zahnreihen mit reflektorischem Kontakt zur Unterlippe und alle Formen des falschen Schluckens, auch Zungenstoß, Tongue thrust, infantiles oder viszerales Schlucken genannt, Parafunktionen (d. s. sinnlose Bewegungen) der Zunge, dysdiadochokinetische Zungenbewegungen, Zungenbrennen und Zungenbeißen.

abweichendes Schluckmuster

Wir unterscheiden acht Formen des abweichenden Schluckmusters: addental presst die Zunge gegen die obere oder die untere Zahnreihe oder gegen beide Zahnreihen, interdental lagert sich die Zunge nur an der Front oder total bei geöffneten Zahnreihen ein; sie presst interdental unilateral oder bilateral. Das Zungenpressen kann asymmetrisch geschehen und mit abweichenden Unterkieferbewegungen verbunden sein. Typisch für ein gestörtes Schluckmuster ist das ungenügende Abdichten der Zungenmitte am Gaumen und die anomale Bewegungsrichtung der Zungenspitze oder -ränder, die den Transport des Bolus in den Pharynx nicht unterstützen. Die dadurch veränderten Spannungsverhältnisse, der man-

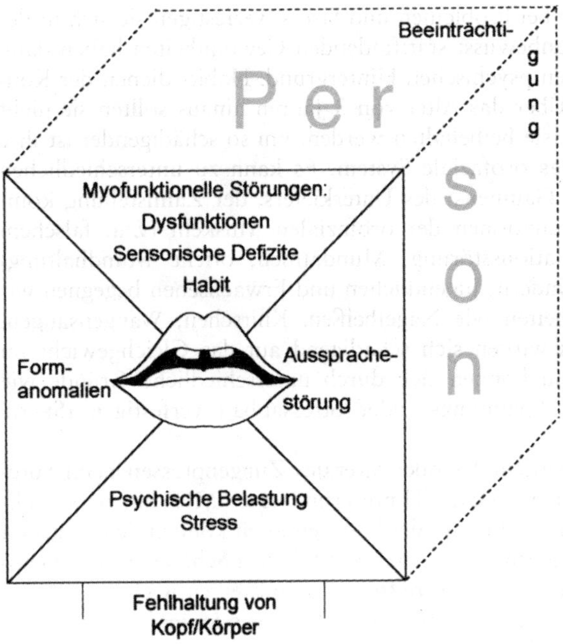


**Abb. 2:** Gestörtes Gleichgewicht im orofazialen System

gelhafte Unterdruck und die fehlende Okklusion müssen durch die Aktivität der mimischen Muskeln (Grimasse) oder gar durch eine Kopfbewegung ausgeglichen werden. Beim Trinken stößt die Zunge verstärkt nach vorn.

gestörte Kaufunktion

Ineffiziente Bewegungsmuster finden sich häufig auch bei der Kaufunktion. Kinder beißen ungleich, zu fest oder zu wenig ab. Statt rotatorischer Mahlbewegungen führen sie vertikale Hackbewegungen mit offenem Mund aus. Sie schmatzen und sabbern, scheuen feste Nahrung, zerdrükken Weiches mit der Zunge am Gaumen. Sie kauen zu kurz, so dass nicht genügend Speichel für den Transport gebildet wurde. Deshalb trinken sie viel zum Essen. Oft sind sie heikel, d. h. eingeschränkt in dem, was sie in ihrem Mund tolerieren. Der Würgreiz besteht durch mangelnde Reifung noch im vorderen Mundbereich. Schluck-, Kau- und Trinkstörungen, sowie unkontrollierter Speichelfluss weisen auf eine sensible/sensorische Störungskomponente hin. Sensorische Fehlleistungen oder mangelhafte Mundraumvorstellung können den motorischen Defiziten zugrundeliegen (Hahn 1997).

sensorische Defizite

Habits

Vorwiegend bei Kindern treten Habits oder Lutsch-/Saug-/Beißgewohnheiten als Symptom, aber auch als Ursache myofunktioneller Störungen auf. Es sind abnorme orale Gewohnheiten, die nichts mit den physiologischen Funktionen der Nahrungsaufnahme zu tun haben und in unterschiedlichster Ausprägung und Kombination auftreten. Daumen- oder Fingerlutschen, Lutschen an Objekten (Schnuller, Sauger u. a.) werden meist von den 2–3-Jährigen spontan aufgegeben. Zunächst sind sie Hilfe bei Müdigkeit oder Langeweile und können leicht überwunden werden.

Sind sie aber Trost bei Problemen und Stress, verfestigen sie sich in der Person. Diese oft unbewusst stattfindenden Gewohnheiten haben dann ein Motiv und einen psychischen Hintergrund. Habits dienen der Konfliktverarbeitung. Über das Alter von 3 Jahren hinaus sollten sie nicht bestehen. Je länger sie beibehalten werden, um so schädigender ist ihre Auswirkung auf das orofaziale System. Es kann zu unterschiedlichen Verformungen des Gaumens, des Unterkiefers, der Zahnstellung kommen und zu Dysfunktionen der orofazialen Muskeln (v. a. falschem Schlucken, Artikulationsstörung, Mundatmen, offene Mundhaltung) führen. Bei Schulkindern, Jugendlichen und Erwachsenen begegnen wir weiteren Gewohnheiten wie Nägelbeißen, Knirschen, Wangensaugen. Auch diese Habits wirken sich schädigend auf das Gleichgewicht im Mundraum aus und können sich durch unterschiedliche Gründe wie Bewegungsmangel, Spannungs- oder Stressabbau verfestigen (SERGL 1985).

Aussprachestörung

Ein addentales, interdentales oder laterales Zungenpressen beim Sprechen muss auf den möglichen Hintergrund einer MFS hin untersucht werden. Multiple Addentalität oder Interdentalität können sich aufgrund einer falschen Zungenruhelage und eines falschen Schluckens etablieren und verfestigen. Nur bei ausgereiftem Kaumuster entwickeln sich die Artikulationsmuster altersadäquat. Abweichende oder ineffiziente Bewegungsmuster in den Primärfunktionen erschweren rasche und präzise Bewegungsabfolgen beim Artikulieren und behindern den korrekt fortschreitenden Lauterwerb. Vor allem Zisch- und Alveolarlaute werden dann fehlgebildet. Die korrekte Bildung bilabialer oder labiodentaler Laute ist erschwert bei inkompetenten und hypotonen Lippen. Fehlhaltungen des Kopfes zusammen mit Lageveränderung des Zungenbeins aufgrund des Zungenpressens wirken sich verändernd auf die Stimmlippenspannung und damit auf die Stimmgebung aus. Heiserkeit ist ein häufiges Phänomen bei Zungenstoß.

### 2.2.2 Zusammenhang von MFS und Zahnstellungs- und Kieferanomalie

Formanomalien

Zahn- und Kieferfehlstellung, Formveränderungen des Gaumens haben vielfältige Ursachen. Sie können angeboren, vererbt oder erworben sein und stehen immer mit orofazialen Dysfunktionen und Dysbalancen der Muskulatur in einer Wechselwirkung. Genetisch angelegte Veränderungen (Syndrome mit Mikrognathien, Down-Syndrom, Spaltbildungen, Nichtanlage der Zähne, ein zu kleiner Kiefer bei sehr großen Zähnen) oder physiologische Einschränkungen (Zungenankylose, zu kurze Oberlippe, vergrößerte Tonsillen oder Adenoide, ein enger und hoher Gaumen), aber auch erworbene Veränderungen nach Schädel-Hirn-Verletzungen oder Tumoroperationen, Kiefergelenkserkrankungen und -schmerzen schränken die korrekten Bewegungsabläufe beim Schlucken, Atmen und Sprechen ein und führen zu muskulären Dysharmonien. Falsche Bewegungsmuster adaptieren an vorgegebene Anomalien oder länger bestehende Lücken. Andrerseits rufen abnorme Drucke beim Zungenpressen, ineffiziente Bewegungen beim Kauen, Mundatmung und/oder schädliche Lutschgewohnheiten typische Dysgnathien (offener Biss, Kreuzbiss, enger und hoher Gaumen u. a.) oder Zahnfehlstellungen (z. B. Diastemen) hervor und sind mitverantwortlich für einen ausbleibenden Behandlungserfolg und Rezidive in der Zahnmedizin/Kieferorthopädie (Tränkmann 1997).

### 2.2.3 Zusammenhang von MFS, Dysgnathien und Aussprachestörungen

Aussprachestörungen verweisen immer auf einen multifaktoriellen Bedingungshintergrund. Meist stellen sie kein isoliertes Phänomen dar, sondern die „Spitze des Eisbergs einer komplexen Störung" (Codoni 1994). Im Zusammenhang mit MFS stehen Aussprachestörungen aufgrund von Veränderungen der Sprechwerkzeuge wie LKG-Spalten, Lippen- und Zungenparesen, Kieferanomalien (Grohnfeldt 1990). Bis zu einem gewissen Grad kann die Lautbildung bei strukturellen Abweichungen kompensiert werden – solange z. B. für Plosive noch ein Verschluss und für Frikative eine Reibung erzeugt werden kann. Bei einem stark offenen Biss wird dies nicht mehr gelingen. Formanomalien sind prädisponierend für Artikulationsstörungen, vor allem für Sigmatismen. Fremdkörper wie kieferorthopädische Geräte oder Zahnersatz können die feinkoordinierten Bewegungsabläufe in den Primär- und Sekundärfunktionen erschweren. Sie verändern die Form des Vokaltrakts und die Eigenwahrnehmung beim Sprechen.

Veränderung der Sprechorgane

Im Komplex von Formanomalien, MFS und Aussprachestörungen spielen Einschränkungen der neuromuskulären Koordination und der gestörten taktil-kinästhetischen Rückkopplung wie z. B. reduzierte Wahrnehmung des Lage- und Spannungsgefühls der Zunge/Lippen eine verursachende und erhaltende Rolle. Grohnfeldt et al. (1993) bezeichnen Motorik und Sensorik als basale Funktionsbereiche der Sprache. Die physiologische Basis der Artikulation sind feinkoordinierte, bewusste Bewegungen, schnelle und gleichmäßige (diadochokinetische) Bewegungen, die Einzelbeweglichkeit der Mundorgane, kräftige und eutone orofaziale Muskeln, altersadäquat abgebaute Reflexe, altersgerecht entwickelte Primärfunktionen, eine korrekte Ruhelage und eine intakte Sensorik und Sensibilität. Eine gut entwickelte taktil-kinästhetische und propriozeptive Rückkopplung in der Peripherie der Mundorgane steuert die kybernetischen Regelkreise bei Atmen, Kauen, Schlucken und Artikulieren. Im Verbund mit dem auditiven Feedback trägt sie zur kortikalen Verarbeitung und Adaption von Lautbewegungsbildern bei und ist auch an der Sprachwahrnehmung beteiligt. Regelrechter Lauterwerb und phonologische Entwicklung (Dannenbauer & Dirnberger 1992) sind beeinflussbar durch die Wachstumsvorgänge des orofazialen Systems und Stimmtrakts und durch Reifungsvorgänge der Primär- und Sekundärfunktionen. Die motorische und taktil-kinästhetische Steuerung, also Koordination und Kontrolle, werden erst erworben. Besondere Bedeutung erfährt die sprechmotorische Kontrolle bei der Distinktion stimmhafter vs stimmloser Plosive. Kontraste, die nicht produziert werden können (z. B. aufgrund Zahn- oder Kieferfehlstellungen) werden auch nicht wahrgenommen. Nach Amorosa beruhen gewisse Phänomene in

Störung der neuromuskulären Koordination

der Sprachproduktion phonologisch gestörter Kinder auf defizitärer sprechmotorischer Kontrolle.

Aufgrund des Zungenstoßes beim infantilen Schlucken, aufgrund verminderter Zungenkontrolle- und -bewusstheit oder aufgrund von asymmetrischen Bewegungen werden Laute (v. a. /s/,/sch/,/ch/,/z/,/t/,/d/,/l/,/n/) an einer anderen Artikulationsstelle gebildet. Ein hypotoner Muskeltonus schränkt die Effizienz der Zungen- und Lippenmuskulatur ein und lässt die Aussprache verwaschen, schwerfällig, unrhythmisch klingen.

Störung der sensorischen Leistung

Aufgrund mangelhafter oralsensorischer Leistungen verliert die Zunge ihre Orientierung und die Bewusstseinsbildung für die intraorale Lage. Hypo- bzw. Hypersensibilität führen zu Erfahrungs- und Wahrnehmungsdefiziten und damit zu reduzierten feinmotorischen Leistungen.

MFS wie Aussprachestörungen können nicht auf den orofazialen Komplex eingegrenzt werden. Sie zeigen häufig eine signifikante Abhängigkeit zur Ganzkörpermotorik (CODONI 1994). Schiefhaltung des Kopfes, falsche Sitz- oder Stehhaltung, hypotone oder hypertone Körpermuskeln führen zu veränderten Spannungsverhältnissen im orofazialen Bereich. Das Gesicht entstellende Syndrome, auch Zahnstellungs- und Kieferanomalien geringeren Ausmaßes und MFS können eine psychische Belastung für den Betroffenen darstellen, seine Lebensqualität beeinträchtigen und seine Bereitschaft zum Öffnen des Mundes, zum Augenkontakt und zum Gespräch reduzieren. Damit können MFS auch zu einem möglichen Faktor für Kommunikationsstörungen werden.

# 3 Mögliche Ursachen für MFS

Zu den bereits erwähnten ätiologischen Ursachen – wie genetische und organische Veränderungen, physiologische Einschränkungen, Störungen in der sensorischen Kontrolle, psychogene Ursachen – ist vor allem der

Mundatmung

Komplex der Mundatmung und offenen Mundhaltung anzufügen. Tonsillen- und Adenoidehyperplasie, Erkrankungen im Bereich des Waldeyer'schen Rachenrings wie häufige Infektionen oder Allergien sind Bedingungen für eine vorverlagerte, abgesenkte Zungenruhelage am Mundboden, für eine gestörte Schluckbewegung und inkompetenten Lippenschluß. Sie reduzieren die Nasenresonanz und verändern infolgedessen die Stimmqualität. Bei habitueller Mundatmung und infantilem Schluckmuster fehlen in der Kindheit die Wachstumsimpulse der Zunge für die Weitung des Oberkiefers und Gaumens. Viele Grundfunktionen des Körpers sind beeinträchtigt. BAHNEMANN (1979) beschreibt den Teufelskreis von gesteigerter Infektionsanfälligkeit, gestörter Atmung, Beeinträchtigung des Lymphsystems, der Verdauung und die enge Beziehung zu Haltungsschwäche, Kieferanomalien, grob- und feinmotorischen Bewegungsstörungen, Konzentrationsschwäche und Müdigkeit. Unphysiologisch geformte Sauger, unphysiologische Flaschenernährung, langes

Habits

Beibehalten von oralen Habits verfestigen infantile Bewegungsmuster und verzögern die Reifung der Primärfunktionen, führen zu typischen Formabweichungen und können wiederum den Lauterwerb und die Lautbildung behindern.

Störungen des Tonus und Rhythmus, unrhythmische Bewegungen oder Schwerfälligkeit im Ganzkörperbereich wirken sich auf die orofazialen Funktionen (z. B. Kauen, Lippenschluss) aus. Entwicklungsrückstände in der Grobmotorik können mitverursachende Faktoren für Leistungsdefizite in den Praxien sein. Asymmetrien oder Fehlhaltungen des Kopfes oder Körpers schränken die mundmotorischen Fähigkeiten ein. Über Becken- und Schultergürtel teilen sich Schiefstände den Kiefergelenken mit. Fehlhaltungen können nur durch veränderte Spannungsverhältnisse ausgeglichen werden. Verspannungen erschweren nicht nur das harmonische Zusammenspiel der orofazialen Muskeln, sondern können sich auch als Gesichts- und Kopfschmerzen manifestieren.

Hyper-/Hypotonie im Ganzkörperbereich

Fehlhaltung

# 4 MFS – ein Krankheitsbild vorwiegend des Kindesalters?

Die Beurteilung myofunktioneller Störungen beruht auf dem Wissen über die Wachstumstendenzen und über die funktionsbezogene Regelentwicklung im orofazialen System. Erst davon lassen sich krankhafte Veränderungen oder Abweichungen ableiten.

Wachstum

Das Wachstum der orofazialen Strukturen verläuft nicht parallel oder gleichförmig. Bei der Geburt ist der Mundraum klein, ohne vertikale Höhe, das Kinn ist fliehend. Hyoid und Larynx liegen hoch. Die Zunge ist zu groß und findet in diesem Mund mit zahnlosem Kiefer keinen Platz für die Ruhelage und Bewegung. Das Wachstum der Zunge folgt einer steilen Wachstumskurve wie die der neuralen Gewebe, d. h. dass sie bereits mit ca. acht Jahren ihre volle Größe erreicht. Das Kieferwachstum vollzieht sich langsamer. Wie der ganze Körper sind Maxilla und Mandibula erst mit oder nach der Pubertät ausgewachsen. Die lymphatischen Gewebe dagegen wachsen während des Zahnwechsels schnell, erreichen ihre maximale Größe zwischen 8–10 Jahren und verringern dann ihren Umfang. Auch das Größerwerden des Nasopharynx in der Präadoleszenz trägt dazu bei, dass die Größenverhältnisse im Mund-Rachen-Raum dann einander harmonischer entsprechen. Es können also MFS auf vorübergehend nicht zusammenpassende Strukturen während des Wachstums basieren. Reuter et al. (1993) bezeichnen die Störung der oralen Myofunktion als ein Krankheitsbild vorwiegend des Kindesalters.

Entwicklung

Die orofazialen Strukturen wachsen zwar nach einem genetischen Plan, ihre Ausprägung ist aber geleitet von Reifung und Aktivität der sensorischen Fähigkeiten wie der motorischen Funktionen. Die Entwicklung der orofazialen Funktionen vollzieht sich in der aktiven und reaktiven Auseinandersetzung des Kindes mit der sozialen Umwelt und mit seiner geistigen Verarbeitungskapazität. Vier Prinzipien kennzeichnen diesen individuellen Lernprozess (Morris & Klein 1995): Stabilität ermöglicht erst Mobilität, d. h. Kopf-/Nackenstabilität und stabiler Schlussbiss sind entscheidend für die Bewegungsisolierung der orofazialen Muskeln. Die Rhythmizität liegt allen oralen Funktionen, wie auch der Silbenstruktur

Stabilität/Mobilität

unserer Sprache oder dem Arbeitsprinzip unserer Muskulatur im An- und Entspannen zugrunde. Das ökonomische Prinzip und die orale Wahrnehmung sind weitere Schlüsselfaktoren bei der Reifung der oralen Funktionen.

physiologischer Zungenstoß bei Neugeborenen

Die Frühanlage der oralen Sinnesorgane und deren frühe Aktivität erlauben bereits dem Embryo Riechen, Schmecken, Berührungs- und Schmerzempfindung, Saugen und Schlucken. Die Mundhöhle ist bei der Geburt bestens ausgestattet mit allen lebensnotwendigen Reflexen. Das Neugeborene besitzt die Fähigkeit der sensorischen Integration, d. h. mit dem Mund gemachte Empfindungen werden geordnet und mit anderen Sinneswahrnehmungen in Beziehung gesetzt. Die Zunge ist das wichtigste und am weitesten entwickelte Organ zur Nahrungs- und Kontaktaufnahme. Der Mundraum ist vollkommen mit Zunge ausgefüllt. Der Zungenstoß aus dem zahnlosen Mund ist physiologisch, der Zunge-Lippenkontakt normal. Bis zum 4. Lebensmonat liegt ein koordiniertes vegetativ-reflektorisches Saug-Schluck-Muster vor, d. h. Zunge, Lippen und Mandibula bewegen sich synergistisch als ein Organ. Infantiles Saugen und Schlucken sind isoliert erst ab dem 4. Lebensmonat möglich. Der M.orbicularis oris funktioniert schon als Ringmuskel, der Lippenschluss und die Nasenatmung werden als sensomotorische Koordinierung erworben. Der Durchbruch der Milchschneidezähne stimuliert die neurologische Reifung, d. h. die Ablösung des infantilen Schluckmusters und der Abbau früher Reflexe, z. B. Beiß- und Würgreflex, werden eingeleitet. Vertikale Saugbewegungen treten nun mit Aktivität der Wangen auf. Es bildet sich ein zentraler Kanal auf der Zunge, über den die Nahrung zum Zungenrücken gelangt und über den später die Luftstromlenkung geschieht. Die Kontraktion der Wangen und deren einwärtsgerichtete Anspannung werden ebenso zur Luftstromlenkung bei den Frikativen benötigt. Die Bedeutung des Saugens erlischt mit dem 1. Lebensjahr und wird durch Kauen und Schlucken fester Nahrung und durch Trinken aus dem Becher abgelöst. Effizientes Saugen, wie es das Stillen an der Brust oder mit physiologisch geformten Saugern verlangt, ist ein wichtiges Training der orofazialen Muskulatur. Bewegungsabläufe, die beim Gefüttertwerden erworben werden, werden im Lallen, dem lustbetonten Spielen mit den Mundorganen, verfeinert. In der haptischen Phase lernt der Säugling das intensive orale taktil-kinästhetische Differenzieren und Diskriminieren des eigenen Körpers und der nahen Objekte mit den Mundorganen. Weil wir mit den Zähnen tasten und mit dem Mund Objekte ganz umfassen können, gewinnen wir dreidimensionale Vorstellungen (Orale Stereognose) von unserem Körper und den Gegenständen. Die Bisshebung durch den Durchbruch der Milchmolaren, Unterkieferwachstum und Absenkung des Zungenbeins führen zu einem Größenzuwachs im Mundraum im 2. Lebensjahr und leiten eine weitere oralsensorische Veränderung ein. Die Synergie von Lippen-Zunge und Wangen-Zunge wird aufgelöst, isolierte Bewegungen beim Atmen, Kauen, Trinken, Schlucken und Artikulieren werden freigegeben. Die nun einsetzende Aktivität des Kauorgans tonisiert die prävertebralen Muskeln und ist damit am Aufrichtungsmechanismus der Wirbelsäule beteiligt. Feste Nahrung muss nun angeboten werden. Die Zunge orientiert sich nach hinten oben zu einer rückverlagerten Ruheposition gegen den Gaumen. Das somatische oder physiologische Schluckmuster sollte mit 3–4 Jahren erworben sein. Bei manchen Kindern (v. a. Frühchen) dauert der Übergang jedoch bis zum Zahnwechsel und damit zeitlich ähnlich lang wie der Lauterwerb. Bewegungsabläufe, die für Kauen, Essen und Trinken erworben werden und die für die Sprachproduktion entwickeln sich fast parallel (Morris & Klein 1995). Stabiler Schlussbiss und physiologische Zungenruhelage sind die Voraussetzung für die isolierten und feinkoordinierten Bewegungsabläufe der Praxien und Artikulation. Mit der korrekten Ruhelage am Gaumen entwickelt das Kind ein Bewusstsein für seinen Körpermittelpunkt, es zentriert seine Aufmerksamkeit dort.

somatisches Schlucken mit 3–4 Jahren

Von Geburt an spielt das orofaziale Verhalten in der Interaktion und damit für die psychische Entwicklung des Säuglings eine große Rolle. Bereits 3 Monate alte Babies reagieren mit Überraschungsmimik auf Neues, d. h. mit dem Ausdruck einer der Grundemotionen. Erfolgreiche Mutter/Vater-Kind-Dialoge sind präverbale und prävokale Dialoge in Mimik und Körpersprache verbunden mit positiven emotionalen Erlebnissen (Papousek 1989). Bei hypotonen oder traumatisierten Neugeborenen, bei angeborenen orofazialen Defekten kann die Mimik für Eltern schwer lesbar sein. Es kann zu erfolglosen Bemühungen um einen Dialog kommen; die wichtigste Förderung der kindlichen Entwicklung entfällt. Der interaktive Aspekt der Primärfunktionen, z. B. die Pflege gemeinsamer Mahlzeiten, bleibt ein Leben lang von Bedeutung für Dialog und Kommunikation.

Mimik und Dialog

In den letzten Jahren überleben immer mehr Frühgeburten mit geringem Geburtsgewicht. Da Entwicklungsrückstände ein wesentliches Kennzeichen von MFS sind, kann man hier von einem erhöhten Auftreten orofazialer Dysfunktionen ausgehen (Müssig 1990). Der Problematik der oralen Nahrungsaufnahme muss von Anfang an durch bewusste Förderung der Primärfunktionen und der sensorischen Leistungen begegnet werden.

Frühgeburt

Zusammenfassung

> Myofunktionelle Störungen können vielfache Ursachen haben und in unterschiedlicher Kombination und Ausprägung mit Aussprachestörungen, Zahn- und Kieferfehlstellung, organischen oder physiologischen Einschränkungen, Hyper- oder Hypotonie, Fehlhaltungen, emotionalen und psychischen Problemen oder Reifungsrückständen in der Gesamtentwicklung auftreten.

Auch als diskrete Beeinträchtigungen haben sich die MFS im jeweiligen Individuum verfestigt und dessen orale und psychische Erfahrungen und den Umgang der Familie und Umwelt damit geprägt. Je stärker das Erscheinungsbild von der Norm abweicht, um so mehr Mechanismen zur Kompensation müssen bereitgestellt werden.

psychische Verarbeitung

# 5 Häufigkeit von MFS

Ausgewählte Studien aus den verschiedenen Disziplinen belegen eine hohe Präsenz. Meilinger veröffentlichte 1999 eine Untersuchung aus-

Studien

gewählter Aspekte myofunktioneller Störungen bei 105 Kindern im Vorschulalter. Bei der Einschulungsuntersuchung wurden zusätzlich zahnärztliche, logopädische und myofunktionelle Befunde erhoben. Die Häufigkeit des ausgeprägten Zungenpressens lag bei 61,4 %, der komplexen MFS bei 19,8 %. Sie konnte eine Abnahme des interdentalen Zungenstosses mit dem Älterwerden bestätigen, während komplexe MFS eher zunahmen. Aus anderen Studien geht hervor, dass bei etwa einem Drittel der Bevölkerung MFS lebenslang bestehen bleiben. Codoni (1994) untersuchte die Häufigkeit vergesellschafteter myogener Komponenten bei 378 zur Logopädie überwiesenen Kindern. Bei 167 Kindern (44,5 %) mit Sprach- und/oder Sprechstörung beobachtete sie zusätzlich MFS.
Mehr als Dreiviertel der Kinder mit „isolierter Aussprachestörung" und ein Sechstel der Kinder mit Aussprachestörung und Sprachentwicklungsverzögerung hatten auch myofunktionelle Probleme.
Eine interdisziplinäre Untersuchung der 950 Greifswalder Schulanfänger 1995 durch Hensel et al. (1998) besitzt durchaus repräsentativen Charakter. Neben der Mundgesundheit wurden auch Parameter wie Dysfunktionen der orofazialen Weichteile, Sigmatismus und multiple Interdentalität, Befindlichkeit, Selbsteinschätzung, Ernährungsgewohnheiten und Sozialstatus erhoben. In Verbindung mit Dysgnathien steigt die Häufigkeit von MFS um das Doppelte. Neben der auffallend hohen Zahl von Lippen- und Zungenfehlfunktionen wird ein hoher Prozentsatz von Lutschern und Kindern mit Sigmatismus und multipler Interdentalität gefunden. Die Autoren beschreiben, dass 5–6Jährige in ihrer Befindlichkeit schon unter ausgeprägten Dysgnathiesymptomen leiden, weil die Ausdrucksfunktion des Gesichtes beeinträchtigt ist. Die Kinder bezeichneten sich als „nicht froh".

# 6 Psychosoziale Aspekte – Prävention von MFS

Kulturelle wie soziale Normen spielen in die Myofunktion hinein. Es müssen nicht ausgedehnte Unterlippen (wie in Afrika) oder gepiercte Zungen sein, die abnorme muskuläre Aktivitäten erzwingen. Auch Schönheitsideale mit offener Mundhaltung, sinnlichem Schmollmund und überdehnter Kopfhaltung oder Trends zu kurzem Stillen und langem Trinken aus der Flasche, zu mangelnder fester Nahrung und fehlenden gemeinsamen Mahlzeiten verändern unsere Lebensbedingungen und führen damit langfristig zu Veränderungen im komplexen orofazialen System. Die hohe Präsenz von MFS bei Kindern, vor allem auch bei sprachgestörten Kindern, erfordert Reflexionen über Prävention und Frühbehandlung. Wenn Entwicklung und Reifung der Myofunktion ein soziopsychischer und individueller Prozess sind, muss dieser Lernvorgang unbehindert physiologisch stattfinden können, d. h. regelrechtes Wachstum der Zähne und Kiefer, Erhalt der Milchzähne, zeitgemäßer Abbau der Reflexe, Aufbau der korrekten Mundraumvorstellung, genügendes

Prävention

Stillen, gesunde Nasenatmung, kräftiges Kauen, physiologisches Schlukken, ungestörter Lauterwerb, gemeinsame Mahlzeiten, bewegungsfördernde Räume u.a. Familie und Umwelt fallen dabei eine Vorbildfunktion zu.

Behandlungsansatz: myofunktionelle Therapie

Früherkennung und -behandlung von MFS sind Ziel der Myofunktionellen Therapie. Diese basiert auf der Zusammenarbeit aller betroffenen Fachbereiche und orientiert sich als pädagogisch/psychologische Intervention und funktionelle Förderung am individuellen Alter, Entwicklungsstand und Störungsbild.

# Dysphagien

*Gudrun Bartolome*

## 1 Einleitung

Die systematische Evaluation und Therapie von Schluckstörungen ist in der Sprachheilpädagogik/Logopädie lange vernachlässigt worden. Seit einigen Jahren wächst das Interesse an dieser Thematik. Dem Wandel liegen mehrere Ursachen zugrunde. Zum einen ermöglichen neue diagnostische Techniken eine direkte Beobachtung am Schluckvorgang beteiligter Strukturen und der gesamten Schluckfunktion. Zum Anderen ist sowohl im ambulanten als auch im stationären Versorgungsbereich eine Zunahme schluckgestörter Patienten zu beobachten. Dies erklärt sich u. a. aus der höheren Überlebensrate durch verbesserte intensivmedizinische Maßnahmen und verfeinerte chirurgische Techniken.

Begriffsdefinition: Dysphagie, Schluckvorgang

Der Begriff Dysphagie entstammt dem altgriechischen „dys = erschwert" sowie „phagein = essen" und bezeichnet die Störung des Schluckvorganges. Dieser beinhaltet den Transport von Nahrung oder Speichel aus der Mundhöhle bis zum Magen. Entsprechend der Lokalisation der Störung wird zwischen den beiden Hauptgruppen *oropharyngealer und ösophagealer Dysphagie* unterschieden. Beide können sich gegenseitig beeinflussen. Die Komplexität der dysphagischen Störung und ihre vielfältigen Ursachen erfordern die Teamarbeit verschiedener ärztlicher und therapeutischer Fachdisziplinen. Bei Schluckstörungen, die sich im Bereich des Mund-, Rachenraumes manifestieren (oropharyngeale Dysphagien) übernimmt der Sprachheilpädagoge/Logopäde eine zentrale Rolle (Miller & Groher 1993). Zu seinem *Aufgabenbereich* gehört:

oropharyngeale, ösophageale Dysphagie

Rolle des Sprachheilpädagogen/ Logopäden im interdisziplinären Team

- Die Durchführung der klinischen Eingangsuntersuchung mit Indikationsstellung für therapeutische Sofortmaßnahmen bzw. für
- die weitere diagnostische Abklärung.
- Die Mitbeurteilung interdisziplinär erhobener Befunde.
- Die Planung und Durchführung der funktionellen Dysphagietherapie.
- Die Anleitung von Cotherapeuten und Angehörigen für die Übernahme bestimmter therapeutischer Teilschritte.

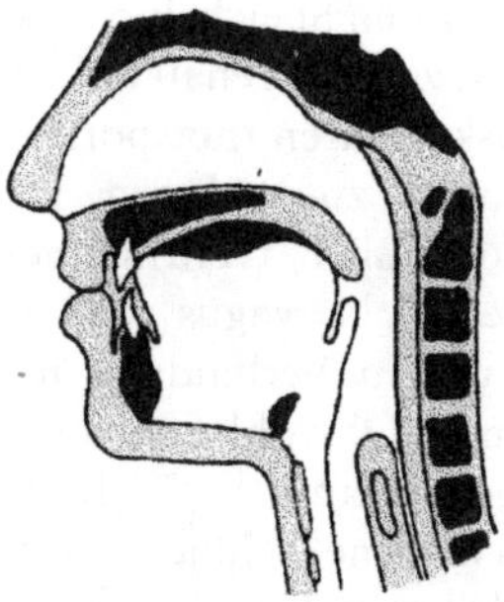

Bolus in Zungenschüssel
(Beginn der oralen Phase)

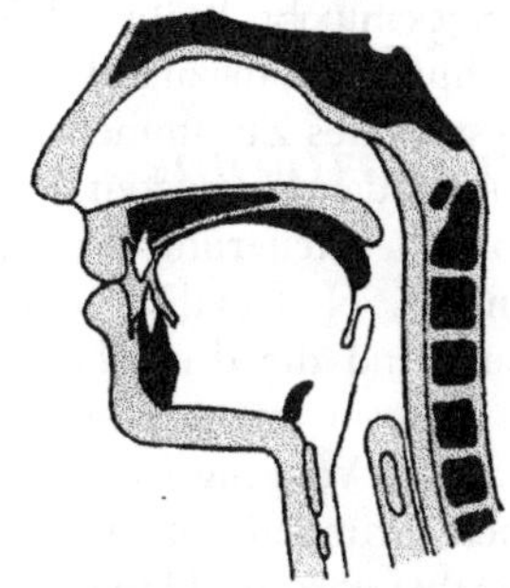

Bolustransport in den Oropharynx
(orale Phase)

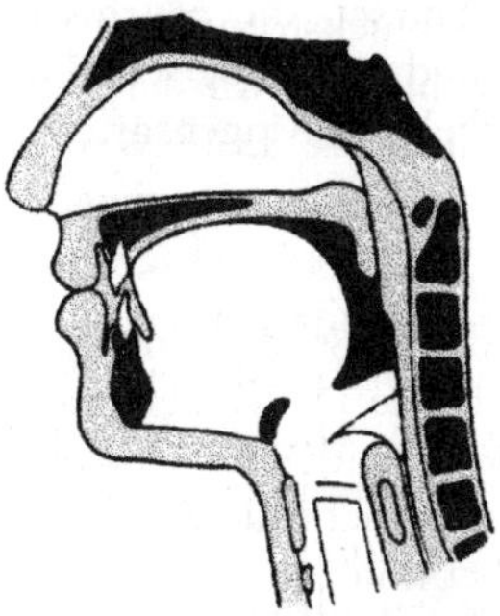

Auslösung des Schluckreflexes
(Beginn der pharyngealen Phase)

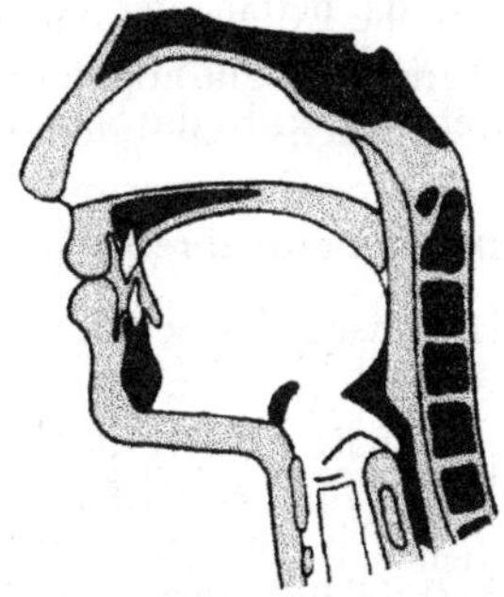

Zungenbasisabschluß mit der
Rachenrückwand (pharyngeale Phase)

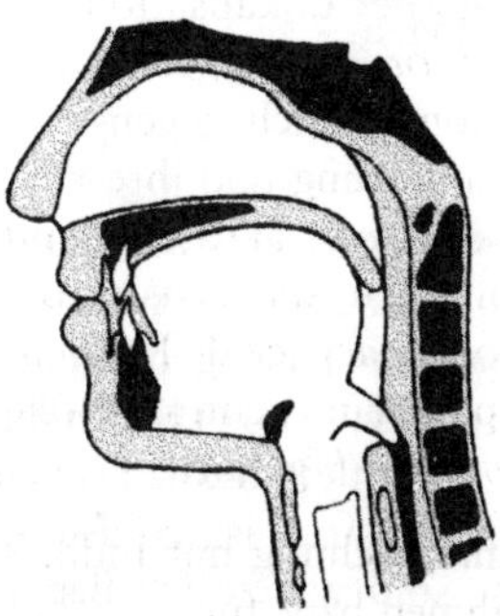

Bolus im Hypopharynx,OÖS- Öffnung
(pharyngeale Phase)

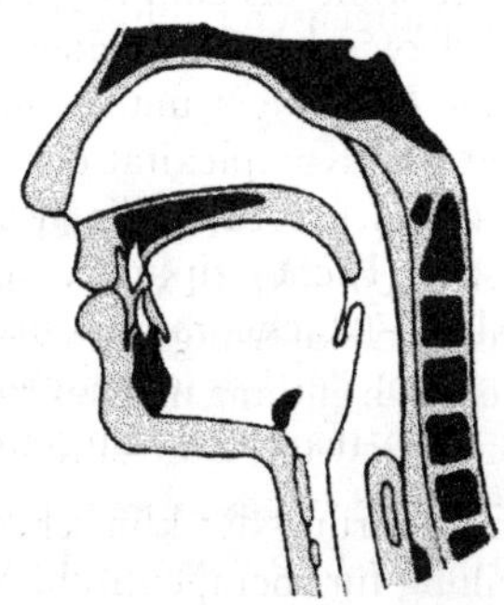

Bolus im Ösophagus (ösophageale Phase)

# 2 Erscheinungsbild

## 2.1 Physiologie des Schluckvorganges

Gesunde Erwachsene schlucken ca. 580 bis 2000 mal pro Tag. Im Wachzustand wird mit Ausnahme der Mahlzeiten durchschnittlich einmal in

Schluckfrequenz pro Tag

der Minute geschluckt. Während des Tiefschlafes hören Speichelproduktion und Schlucken nahezu auf. Ein koordiniertes, zeitlich genau aufeinander abgestimmtes Zusammenspiel von 50 Muskelpaaren transportiert die Nahrung oder Flüssigkeit vom Mundraum bis zum Magen. Die sensomotorische Steuerung des Schluckens erfolgt über 5 Hirnnerven (N. trigeminus, N. facialis, N. glossopharyngeaus, N. vagus und N. hypoglossus) und die drei oberen Zervikalnerven in Verbindung mit speziellen Zentren im Großhirn und Hirnstamm. Obwohl Schlucken ein einheitlicher Vorgang ist, der sekundenschnell abläuft, hat sich aus didaktischen Gründen eine Einteilung in verschiedene Schluckphasen bewährt. Dabei wird im klassischen Phasenmodell zwischen *oraler Vorbereitungs- oder Kauphase, oraler, pharyngealer und ösophagealer Phase* unterschieden (Bartolome 1999). Manche Autoren fügen eine *präorale Phase* hinzu, da bereits der Anblick leckerer Speisen die psychische Bereitschaft zur Nahrungsaufnahme beeinflusst und physiologische Prozesse aktiviert, wie z. B. die Sekretion von Speichel und Magensaft.

sensomotorische Steuerung des Schluckens

Schluckphasen

Kauphase

**Orale Vorbereitungsphase (Kauphase)**

Feste Nahrung wird zum Schlucken vorbereitet, das heißt zerkleinert, mit Speichel vermischt und zu einem Bolus geformt. Die Dauer der oralen Vorbereitungsphase variiert in Abhängigkeit von individuellen Gewohnheiten und der Bolusbeschaffenheit. Beim Kauen schiebt die Zunge die Nahrung mehrmals zwischen die Molaren, dabei kontrahiert die Wangenmuskulatur der betreffenden Kauseite. Die Lippen bleiben normalerweise geschlossen, während der Unterkiefer sich in kreisenden Bewegungen öffnet und schließt. Sensorische Rückmeldungen schützen Lippen, Zunge und Wangenschleimhäute vor Bissverletzungen.

**Orale Phase**

Dauer der oralen Phase

Die orale Phase beginnt mit der Rückwärtsbewegung der Zunge und endet mit der Schluckreflexauslösung. Innerhalb einer Sekunde wird der Bolus durch wellenförmige Bewegungen des medianen Zungenanteiles am Gaumendach entlang in den Oropharynx geschoben. Dabei liegen die Zungenspitze und die Zungenränder dicht am Zahnfleisch an. Lippen und Kiefer bleiben geschlossen, die Wangenmuskulatur ist beidseitig kontrahiert. Die Kauphase und die orale Phase sind willentlich beeinflussbar.

**Pharyngeale Phase**

Dauer der pharyngealen Phase

Die pharyngeale Phase unterliegt einer rein reflektorischen Steuerung und dauert durchschnittlich 0,7 bis 1 Sekunde. Sie beginnt mit der Schluckreflextriggerung und endet mit der Boluspassage durch den oberen Speiseröhreneingang. Der Bolus gleitet über den Zungengrund, dabei hebt sich das Gaumensegel und schließt den Nasenraum ab. Zungenbein und Kehlkopf werden durch Kontraktion der suprahyoidalen Muskeln nach vorne oben bewegt (Kehlkopfhebung 1,5–2 cm). Um die tiefen Atemwege während des Schluckens zu schützen, erfolgt ein Kehlkopfverschluss auf drei Ebenen: Stimmritzenschluss, Verlagerung der Taschenfalten nach

dreifacher Kehlkopfverschluss

medial und Senken der Epiglottis. Durch eine kräftige Rückwärtsbewegung der Zungenbasis und die Kontraktion der Rachenmuskeln wird am Bolusende Druck Richtung Speiseröhre ausgeübt. Der Eintritt in den Ösophagus kann nur bei zeitgerechter und ausreichender Öffnung des oberen Ösophagussphinkters erfolgen. Diese Feinregulation wird erreicht durch: (1) Relaxation des Muskels, (2) passives Aufdehnen durch Anhebung und Vorwärtsbewegung des Kehlkopfgerüstes, (3) durch Druckmechanismen, dem sog. *oropharyngealen Saugpumpenstoß*. Letzterer setzt sich zusammen aus der Zungenschubkraft, dem Eigengewicht des Bolus und einer negativen Druckentwicklung durch die Raumerweiterung oberhalb des Sphinkters (Cook et al. 1989).

Mechanismen der OÖS-Öffnung

oropharyngealer Saugpumpenstoß

**Ösophageale Phase**

Die ösophageale Phase beginnt mit den Eintreffen des Bolus in den Speiseröhrentubus und endet mit dem Durchtritt durch den unteren Speiseröhrensphinkter in den Magen. Durch ringförmiges Zusammenziehen des Speiseröhrenschlauches wird der Bolus mit gleichförmiger Geschwindigkeit innerhalb von 5 bis 20 Sekunden bis zum Magen transportiert. Dieser Vorgang wird *primäre Peristaltik* genannt. Bleiben Bolusreste in der Speiseröhre liegen, kommt es zu sogannten *sekundären peristaltischen Wellen*.

Dauer der ösophagealen Phase
primäre Peristaltik
sekundäre Peristaltik

## 2.2 Allgemeine Pathomechanismen

Im Wesentlichen lassen sich drei verschiedene Störungsschwerpunkte unterscheiden.

- Die geschluckte Substanz verfolgt den falschen Weg: Dringt Material in die Nase oder den Kehlkopfeingang ein, so nennt man dies *nasale*, bzw. *laryngeale Penetration*. Geraten die Substanzen in den subglottischen Bereich, d. h. unterhalb der Stimmlippen, so wird dies als *Aspiration* bezeichnet. Da dies vor, während oder nach der Schluckreflexauslösung erfolgen kann, werden zur genaueren Bezeichnung die Termini *prae-, intra-, postdeglutitive Penetration* oder *Aspiration* verwendet (Logemann 1998).
- Der Transport ist unvollständig:
  Nach dem Schlucken bleiben Ansammlungen von Bolusresten, so genannte *Residuen* im Mund- oder Rachenraum zurück.

Das geschluckte Material fließt wieder zurück: *Regurgitation* (Hervorwürgen) bedeutet den Rückfluss von unverdauten Bolusanteilen in den Rachen oder die Mundhöhle. Der Rückfluss von saurem Mageninhalt in die Speiseröhre oder in den Rachen wird als *Reflux* bezeichnet.

nasale, laryngeale Penetration

Aspiration

Residuen
Regurgitation

Reflux

# 3 Klinische Symptomatik

Eine Schluckstörung kann zu schwer wiegenden, zum Teil sogar lebensbedrohlichen medizinischen Komplikationen führen (Tabelle 1).

medizinische Komplikationen der Dysphagie

**Tabelle 1:** Medizinische Komplikationen

| |
|---|
| **Beeinträchtigungen des Ernährungszustandes** |
| Mangelernährung, Exsikkose |
| **Komplikationen durch gestörten Schutz der Atemwege** |
| Bronchitis, Aspirationspneumonie |
| Dyspnoe, Asphyxie |

stille Aspiration

Das frühzeitige Erkennen der klinischen Symptome gehört zu den entscheidenden Vorsorgemaßnahmen. In Tabelle 2 sind mögliche Dysphagiehinweise dargestellt. Dabei zählt Husten zu den wichtigsten Zeichen einer Aspiration. Zu berücksichtigen ist jedoch der hohe Anteil an so genannten *„silent aspirators"*. Etwa 50–60 % der aspirationsgefährdeten Patienten lösen meist aufgrund von Sensibilitätsstörungen keinen Hustenreflex aus (Smith et al. 1999).

phasenspezifische klinische Dysphagiehinweise

**Tabelle 2:** Klinische Dysphagiehinweise

| |
|---|
| **Orale/pharyngeale Phasen** |
| Herausfließen von Speichel, Nahrung aus dem Mund |
| Gestörtes Kauen, verlängerte orale Phase |
| Liegenbleiben im Mund |
| Steckenbleiben im Hals |
| Eingeschränkte/fehlende Kehlkopfhebung |
| Husten, Räuspern prä-, intra- oder postdeglutitiv |
| Rachen reinigen |
| Gurgelnde Stimme |
| **Ösophageale Phase** |
| Druckgefühl, Brennen, Schmerzen hinter dem Brustbein |
| Saures/nicht saures Aufstoßen |
| Schmerzen in der Herzgegend |

# 4 Ätiologie

Schluckstörungen treten bei einer Vielzahl von Erkrankungen auf. Die Dysphagie kann akut auftreten, z. B. nach Schlaganfall oder sich schleichend entwickeln, z. B. bei Tumoren.

## 4.1 Neurogene Schluckstörungen

Neurogene Schluckstörungen werden durch krankhafte Prozesse auf einer oder mehreren Ebenen der sensomotorischen Steuerung verursacht. Sie können bei (1) Läsionen des Kortex, (2) der Schluckzentren und Hirnnervenkerne des Hirnstammes, (3) bei Erkrankungen der Hirnnerven, (4) des neuromuskulären Übergangs oder (5) der Muskeln auftreten (BUCHHOLZ & 38; PROSIEGEL 1999). Die häufigste Ursache stellt mit 25 % der Schlaganfall dar. Neurogene Dysphagien zeigen meist komplexe Störungen des Schluckablaufes. Daneben müssen in vielen Fällen zusätzliche Störfaktoren durch Beeinträchtigungen der Körpermotorik, einschließlich des Sprech- und Atemapparates, der Wahrnehmungsfunktionen, sowie neuropsychologische Defizite einschließlich Sprachstörungen berücksichtigt werden.

Ursachen der neurogenen Dysphagie

häufige Begleitsymptome

## 4.2 Mechanische Schluckstörungen durch Erkrankungen der oropharyngealen und laryngealen Strukturen

Die beiden Hauptursachen einer mechanischen Schluckstörung sind (1) primär strukturelle Erkrankungen, wie z. B. Entzündungen und (2) die Folgen einer chirurgischen, radiologischen oder chemotherapeutischen Tumorbehandlung (SCHRÖTER-MORASCH 1999). Substanzdefekte durch Resektionen in der vorderen und hinteren Mundhöhle, des Rachens und Kehlkopfes oder der Speiseröhre verursachen häufig schwere Dysphagien. Nach Bestrahlungen können die Probleme unmittelbar, aber auch als Langzeitfolge mitunter erst nach Jahren auftreten. Häufige Begleitsymptome einer mechanischen Dysphagie sind Sprech- und Stimmstörungen.

Hauptursachen der mechanischen Schluckstörung

häufige Begleitsymptome

## 4.3 Psychogene Schluckstörungen

Psychogene Schluckstörungen treten relativ selten auf. Bislang gibt es kaum verlässliche Daten zum Erscheinungsbild der psychogenen Dysphagie. Die Symptome manifestieren sich überwiegend in den oralen Phasen, während die reflektorisch gesteuerte pharyngeale Phase nicht betroffen ist. Die Beschwerden können unregelmäßig und mit variierendem Schweregrad auftreten. Als häufige Begleitsymptome wurden Angstgefühle beobachtet (BAROFSKY & FONTAINE 1998).

# 5 Psychosoziale Problematik

Beeinträchtigung des Alltags und des seelischen Wohlbefindens

Die Abhängigkeit von „künstlicher Ernährung" und Sondensystemen, das fehlende Lusterlebnis bei der Nahrungsaufnahme und die fehlende soziale Interaktion gemeinsamer Mahlzeiten beeinträchtigen den Alltag und das seelische Wohlbefinden gravierend. Patienten die sich zwar oral ernähren können, dabei jedoch husten, würgen oder spucken müssen, vermeiden in Gesellschaft zu essen. Angst vor dem Verschlucken, bzw. der Aspiration kommt häufig noch erschwerend hinzu. In manchen Fällen sind erhöhter Speichelfluss, eine Trachealkanüle oder ein gestörtes Sprechvermögen zusätzliche Faktoren, die in die soziale Isolation führen.

# 6 Schlussbetrachtung

Standarddiagnostik bei oropharyngealen Schluckstörungen

Die gesundheitlichen und psychosozialen Folgen der Dysphagie belegen die Dringlichkeit einer sorgfältigen Diagnostik und professionellen Therapie. Neben der klinischen Eingangsuntersuchung als Screeningverfahren gehören instrumentelle Methoden, wie z. B. die Videoendoskopie des HNO-Arztes oder Phoniaters und die radiologische Funktionsdiagnostik mittels Videofluoroskopie oder Röntgenkinematografie zum notwendigen Standard der Diagnostik oropharyngealer Schluckstörungen. Auf der Grundlage dieser interdisziplinär erhobenen Befunde konzipiert der Sprachheilpädagoge/Logopäde eine für jeden Patienten maßgeschneiderte funktionelle Dysphagietherapie (FDT) (Bartolome 1999).

funktionelle Dysphagietherapie (FDT)

Danksagung

Für die kritische Durchsicht des Manuskripts möchte ich mich bei Frau Dr. H. Schröter-Morasch, Städtisches Krankenhaus München Bogenhausen, herzlich bedanken.

# Literaturverzeichnis


Ackermann, H. & Ziegler, W. (1994): Mutismus bei zentralmotorischen Störungen – Eine Literaturübersicht. Fortschr. Neurol. Psychiat. 62, 337–344

Ackermann, H. & Ziegler, W. (1992): Die zerebelläre Dysarthrie – eine Literaturübersicht. Fortschr. Neurol. Psychiat. 60, 28–40

Ackermann, H. & Ziegler, W. (1989): Die Dysarthrophonie des Parkinson Syndroms. Fortschr. Neurol. Psychiat. 57, 149–160

Ackermann, H.; Hertrich, I. & Ziegler, W. (1993): Prosodische Störungen bei neurologischen Erkrankungen – eine Literaturübersicht. Fortschr. Neurol. Psychiat. 61, 241–253

Ackermann, H.; Hertrich I.; Ziegler, W.; Bitzer, M. & Bien S. (1996): Acquired dysfluencies following infarction of the left mesiofrontal cortex. Aphasiology 10, 409–417

Adam, H. (1996): Unterstützte Kommunikation. Geistige Behinderung 2, 122–133

Adams, A.-M. & Gathercole, S. E. (1996): Phonological working memory and spoken language development in young children. The Quarterly Journal of Experimental Psychology, 49A, 216–233

Adams, C. (1990): Syntactic comprehension in children with expressive language impairment. British Journal of Disorders of Communication 25, 149–171

Adler, C.; Gunzelmann, T.; Machold, C.; Schumacher, J. & Wilz, G. (1996): Belastungserleben pflegender Angehöriger von Demenzpatienten. Zeitschrift für Gerontologie und Geriatrie 29/2, 143–149

Adler, D. (1991): Anerkannte Berufskrankheiten durch maligne Tumoren im Kopf-Hals-Bereich. Ein Vergleich zwischen der Bundesrepublik Deutschland und anderen Industrienationen. In: Maier, H. & Weidauer, H. (Hrsg.): Krebsrisiken im Kopf-Hals-Bereich, 152–157. Berlin: Springer

Adlkofer, F. X. (1991): Passivrauchen – Ein Risikofaktor für Plattenepithelkarzinome des Respirationstraktes? In: Maier, H. & Weidauer, H. (Hrsg.): Krebsrisiken im Kopf-Hals-Bereich, 38–51. Berlin: Springer

Aitchison, J. (1988): Words in the mind. An introduction to the mental lexicon (2. Aufl.). Oxford: Blackwell

Alavi, B. & Lorenz, M. (1988): Lehrbuch der persischen Sprache. Leipzig

Alcock, K. J.; Passingham, R. E.; Watkins, K. E. & Varga-Khadem, F. (2000): Oral Dyspraxia in inherited speech and language impairment and acquired dysphasia. Brain and Language 75, 17–33

Aleemi, J. (1991): Zur sozialen und psychischen Situation von Bilingualen. Frankfurt / Main, Bern, New York, Paris

Allen, D. & Rapin, I. (1980): Language disorders in preschool children: Predictors of outcome – a priliminary report. Brain Development 2, 73–800

Allhoff, D. W. (1983): Sprechangst: Psychophysische Grundlagen und Modelle zur Reduktion. In: Allhoff, D. W. (Hrsg): Mündliche Kommunikation: Störungen und Therapie, Sprache und Sprechen. Bd. 10, 145–159. Frankfurt.

American Psychiatric Association (1996): Diagnostisches und statistisches Manual psychischer Störungen DSM-IV. Göttingen: Hogrefe

Amorosa, H. (1998): The classification of speech and language disorders. In: Rispens, J.; van Yperen, T. A. & Yule, W. (Eds.): Perspectives on the classification of specific developmental disorders 155–180. Dordrecht: Kluwer

Amorosa, H. & Scheimann, G. (1989): Sprechmotorische Defizite bei Kindern mit spezifischen Sprachentwicklungsstörungen. Sprache – Stimme – Gehör 13, 123–126

Amorosa, H.; v. Benda, U. & Wagner, E. (1987): Sprachentwicklungsstörungen und kindliche Aphasie. unveröff. Arbeit, München, MPI

Anderson, J. R. (1980): Cognitive psychology and its implications. San Francisco: Freeman

Andresen, Helga (1985): Schriftspracherwerb und die Entstehung von Sprachbewusstheit. Opladen: Westdt. Verlag
Andrews, G.; Morris-Yates, A.; Howie, P. & Martin, N. (1991): Genetic factors in stuttering confirmed. Archives General Psychiatry, 48, 1034–1035
Andy, O. J. & Bhatnagar, S. C. (1992): Stuttering acquired from subcortical pathologies and its alleviation from thalamic perturbation. Brain and Language 42, 385–401
Angermaier, M. (1974): Über die Nützlichkeit der „Erfindung“ der Legasthenie. Bildung und Erziehung 27, 300–306
Anstendig, K. D. (1999): Is selective Mutism an Anxiety Disorder? Rethinking its DSM-IV Classification. Journal of Anxiety Disorders, vol. 13, 4, 417–434
Aram, D. (1988): Language Sequelae of Unilateral Brain Lesions in Children. In: Language, Communication and the Brain, 171–197. New York: Raven Press
Aram, D.; Ekelman, B.; Rose, D. & Whitaker, H. (1985): Verbal and Cognitive Sequelae Following Unilateral Lesions Acquired in Early Childhood. Journal of Clinical and Experimental Neuopsychology 7, 55–788
Aram, D. M.; Ekelman, B. & Nation, J. E. (1984): Preschoolers with language disorders: 10 years later. Journal of Speech and Hearing Research 27, 232–244
Aram, D. M. & Horwitz, S. J. (1983): Sequential and non-speech praxic abilities in developmental verbal apraxia. Developmental Medicine & Child Neurology 25, 197–205
Aram, D. M. & Nation, J. E. (1982): Child Language Disorders. St. Louis, Toronto, London: The C. V. Mosby Company
Arand, B. (1998): Kindliche Sprachauffälligkeiten und Rechtschreibschwierigkeiten. Die Sprachheilarbeit 3, 137–147
Arnold, G. E. (1970): Die Sprache und ihre Störungen. Wien
Asendorpf, J. (1989): Soziale Gehemmtheit und ihre Entwicklung. Berlin: Springer
ASHA (1990): The Role of the Speech-Language-Pathologist in Assessment and Management of Oral Myofunctional Disorders. Position Statement
Atabay, I. (1994): Ist dies mein Land? Identitätsentwicklung türkischer Migrantenkinder und -jugendlicher in der Bundesrepublik. Münchner Studien zur Kultur- und Sozialpsychologie, Band 4. Pfaffenweiler
Atzesberger (1970): Sprachaufbauhilfe bei geistigbehinderten Kindern. 2. Aufl. Berlin: Marhold
Auernheimer, G. (1995): Einführung in die interkulturelle Erziehung. Darmstadt
Auernheimer, G. (1993): Kulturelle Identität als pädagogisches Problem. In: Fuchs, M.: Kulturelle Identität. Eine Aufgabe für die Jugendkulturarbeit. Remscheid
Auernheimer, G. (1988): Der so genannte Kulturkonflikt. Frankfurt
Augst, G. & Faigel, P. (1986): Von der Reihung zur Gestaltung. Untersuchungen zur Ontogenese der schriftsprachlichen Fähigkeiten von 13–23 Jahren. Frankfurt a. M. u. a.: Lang
Aytemiz, A. (1990): Zur Sprachkompetenz türkischer Schüler in Türkisch und Deutsch. Frankfurt / Main
Babbe, T. (1994): Pyrmonter Analyse Phonologischer Prozesse. Leverkusen: Steiner
Baddeley, A. D. (1997): Human memory (rev. edition). Hove: Psychology Press
Bahnemann, F. (1979): Mundatmung als Krankheitsfaktor. Fortschr Kieferorthop 40 117–136; 217–228; 321–344
Bahr, R. (1998): Schweigende Kinder verstehen: Kommunikation und Bewältigung beim elektiven Mutismus. Heidelberg: Winter, Programm Ed. Schindele
Bahr, R. (1996): Mutismus. Definitionen, neuere Klassifikationsversuche und verbreitete therapeutische Ansätze. Logos Interdisziplinär 4, 4–14
Baier, D. & Scherer, J. (1999): Diagnose und Therapie der sozialen Phobie.
Banaschewski, T.; Tiffin-Richards, M.; Hasselhorn, M. & Rothenberer, A. (1999): Komorbidität von hyperkinetischer Störung und Legasthenie am Beispiel phonologischer, semantischer und syntaktischer Sprachfähigkeit bei Kindern. Sprache – Stimme – Gehör 24, 106–112

Barofsky, I. & Fontaine, K. R. (1998): Do psychogenic patients have an eating disorder. Dysphagia 13, 24–27

Bartolome, G. (1999): Grundlagen der funktionellen Dysphagietherapie. In: Bartolome, G. et al.: Schluckstörungen – Diagnostik und Rehabilitation (2. Aufl.). München: Urban & Fischer

Bartolome, G. (1999a): Physiologie des Schluckvorganges. Sprache – Stimme – Gehör 23, 3–6

Bartolome, G.; Buchholz, D. W.; Hannig, Ch. et al. (1993): Diagnostik und Therapie neurologisch bedingter Schluckstörungen. Stuttgart, Jena, New York: Gustav Fischer

Bates, E.; Marchman, V.; Thal, D.; Fenson, L.; Dale, P. S.; Reznick, J. S.; Reilly, J. & Hartung, J. (1994): Developmental and stylistic variation in the composition of early vocabulary. Journal of Child Language 21, 85–123

Bauer, H. (1975): Zur Notwendigkeit der ätiopathogenetischen Differenzierung funktioneller Stimmstörungen, HNO 23, 165

Bauer, J. (1994): Die Alzheimer-Krankheit. Neurobiologie, Psychosomatik, Diagnostik und Therapie. Stuttgart/NewYork: Schattauer

Bauer, J.; Stadtmüller, G.; Qualmann, J. & Bauer, H. (1995): Prämorbide psychologische Prozesse bei Alzheimer-Patienten und bei Patienten mit vaskulären Demenzerkrankungen. Zeitschrift für Gerontologie und Geriatrie 28/3, 179–189

Baumgartner, St. (1999): Sprechflüssigkeit. In: Baumgartner, St. & Füssenich, I. (Hrsg.): Sprachtherapie mit Kindern. 4. überarb. und erw. Aufl. München: Reinhardt

Baumgartner, St. & Giel, B. (2000): Qualität und Sprachtherapie. In: Grohnfeldt, M. (Hrsg.): Lehrbuch der Sprachheilpädagogik und Logopädie, Band 1, 274–308. Stuttgart, Berlin, Köln: Kohlhammer

Baun, R. (1981): Förderung sprachlicher Kommunikation bei Geistigbehinderten. Berlin: Marhold

Baur, S. (1996): Landau-Kleffner-Syndrom. Berlin: Edition Marhold

Beatty, M. J. & Payne, S. K. (1983): Speech anxiety as a multiplicative function of size of audience and social desirability: Perceptual Motor Skills 56, 792–794

Becker, K. P. & Sovák, M. (1983): Lehrbuch der Logopädie. Königstein/Ts.

Becker, R. & Elstner, W. (Hrsg.) (1986): Das aphasische Kind. Berlin: Verl. Volk und Gesundheit

Becker, R.; Grünwald, F. & Schmidt, E. (1987): Möglichkeiten und Grenzen der Rehabilitation eines jungen Mädchens mit einer Total- (Global-) Aphasie. Psychiat. Neurol. med. Psychol. 39, 79–88

Beidel, D. C. & Turner, S. M. (1998): Social phobia. Washington: Am. Psychol. Ass

Beidel, D. C.; Turner, M. W. & Trager, K. N. (1994): Test anxiety and childhood anxiety disorders in African, American and White school children. J. Anxiety Disorders 8, 169–179

Benecken, J. (1996): Wenn die Grazie misslingt – Stottern und Stotternde im Spiegel der Medien. Köln: Demonsthenes

Benecken, J. (1993): Wenn die Grazie misslingt – das psychosoziale Elend stotternder Menschen. In: Johannsen, H. S. & Springer, L. (Hrsg.): Stottern, Tagungsbericht, Münster 1993. Phoniatrische Ambulanz der Universität Ulm, Ulm

Benke, T.; Andree, B.; Hittmair, M. & Gerstenbrand, F. (1990): Sprachveränderungen bei der Demenz. In: Fortschr. Neurol. Psychiat. 58, 215–223

Bernhardt, B. & Stoel-Gammon, C. (1994): Nonlinear phonology: Introduction and clinical application. Journal of Speech and Hearing Research 37, 123–143

Bernthal, J. & Bankson, N. (1993): Articulation and phonological disorders. Englewood Cliffs N.J. (3. Aufl.)

Beushausen, U. (1996): Sprechangst. Erklärungsmodelle und Therapieformen. Opladen: Westdeutscher Verlag

Biehl, J. (1987): Sprachlernbedingungen und Zweitspracherwerb türkischer Schüler. Weinheim

Bier, H. (1994): Krebsepidemiologie. Veränderungen in der Häufigkeit von bösartigen Geschwülsten des Kopf-Hals-Bereiches. HNO 42, 390–392

Bierwisch, M. (1976): Schriftstruktur und Phonologie. In: Hofer, A. (Hrsg.): Lesenlernen. Theorie und Unterricht, 50–81. Düsseldorf: Schwann

Bigenzahn, W. (1995): Orofaziale Dysfunktionen im Kindesalter. Grundlagen, Klinik, Ätiologie, Diagnostik und Therapie. Stuttgart: Thieme

Biggers, T. & Masterson, J. T. (1984): Communication apprehension as a personality trait: An emotional defense of a concept. Communication Monographs 51, 381–389

Bindel, W. R. (1996): Stottern beim Vorschulkind: Funktionale Theorie und Therapie. Sprache Stimme Gehör 20, 32–45

Bishop, D. V. M. (2000): How does the brain learn language? Insights from the study of children with and without language impairment. Developmental Medicine and Child Neurology 42, 133–142

Bishop, D. V. M. (1997): Uncommon understanding. The development and disorders of language comprehension in children. Hove: Psychology Press

Bishop, D. V. M. (1994): Grammatical errors in specific language impairment: Competence or performance limitation? Applied Psycholinguistics 15, 507–549

Bishop, D. V M. & Adams, C. (1992): Comprehension problems in children with specific language impairment: Literal and inferential meaning. Journal of Speech and Hearing Research 35, 119–129

Bishop, D. V. M.; Bright, P.; James, C.; Bishop., S. J. & van der Lely, H. K. J. (2000): Grammatical SLI: A distinct subtype of developmental language impairment. Applied Psycholinguistics 21, 159–181

Black, B. & Uhde, T. W. (1995): Psychiatric characteristics of children with selective mutism. A pilot study. Journal of the American Academy of Child and Adolescent Psychiatry 34, 847–856

Blauw-van Mourik, M.; van Dongen, H. R.; Loonen, M. C. B. & Paquier, Ph. (1989): Die erworbenen Aphasien bei Kindern: eine Revision früherer Annahmen. In: Aphasie und verwandte Gebiete 2, 3–88

Bloodstein, O. (1987): A Handbook on stuttering. National Easter Seal Society, Chicago, Illinois

Bloomfield, L. (1933): Language. New York: Henry Holt and Co.

Bogdain, K. (1989): Zweisprachige Erziehung in der Familie. In: Kegel, G. et al. (Hrsg.): Sprechwissenschaft & Psycholinguistik, 229–255. Opladen

Bohndorf, W. (1976): Tumoren im Halsbereich. In: Scherer, E. (Hrsg.): Strahlentherapie, Radiologische Onkologie, 381f. Berlin, Heidelberg, New York: Springer

Booth-Butterfield, M. & Butterfield, St. (1986): Effects of evaluation, task structure, trait-CA, and retience on state-CA and behavioral disruption in dyadic settings. Communication Monographs 53, 144–159

Bosch, B. (1937): Grundlagen des Erstleseunterrichts. Eine psychologisch-didaktische Untersuchung. Leipzig (Reprint der 1. Auflage Frankfurt a. M. 1984)

Bossong, B. (1999): Stress und Handlungskontrolle. Göttingen: Hogrefe

Boucein, W. & Wendt-Suhl, G (1980): Experimentelle Untersuchung situativer Bedingungen bei der Entstehung von Sprechangst. Archiv Psychologie 133, 149–156

Böhme, G. (1997): Sprach-, Sprech-, Stimm- und Schluckstörungen. Band 1: Klinik. 3. Aufl. Stuttgart

Böhme, G. (1974): Stimm-, Sprech- und Sprachstörungen. Ätiologie – Diagnostik – Therapie. Stuttgart

Böhme, G. & Welzl-Müller, K. (1998): Audiometrie. Hörprüfungen im Erwachsenen- und Kindesalter. Bern: Huber

Brand Robertson, S. & Ellis Weismer, S. (1999): Effects of treatment on linguistic and social skills in toddlers with delayed language development. Journal of Speech, Language, and Hearing Research 42, 1234–1248

Braun, O. (1999): Sprachstörungen bei Kindern und Jugendlichen. Stuttgart: Kohlhammer

Braun, O. (1997): Der pädagogische und therapeutische Umgang mit stotternden Kindern und Jugendlichen. Berlin: Marhold

Breckow, J. (1996): Ebbe im Dornröschenschloß – Beziehungsmuster im Bewältigungsverhalten eines 78jährigen Mannes mit Dysarthrie. In: Grohnfeldt, M. (Hrsg.): Lebenslaufstudien und Sprachheilpädagogik. Grundlagen und Beispiele einzelfallorientierten Vorgehens, 205–222. Dortmund: verlag modernes lernen

Breckow, J. (1995a): Gerontologie und Sprachheilarbeit. In: Grohnfeldt, M. (Hrsg.): Handbuch der Sprachtherapie. Bd. VIII. Sprachstörungen im Sonderpädagogischen Bezugssystem, 420–442. Berlin: Marhold

Breckow, J. (1995b): Sprachtherapie mit alten Menschen. Hamburg: Kovač

Bredenkamp, J. (1998): Lernen, Erinnern, Vergessen. München: Beck

Bressmann, T. (1999): Sprechsprachliche und psychosoziale Aspekte bei Patienten mit Lippen-Kiefer-Gaumenspalten. Untersuchungen zu nasaler Resonanz, Sprechgeschwindigkeit, Stimmklang und Lebensqualität. Inaugural-Dissertation zur Erlangung des Doktorgrades der Philosophie, Aachen: Shaker

Bressmann, T. & Sader, R. (2000): Nasalität und Näseln. Logos interdisziplinär 8, 22–33

Breuer, H. & Weuffen, M. (1999): Lernschwierigkeiten am Schulanfang. Weinheim: Beltz

Brosch, S. (2001): Zur prognostischen Einschätzung des kindlichen Stotterns – eine akustische Analyse. Med. Habilitation, Universität Ulm

Bruch, M. A. & Heimberg, R. G. (1994): Differences in perceptions of parental and personal characteristics between generalized and nongeneralized social phobics. Journal Anxiety Disorders 8, 155–168

Bruch, M. A.; Heimberg, R. G.; Berger, P. & Collins, T. M. (1989): Social phobia and perceptions of early parental and personal characteristics. Anxiety Research 2, 57–63

Bruder, J. (1996): Vergessen und Traurigkeit. Psychische Veränderungen im Alter. In: Deutsches Institut für Fernstudienforschung (Hrsg.): Funkkolleg Altern. Studienbrief 3. Tübingen: DIFF

Bruskin, R. H. (1973): What are the Americans are afraid of? The Bruskin Report: A Market Research Newsletter. 53

Brügelmann, H. (2001): Gutachten zur fachlichen Einschätzung des bayrischen Erlasses zur „Förderung von Schülern mit besonderen Schwierigkeiten beim Erlernen des Lesens und des Rechtschreibens" vom 16.11.1999. In: http: // www.bayern.gew.de/gew/Landesverband/Resolut/Schulstruktur/LEGA-GUT.htm

Brügelmann, H. (1986): Kinder auf dem Weg zur Schrift. Eine Fibel für Lehrer und Laien. Konstanz: Faude

Buchholz, D. W. & Prosiegel, M. (1999): Neurologisch bedingte Schluckstörungen. In: Bartolome, G. et al.: Schluckstörungen – Diagnostik und Rehabilitation (2. Aufl.). München: Urban & Fischer

Bukow, W. & Llaryora, R. (1993): Mitbürger aus der Fremde. Opladen

Bundschuh, K. & Basler-Eggen, A. (2000): Gestützte Kommunikation bei Menschen mit schweren Kommunikationsbeeinträchtigungen. Hrsg. Bayrisches Staatsministerium. München

Buss, A. H. (1980): Self-consciousness and social anxiety. San Francisco: Freeman

Büttner, C. (1995): Autistische Sprachstörungen. Hürth

Carter, R.; Hohenegger, M. & Satz, P. (1982): Aphasia and Speech Organization in Children. In: Science 218, 797–799

Caruso, A. J. & Strand, E. A. (1999): Clinical management of motor speech disorders in children. Stuttgart, New York: Thieme

Carver, C. S. & Scheier, M. F. (1991): A controll-process on anxiety. In: Schwarzer, R. & Wicklund, R. A. (Eds.): Anxiety and self-focused attention, 3–88. Chur: Harwood Academic Publ.

Casby, M. W. (1997): Symbolc play of children with language impairment: A critical review. Journal of Speech, Language, and Hearing Research 40, 464–479

Case, R. (1999): Die geistige Entwicklung des Menschen. Heidelberg: „Edition S" im Universitätsverlag C. Winter

Catts, H. W.; Chieh-Fang, H.; Larrivee, L. & Swank, L. (1994): Early identification of reading disabilities in children with speech-language impairments. In: Watkins, R. V. & Rice, M. L. (Hrsg.): Specific language impairments in children, 145–160. Baltimore: Brookes

Chapman, R. S.; Crais, E.; Salomon, D.; Srand, E. & Nigri, N. (1992): Child talk: Assumptions of a developmental process modell for early language learning. In: Chapman, R. (Hrsg.): Processes in language aquisition and disorders, 3–19. St. Louis: Mosby Yearbook

Chin, S. B. & Dinnsen, D. A. (1991): Feature geometry in disordered phonologies. Clinical Linguistics and Phonetics 5, 329–337

Chomsky, N. & Halle, M. (1968): The sound pattern of english. New York

Cimilli, N. & Liebe-Harkort, K. (1979): Sprachvergleich Türkisch-Deutsch. Düsseldorf

Clahsen, H. (1999): Linguistic perspectives on specific language impairment. In: Ritchie, W. C. & Bhatia, T. K. (Hrsg.): Handbook of child language acquisition, 675–704. San Diego: Academic Press

Clahsen, H. (1988): Normale und gestörte Kindersprache. Amsterdam: Benjamins

Clahsen, H.; Meisel, J. & Pienemann, M. (1983): Deutsch als Zweitsprache. Der Spracherwerb ausländischer Arbeiter. Tübingen

Clahsen, H.; Rothweiler, M. & Woest, A. (1991): Lexikalische Ebenen und morphologische Entwicklung: Eine Untersuchung zum Erwerb des deutschen Pluralsystems im Rahmen der lexikalischen Morphologie. Linguistische Berichte 135, 105–126

Clark, M. M. & Plante, E. (1998): Morphology of the inferior frontal gyrus in developmentally language-disordered adults. Brain and Language 61, 288–303

Clausnitzer, R. & Clausnitzer, V. (1991): Zusammenhänge zwischen Sigmatismen, fehlerhaftem Schluckmodus und Zahn- und Kieferstellungsanomalien. Die Sprachheilarbeit 36, 14–17

Cloerkes, G. (2000): Soziologische Grundlagen. In: Grohnfeldt, M. (Hrsg.): Lehrbuch der Sprachheilpädagogik und Logopädie. Bd. 1: Selbstverständnis und theoretische Grundlagen, 217–235. Stuttgart, Berlin, Köln: Kohlhammer

Codoni, S. (1994): Störung der Aussprache – nur die Spitze des Eisbergs einer komplexen Störung? In: D. Freiesleben/H. Helms (Hrsg): Myofunktionelle Therapie bei orofacialen Dyskinesien, 67–76. Frankfurt: Lang

Codoni, S. (Hrsg.) (2000): Habits – eine interdisziplinäre Annäherung. Lutschen – Saugen – Beissen. Fehlfunktionen. Ätiologie und Genese von orofazialen Dyskinesien. Basel: Arbeitskreis für Myofunktionelle Therapie e.V.

Compton, A. J. (1970): Generative studies of children's phonological disorders. Journal of Speech and Hearing Disorders 35, 315–339

Coninx, F. (Hrsg) (2000): CI-Versorgung bei Kindern. Fortbildungs- und Informationsveranstaltung November 1999. Eigen Verlag: Institut für Audiopädagogik (www.audiopaedagogik.de)

Coninx, F. (1998): Educational provision for hearing impaired children. In: Grandori, F. (ed.): Proceedings of the European Consensus Development Conference on Neonatal Hearing Screening, 15–16 May 1998, 88–93. Milan

Coninx, F. (1997): The Multiply Handicapped Deaf Child. In: McCracken, W. & Laoide-Kemp, S.: Audiology in Education, 107–135. London: Whurr Publishers

Conti-Ramsden, G. & Botting, N. (1999): Classification of children with specific language impairment: Longitudinal considerations. Journal of Speech, Language, and Hearing Research 42, 1195–1204

Conture, E. G. (1990): Stuttering. Prentice Hall, Englewood Cliffs

Cook, I. J.; Dodds, W. J. & Dantas, R. O. et al. (1989): Opening mechanism of the human upper esophageal sphincter. American Journal of Physiology 257, 748–759

Cooper, J. & Flowers, Ch. (1987): Children with a History of Acquired Aphasia: Residual Language and Academic Impairments. In: American Speech – Language – Hearing Association, 251–262
Coulmas, F. (1989): The Writing Systems of the World. Oxford u. a.: Blackwell
Cramon, D. von & Ziegler, W. (1987): Die spastische Dysarthrophonie. In: Springer, L. & Kattenbeck, G.: Aktuelle Beiträge zur Dysarthrophonie und Dysprosodie, 101–121. München
Crary, M. A. (1993): Developmental motor speech disorders. Neurogenic Communication Disorders Series. San Diego: Singular Publishing Group, Inc
Crary, M. A. (1984): A neurolinguistic perspective on developmental verbal dyspraxia. Communicative Disorders 9, 33–47
Crämer, C. & Schumann, G. (1999): Schriftsprache. In: Baumgartner, St. & Füssenich, I. (Hrsg.): Sprachtherapie mit Kindern, 256–319. München: UTB
Crämer, C.; Füssenich, I. & Schumann, G. (Hrsg.) (1998): Lesekompetenz erwerben und fördern. Braunschweig: Westermann
Crämer, C.; Füssenich, I. & Schumann, G. (1996): Lese- und Rechtschreibschwierigkeiten im Zusammenhang mit Problemen der gesprochenen Sprache. Die Sprachheilarbeit 41, 5–21
Croft, C. & Shprintzen, R. (1981): Patterns of velopharyngeal valving in normal cleft palate subjects: a multiview videofluoroscopic and nasendoscopic study. Laryngoscope 91, 265
Cromer, R. F. (1978): The basis of childhood dysphasia: A linguistic approach. In: Wyke, M. A. (Hrsg.): Developmental dysphasia, 85–134. London: Academic Press
Crystal, D. (1980): Introduction to language pathology. London: Arnold
Cummins, J. (1979): Die Schwellenniveau- und Interdependenzhypothese: Erklärungen zum Erfolg zweisprachiger Erziehung. In: Review of Educational Research 49, 222–251
Dadds, M. R.; Barret, P. M.; Rapee, R. M. & Ryan, A. (1996): Family process and child anxiety and aggression: An observational analysis. Journal Abnormal Child Psychology 24, 715–734
Dahan, J. (1985): Orale Wahrnehmung und Motorik. Fortschr Kieferorthop 46, 442–460
Daly, D. A. (1993): Cluttering: Another Fluency Syndrome. In: Curlee, R. F. (Ed.): Stuttering and Related Disorders of Fluency, 179–204. New York
Daly, D. A. & Burnett, M. L. (1996): Cluttering: Assessment, Treatment Planning, and Case Study Illustration. Journal of Fluency Disorders 21, 239–248
Damasio, A. R. (1996): Descartes Irrtum. München: List
Dannenbauer, F. M. (2001): Chancen der Frühintervention bei spezifischer Sprachentwicklungsstörung. Die Sprachheilarbeit 46, 103–112
Dannenbauer, F. M. (2000): Sprachwissenschaftliche Grundlagen. In: Grohnfeldt, M. (Hrsg.): Lehrbuch der Sprachheilpädagogik und Logopädie Bd. 1: Selbstverständnis und theoretische Grundlagen, 116–168. Stuttgart, Köln, Berlin: Kohlhammer
Dannenbauer, F. M. (1999): Auf der Suche nach der verbalen Entwicklungsdyspraxie. Die Sprachheilarbeit 44, 136–150
Dannenbauer, F. M. (1999a): Grammatik. In Baumgartner, St. & Füssenich, I. (Hrsg.): Sprachtherapie mit Kindern. Grundlagen und Verfahren, 105–161. München: Reinhardt
Dannenbauer, F. M. (1998): Wenn Kinder keine Worte finden. Forum Logopädie 5, 12–16
Dannenbauer, F. M. (1996): Vom Einfluss der linguistischen Forschung auf das Verständnis kindlicher Aussprachestörungen. Die Sprachheilarbeit 43, 299–310
Dannenbauer, F. M. (1996a): Phonologische Störung: Alter Wein in neuen Schläuchen? Die Sprachheilarbeit 41, 275–285
Dannenbauer, F. M. (1994): Grundlinien entwicklungsproximaler Intervention. Der Sprachheilpädagoge 26, 3, 1–23

Dannenbauer, F. M. (1993): Wie spezifisch sind spezifische Sprachentwicklungsstörungen? In: Deutsche Gesellschaft für Sprachheilpädagogik, Landesverband Bayern (Hrsg.): Sprache-Verhalten-Lernen, 172–190. Rimpar: Edition Freisleben

Dannenbauer, F. M. & Chipman, H. H. (1988): Spezifische Sprachentwicklungsstörung und symbolische Repräsentationsschwäche. Frühförderung interdisziplinär 7, 67–78

Dannenbauer, F. M. & Dirnberger, W. (1992): Früher Lauterwerb und phonologische Störung. In: Frühwirth, I. & Meixner, F. (Hrsg.): Theorie und Praxis in der sprachheilpädagogischen Arbeit, 28–32. Wien

Dannenbauer, F. M. & Kotten-Sederqvist, A. (1990): Sebastian lernt Subj+Mod+XY+V(inf). Bericht von einer entwicklungsproximalen Sprachtherapie mit einem dysgrammatisch sprechenden Kind. Vierteljahresschrift für Heilpädagogik und ihre Nachbargebiete 59, 27–45

Dannenbauer, F. M. & Kotten-Sederqvist, A. (1987): Kasperl oder Dafe? Zum Problem der Repräsentation in der phonologischen Prozessanalyse. Die Sprachheilarbeit 32, 77–85

Darley, F. L.; Aronson, A. E. & Brown, J. R. (1975): Motor speech disorders Philadelphia: W. B. Saunders Company

Dehn, M. (1996): Schwierige Lernentwicklung und Unterrichtskonzept. In: Dehn, M.; Hüttis-Graff, P. & Kruse, N. (Hrsg.): Elementare Schriftkultur. Schwierige Lernentwicklung und Unterrichtskonzept, 16–30. Weinheim: Beltz

Dehn, M. (1990): Zeit für die Schrift. Lesenlernen und Schreibenkönnen. Bochum: Kamp

Dehn, M. (1985): Schriftspracherwerb und Elementarunterricht. In: Hemmer, K. P. & Wudtke, H. (Hrsg.): Enzyklopädie Erziehungswissenschaft. Band 7: Erziehung im Primarschulalter, 189–224. Stuttgart: Klett-Cotta

Deitmer, T. (1991): Larynxkarzinom und Asbestexposition. In: Maier, H. & Weidauer, H. (Hrsg.): Krebsrisiken im Kopf-Hals-Bereich, 91–123. Berlin: Springer

Dell, G. S.; Ferreira, V. S. & Bock, K. (1999): Binding, attention, and exchanges. Behavioral and Brain Sciences 22, 41f.

Demirel, Ö. (1995): Sprachstörungen bei Ausländerkindern. Anmerkungen zu einem Buch von Wolfgang Wendlandt. Die Sprachheilarbeit 40, 482–484

Demosthenes Institut (Hrsg.) (1996): Wenn das Sprechen klemmt. Ein Ratgeber für Jugendliche. Köln: Demosthenes

Deuster, Ch. von; Ptok, M. & Axmann, D. (1991): Hörreaktionen und Lernstörungen resthöriger Kinder in Abhängigkeit vom Rehabilitationsbeginn. Sprache – Stimme – Gehör 15, 86–90

Deutscher Bildungsrat (1974): Zur pädagogischen Förderung behinderter und von Behinderung bedrohter Kinder und Jugendlicher. Stuttgart: Klett

Dieckmann, O. (1996): Sprachentwicklung bei Lippen-, Kiefer-, Gaumenspalten aus sprachheilpädagogischer Sicht. In: Andrä, A. & Neumann, H. J. (Hrsg.): Lippen-, Kiefer-, Gaumenspalten. Entstehung – Klinik – Behandlungskonzepte, 253–279. Reinbek: Einhorn-Presse

Dilling, H.; Mombour, W. & Schmidt, M. H. (Hrsg.) (1993): Internationale Klassifikation psychischer Störungen. ICD-10 Kapitel V (F). Klinisch-diagnostische Leitlinien. Bern: Huber

Dilling, H.; Mombour, W. & Schmidt, M. H. (Hrsg.) (1991): Internationale Klassifikation psychischer Störungen ICD-10 Kapitel V (F). Klinisch-diagnostische Leitlinien. Bern: Huber

Dirim, I. (1995): Kinder verschiedener Sprachen und Kulturen lernen gemeinsam. Die Sprachheilarbeit 40, 67–74

Djamtorski, M. (1999): Persisch (Fârßi) – Wort für Wort. In: Rump, P. (Hrsg.): Kauderwelsch. Band 49. Bielefeld

Dollaghan, C. A. (1987): Fast mapping in normal and language-impaired children. Journal of Speech and Hearing Disorders 52, 218–222

Dörner, D. (1976): Problemlösen als Informationsverarbeitung. Stuttgart: Kohlhammer

Dronkers N. F.; Ludy C. A. & Redfern B. B. (1998): Pragmatics in the absence of verbal language: Descriptions of a severe aphasic and a language-deprived adult. Journal of Neurolinguistics 11, 179–190

Duffy, J. R. (1995): Motor speech disorders: substrates, differential diagnosis and management. St. Louis

Dummit, E. S.; Klein, R. G. et al. (1997): Systematic assessment of 50 children with selective mutism. Journal of the American Academy of Child and Adolescent Psychiatry 35, 653–660

Egger, J.; Freidl, W. & Friedrich, G. (1992): Psychologie funktioneller Stimmstörungen. Wien: Orac Verlag

Ehlich, K. (1992): Kommunikationsbrücke – vom Nachteil und Nutzen des Sprachkontakts. Zielsprache Deutsch 2, 64–74

Eideneier, H. (1976): Sprachvergleich Griechisch – Deutsch. Düsseldorf

Ellis Weismer, S. (1991): Hypothesis-testing abilities of language-impaired children. Journal of Speech and Hearing Research 34, 1329–1338

Elman, J. L.; Bates, E. A.; Johnson, M. H.; Karmiloff-Smith, A.; Parisi, D. & Plunkett, K. (1996): Rethinking innateness. A connectionist perspective on development. Cambridge, Mass.: MIT Press

Elwood, J. M.; Pearson, J. C.; Skippen, D. H. & Jackson, S. M. (1984): Alcohol, smoking, social an occupational factors in the aetiology of cancer of the oral cavity, pharynx and larynx. Int. J. Cancer 34, 603–612

Engel, G. L. (1980): The clinical application of the biopsychosocial Model. Am L. Psychiatry 137, 535–5444

Engel, G. L. (1979): Die Notwendigkeit eines neuen medizinischen Modells. In: Keupp, H. (Hrsg.): Normalität und Abweichung. München: Urban & Schwarzenberg

Farangis, P. (1998): Begriffsbildung im Zweitspracherwerb. Eine empirische Studie zur Begriffsbildung bei Deutschlernenden persischer, türkischer und arabischer Herkunftssprache. Kritische Universität. Gießen

Fazio, B. B. (1999): Arithmetic calculation, short-term memory, and language performance in children with specific language impairment: A 5–year follow-up. Journal of Speech, Language, and Hearing Research 42, 420–431

Feilke, H. (1996): Sprache als soziale Gestalt. Frankfurt a. M.: Suhrkamp

Feldbusch, E. (1985): Geschriebene Sprache. Untersuchungen zu ihrer Herausbildung und Grundlegung ihrer Theorie. Berlin, New York: De Gruyter

Feuser, G. (1996): „Geistig Behinderte gibt es nicht!“ Geistige Behinderung 1, 18–25

Fiedler, P. (1992): Neuropsychologische Grundlagen des Stotterns. In: Grohnfeldt, M. (Hrsg.): Handbuch der Sprachtherapie. Band 5: Störungen der Redefähigkeit, 43–60. Berlin: Edition Marhold

Fiedler, P. & Standop, R. (1994): Stottern. Ätiologie, Diagnose, Behandlung. Weinheim: Urban & Schwarzenberg

Fiedler, P. & Standop, R. (1986): Stottern. Ätiologie, Diagnose, Behandlung. 2. Aufl. München: Urban & Schwarzenberg

Fiedler, P. & Standop, R. (1978): Stottern. Wege zur integrativen Theorie und Behandlung. München: Urban & Schwarzenberg

Fillip, S.-H. (1990): Ein allgemeines Model für die Analyse kritischer Lebensereignisse. In: Fillip, S.-H. (Hrsg.) (1990): Kritische Lebensereignisse, 3–52. München: Psychologie Verlags Union

Finnie, V. & Russell, A. (1988): Preschool childrens social status and their mothers behavior and knowledge in the supervisiory role. Development Psychology 24, 789–801

Fischer, B.; Greß-Heister, M. & Heister, E. (1994): Rehabilitation, Prävention und Gesundheitsfürsorge im Alter.

Fisher, S. E.; Vargha-Khadem, F.; Watkins K. E.; Monaco, A. P. & Pembrey, M. E. (1998): Localisation of a gene implicated in a severe speech and language disorder. Nature Genetics 18, 168–170

Folstein, M. F.; Folstein, S. E. & McHugh, P. R. (1975): Mini mental state. A practical method for grading the cognitive state of patients for the clinician. J. psychiat. Res. 12, 189–198

Fox, P. T.; Ingham, R. J.; Ingham, J. C.; Hirsch, T. B.; Downs, J. H.; Martin, C.; Jerabek, P.; Glass, T. & Lancaster, J. L. (1996): A PET study on the neural systems of stuttering. Nature 382, 158–161

Förster, U. (1993): Dysarthrie bei Erwachsenen: Einteilungen, differentialdiagnostische und therapeutische Aspekte aus sprachpädagogischer Sicht. In: Grohnfeldt, M. (Hrsg.): Zentrale Sprach- und Sprechstörungen, 389–406. Berlin: Edition Marhold

Förster, U. (1987): Die Dysarthrie bei Erwachsenen – nicht nur eine Behinderung des Sprechens. Die Sprachheilarbeit 32, 265–269

Fraas, C. (1999): Ich kann schreiben. Zirndorf

Franke, U. (1998): Logopädisches Handlexikon. München (5. neubearb. u. erw. Aufl.)

Franke, U. (1987): Artikulationstherapie bei Vorschulkindern. München: Ernst Reinhardt

Frerichs H. (1998): Audiopädagogik. Theoretische Grundlagen einer Förderung auditiv stimulierbarer Hörbeeinträchtigter. Villingen-Schwenningen: Neckar Verlag

Freud, S. (1926): Hemmung, Symptom und Angst. Leipzig: Internationaler Psychoanalytischer Verlag

Freund, H. (1952): Studies in the Interrelationship between Stuttering and Cluttering. Folia Phoniatrica 4, 146–168

Fritzell, B. (1969): The velopharygeal muscles in speech: an electromyographic and cineradiographic study. In: Acta oto-laryngologica. Supplement 250, 1

Fröhlich, A. (1995): Sprachstörungen und geistige Behinderung. In: Grohnfeldt, M. (Hrsg.): Sprachstörungen im sonderpädagogischen Bezugssystem. Handbuch der Sprachtherapie, Bd 8, Berlin: Edition Marhold

Fröhlich, A. & Kölsch, S. (1998): Alles was wir sind, sind wir in Kommunikation. Geist. Behinderung 1, 22–36

Fröschels, E. (1931): Lehrbuch der Sprachheilkunde. Leipzig: Deuticke

Fromm, W.; Schöler, H. & Scherer, C. (1998): Jedes vierte Kind sprachgestört? Definition, Verbreitung, Erscheinungsbild, Entwicklungsbedingungen und -voraussetzungen der Spezifischen Sprachentwicklungsstörung. In: Schöler, H. et al. (Hrsg.): Spezifische Sprachentwicklungsstörung und Sprachlernen: Erscheinungsformen, Verlauf, Folgerungen für Diagnostik und Therapie, 21–64. Heidelberg: Winter

Fthenakis, W.; Sonner, A.; Thrul, R. & Walbine, W. (1995): Bilingual-bikulturelle Entwicklung des Kindes. Ein Handbuch für Psychologen, Pädagogen und Linguisten. München

Fuhrmann, I.; Neumann, E. M.; Gutzmann, H. & Niemann-Mirmehdi, M. (1995, 2000): Abschied vom Ich – Stationen der Alzheimer-Krankheit. Alzheimer Gesellschaft Berlin e.V. (Hrsg.), Freiburg: Herder

Funnell, E. (1995): Objects and Properties: A Study of the Breakdown of Semantic Memory. Memory 3/4, 497–518

Führing, M.; Lettmayer, O.; Elstner, W. & Lang, H. (2000): Die Sprachfehler des Kindes. Wege und Methoden der Behandlung. Wien (11. Aufl.)

Füsgen, I. (1992): Demenz. Praktischer Umgang mit der Hirnleistungsstörung. München: MMV Medizin

Füssenich, I. (1998): „Durst habe. Trinke muss“ (Timo, 11 Jahre). Zum Verhältnis von Mündlichkeit und Schriftlichkeit bei der Therapie gestörter Kindersprache. Die Sprachheilarbeit 43, 167–176

Fydrich, Th. & Bürgener, F. (1999): Ratingsskalen für soziale Kompetenz. In: Margraf & Rudolf: Soziale Kompetenz – soziale Phobie, 81–96. Hohengehren: Schneider

Fyer, A. J.; Mannuzza, S.; Chapman, T. F; Liebowitz, M. R. & Klein, D. F. (1993): A direct interview family study of social phobia. Archives of General Psychiatry 50, 293–586

Gainotti, G. (1997): Emotional, psychological and psychosocial problems of aphasic patients: an introduction. Aphasiology 11, 635–650
Gathercole, S. E. & Baddeley, A. D. (1993): Working memory and language. Hillsdale, NJ: Erlbaum
Gathercole, S. E. & Baddeley, A. D. (1990): Phonological memory deficits in language disordered children: Is there a causal connection? Journal of Language and Memory 29, 336–360
Gathercole, S. E. & Baddeley, A. D. (1989): Evaluation of the role of phonological STM in the development of vocabulary in children: A longitudinal study. Journal of Memory and Language 28, 200–213
Gauger, L. M.; Lombardino, L. J. & Leonard, C. M. (1997): Brain morphology in children with specific language impairment. Journal of Speech, Language, and Hearing Research 40, 1272–1284
Geißler, K. A. (2000): Zeit – verweile doch... Lebensformen gegen die Hast. Freiburg: Herder
German, D. J. (1994): Word finding difficulties in children and adolescents. In: Wallach, G. & Butler, K. (Hrsg.): Language learning disabilities in school age children, 323–347. Baltimore: Williams & Wilkens
Gey, M. (1976): Werscherberger Lautprüf- und Übungsmappe. Oldenburg
Giel, B. (2000a): Dysarthrie/Dysarthrophonie als kritisches Lebensereignis. Frankfurt, Berlin: Peter Lang
Giel, B. (2000b): Systemische Dysarthrie Therapie (SDT). Unveröffentlichtes Fortbildungsmanuskript. Köln
Giel, B. & Tilmanns-Karus, M. (1999): Myofunktionelle Störungen. Broschüre der dgs. Berlin
Giese, H. & Ossner, J. (Hrsg.) (1998): Sprache thematisieren. Fachdidaktische und unterrichtswissenschaftliche Aspekte. Freiburg i. B.: Fillibach
Gillam, R. & Johnston, J. (1985): Development of print awareness in language-disordered preschoolers. Journal of Speech and Hearing Research 28, 521–526
Glanz, H. & Kleinsasser, O. (1976): Chronische Laryngitis und Karzinom. Archives of Oto-Rhino-Laryngologie 212, 57–75
Glindemann, R.; Ziegler, W. & Kilian, B.: Aphasie und Kommunikation. In: Goldenberg, G.; Pössl, J. & Ziegler, W.: Neuropsychologie im Alltag. Stuttgart: Thieme
Glück, C. W. (2000): Kindliche Wortfindungsstörungen. Ein Bericht des aktuellen Erkenntnisstandes zu Grundlagen, Diagnostik und Therapie (2. Aufl.). Frankfurt: Peter Lang
Glück, C. W. (2000a): Von Lautfindungsstörungen und vom Langsamlesen. Wie Kinder mit semantisch-lexikalischen Schwierigkeiten ihre Lesewege gehen. Die Sprachheilarbeit 45, 47–56
Godbersen, G. (1997): Das Kind mit Lippen-Kiefer-Gaumenspalte. Laryngo-Rhino-Otologie 76, 562
Gogolin, I. (1988): Erziehungsziel Zweisprachigkeit. Hamburg
Gogolin, I. (1987): Muttersprache: Zweisprachigkeit. Pädagogische Beiträge 39, 26–30
Gogolin, I.; Graap, S. & List, G. (Hrsg.) (1998): Über Mehrsprachigkeit. Tübingen: Stauffenburg
Gopnik, M. (1990): Feature blind grammar and dysphasia. Nature 344, 715
Gopnik, M. & Crago, M. (1991): Familial aggregation of a developmental language disorder. Cognition 39, 1–50
Goswami, U. (1998): Cognition in children. Hove: Psychology Press
Gottwald, S. R. & Starkweather, C. W. (1999): Stuttering prevention and early intention: a multiprocess approach. In: Onslow, M. & Packman, A. (eds.): The handbook of early stuttering intervention, 53–82. San Diego: Singular Publishing Group
Götte, R. & Lackmann, E. (1999): Alzheimer – was tun? Eine Familie lernt, mit der Krankheit zu leben. 4. Aufl. Weinheim/Basel: Beltz
Grabowski, R. (1996): Wachstum und Entwicklung des Gesichtsschädels unter den Bedingungen einer Spaltbildung aus kieferorthopädischer Sicht. In: Andrä,

A. & Neumann, H. J.: Lippen-, Kiefer-, Gaumenspalten, 189–249. Reinbek: Einhorn-Presse
Gregory, H. H. (1986): Stuttering: A cotemporary perspective. Folia phoniatrica 38, 89–120
Grewel, F. (1957): Classification of dysarthrias. Acta Psychiat. Neurol. Scand. 32, 325–337
Grimm, H. (1999): Störungen der Sprachentwicklung. Göttingen: Hogrefe
Grimm, H. (1991): Kognition-Grammatik-Interaktion: Entwicklungspsychologische Interpretationen der Entwicklungsdysphasie. In: Grohnfeldt, M. (Hrsg.): Handbuch der Sprachtherapie, Band 4, Störungen der Grammatik, 83–109. Berlin: Spiess
Grohnfeldt, M. (2000): Strukturwandel der Sprachheilpädagogik in einem sich ändernden Kontext. Die Sprachheilarbeit 45, 4–10
Grohnfeldt, M. (1996): Möglichkeiten und Grenzen einer einzelfallorientierten Sprachheilpädagogik. In: Grohnfeldt, M. (Hrsg.): Lebenslaufstudien und Sprachheilpädagogik, 225–238. Dortmund: modernes lernen
Grohnfeldt, M. (1995): Individualisierung der Lernanforderungen zur Unterstützung des kindlichen Spracherwerbsprozesses. Sprache – Stimme – Gehör 19, 57–63
Grohnfeldt, M. (1995a): Der Mythos des Sisyphos. Individualisierung der Lernanforderungen als Anspruch und Herausforderung in der Sprachheilpädagogik. Die Sprachheilarbeit 40, 329–330
Grohnfeldt, M. (1993): Störungen der Sprachentwicklung. 6. Aufl. Berlin: Carl Marhold Verlagsbuchhandlung
Grohnfeldt, M. (1993a): Pädagogische Sprachtherapie bei Aphasien und Dysarthrien. In: Grohnfeldt, M. (Hrsg.): Zentrale Sprach- und Sprechstörungen. Handbuch der Sprachtherapie. Band 6, 65–82. Berlin: Edition Marhold
Grohnfeldt, M. (1991): Darstellung und sprachtherapeutische Relevanz der Komplexität morphosyntaktischer Störungen. In: Grohnfeldt, M. (Hrsg.): Störungen der Grammatik. Handbuch der Sprachtherapie. Band 4, 3–19. Berlin: Edition Marhold
Grohnfeldt, M. (1990): Aussprachestörungen als Teilbereich gestörter Sprachentwicklung sowie in sich geschlossenes Erscheinungsbild. In: Grohnfeldt, M. (Hrsg.): Störungen der Aussprache. Handbuch der Sprachtherapie. Bd. 2. Berlin, 3–17
Grohnfeldt, M. (1980): Erhebungen zum altersspezifischen Lautbestand bei dreibis sechsjährigen Kindern. Die Sprachheilarbeit 25, 169–177
Grohnfeldt, M.; Homburg, G. & Teumer, J. (1993): Überlegungen zur sprachheilpädagogischen Arbeit in einem flexiblen System von Grund- und Sonderschule. Die Sprachheilarbeit 4, 166–184
Gröne, B. (1998): Physiologische, aerodynamische und akustische Verfahren in der Dysarthriediagnostik. In: Ziegler, W.; Vogel, M.; Gröne, B. & Schröter-Morasch, H.: Dysarthrie. Grundlagen – Diagnostik – Therapie, 73–98. Stuttgart, New York: Thieme
Grunwell, P. (1981): The nature of phonological disability in children. London
Grzonka, M.; Koch, H. & Koch, J. (1998): Geeignete Erstbehandlung der Hörund Sprachstörungen. Gesichter 10/2, 2–6
Gutzmann, H. (1893): Vorlesungen über Störungen der Sprache und ihre Heilung. Berlin: Kornfeld
Gutzmann, H. (1912): Sprachheilkunde. Vorlesungen über die Störungen der Sprache mit besonderer Berücksichtigung der Therapie. Berlin
Günther, H. (1997): Mündlichkeit und Schriftlichkeit. In: Balhorn, H. & Niemann, H. (Hrsg.): Sprachen werden Schrift. Mündlichkeit, Schriftlichkeit, Mehrsprachigkeit, 64–73. Lengwil am Bodensee: Faude
Günther, H. & Ludwig, O. (Hrsg.) (1996): Schrift und Schriftlichkeit. Writing and Its Use. Ein interdisziplinäres Handbuch internationaler Forschung. 1. und 2. Halbband. Berlin, New York: De Gruyter
Günther, K.-B. (1994): Vergleich der symbolisch visuellen Wahrnehmungs- und visomotorischen Produktionsfähigkeit von sprachentwicklungsgestörten, ge-

hörlosen und nichtbehinderten Kindern (VIS). Eine empirische Grundlagenuntersuchung zu den wahrnehmungsmäßigen und feinmotorisch-koordinativen Voraussetzungen für den Schriftspracherwerb. Frankfurt a. M. u. a.: Peter Lang

Günther, K.-B. (1986): Ein Stufenmodell der Entwicklung kindlicher Lese- und Schreibstrategien. In: Brügelmann, H. (Hrsg.): ABC und Schriftsprache: Rätsel für Kinder, Lehrer und Forscher, 32–54. Konstanz: Faude

Günther, K.-B. (1985): Schriftsprache bei hör- und sprachgeschädigten Kindern. Heidelberg: Gross

Haak, M. (1994): Ein Fall von „phonologischer Lernstörung"? In: Kegel, G.; Arnhold, T.; Dahlmeier, K.; Schmid, G. & Tischer, B. (Hrsg.): Sprechwissenschaft und Psycholinguistik 6. Opladen

Haas, W. (1963): Phonological analysis of a case of dyslalia. Journal of Speech and Hearing Disorders 28, 239–246

Habermann, G. (1986): Stimme und Sprache. Eine Einführung in Physiologie und Hygiene. Stuttgart: Thieme

Hacker, D. (1999): Phonologie. In: Baumgartner, St. & Füssenich, I. (Hrsg.): Sprachtherapie mit Kindern. München

Hacker, D. (1990a): Eine Entdeckungsreise nach L 1 oder: Wie M. sich der Phonologie des Deutschen nähert. Die Sprachheilarbeit 35, 64–72

Hacker, D. (1990b): Fallbericht: Phonologische Störungen. In: Grohnfeldt, M. (Hrsg.): Handbuch der Sprachtherapie Bd. 2: Störungen der Aussprache, 75–90 Berlin: Edition Marhold

Hacker, D. & Weiß, K.-H. (1986): Zur phonemischen Struktur funktioneller Dyslalien. Oldenburg

Hacker, D. & Wilgermein, H. (1999): Aussprachestörungen bei Kindern. München: Ernst Reinhardt

Haeberlin, U. (1996): Heilpädagogik als wertgeleitete Wissenschaft. Bern: Haupt

Haffner, U. (1995): Gut reden kann ich. Das Entwicklungsproximale Konzept in der Praxis. Dortmund: verlag modernes lernen

Hagen, R. (1990): Stimmrehabilitation nach totaler Laryngektomie in der Bundesrepublik Deutschland. HNO 38, 417–420

Hahn, V. (1997): Untersuchung zur oralstereognostischen Leistung bei orofazialen Dyskinesien. Sprache – Stimme – Gehör 21, 185–191

Hahn, V.; Schneider, Ch. & Hahn, H. (Hrsg.) (1999): Schauplatz Mund. Das orofaziale System als sensomotorische Einheit. München: Arbeitskreis für Myofunktionelle Therapie e.V.

Hall, P. & Tomblin, J. B. (1978): A follow-up study of children with articulation and language disorders. Journal of Speech, and Hearing Disorders 43, 227–241

Hall, P. K.; Jordan, L. S. & Robin, D. A. (1993): Developmental apraxia of speech: Theory and clinical practice. Austin, Texas: PRO-ED

Ham, R. (2000): Techniken in der Stottertherapie. Köln: Demosthenes

Hamann, C.; Penner, Z. & Lindner, K. (1998): German impaired grammar: The clause structure revisited. Language Acquisition 7, 193–245

Hansen, D. (1996): Spracherwerb und Dysgrammatismus. München: Reinhardt UTB

Hanson, J.; Bruchmüller, W. & Nischwitz, A. S. (1989): Vorerkrankungen und Früherkennung des Pharynx- und Larynxkarzinoms. Arch. Geschwulstforschung 59, 99–105

Hartmann, B. (1997): Mutismus. Zur Theorie der Kasuistik des totalen und elektiven Mutismus. Berlin: Edition Marhold

Hasselhorn, M. & Hille, B. (1997): Nacherzählen einer Geschichte: Zu Sprach- und Gedächtnisunterschieden zwischen entwicklungsdysphasischen und sprachlich unauffälligen Kindern (Forschungsbericht Nr. 19). Dresden: Technische Universität, Institut für Pädagogische Psychologie und Entwicklungspsychologie

Hasselhorn, M. & Werner, I. (2001): Zur Bedeutung des phonologischen Arbeitsgedächtnisses für die Sprachentwicklung. In: Grimm, H. (Hrsg.): Enzyklopädie der Psychologie, Serie III: Sprache, Band 3: Entwicklung. Göttingen: Hogrefe

Haubl, R. & Spitznagel, A. (1983): Diagnostik sozialer Beziehungen. Enzyklopädie der Psychologie: Verhaltensdiagnostik Bd. 4, Göttingen, 702–858

Haupt, M. (1999): Der Verlauf von Verhaltensstörungen und ihre psychosoziale Behandlung bei Demenzkranken. Zeitschrift für Gerontologie und Geriatrie 32/3, 159–166

Haupt, U. (1980): Zur Förderung schwerstbehinderter Kinder in Schulen. Zeitschr. f. Heilpäd., 242–246

Häge, A. (2001): Is there a link between the development of cognitive and linguistic abilities in children and the course of stuttering? In: Bosshardt, H. G. & Peters, H. (eds.): Proceedings of the 3rd World Congress of the International Fluency Association. Nijmegen: University of Nijmegen Press

Healey, E. C. & Peters, H. F. M. (Eds.) (1997): Proceedings of the Second World Congress on Fluency Disorders. Nijmegen

Hecaen, H. (1983): Acquired Aphasia in Children: Revisited. Neuropsychologia, 581–587

Heese, G. (1963): Dysgrammatismus als Leitsymptom der verzögerten Sprachentwicklung. Süddeutsche Schulzeitung 1

Heidtmann, U. (1981): Ausländer als Zielgruppe der Sprachbehindertenpädagogik. In: Heese, G. & Reinartz, A.: Aktuelle Beiträge der Sprachbehindertenpädagogik, 224–240. Berlin: Marhold

Heimberg, R. G.; Hope, B. A.; Dodge, C. S. & Becker, R. E. (1990): DSM-III-R Subtyps of social phobia: comparison of generalizid social phobics and public speaking phobics. J. Nervous Mental Disease 178, 172–179

Heinz-Unterberg, R. (1988): Zum Verhältnis von schriftlicher und mündlicher Sprache in Schule, Legastheniebetreuung und Sprachtherapie. In: Kegel, G.; Arnhold, T.; Dahlmeier, K.; Schmid, G. & Tischer, B. (Hrsg.): Sprechwissenschaft und Psycholinguistik 2. Beiträge aus Forschung und Praxis, 127–217. Opladen: Westdt. Verl.

Heinze, H. (1932): Freiwillig schweigende Kinder. Zeitschrift für Kinderforschung 40, 235–256

Helm-Estabrooks, N. (1986): Diagnosis and management of neurogenic stuttering in adults. In: St. Louis, K. O. (Ed.): The Atypical Stutterer. Principles and Practices of Rehabilitation, 193–217. Orlando: Academic Press

Hennen, E. (Hrsg.) (1989a): Entmachtung des Stotterns. Solingen: Demosthenes

Hennen, E. (1989b): Stottern, kopernikanisch gewendet. In: Hennen, E. (Hrsg.) (1989a): Entmachtung des Stotterns, 53–58. Solingen: Demosthenes

Hensel, E. & Splieth, C. (1998): Gesundheitszustand, Morphologie und Funktion der 1. Dentition. Dtsch Zahnärztl Z 53, 398–402

Hensle, U. & Vernooij, M.: Einführung in die Arbeit mit behinderten Menschen. Wiebelsheim

Herbst, L. & Yilmaz, C.: Sozialisationsbedingte Spracherwerbsstörungen bei türkischen Kindern in der Eingangsstufe für Sprachbehindertenschulen. Zeitschrift für Heilpädagogik 36, 180–191

Herzog-Isler, Ch. & Honigmann, K. (1996): Lasst uns etwas Zeit. Wie Kinder mit einer Lippen- und Gaumenspalte gestillt werden können. Medela AG

Hildebrand, M. & Kowalczyk (1999): Wenn ich fließend sprechen könnte. Lebensgeschichten von Stotternden. Idstein: Schulz-Kirchner

Hildmann, A. (1998): Möglichkeiten der apparativen Versorgung junger Säuglinge bei neonatalen Hörstörungen. In: Leonhardt, A. (Hrsg.): Ausbildung des Hörens – Erlernen des Sprechens, 52–76. Neuwied: Luchterhand

Hildmann, A. (1997): Mögliche Hörprobleme bei Patienten mit „Lippen-Gaumenspalten“. Spaltträger Forum 9/3, 2–6

Hirsch, R. D. & Meier-Baumgartner, H. P. (1999): Symptomvielfalt bei Demenzerkrankungen und deren Beeinflussung: ein zentrales gerontopsychiatrisches Aufgabenfeld. Zeitschrift für Gerontologie und Geriatrie 32/3, 151–152

Hirschberg, J. & van Denmark, D. (1997): A proposal for standardization of speech and hearing evaluations to assess velopharyngeal function. Folia Phoniatrica et Logopedica 49, 158–167

Hodson, B. (1980): The assessment of phonological processes. Danville

Hood, St. (1987): An einen Stotterer. Solingen: Demosthenes

Hoole, P.; Schröter-Morasch, H. & Ziegler, W. (1997): Patterns of laryngeal apraxia in two patients with Broca's aphasia. Clinical Linguistics and Phonetics 11, 429–442

Horch, H.-H. (1998): Lippen-Kiefer-Gaumenspalten. In: Horch, H.-H. (Hrsg.): Praxis der Zahnheilkunde Bd. II, Mund-Kiefer-Gesichtschirurgie II, 19. München 3. Aufl.

Howie, P. M. (1981): Intrapair similarity in frequency of disfluency in monozygotic and dizygotic twin pairs containing stutterers. Behavior Genetics 11, 227–238

Huber, W. (1989): Dysarthrie. In: Poeck, D. (Hrsg.): Klinische Neuropsychologie, 137–164. Stuttgart, New York: Thieme

Hülse, M. (1998): Die vertebragene Stimmstörung. In: Pascher, W. & Bauer, H. (Hrsg.): Differenzialdiagnose von Sprech-, Stimm- und Hörstörungen. Frankfurt: Edition Wötzel

Hülshoff, Th. (1999): Emotionen. München, Basel: Ernst Reinhardt

Hüttis-Graff, P. & Widmann, B.-A. (1996): Elementare Schriftkultur als Prävention von Lese-/Rechtschreibschwierigkeiten und Analphabetismus bei Grundschulkindern (Klasse 1 bzw. Vorschulklasse – Klasse 2). Abschlussbericht des Modellversuchs der Bund-Länder-Kommission für Bildungsplanung und Forschungsförderung. Hamburg

Ingram, D. (1981): Procedures for the phonological analysis of children's language. Baltimore

Isshiki, N. & Takeuchi, Y. (1970): Factor analysis of hoarseness. Stud Phonol. 5, 37–44

Iven, C. (1998): Poltern: Aktuelle Erkenntnisse, Meinungen und Forschungsergebnisse zu einer fast vergessenen Sprachstörung. Sprache – Stimme – Gehör 22, 54–62

Izard, C. E. & Harris, P. (1995): Emotional development and developmental psychopathology. In: Cicchetti, D. & Cohen, D. J. (Eds.): Developmental psychopathology. Vol. 1, 467–503. New York: Wiley

Jakobson, R. (1969): Kindersprache, Aphasie und allgemeine Lautgesetze. Frankfurt a.M.

Jäcklein, M. (1999): Rückverlagerung von Artikulationsstellen am Beispiel der Velarisierung. In: Hacker, D. & Wilgermein, H. (Hrsg.): Aussprachestörungen bei Kindern. München: Ernst Reinhardt

Jäncke, L. (1991): The „audio-phonatoric coupling" in stuttering and nonstuttering adults: Experimental contributions. In: Peters, H. F. M.; Hulstijn, W. & Starkweathe, C. W. (eds.): Speech motor control and stuttering, 171–180. Amsterdam: Elsevier Science

Jeannerod, M. (1997): The Cognitive Neuroscience of Action. Oxford: Blackwell

Jehle, P. (1993): Ungelöste Fragen und neue Entwicklungen bei der Behandlung des Stotterns. In: Deutscher Bundesverband für Logopädie/Deutsche Gesellschaft für Phoniatrie und Pädaudiologie (Hrsg.): Stottern. Tagungsbericht Münster. Phoniatrische Ambulanz der Universität Ulm, 136–152. Ulm

Jerusalem, M. (1990): Persönliche Ressourcen, Vulnerabilität und Stresserleben. Göttingen, Toronto, Zürich: Hofgrefe

Johannsen, H. S. (2001): Design of the longitudinal study and influence of symptomatology, heredity, sex ratio and lateral dominance on the further development of stuttering. In: Bosshardt, H. G. & Peters, H. (eds.): Proceedings of the 3rd World Congress of the International Fluency Association. Nijmegen: University of Nijmegen Press

Johannsen, H. S. (1996): Prävention und Frühtherapie bei kindlichem Stottern. Forum 6, 5–9

Johannsen, H. S. & Johannsen, Ch. (1998): Differentialdiagnose bei Redeflussstörungen. In: Pascher, W. & Bauer, H. (Hrsg.): Differentialdiagnose von Sprach-, Stimm- und Hörstörungen, 475–519. Frankfurt a. M.

Johannsen, H. S. & Schulze, H. (Hrsg.) (1993): Praxis der Beratung und Therapie bei kindlichem Stottern. Phoniatrische Ambulanz der Universität Ulm, Ulm

Johannsen, H. S. & Schulze, H. (1992): Abgrenzungsphänomene: Prävention und Prognose. In: Grohnfeldt. M. (Hrsg.): Handbuch der Sprachtherapie. Band 5: Störungen der Redefähigkeit, 61–82. Berlin: Edition Marhold

Johannsen, H. S. & Schulze, H. (1990): Nonfluent speech disturbances – psychobiological interactions. In: Rothenberger, A. (ed.): Brain and behavior in child psychiatry, 190–204. New York: Springer

Johannsen, H. S. & Schulze, H. (1988a): Frühkindliches Stottern – Forschungsstand und Therapiemöglichkeiten. Zeitschrift für Allgemeinmedizin 64, 125–130

Johannsen, H. S. & Schulze, H. (1988b): Stotternde Kinder in der Praxis des Kinderarztes. Der Kinderarzt 19, 1625–1630

Johannsen, H. S. & Schulze, H. (1986): Stottern bei Kindern im Vorschulalter. Theorie, Diagnostik, Therapie. Phoniatrische Ambulanz der Universität Ulm, Ulm

Johannsen, H. S.; Schulze, H.; Rommel, D. & Sieron, J. (1991): Stottern im Kindesalter – Forschungsperspektiven. Sprache Stimme Gehör 15, 95–100

Johannsen, H. S. & Victor, C. (1986): Visual information processing in the left and right hemispheres during unilateral tachistoscopic stimulation of stutterers. Journal of Fluency Disorders 11, 285–291

Johnston, J. R. (1994): Cognitive abilities of children with language impairment. In: Watkins, R. V. & Rice, M. L. (Hrsg.): Specific language impairments in children, 107–121. Baltimore: Brookes

Johnston, J. R. (1993): Definition and diagnosis of language development disorders. In: Blanken, G.; Dittmann, J.; Grimm, H.; Marshall, J. C. & Wallesch, C.-W. (Eds.): Linguistic disorders and pathologies. An international handbook, 574–585. Berlin: de Gruyter

Johnston, J. R. (1988): Specific language disorders in the child. In: Lass, N. J.; McReynolds, L. V.; Northern, J. L. & Yoder, D. E. (Hrsg.): Handbook of speech-language pathology and audiology, 685–715. Toronto: Decker

Johnston, J. R. & Ellis Weismer, S. (1983): Mental rotation abilities in language-disordered children. Journal of Speech and Hearing Research 26, 397–403

Journal of Fluency Disorders 3/2000: Abstracts of the Third World Congress on Fluency Disorders. Nyborg, Denmark, 07.–11.08.2000

Jusczyk, P. W. (1997): The discovery of spoken language. Cambridge, Mass.: MIT Press

Kail, R. & Leonard, L. B. (1986): Word-finding abilities in language-impaired children. Rockville: ASHA

Kail, R. & Park, Y. S. (1994): Processing time, articulation time, and memory span. Journal of Experimental Child Psychology 57, 281–291

Kail, R. & Pellegrino, J. W. (1989): Menschliche Intelligenz. Heidelberg: Spektrum der Wissenschaft

Kainz, F. (1967): Psychologie der Sprache. Band 4: Spezielle Sprachpsychologie. Stuttgart: Enke

Kaltenbacher, E. & Kany, W. (1985): Kognitive Verarbeitungsstrategien und Syntaxerwerb bei dysphasischen und sprachunauffälligen Kindern. In: Füssenich, I. & Gläß, B. (Hrsg.): Dysgrammatismus, 180–219. Heidelberg: Edition Schindele

Kalveram, K. T. & Jäncke, l. (1989): Vowel duration and voice onset time for stressed and nonstressed syllables in stutterers under delayed auditory feedback condition. Folia phoniatrica 41, 30–42

Kamhi, A. G. (1998): Trying to make sense of developmental language disorders. Language, Speech, and Hearing Services in Schools 29, 35–44

Kamhi, A. G.; Catts, H. W.; Koenig, L. A. & Lewis, B. A. (1984): Hypothesis-testing and nonlinguistic abilities in language-impaired children. Journal of Speech and Hearing Disorders 49, 169–176

Kane, J. (1992): Entwicklung früher Kommunikation und Beginn des Sprechens. Geistige Behinderung 4, 303–319

Kanfer, F. H.; Reinecker, H. & Schmelzer, D. (1996): Selbstmanagement Therapie. Berlin: Springer

Kasper, S. (2000): Soziale Phobie. Diagnostik und Pharmakotherapie. Wiesbaden: DUV Dt. Univ. Verl.

Katz, W. F.; Curtiss, S. & Tallal, P. (1992): Rapid automatized naming and gesture by normal and language-impaired children. Brain & Language 43, 623–641

Kazuo, A.; Yokoyama, R. & Yorifuji, S. (1993): Repetitive speech disorder resulting from infarcts in the paramedian thalami and midbrain. Journal of Neurology, Neurosurgery, and Psychiatry 56, 1024–1026

Keese, A. (1972): Selbst- und Fremdbild des stotternden Kindes. Sonderpädagogik 1, 1–14

Kegel, G. (1991): Sprach- und Zeitverarbeitung bei sprachauffälligen Kindern. In: Grohnfeldt, M. (Hrsg.): Handbuch der Sprachtherapie, Bd. 4: Störungen der Grammatik, 225–243. Berlin: Marhold

Keilmann, A. & Zickgraf, M. (1992): Erhöht eine zweisprachige Erziehung die Wahrscheinlichkeit einer Sprachentwicklungsverzögerung? Sprache – Stimme – Gehör 16, 154–155

Kendler, K. S.; Neale, M. C.; Kessler, R. C.; Heath, A. C. & Eaves, L. J. (1992): The genetic epidemiology of phobias in women: The interrelationship of agoraphobia, social phobia, situational phobia, and simple phobia. Archives of General Psychiatry 49, 273–281

Kent, R. D. (1993): Spastic Dysarthria. In: Blanken, G. et al. (ed.): Linguistic Disorders and Pathologies. Handbücher zur Sprach- und Kommunikationswissenschaft Band 8, 452–457. Berlin, New York

Kerschensteiner, M. & Poeck, K. (1974): Bewegungsanalyse bei buccofacialer Apraxie. Der Nervenarzt 45, 9–15

Kidd, K. K. (1980): Genetic models of stuttering. Journal of Fluency Disorders 5, 187–201

Kiefl, H. (1990 b): Verlaufsuntersuchung zur Therapie eines aphasischen Kindes mit Schwerpunkt auf der Fragestellung „Denken ohne Sprache“. Unveröff. Diplomarbeit, Erlangen – Nürnberg

Kiefl, H. & Amorosa, H. (1990a): Fallbericht über ein Kind mit einer totalen globalen Aphasie. Aphasie und verwandte Gebiete 3, 4–21

Kielhöfer, B. & Jonekeit, S. (1993): Zweisprachige Kindererziehung. Tübingen 8. Aufl.

Kießling, J.; Kollmeier, B. & Diller, G. (1997): Versorgung und Rehabilitation mit Hörgeräten. Stuttgart: Thieme

Kirchner, D. & Klatsky, R. (1985): Verbal rehearsal and memory in language-disordered children. Journal of Speech and Hearing Research 28, 556–565

Kittel, A. M. (1997): Frühe Prävention Myofunktioneller Störungen. In: Franke, U. (Hrsg.): Prävention von Kommunikationsstörungen 99–108. Stuttgart: Fischer.

Kittel, G. (1993): Globusgefühl und laryngo-pharyngeale Äquivalenzen. Sprache – Stimme – Gehör 17, 17–23

Kleinsasser, O. (1987): Tumoren des Larynx und des Hypopharynx. Stuttgart, New York: Springer

Kleinsasser, O.; Glanz, H. & Kimmich, T. (1989): Zur Behandlung der Karzinome des Sinus piriformis. HNO 37, 460–464

Kleinsorge, B. (1989): Untersuchungen zu den Persönlichkeitsmerkmalen und dem Lern- und Leistungsverhalten bei Polterern. Die Sprachheilarbeit 34, 113–121

Klima, A.; Ilberg, von C.; Klippstein, Th. & Szepesi, S. (1987): Chemotherapie bei fortgeschrittenen Kopf- und Halstumoren. Laryng. Rhinol. Otol. 66, 205–210

Klingholz, F. (1986): Die Akustik der gestörten Stimme. Stuttgart: Thieme

Klinke, R. (1998): Hören lernen: Die Notwendigkeit frühkindlicher Hörerfahrungen. In: Leonhardt, A. (Hrsg.): Ausbildung des Hörens – Erlernen des Sprechens, 77–98. Neuwied: Luchterhand

Knapp, W. (1999): Verdeckte Sprachschwierigkeiten. Grundschule 5, 31–33

Knapp, W. (1998): Sprachschwierigkeiten bei Kindern aus Sprachminderheiten. Logos interdisziplinär 6, 116–123

Knura, G. (1982): Grundfragen der Sprachbehindertenpädagogik. In.: Knura, G. & Neumann, B. (Hrsg.): Handbuch der Sonderpädagogik Bd. 7: Pädagogik der Sprachbehinderten, 2–64. Berlin: Marhold

Knura, G. (1969): Das Vorurteil gegenüber stotternden Kindern bei angehenden Kindergärtnerinnen und Vorschullehrern. Unveröffentl. Diss., Universität Köln

Koch, H.; Grzonka, M. & Koch, J. (1993): Diagnose der Lippen-, Kiefer-, Gaumen-, Segel- und Nasenfehlbildungen. Spaltträger Forum 2, 19–24

Koch, J. (1985): Beurteilung der Behinderung infolge LKGS-Spalten. Der medizinische Sachverständige 6, 135–138

Koch, J.; Grzonka, M. & Koch, H. (1994): Primäre Behandlung der Segel-, Gaumen-, und Vomerfehlbildung als Voraussetzung für eine normale Sprachentwicklung. Fortschritte der Kieferorthopädie 55/4, 152–156

Kochendörfer, G. (1998): Sprachverarbeitung bei Alzheimer-Demenz. Tübingen: Narr

Kohn, S. E. (1999): The status of phonological representation in fluent aphasia. In: Maassen, B. & Groenen, P. (Ed.): Pathologies of Speech and Language. Advances in Clinical Phonetics and Linguistics, 3–17. London: Whurr

Koller, W. C. (1983): Dysfluency (stuttering) in extrapyramidal disease. Archives of Neurology 40, 175–177

Kolvin, J. & Fundudis, T. (1981): Electively mute children. Journal of child Psychology and Psychiatry 22, 219–232

Kopp, S. & Gillberg, C. (1997): Selective mutism. A population-based study. A research note. Journal of Child Psychology and Psychiatry and Allied Disciplines 38, 257–262

Kopperschmidt, J. (1973): Allgemeine Rhetorik. Einführung in die Theorie der persuasiven Kommunikation. Stuttgart: Kohlhammer

Korhonen, T. T. (1995): The persistence of rapid naming problems in children with reading disabilities: a nine-year follow-up. Journal of Learning Disabilities 28, 232–239

Kos-Robes, M. (1976): Psychotherapie mutistischer Kinder. In: Biermann, G. (Hrsg.): Handbuch der Kinderpsychotherapie. Bd. 3, 437–441. München: Ernst Reinhardt

Kotten, A. (1997): Lexikalische Störungen bei Aphasie. Stuttgart: Thieme

Kracht, A. (2000): Migration und kindliche Zweisprachigkeit: Interdisziplinarität und Professionalität sprachpädagogischer und sprachbehindertenpädagogischer Praxis. Münster: Waxmann

Kracht, A. (1996a): Förderung kindlicher Zweisprachigkeit in der Perspektive der „bedeutungsvollen Sprachhandlung" – eine sprachbehindertenpädagogische Skizze. In: Griese, H. & Wojtasik, G. (Hrsg.): Konstrukte oder Realität. Hannover

Kracht, A. (1996b): Förderung kindlicher Zweisprachigkeit als eine sprachbehindertenpädagogische Herausforderung. Die Sprachheilarbeit 41, 356–365

Kracht, A. & Schümann, H. (1994): Kommunikationsprobleme zweisprachiger Kinder unter den Bedingungen der Immigration – ein Fall von „elektivem Mutismus"? Die Sprachheilarbeit 39, 280–287

Kracht, A. & Welling, A. (2000): Aussiedlung und Einwanderung: Probleme der Einsprachigkeit – Wege zu Mehrsprachigkeit. Die Sprachheilarbeit 45, 57–63

Kracht, A. & Welling, A. (1995a): Migration und kindliche Zweisprachigkeit. Probleme und Perspektiven der Sprachbehindertenpädagogik. In: Grohnfeldt, M. (Hrsg.): Sprachstörungen im sonderpädagogischen Bezugssystem. Handbuch der Sprachtherapie, Band 8, 365–404. Berlin: Edition Marhold

Kracht, A. & Welling, A. (1995b): Migration und Zweisprachigkeit. Skizzierung eines sprachtherapeutischen Aufgabenfeldes. Die Sprachheilarbeit 40, 75–85
Kracht, A. et al. (1997a): Migration und kindliche Zweisprachigkeit in sprachbehindertenpädagogischen Praxisfeldern – ein Arbeitsbericht. Die Sprachheilarbeit 42, 238–242
Kracke, I. (1975): Perception of rhythmic sequences by receptive aphasic and deaf children. British Journal of Disorders of Communication 10, 43–51
Kriebel, R. (1992): Sprechangst. In: Grohnfeldt, M. (Hrsg.): Störungen der Redefähigkeit. Berlin: Ed. Marhold
Kriebel, R. (1984): Sprechangst. Analyse und Behandlung einer verbalen Kommunikationsstörung. Stuttgart: Kohlhammer
Kriebel, R. (1980): Sprechangst: Analyse einer Verhaltensstörung. Unveröff. Diss. Marburg
Krohn, D. D.; Weckstein, S. M. & Wright, H. L. (1992): A study of the effetiveness of a specific treatment for elective mutism. Journal of the American Academy of Child and Adolescent Psychiatry 31, 711–718
Krohne, H. W. (1996): Angst und Angstbewältigung. Stuttgart: Kohlhammer
Kroll, R. M.; De Nil, L. F.; Kapur, S. & Houle, S. (1997): A positron emission tomography investigation of post-treatment brain activation in stutterers. In: Peters, H. F. M.; Hulstijn, W. & Starkweather, C. W. (eds.): Speech Motor Control and Stuttering, 307–320. Amsterdam: Elsevier Science
Kruse, A. & Lehr, U. (1996): Reife Leistung. Psychologische Aspekte des Alterns. In: Deutsches Institut für Fernstudienforschung (Hrsg.): Funkkolleg Altern. Studienbrief 2. Tübingen: DIFF
Kühn-Inacker, H. (2000): Zentral-Auditive Wahrnehmungsstörungen (ZAW) im Spiegel der Meinungen. Interdisziplinäre Diagnostik und sonderpädagogische Förderung bei ZAW am Zentrum für Hörgeschädigte Würzburg. Hörpäd 54, 11–13
Kuhs, K. (1989a): Sozialpsychologische Faktoren im Zweitspracherwerb. Eine Untersuchung bei griechischen Migrantenkindern in der Bundesrepublik Deutschland. Tübingen
Kuhs, K. (1989b): Sozialpsychologische Faktoren im Zweitspracherwerb. In: Unterrichtswissenschaft 17, 243–250
Kurth, E. & Schweigert, K. (1972): Ursachen und Entwicklungsverlauf des Mutismus bei Kindern. Psychiatrie, Neurologie und Medizinische Psychologie 24, 741–749
Kussmaul, A. (1877): Die Störungen der Sprache. Leipzig: Vogel
Kürvers, A. (1997): Sprachtherapie bei Laryngektomie. Entwicklung und Überprüfung prognostisch relevanter Kriterien für die stimmliche Rehabilitation kehlkopfektomierter Patienten. Frankfurt: Lang
Kürvers, A. (1994): Das Bild Laryngektomierter in der Öffentlichkeit. 200 narrative Interviews mit Straßenpassanten in den Städten Dortmund, Hamm und Herten im Dezember 1993 und Januar 1994. Unveröffentlichte Studie, Dortmund
Lahey, M. & Edwards, J. (1999): Naming errors of children with specific language impairment. Journal of Speech, Language, and Hearing Research 42, 195–205
Lamb, D. H. (1972): Speed anxiety: Towards a theoretical conceptionalization and preliminary sale developement. Communication Monographs 39, 62–68
Lang, C. (1994): Demenzen: Diagnose und Differentialdiagnose. New York: Chapman & Hall
Lauer, N. (1999): Zentral-auditive Verarbeitungsstörungen im Kindesalter. Stuttgart: Thieme (Forum Logopädie)
Lazarus, R. S. (1990): Stress- und Stressbewältigung – ein Paradigma. In: Filipp, S.-H. (Hrsg.) (1990): Kritische Lebensereignisse, 198–232. München: Psychologie Verlags Union
Lazarus, R. S. & Folkman, S. (1984): Stress, appraisal and coping. New York: Springer

Lazarus-Mainka & Siebeneick, S. (2000): Angst und Ängstlichkeit. Göttingen: Hogrefe
Lebrun, Y. (1990): Mutism. London: Whurr Publishers
Lees, R. M.; Boyle, B. E. & Woolfson, L. (1996): Is Cluttering a Motor Disorder? Journal of Fluency Disorders 21, 281–287
Leonard, L. B. (2000 a): Theories of language learning and children with specific language impairment. In: Perkins, M. & Howard, S. (Hrsg.): New directions in language development and disorders (1–5). New York: Kluwer/Plenum
Leonard, L. B. (2000 b): Specific language impairment across languages. In: Bishop, D. V. M. & Leonard, L. B. (Hrsg.): Speech and language impairments in children. Causes, characteristics, intervention and outcome, 115–129. Hove: Psychology Press
Leonard, L. B. (1998): Children with specific language impairment. Cambridge: MIT Press
Leonard, L. B. (1995): Phonological Impairment. In: Fletcher, P. & MacWhinney, B. (Hrsg.): The handbook of child language, 573–602. Oxford
Leonard, L. B. (1994): Some problems facing accounts of morphological deficits in children with specific language impairments. In: Watkins, R. V. & Rice, M. L. (Eds.): Specific language impairments in children, 91–105. Baltimore, ML: Brookes
Leonard, L. B. (1991): Specific language impairment as a clinical category. Language, Speech, and Hearing Services in Schools 22, 66–68
Leonard, L. B. & Bortolini, U. (1998): Grammatical morphology and the role of weak syllables in the speech of Italian-speaking children with specific language impairment. Journal of Speech, Language, and Hearing Research 41, 1363–1374
Leonard, L. B.; Miller, C. A.; Grela, B.; Holland, A. L.; Gerber, E. & Petucci, M. (2000): Production operations contribute to the grammatical morpheme limitations of children with specific language impairment. Journal of Language and Memory 43, 362–378
Lersch, P. (1970): Aufbau der Person. München: Barth
Levelt, W. J. M. (1989): Speaking: From Intention to Articulation. Cambridge, Mass.: MIT Press
Levelt, W. J. M.; Roelofs, A. & Meyer, A. S. (1999): A theory of lexical access in speech production. Behavioral and Brain Sciences, 22, 1–75
Lewin, R. (1993): Die Komplexitätstheorie. Wissenschaft nach der Chaosforschung. Hamburg: Hoffmann und Campe
Liebmann, A. (1901): Agrammatismus infantilis. Archiv für Psychiatrie und Nervenkrankheiten 34, 240–252
Locke, J. L. (1997): A theory of neurolinguistic development. Brain and Language 58, 265–326
Locke, J. L. (1994): Gradual emergence of developmental language disorders. Journal of Speech and Hearing Research 37, 608–616
Logemann, J. A. (1998): Evaluation and treatment of swallowing disorders (2nd ed). Austin
Lotzmann, G. (Hrsg.) (1986): Sprechangst in ihrer Beziehung zu Kommunikationsstörung. Berlin
Love, R. J. (1992): Childhood motor speech disability. New York: Macmillan Publishing Company
Löwe, A. (1992): Früherfassung Früherkennung Früherziehung hörgeschädigter Kinder. Berlin: Edition Marhold
Lowenstein, L. F. (1979): The result of twenty-one elective mute cases. Acta Paedopsychiatrica 45, 17–23
Luchsinger, R. (1963): Poltern. Erkennung, Ursachen und Behandlung. Berlin
Luchsinger, R. (1959): Die Vererbung von Sprach- und Stimmstörungen. Folia phoniatrica 11, 7–64
Luchtenberg, S. (1995): Interkulturelle sprachliche Bildung: zur Bedeutung von Zwei- und Mehrsprachigkeit für Schule und Unterricht. Münster, New York

Lurija, A. R. (1986): Die historische Bedingtheit individueller Erkenntnisprozesse. Weinheim: VCH-Verlagsgesellschaft
Lurija, A. R. (1982): Sprache und Bewusstsein. Köln: Pahl Rugenstein
Lurjia, A. R. (1970): Die höheren kortikalen Funktionen des Menschen und ihre Störungen bei örtlichen Hirnschädigungen. Berlin (DDR): VEB Verlag Volk und Gesundheit
Luzatti, C. & v. Hinckeldey, S. (1987): Klinische und neuroanatomische Grundlagen der Dysarthrien. In: Springer, L. & Kattenbeck, G.: Aktuelle Beiträge zur Dysarthrophonie und Dysprosodie, 1–24. München
Mac Gregor, R.; Pullar, A. & Cundall, D. (1994): Silent at school – elective mutism and abuse. Archives of Disease in Childhood 70, 540–541
Mace, N. L. & Rabins, P. V. (1988): Der 36 Stunden Tag. Die Pflege des verwirrten älteren Menschen, speziell des Alzheimer-Kranken. Bern: Huber
Magnusson, E. & Nauclèr, K. (1993): The development of linguistic awareness in language disordered children. First language 13, 93–111
Magnusson, E. & Nauclèr, K. (1990): Reading and spelling in language-disordered children – linguistic and metalinguistic prerequisites; Report on an longitudinal study. Clinical Linguistics & Phonetics 4, 49–61
Margraf, J. & Rudolf, K. (Hrsg.) (1999): Soziale Kompetenz – soziale Phobie. Hohengehren: Schneider
Markman, E. (1991): The whole-object, taxonomic, and mutual exclusivity assumptions as initial constraints on word meanings. In: Gelman & Byrnes (Hrsg.): Perspectives on language and thought: Interrelations in development
Marks, I. M. (1969): Fears and phobias. London: Heinemann
Martens, P. & Scheeren-Martens, H. (1993): Lernen und Lehren von Konsonanten und Konsonantenverbindungen der deutschen Standard-Aussprache. In: Naumann, C. L. & Royè, H.-W. (Hrsg.): Aussprache, 40–95. München
Martins, I.; Castro-Caldas, A.; van Dongen, H. & van Hout, A. (1991): Acquired Aphasia in Children; Acquisition and Breakdown of Language in the Developing Brain. Kluwer Academic Publishers
Matthesius, R. G. (Übers.) (1995): Die ICIDH; Internationale Klassifikation der Schädigung, Fähigkeitsstörung und Beeinträchtigung. Berlin, Wiesbaden: Ullstein Mosby
Matzker, J. (1975): Ärztlicher Rat für Kehlkopflose. Stuttgart: Thieme
Mayringer, H. & Wimmer, H. (2000): Pseudoname learning by German-speaking children with dyslexia: Evidence for a phonological learning deficit. Journal of Experimnetal Child Psychology 75, 116–133
Mc Croskey, J. C. (1984): The communication apprehension perspective. In: Daly, I. J. & Mc Croskey, J. C. (Eds.): Avoiding communication. Shyness, reticence and communication apprehension, 13–38. Beverly Hills: Sage Publ
Mc Croskey, J. C. (1977): Oral communication apprehension: A summary of recent theory and research. Hum. Com. Res. 4, 78–96
Mc Williams, B. J.; Morris, H. L. & Shelton, R. L (1990): Cleft palate speech, 2nd Ed., Philadelphia: B.C. Decker
McGregor, K. M. & Leonard, L. B. (1989): Facilitating word-finding skills of language-impaired children. Journal of Speech and Hearing Disorders 54, 141–147
McReynolds, L. V. & Engmann, D. L. (1975): Distinctive feature analysis of misarticulations. Baltimore
Meilinger, M. (1999): Untersuchung ausgewählter Aspekte myofunktioneller Störungen im Vorschulalter. München: Utz
Meister, H.; Klüser, H.; Ernst, S.; Foerst, A.; Walger, M. & von Wedel, H. (2000): Auditive Ordnungsschwellen normalhörender Versuchspersonen. Sprache – Stimme – Gehör 24,4, 65–70
Meixner, F. (1992): Poltern aus entwicklungspsychologischer Sicht. In: Grohnfeldt, M. (Hrsg.): Handbuch der Sprachtherapie Bd. 5: Störungen der Redefähigkeit, 468–490. Berlin: Edition Marhold
Melchers, P. & Preuss, U. (1994): Kaufman Assessment Battery for Children (K-ABC). Amsterdam: Swets & Zeitlinger

Messer, S. C. & Beidel, D. C. (1994): Psychological correlates of childhood anxiety disorders. Journal American Academy of Child and Adolescent Psychiatry 33, 975–983

Metzker, H. (1968): Der Stammler-Prüfbogen. Die Sprachheilarbeit 12, 89–95

Michaelis, R. & Edebol-Tysk, K. (1987): Zerebralparesen. Pädoat-Prax. 36, 199–205

Michaelis, R. & Niemann, G. (1995): Entwicklungsneurologie und Neuropädiatrie. Grundlagen und diagnostische Strategie. Stuttgart: Hippokrates

Mielke, U.; David, H.; Hoppe, F. & Stoll, A. (1993): Stottern. Ursachen, Bedingungen, Therapie. Berlin: Ullstein Mosby

Militzer & Bourgeois (1994): Aussiedlerkinder in Kindergarten – Projektbericht. Hrsg.: Sozialpädagogisches Institut NRW. Köln

Militzer & Solbach (1992): Kinder aus europäischen Ländern. Hrsg.: Sozialpädagogisches Institut NRW. Köln

Militzer; Bourgeois & Solbach (1995): Aussiedlerkinder in Kindergarten – Materialien für die Praxis. Hrsg.: Sozialpädagogisches Institut NRW. Köln

Miller, R. M. & Groher, M. E. (1993): Speech-Language Pathology and dysphagia: a brief historical perspective. Dysphagia 8, 180–184

Mineka, S. & Zinbarg, R. (1995): Conditioning and ethological models of social phobia. In: Heimberg, R. G.; Hope, D. A.; Liebowitz, M. R. & Schneier, F. R. (Eds.): Social phobia: Diagnosis, assessment, and treatment, 134–162. New York: Guilford Press

Misch, A. (1952): Elektiver Mutismus im Kindesalter. Zeitschrift für Kinderpsychiatrie 19, 49–87

Mitto, H. & Legart, L. (1987): Die Behandlung der spastischen Dysarthrophonie. In: Springer, L. & Kattenbeck, G.: Aktuelle Beiträge zur Dysarthrophonie und Dysprosodie, 123–139. München

Molt, L. F. (1996): An Examination of Various Aspects of Auditory processing in Clutterers. Journal of Fluency Disorders 21, 215–225

Montgomery, J. W. (1995a): Examination of phonological working memory in specifically language-impaired children. Applied Psycholinguistics 16, 355–378

Montgomery, J. W. (1995b): Sentence comprehension in children with specific language impairment: The role of phonological working memory. Journal of Speech and Hearing Research 38, 177–189

Morehead, D. M. & Ingram, D. (1973): The development of base syntax in normal and linguistically deviant children. Journal of Speech and Hearing Research 16, 330–352

Morris, S. E. & Klein, M. D. (1995): Mund-und Eßtherapie bei Kindern. Entwicklung, Störungen und Behandlung orofazialer Fähigkeiten. Stuttgart: Fischer

Motsch, H. J. (1992): Die idiografische Betrachtungsweise des Stotterns. In: Grohnfeldt, M. (Hrsg.): Handbuch der Sprachtherapie. Band 5: Störungen der Redefähigkeit, 21–40. Berlin: Edition Marhold

Motsch, H. J. (1989): Sprach- oder Kommunikationstherapie? Kommunikationstheoretische Grundlagen eines geänderten therapeutischen Selbstverständnisses. In: Grohnfeldt, M. (Hrsg.): Grundlagen der Sprachtherapie. Handbuch der Sprachtherapie. Band 1, 73–95. Berlin: Edition Marhold

Motsch, H. J. (1983): Problemkreis Stottern. Berlin: Marhold

Möhring, H. (1938): Lautbildungsschwierigkeit im Deutschen. Zeitschrift für Kinderforschung 47, 185–235

Mühl, H. (1997): Einführung in die Schulpädagogik bei geistiger Behinderung. Oldenburg

Mühler, G. (1996): Hals-nasen-ohren-ärztliche Betreuung von Kindern mit Lippen-, Kiefer-, Gaumenspalten. In: Andrä, A. & Neumann, H. J. (Hrsg.): Lippen-, Kiefer-, Gaumenspalten. Entstehung – Klinik – Behandlungskonzepte, 280–306. Reinbek: Einhorn-Presse

Müller, K. (1990): „Schreibe, wie du sprichst!“ Eine Maxime im Spannungsfeld von Mündlichkeit und Schriftlichkeit. Eine historische und systematische Untersuchung. Frankfurt a. M. u. a.: Peter Lang
Müßig, D. (1990): Zungenfehlfunktion bei Säuglingen und Kleinkindern. Pädiat Praxis 40, 33–42
Müßig, D. & Zschiesche, S. (1993): Gedanken zur Pubertät von Spaltpatienten aus der Sicht des Kieferorthopäden. Spaltträger Forum 1, 20–24
Müller, A. (1997): Das Lernen zweier Sprachen im Kindesalter. Deutsch lernen 22, 109–116
Myers, F. L. (1996): Cluttering: A Matter of Perspective. Journal of Fluency Disorders 21, 175–185
Myers, F. L. & Wall, M. J. (1982): Towards an integrated approach to early childhood stuttering. Journal of Fluency Disorders 7, 47–54
Natke, U. (2000): Stottern. Erkenntnisse, Theorien, Behandlungsmethoden. Bern: Huber
Naumann, C. L. (1983): Praktische Redelehre als Sprechangsttherapie. Zu G. Seidenstückers Untersuchung über Begriff und Therapie der Logophobie. In: Allhoff, D. W. (Hrsg): Mündliche Kommunikation: Störungen und Therapie, Sprache und Sprechen. Bd. 10. Frankfurt
Nawka, T. & Anders, L. C. (1996): Die auditive Bewertung heiserer Stimmen nach dem RBH-System. Stuttgart: Thieme
Nelson, C. D.; Waggoner, D. D.; Donnell, G. N.; Tuerck, J. M. & Buist, N. R. (1991): Verbal dyspraxia in treated galactosemia. Pediatrics 88, 346–350
Nessel, E. (1965): Die Berufsschäden des Kehlkopfes. Arch. Ohren-Nasen-Kehlkopfheilkunde. 185, 379–464
Neubart, R.; Palm, S. & Steiner, J. (1998): Sprachtherapie im Rahmen der geriatrischen Rehabilitation. Indikation und Zielsetzung im Schnittpunkt einer pädagogisch-medizinischen und patientenzentrierten Orientierung. Sprache – Stimme – Gehör 22, 77–83
Neumann, G. (1988): Bösartige Neubildungen von Lippe, Mundhöhle, Rachen, Nase, Ohr und Kehlkopf. HNO 36, 345–354
Neumann, H. (1982): Deutsch als Zweitsprache für türkische Kinder und Jugendliche – Sprachvergleich und Hilfen zur Aussprache-, Lese- und Rechtschreibschulung. In: Coburn-Staege, U.: Türkische Kinder in unseren Schulen. Eine pädagogische Herausforderung, 95–133. Stuttgart
Neumann, S. (2000): Frühförderung bei Kindern mit Lippen-Kiefer-Gaumen-Segel-Fehlbildung. Idstein: Schulz-Kirchner
Neuschaefer-Rube, Ch.; Matern, G.; Meixner, R.; Klajman, S. & Neumann, H. (2000): Zur Problematik auditiver Verarbeitungsstörungen. Sprache – Stimme – Gehör 24, 113–118
Nicolay, L. (1994): Auditive Informationsverarbeitung von sprachgestörten Vorschulkindern. Der Sprachheilpädagoge 3, 62–75
Niebergall, G.; Remschmidt, H.; Stutte, H. & Hausmann, E. (1980): Katamnestische Untersuchungen an Kindern und Jugendlichen mit Aphasien. In: Remschmidt, H. & Stutte, H. (Hrsg.): Neuropsychiatrische Folgen nach Schädel-Hirntraumen bei Kindern und Jugendlichen. Bern: Huber
Nikisch, A. (1999): Ordnungsschwellenwerte im Vor- und Grundschulalter. Sprache – Stimme – Gehör 23, 63–70
Nittrouer, S. (1996): The relation between speech perception and phonemic awareness: Evidence from Low-SES children and children with chronic OM. Journal of Speech, and Hearing Research 39, 1059–1070
Noack, B. (1987): Erwerb einer Zweitsprache: Je früher, desto besser? Über die Chancen sprachlicher Integration von türkischen Gastarbeiterkindern. Deutsch lernen 12, 3–29
Nussbeck, S. (2000): Gestützte Kommunikation. Göttingen: Hogrefe
Öktem, A. & Öktem, Ö. (1985): Kulturelle Identität, Sozialisation und Sprache bei türkischen Arbeiterkindern in der Bundesrepublik Deutschland. In: Rehbein, J. (Hrsg.): Interkulturelle Kommunikation, 70–102. Tübingen

Oerter, R. & Dreher, M. (1995): Entwicklung des Problemlösens. In: Oerter, R. & Montada, L. (Hrsg.): Entwicklungspsychologie, 561–621. Weinheim: Psychologie Verlags Union

Oerter, R. & Dreher, E. (1998): Jugendalter. In: Oerter, R. & Montada, L. (Hrsg.): Entwicklungspsychologie. Ein Lehrbuch. 4. Aufl. Weinheim: Psychologie Verlags Union

Oetting, J. B. (1999): Children with SLI use argument structure cues to learn verbs. Journal of Speech, Language, and Hearing Research 42, 1261–1274

Oetting, J. B.; Rice, M. L. & Swank, L. K. (1995): Quick incidental learning (QUIL) of words by school-age children with and without SLI. Journal of Speech, and Hearing Research 38, 434–445

Opp, G.; Fingerle, G. & Freytag, A. (Hrsg.) (1999): Was Kinder stärkt. Erziehung zwischen Risiko und Resilienz. München: Ernst Reinhardt

Osburg, C. (2001): Begriffliches Wissen im schulischen Schriftspracherwerb als kognitive Konstruktion. Analysen von Unterricht. (Habilitationsschrift im Druck)

Osburg, C. (2000): Gesprochene und geschriebene Sprache. Aussprachestörungen und Schriftspracherwerb. Hohengehren: Schneider

Osburg, C. (1999): Das kann ich nicht hören. Phonologie im Fokus der Aufmerksamkeit für das Lernen in mehrsprachigen Situationen. In: Decke-Cornill, H. & Reichart-Wallrabenstein, M. (Hrsg.): Sprache und Fremdverstehen, 89–102. Frankfurt a. M.: Peter Lang

Osburg, C. (1998a): „Legasthenie" auf der Zunge – Schriftspracherwerbsstörungen als Resultat von Sprachstörungen!?? In: Balhorn, H.; Barnitzky, H.; Büchner, I. & Speck-Hamdan, A. (Hrsg.): Schatzkiste Sprache 1. Von den Wegen der Kinder in die Schrift. Arbeitskreis Grundschule, 245–257. Frankfurt a. M.

Osburg, C. (1998b): Tokio und Totio – der Lerngegenstand im Fokus der Aufmerksamkeit. Wie Sebastian seine Fähigkeiten der gesprochenen und geschriebenen Sprache erweitert. In: Osburg, C. (Hrsg.): Textschreiben – Rechtschreiben – Alphabetisierung. Initiierung sprachlicher Lernprozesse im Bereich der Grundschule, Sonderschule und Erwachsenenbildung, 137—155. Hohengehren: Schneider

Ost, L. G. (1987): Age of onset in different phobias. Journal of Abnormal Psychology 96, 223–229

Packman, A. & Onslow, M. (1999): Issues in the treatment of early stuttering. In: Onslow, M. & Packman. A. (eds.): The handbook of early stuttering intervention, 1–16. San Diego: Singular Publishing Group

Paivio, A. (1965): Personality and audience influence. In: Maher, B. A. (ed.): Progress in experimental Personality Research 2, 127–147

Paivio, A. (1964): Childrearing antezedent of audience sensitivity. Child-development 35, 397–416

Paivio, A. & Lambert, W. E. (1989): Measures and correlates of audience anxiety (stage fright) J. Personality 27, 1–17

Paivio, A.; Baldvin, A. L. & Berger, S. M. (1961): Measurement of children's sensitivity to audience. Child-Development 32, 721–730

Paniagua, F. A. & Saeed, M. A. (1988): A procedural distinction between elective and progressive mutism. Journal of Behavior Therapy and Experimental Psychiatry 19, 207–210

Papoušek, M. & Papoušek, H. (1989): Stimmliche Kommunikation im frühen Säuglingsalter als Wegbereiter der Sprachentwicklung. In: Keller, H. (Hrsg.): Handbuch zur Kleinkindforschung, 465–489, Berlin: Springer.

Pascher, W. (1982): Funktionelle Krankheiten der Stimme. In: Berendes, J.; Link, R. & Zöllner, F. (Hrsg.): Hals-Nasen-Ohren-Heilkunde in Praxis und Klinik, Bd. 1. Stuttgart: Thieme

Pascher, W. & Bauer, H. (1998): Differentialdiagnose von Sprach-, Stimm- und Hörstörungen. (2. vollständig überarbeitete und wesentlich erw. Aufl.) Frankfurt am Main: Edition Wötzel

Patzak, W. (1988): Zum Zusammenhang von beruflicher Belastung und der Entstehung von Kehlkopfkrebs. Dissertation, Bremen

Peacher, W. G. (1950): The etiology and differential diagnosis of dysarthria. Journal of Speech and Hearing Disorders 15, 252–265
Penn, A. (1999): Assimilationen – Eingeschränkter Wechsel von Artikulationsstellen. In: Hacker, D. & Wilgermein, H. (Hrsg.): Aussprachestörungen bei Kindern. München: Ernst Reinhardt
Penner, Z. (1998): Arbeitsmaterialien zur Fortbildung, München am 11. Juli 1998
Pert, C. B. (1997): Molecules of Emotion. New York: Scribner
Petermann, F.; Kusch, M. & Niebank, K. (1998): Entwicklungspsychopathologie. Weinheim: Psychologie Verlags Union
Peters, H. & Starkweather, W. (1989): Developement of stuttering throughout Life. Journal of fluency disorders 14, 303–321
Plante, E.; Swisher, L.; Vance, R. & Rapcsak, S. (1991): MRI findings in boys with specific language impairment. Brain and Language 41, 52–66
Poeck, K. (Hrsg.) (1989): Klinische Neuropsychologie. Stuttgart: Thieme
Polat, Ü. (1997): Soziale und kulturelle Identität türkischer Migrantenkinder der zweiten Generation in Deutschland. Schriftenreihe: Studien zur Kindheits- und Jugendforschung, Band 14. Hamburg
Pollard, C. A. & Henderson, I. G. (1988): Four types of social phobia in a communication sample. J. Nervous Mental Disease 176, 440–445
Pompino-Marschall, B. (1995): Einführung in die Phonetik. Berlin
Portera, A. (1996): Probleme der Identitätsfindung im multikulturellen Raum. Zeitschrift für Migration und soziale Arbeit 2, 54–57
Pöppel, E. (1997): Grenzen des Bewusstseins. Frankfurt: Insel
Pössl, J.; Jürgensmeyer, S.; Karlbauer, F.; Wenz, C. & Goldenberg, G. (2000): Stability of employment after brain injury: A case-oriented 7–year follow-up study. Brain Injury 14
Praschak, W. (1999): Frühförderung schwerst geschädigter Säuglinge und Kleinkinder. In: Wilken, E. (Hrsg.): Frühförderung von Kindern mit Behinderung, 82–99. Stuttgart: Kohlhammer
Preis, S.; Jäncke, L.; Schittler, P.; Huang, Y. & Steinmetz, H. (1998): Normal intrasylvian anatomical asymmetry in children with developmental language disorder. Neuropsychologia 36, 849–855
Preis, S.; Schittler, P.; Richter-Werkle, R.; Sterzel, U. & Lenard, H.-G. (1997): Typical pattern of the Kaufman-Assessment Battery in children with developmental language disorder. Neuropediatrics 28, 328–332
Pschyrembel – Klinisches Wörterbuch (1994): 257. Auflage. Berlin: Walter de Gruyter
Ptok M. (2000): Zentral-Auditive Wahrnehmungsstörungen (ZAW) im Spiegel der Meinungen. Auditive Verarbeitungs- und Wahrnehmungsstörungen (AVWS). Hörpäd 54, 5–6
Ptok M.; Berger R.; von Deuster Chr.; Gross M.; Lamprecht-Dinnesen A.; Nikkisch A.; Radü H. J. & Uttenweiler V. (2000): Auditive Verarbeitungs- und Wahrnehmungsstörungen. Konsensus-Statement. Sprache – Stimme – Gehör 24, 90–94
Radisoglou, Th. (1998): Zweisprachigkeit griechischer Kinder
Rapee, R. M. & Lim, L. (1992): Discrepancy between self and observe ratings of performance in social phobis. J. Abnormal Psychology 101, 727–731
Rapin, I. (1995): Acquired Aphasia in Children. In: Journal of Child Neurology 10, 267–270
Rapin, I. & Allen, D. (1987): Developmental dysphasia and autism in pre-school children: Characteristics and subtypes. In: Proceedings of the first international symposium on specific speech and language disorders in children. London: AFASIC
Remschmidt, H. (1985): Störungen der sprachlichen Kommunikation. In: Remschmidt, H. (Hrsg.): Kinder- und Jugendpsychiatrie in Klinik und Praxis, 77–81. Stuttgart: Thieme
Remschmidt, H. & Niebergall, G. (1985): Störungen des Sprechens und der Sprache. In: Remschmidt, H. & Schmidt, M. H. (Hrsg.): Kinder- und Jugendpsychiatrie in Klinik und Praxis, Bd. III. Stuttgart: Thieme

Resch, F. (1996): Entwicklungspsychopathologie des Kindes- und Jugendalters. Weinheim: Psychologie Verlags Union

Rescorla, L.; Roberts, J. & Dahlsgaard, K. (1997): Late talkers at 2: Outcome at age 3. Journal of Speech, and Hearing Research 40, 556–566

Reuter, W.; Ringler, M. & Gross, M. (1993): Störungen der oralen Myofunktion. Otorhinolaryngol Nova, 276–279

Rice, M. L. (2000): Grammatical symptoms of specific language impairment. In: Bishop, D. V. M. & Leonard, L. B. (Hrsg.): Speech and language impairments in children. Causes, characteristics, intervention and outcome, 17–34. Hove: Psychology Press

Rice, M. L. (1993): Social consequences of specific language impairment. In: Grimm, H. & Skowronek, H. (Hrsg.): Language acquisition problems and reading disorders, 111–128. Berlin: de Gruyter

Rice, M. L.; Buhr, L. C., & Nemeth, M. (1990): Fast mapping word learning abilities of language delayed preschoolers. Journal of Speech, and Hearing Disorders 55, 33–42

Rice, M. L.; Cleave, P. L. & Oetting, J. B. (2000): The use of syntactic cues in lexical acquisition by children with sli. Journal of Speech, Language, and Hearing Research 43, 582–594

Rice, M. L.; Wexler, K. & Cleave, P. (1995): Specific language impairment as a period of extended optional infinitive. Journal of Speech and Hearing Research 38, 850–863

Rice, M. W.; Oetting, J. B.; Marquis, J.; Bode, J. & Pae, S. (1994): Frequency of input effects on word comprehension of children with specific language impairment. Journal of Speech, and Hearing Research 37, 106–122

Riley, G. D. & Riley, J. (1984): A component model for treating stuttering in children. In: Peins, M. (ed.): Contemporary approaches in stuttering therapy, 123–172. Boston: Little, Brown & Co

Roebke, C. (2000): Was ist „geistig behindert“? Leben mit Down Syndrom, 35

Romani, C. (1994): The role of phonological short-term memory in syntactic parsing: a case study. Language and Cognitive Processes 9, 29–67

Romero, R.; Pulvermüller, F.; Haupt, A. & Kurz, A. (1995): Pragmatische Sprachstörungen in frühen Stadien der Alzheimer Krankheit: Analyse der Art und Ausprägung. Zeitschrift für Neuropsychologie 6/1, 29–42

Rommel, D. (1993): Psycholinguistische Aspekte des Stotterns. In: Johannsen, H. S. & Springer, L. (Hrsg.): Stottern, 59–73. Münster: Phoniatrische Ambulanz der Universität Ulm, Ulm

Romonath, R. (1991): Phonologische Prozesse an sprachauffälligen Kindern. Berlin: Marhold

Rondal, J. A. (1996): Sprachentwicklung und Sprachgebrauch bei Menschen mit Down-Syndrom. Leben mit Down-Syndrom 22

Rosch, E.; Mervis, C. B.; Gray, W. D.; Johnson, D. M. & Boyes-Braem, P. (1976): Basic objects in natural categories. Cognitive Psychology 8, 382–439

Rosenbek, J. C. (1980): Apraxia of speech – relationship to stuttering. Journal of Fluency Disorders 5, 233–253

Roth, F. P. & Clark, D. M. (1987): Symbolic play and social participation abilities of language-impaired and normal developing children. Journal of Speech and Hearing Disorders 52, 17–29

Rothenberger, A. (1986): Aphasie bei Kindern. Fortschr. Neurol. Psychiat. 54, 92–97

Rothweiler, M. (1999): Neue Ergebnisse zum fast mapping bei sprachnormalen und bei sprachentwicklungsgestörten Kindern, 252–277. Tübingen: Francke

Röder, B. & Margraf, J. (1999): Kognitive Verzerrungen bei sozialängstlichen Personen. In: Margraf, J. & Rudolf, K. (Hrsg.): Soziale Kompetenz – soziale Phobie, 61–80. Hohengehren: Schneider

Röhr-Sendlmeier, U. M. (1990): Zweitspracherwerb und personale Entwicklung. Psychologie in Erziehung und Unterricht 37, 163–171

Röhr-Sendlmeier, U. M. (1986): Lernbedingungen ausländischer Kinder für Deutsch als Zweitsprache. Zeitschrift für Entwicklungspsychologie und Pädagogische Psychologie 18, 176–187

Rösler, M. (1981): Befunde beim neurotischen Mutismus der Kinder. Praxis der Kinderpsychologie und Kinderpsychiatrie 30, 187–194

Rudert, H. (1994): Lasertherapie des Kehlkopf- und Hypopharynxkarzinoms. HNO 42, 141f

Sandholzer, H.; Breull, A. & Fischer, G. C. (1999): Früherkennung und Frühbehandlung von kognitiven Funktionseinbußen: eine Studie über eine geriatrische Vorsorgeuntersuchung im unausgelesenen Patientengut der Allgemeinpraxis. Zeitschrift für Gerontologie und Geriatrie 32/3, 172–178

Savic, P. A. (1984): Anticipatory imagery ability in normal and language-disabled children. Journal of Speech and Hearing Research 27, 494–501

Schakib-Ekbatan, K. & Schöler, H. (1998): Florian, Tobias, Larissa, Andreas und Michael – Einzelfallanalysen. In: Schöler, H. u. a. (Hrsg.): Spezifische Sprachentwicklungsstörung und Sprachlernen: Erscheinungsformen, Verlauf, Folgerungen für Diagnostik und Therapie, 223–250. Heidelberg: C. Winter

Schecker, M. (2000a): Sprache, Denken, Gedächtnis bei Alzheimer Demenz. Tübingen: Narr

Schecker, M. (2000b): „http: //www.uni-freiburg.de/neurolab/demenz.htm“ www.uni-freiburg.de/neurolab/demenz.htm. Freiburg

Schedlowski, M. & Tewes, U. (Hrsg.) (1996): Psychoneuroimmunologie. Heidelberg, Berlin: Spektrum, Akademie Verlag

Scherer, A. (1995): Elternkurs: Mein Kind stottert. München: Reinhardt

Schlenker-Schulte, C. & Schulte, K. (1990): Orale und nasale Sigmatismen in Diagnose und Therapie. Villingen-Schwenningen

Schlenker-Schulte, C. & Schulte, K. (1990): Stammlertherapie auf phonetischer Grundlage. In: Grohnfeldt, M. (Hrsg.): Handbuch der Sprachtherapie, Bd 2, 21–61. Berlin: Edition Marhold

Schlippe, A. von & Schweitzer, J. (1997): Lehrbuch der systemischen Therapie und Beratung. Göttingen: Vandenhoek & Ruprecht

Schmid-Barkow, I. (1999a): „Phonologische Bewusstheit“ als Teil der metasprachlichen Entwicklung im Kontext von Spracherwerbsprozessen und Spracherwerbsstörungen. Die Sprachheilarbeit 6, 307–317

Schmid-Barkow, I. (1999b): Kinder lernen Sprache sprechen, schreiben, denken. Beobachtungen zur Schrifterfahrung und Sprachbewusstheit bei Schulanfängern mit Sprachentwicklungsstörungen. Frankfurt a. M. u. a.: Peter Lang

Schneider, W. & Büttner, G. (1995): Entwicklung des Gedächtnisses. In: Oerter, R. & Montada, L. (Hrsg.): Entwicklungspsychologie, 65–70. Weinheim: Psychologie Verlags Union

Schöler, H. (2000): Rhythmisch-prosodische Defizite ursächlich für Sprach- und Gedächtnisprobleme spezifisch sprachgestörter Kinder? Ein Kommentar zu Weinert. In: Müller, K. & Aschersleben, G. (Hrsg.): Rhythmus, 285–289. Bern: Huber

Schöler, H. (1999): IDIS – Inventar diagnostischer Informationen bei Sprachentwicklungsauffälligkeiten. Heidelberg: „Edition S“ im Universitätsverlag C. Winter

Schöler, H. & Spohn, B. (1998): Hören – Behalten – Nutzen: Die sprachspezifischen Leistungen der SSES-Kinder. In: Schöler, H. u. a. (Hrsg.): Spezifische Sprachentwicklungsstörung und Sprachlernen: Erscheinungsformen, Verlauf, Folgerungen für Diagnostik und Therapie, 177–206. Heidelberg: C. Winter

Schöler, H.; Fromm, W. & Kany, W. (Hrsg.) (1998a): Spezifische Sprachentwicklungsstörung und Sprachlernen: Erscheinungsformen, Verlauf, Folgerungen für Diagnostik und Therapie. Heidelberg: Edition Schindele im Universitätsverlag C. Winter

Schöler, H.; Fromm, W. & Kany, W. (1998b): Die Spezifische Sprachentwicklungsstörung – eine sprachspezifische Störung? In: Schöler, H. u. a. (Hrsg.): Spezifische Sprachentwicklungsstörung und Sprachlernen: Erscheinungsfor-

men, Verlauf, Folgerungen für Diagnostik und Therapie, 275–294. Heidelberg: C. Winter
Schöler, H.; Fromm, W. & Kany, W. (1998c): Zur Suche nach Bedingungsfaktoren der SSES: Beziehungen zwischen sprachlichen und sprachunspezifischen Leistungen. In: Schöler, H. u. a. (Hrsg.): Spezifische Sprachentwicklungsstörung und Sprachlernen: Erscheinungsformen, Verlauf, Folgerungen für Diagnostik und Therapie, 207–222. Heidelberg: C. Winter
Schöler, H.; Fromm, W. & Schakib-Ekbatan, K. (1998): Die Spezifische Sprachentwicklungsstörung – Ein Name, verschiedene Störungsbilder? In: Schöler, H. u. a. (Hrsg.): Spezifische Sprachentwicklungsstörung und Sprachlernen: Erscheinungsformen, Verlauf, Folgerungen für Diagnostik und Therapie, 95–110. Heidelberg: C. Winter
Schöler, H.; Ljubesic, M. & Kovacevic, M. (1998): Eine Störung, zwei Sprachen, verschiedene Fehler? Die Spezifische Sprachentwicklungsstörung im Sprachvergleich. In: Schöler, H. u. a. (Hrsg.): Spezifische Sprachentwicklungsstörung und Sprachlernen: Erscheinungsformen, Verlauf, Folgerungen für Diagnostik und Therapie, 251–274. Heidelberg: C. Winter
Schönle, P. W. & Gröne, B. (1993): Cerebellar Dysarthria. In: Blanken, G. et al. (ed.): Linguistic Disorders and Pathologies. Handbücher der Sprach- und Kommunikationswissenschaft, Band 8, 468–476. Berlin, New York
Schönweiler, R. & Ptok, M. (2000): Phoniatrie und Pädaudiologie. Erkrankungen von Sprache, Stimme und Gehör. Hannover: Medizinische Hochschule Hannover
Scholz, H.-J. (1990): Die phonologischen Störungen. Konzept, Analyse und Therapie. In: Grohnfeldt, M. (Hrsg.): Handbuch der Sprachtherapie, Bd. 2: Störungen der Aussprache, 62–74. Berlin: Edition Marhold
Scholz, H.-J. (1987): Überlegungen zur Behandlung phonologischer Störungen. In: Deutsche Gesellschaft für Sprachheilpädagogik (Hrsg.): Spracherwerb und Spracherwerbsstörungen, 360–372. Hamburg: Wartenberg & Söhne
Scholz, H.-J. (1983): Sprachwissenschaftliche und sprachdidaktische Überlegungen – konkretisiert am Beispiel der phonetischen und phonologischen Störungen. In: Deutsche Gesellschaft für Sprachheilpädagogik (Hrsg.): Konzepte und Organisationsformen zur Rehabilitation Sprachbehinderter, 307–314. Hamburg: Wartenberg & Söhne
Scholz, H.-J. (1974): Zum phonologischen Aspekt des Spracherwerbs und dessen Bedeutung für die Dyslalie. Die Sprachheilarbeit 19, 145–152
Scholz, H.-J. (1970): Von der Notwendigkeit linguodiagnostischer Verfahren für die Zeit der Sprachentwicklung. Die Sprachheilarbeit 15, 97–103
Scholz, H.-J. (1969): Zur Phonologie gestammelter Sprache. Die Sprachheilarbeit 14, 4–11
Schoor, U. (2001): Psychologische Konstrukte in der Sprachbehindertenpädagogik: psychopathologisches Grundmodell der Entwicklung von selektiv mutistischem Verhalten. In: Gieseke, T. (Hrsg.): Sprachheilpädagogik im Spannungsfeld von Wissenschaft und Praxis. Berlin: dgs
Schoor, U. (2000): Psychologische Grundlagen. In: Grohnfeldt, M. (Hrsg.): Lehrbuch der Sprachheilpädagogik und Logopädie. Band 1: Selbstverständnis und theoretische Grundlagen, 184–216. Stuttgart: Kohlhammer
Schoor, U. (1999): Elektiver Mutismus: eine Verhaltensstörung „typisch" Mädchen. In: Rolus-Borgward, S. & Tänzer, U. (Hrsg.): Erziehungshilfe bei Verhaltensstörungen, 433–445. Oldenburg: DiZ
Schoor, U. (1996): Mutismus – eine Kommunikationsbehinderung der Mädchen? Die Sprachheilarbeit 41, 215–227
Schröder, K. & Schwarzer, R. (1997): Bewältigungsressourcen. In: Tesch-Römer, C.; Salewski, Ch. & Schwarz, G. (Hrsg.) (1997): Psychologie der Bewältigung, 174–195. Weinheim: Psychologie Verlags Union
Schröter-Morasch, H. (1999): Schluckstörungen bei Erkrankungen der oropharyngealen und laryngealen Strukturen. In: Bartolome, G. et al.: Schluckstörungen – Diagnostik und Rehabilitation (2. Aufl.). München: Urban & Fischer

Schröter-Morasch, H. (1998): Beurteilung der Sprechorgane und ihrer sensomotorischen Funktionen. In: Ziegler, W.; Vogel, M.; Gröne, B. & Schröter-Morasch, H.: Dysarthrie. Grundlagen – Diagnostik – Therapie, 53–72. Stuttgart, New York: Thieme
Schulte-Mäter, A. (1996): Verbale Entwicklungsdyspraxie: Eine Analyse des derzeitigen Erkenntnisstandes. Frankfurt: Peter Lang
Schulthess, R. (1830): Das Stammeln und das Stottern. Zürich
Schultz-Coulon, H.-J. (1980): Die Diagnostik der gestörten Stimmfunktion. Arch. Ohren-Nasen-Kehlkopfheilkunde 227, 1–17
Schulze, H. (1992): Stottern und familiäre Interaktion. In: Grohnfeldt, M. (Hrsg.) (1992): Störungen der Redefähigkeit. Handbuch der Sprachtherapie. Bd. 5, 83–102. Berlin: Marhold
Schulze, H. (1989): Stottern und Interaktion. Vergleichende Untersuchung der verbalen Interaktionsstile von Eltern und ihren stotternden Kindern. Phoniatrische Ambulanz der Universität Ulm, Ulm
Schulze, H. (1989): Stottern und Interaktion. Phoniatrische Ambulanz der Universität Ulm, Ulm
Schulze, H. (1987): Dysfluency – Syndrome. Forschungsbericht Nr. 14. Phoniatrische Ambulanz der Universität Ulm
Schulze, H. & Johannsen, H. S. (1991): Importance of parent-child interaction in the genesis of stuttering. Folia phoniatrica 43, 133–143
Schulze, H. & Johannsen, H. S. (1986): Stottern bei Kindern im Vorschulalter. Theorie, Diagnostik, Therapie. Phoniatrische Ambulanz der Universität Ulm, Ulm
Schulze, H.; Johannsen, H. S.; Rommel, D. & Sieron, J. (1991): Ätiologie des kindlichen Stotterns – Forschungsmethodische Implikationen. Die Sprachheilarbeit 38, 99–107
Schumacher, G. H. (1993): Embryonale Entwicklung und Fehlbildung des Menschen, Anatomie & Klinik. Berlin: Ullstein
Schwab, W.; Schmeisser, H.-J.; Steinhoff, H.-J. & Mang, W. L. (1985): Anleitungen zur Dokumentation von Malignomen im Kopf-Hals-Bereich nach dem TNM-System. HNO 33, 337–348
Schwander, M. W. (1989): Schriftspracherwerb aus schulpädagogischer Sicht. Heinsberg: Agentur Dieck
Schwarzer, R. (1993): Stress, Angst und Handlungsregulation. 3. überarb. u. erweiterte Aufl. Stuttgart, Berlin, Köln: Kohlhammer
Seeman, M. (1974, Prag 1955): Sprachstörungen bei Kindern. Berlin: VEB Verlag Volk und Gesundheit
Seitz, H. K.; Simanowski, U. A.; Egerer, G.; Osswald, B. & Kommerell, B. (1991): Kokarzinogene Wirkung von Alkohol. In: Maier, H. & Weidauer, H. (Hrsg.): Krebsrisiken im Kopf-Hals-Bereich, 15–25. Berlin: Springer
Selektive Mutism Group (2000): http: //www.selectivemutism.org
Seligman, M. (1995): Erlernte Hilflosigkeit. Weinheim: Psychologie Verlags Union
Sell, D.; Harding, A. & Grunwell, P. (1999): Speech assessment GOS.SP.ASS. '94 and '98 – A training video of speech charakteristics, CLAPA
Sergl, H.G. (1985): Psychologie der Lutschgewohnheiten. Fortschr Kieferorthop 46, 101–112
Shriberg, L. D. & Kwiatkowski, J. (1980): Natural process analysis. New York
Shriberg, L. D.; Aram, D. M. & Kwiatkowski, J. (1997): Developmental apraxia of speech: I. Descriptive and theoretical perspectives. Journal of Speech, Language and Hearing Research 40
Shukowa, N. S.; Mastjukowa, J. M. & Filitschewa, T. B. (1978): Die Überwindung der verzögerten Sprachentwicklung bei Vorschulkindern. Berlin (DDR): VEB Verlag Volk und Gesundheit
Sininger, Y.; Klatsky, R. & Kirchner, D. (1989): Memory-scanning speed in language-disordered children. Journal of Speech and Hearing Research 32, 289–297
Sirch, K. (1975): Der Unfug mit der Legasthenie. Stuttgart: Klett

Skowronek, H. & Marx, H. (1989): Die Bielefelder Längsschnittstudie zur Früherkennung von Risiken der Lese- Rechtschreibschwäche. Theoretischer Hintergrund und erste Befunde. Heilpädagogische Forschung 1, 38–49
Smith, A. & Kelly, E. (1997): Stuttering: A dynamic, multifactorial model. In: Curlee, R. F. & Siegel, G. M. (eds.): Nature and treatment of stuttering: new directions. 2nd ed., 204–217. Needham Heights: Allyn & Bacon
Smith, C. H.; Logemann J. A. & Colangelo L. A. et al. (1999): Incidence and patient characteristics associated with silent aspiration in the acute care setting. Dysphagia 14, 1–7
Smith, N. V. (1973): The acquisition of phonology: A case study. Cambridge
Snidecor, J. C. (1981): Sprachrehabilitation bei Kehlkopflosen. Stuttgart: Hippokrates
Soroker, N.; Bar-Israel, Y.; Schechter, I. & Solzi, P. (1990): Stuttering as a manifestation of right-hemispheric subcortical stroke. European Neurology 30, 268–270
Speck, O. (1987): System Heilpädagogik. München: Ernst Reinhardt
Speidel, G. E. (1989): A biological basis for individual differences in learning to speak? In: Speidel, G. E. & Nelson, K. E. (Hrsg.): The many faces of imitation in language learning, 199–230. New York: Springer
Spiecker-Henke, M. (1997): Leitlinien der Stimmtherapie. Stuttgart: Thieme
Spiecker-Henke, M. (1994): Logopädische Behandlung von Stimmstörungen. In: Biesalski P. & Frank, F. (Hrsg.): Phoniatrie, Bd. 1. Stuttgart: Thieme
Spiecker-Henke, M. (1994): Methoden der Stimmtherapie im Überblick. In: Grohnfeldt, M. (Hrsg.): Handbuch der Sprachtherapie, Bd. 7: Stimmstörungen; Berlin: Edition Marhold
Spiessl, B.; Beahrs, O. H.; Hermanek, P.; Hutter, R. V. P.; Scheibe, O.; Sobin, L. H. & Wagner, G. (Hrsg.) (1990): TNM-Atlas. Illustrierter Leitfaden zur TNM/pTNM-Klassifikation maligner Tumoren, 2. Aufl. Berlin: Springer
Spitznagel, A.; Schlutt, St.; Schmidt-Atzert, L. (2000): Redeängstlichkeit: Entwicklung eines mehrdimensionalen Verfahrens. Diagnostikca 46, 47–55
Spörri, C.-L. (1982): Über die Schwierigkeiten einer Zusammenarbeit zwischen Fachleuten und Eltern in der Frühförderung. Frühförderung interdisziplinär 1, 69–78
Springer, L. & Kattenbeck, G. (1987): Aktuelle Beiträge zur Dysarthrophonie und Dysprosodie. München
St. Louis, K. O. & Daly, D. A. (1995): Cluttering: Past, Present, and Future. In: Starkweather, C. W. & Peters, H. F. M. (Eds.): Stuttering: Proceedings of the First World Congress on Fluency Disorders, 659–662. Nijmegen
Stackhouse, J. (1992): Developmental verbal dyspraxia: a longitudinal case study. In: Campbell, R. (Hrsg.): Mental Lives: Studies in Cognition, 84–98. Oxford: Blackwell Publishers
Stampe, D. (1973): A dissertation on natural phonology. Bloomington
Stangier, U. & Heidenreich, T. (1999): Die soziale Phobie aus kognitiv-behavioraler Perspektive. In: Margraf, J. & Rudolf, K. (Hrsg): Soziale Kompetenz – soziale Phobie, 40–60. Hohengehren: Schneider
Starkweather, C. W. (1987): Fluency and stuttering. Englewood Cliffs: Prentice Hall
Starkweather, C. W. & Peters, H. F. M. (Eds.): Stuttering: Proceedings of the First World Congress on Fluency Disorders. Nijmegen
Stein, M. B.; Walker, J. R. & Forde, D. R. (1996): Public-Speaking fears in a community sample. Archives of General Psychiatry 53, 169–174
Steiner, J. (2000): Kommunikationsbeeinträchtigungen im Alter – Einblicke in eine pädagogische Theorie und Praxis. Die Sprachheilarbeit 45, 20–25
Steiner, J. (1998a): Aus der Luft gegriffen. Kluge Aussprüche von sprach- und denkbehinderten Menschen. Leverkusen: Steiner
Steiner, J. (1998b): Monologisches versus dialogisches Weltbild als Projektionsleinwände für das Therapiegeschehen. Sprache – Stimme – Gehör 22, 212–216
Steiner, J. (1996): Wenn die Gesetze des „normalen" Gespräches außer Kraft sind. Handlungstheoretische geleitete Therapiemöglichkeiten am Beispiel der De-

menz (Ehepaar F.). In: dgs-Landesgruppe Westfalen-Lippe (Hrsg.): Interdisziplinäre Zusammenarbeit: Illusion oder Vision, 679–694. Hamm: Wilke

Steiner, M. J. (1983): Sprechen und Schweigen aus entwicklungspsychologischer und psychoanalytischer Sicht. Diss. Zürich

Steiner, W. (1987): Laserchirurgie im HNO-Bereich. Laserchirurgie zur Behandlung maligner Tumoren des oberen Aerodigestivtraktes. Arch. Otorhinolaryngol. (Suppl) II, 8–18

Steiner, W. & Pesch, H.-J. (1977): Vor- und Frühstadien des Kehlkopfkarzinoms. Prospektive endoskopisch-histologische Untersuchung. Verh. Dtsch. Ges. Path. 61, 364

Steinhausen, H.-C. & Adamek, R. (1997): The family history of children with elective mutism: a research report. European Child & Adolescent Psychiatry Vol. 6, 2, 107–111

Steinhausen, H.-C. & Juzi, C. (1996): Elective mutism. An analysis of 100 cases. Journal of the American Academy of Child and Adolescent Psychiatry 35, 606–614

Stewart, T. & Turnball, J. (1998): Redeflussstörungen bei Kindern und Jugendlichen. Stottertherapie in der Praxis. Stuttgart, Jena, Lübeck: Gustav Fischer

Stier, E. (1911): Untersuchung der Linkshändigkeit und die funktionellen Differenzen der Hirnhälften. Jena: Fischer

Stoel-Gammon, C. & Dunn, C. (1985): Normal and disordered phonology in children. Baltimore

Stopa, L. & Clark, D. M. (1993): Cognitive processe in social phobia. Behaviour Research and Therapy 31, 255–267

Stothard, S. E.; Snowling, M. J.; Bishop, D. V. M.; Chipchase, B. B. & Kaplan, C. A. (1998): Language-impaired preschoolers: A follow-up into adolescence 41, 407–418

Strand, E. A. (1992): The integration of motor speech control and language formulation in process models of aquisition. In: Chapman, R. (Hrsg.): Processes in language aquisition and disorders, 86–107. St. Louis: Mosby Yearbook

Straßburg, H.-M. (2000): Zentrale Sprachentwicklungsstörungen bei Kindern aus Sicht des Neuropädiaters. Die Sprachheilarbeit 45, 100–107

Strunk, P. (1989): Emotionale Störungen mit vorwiegend somatischer Symptomatik. In: Eggers, C.; Lempp, R.; Nissen, G. & Strunk, P.: Kinder- und Jugendpsychiatrie, 214–217. Berlin: Springer

Tallal, P. (2000): Experimental studies of language learning impairments: From research to remediation. In: Bishop, D. V. M. & Leonard, L. B. (Hrsg.): Speech and language impairments in children. Causes, characteristics, intervention and outcome, 131–155. Hove: Psychology Press

Tallal, P. & Piercy, M. (1978): Defects of auditory perception in children with developmental dysphasia. In: Wyke, M. A. (Ed.): Developmental dysphasia, 63–84. London: Academic Press

Tallal, P.; Merzenich, M. M.; Miller, S. & Jenkins, W. (1998): Language learning impairments: Integrating basic science, technology, and remediation. Experimental Brain Research 123, 210–219

Teigland, A. (1996): A Study of Pragmatic Skills of Clutterers and Normal Speakers. Journal of Fluency Disorders 21, 201–214

Tesch-Römer, C.; Salewski, Ch. & Schwarz, G. (Hrsg.) (1997): Psychologie der Bewältigung. Weinheim: Psychologie Verlags Union

Teumer, J. (2000): Sprache und Sprechen bei hyperkinetischen Störungen – unter besonderer Betrachtung der Redestörung Poltern. Vortrag auf der 24. Arbeits- und Fortbildungstagung der Deutschen Gesellschaft für Sprachheilpädagogik e.V., Berlin 28.-30.09.2000

Tippett, L. J.; Mc Auliffe, S. & Farah, M. J. (1995): Perseveration of Categorial Knowledge in Alzheimer's Disease: A Computational Account. Memory 3 (3/4), 519–533

Tomblin, J. B. & Buckwalter P. R. (1998): Heritability of poor language achievment among twins. Journal of Speech, Language, and Hearing Research 41, 188–199

Tomblin, J. B.; Freese, P. & Records, N. (1992): Diagnosing specific language impairment in adults for the purpose of pedigree analysis. Journal of Speech and Hearing Research 35, 832–843

Tomblin, J. B.; Records, N. L.; Buckwalter, P.; Zhang, X.; Smith, E. & O'Brien, M. (1997): Prevalenz of specific language impairment in kindergarden children. Journal of Speech, Language, and Hearing Research 40, 1245–1260

Tränkmann, J. (1997): Ätiologie, Genese und Morphologie dyskinesiebedingter Dysgnathien. Sprache – Stimme – Gehör 21, 152–160

Tränkmann, J. (Hrsg.) (1997): Schwerpunktthema: Myofunktionale Störungen. Sprache – Stimme – Gehör 21

Tramer, M. (1934): Elektiver Mutismus bei Kindern. Zeitschrift für Kinderpsychiatrie 1, 30–35

Travis, L. E. (1931): Speech pathology. New York: Appleton-Century

Trenschel, W. (1977): Das Phänomen der Nasalität. Berlin: Akademie

Trost-Cardamone, J. (1989): Comming to terms with VPI: A response to Loney and Bloom. Cleft Palate Craniofacial Journal 26, 68

Troßbach-Neuner, E. (1993): Gesprochene Sprache im Aufbau phonematischer Bewusstheit. Die Sprachheilarbeit 38, 24–28, 33–34

Tröster, H. (1990): Einstellungen und Verhalten gegenüber Behinderten. Bern: Huber

Turner, S. M.; Beidel, B. C. & Larkin, K. T. (1986): Situational determination of social anxiety in clinic and nonclinic samples: Physiological and cognitive correlats. J. Consulting Clinical Psychology 54, 523–527

Uhlemann, T. (1990): Stigma und Normalität. Kinder und Jugendliche mit LKG-Spalten. Göttingen: Vandenhoeck & Ruprecht

Urban, P. P.; Wicht, S.; Hopf, H. C.; Fleischer, S. & Nickel, O. (1999): Isolated dysarthria due to extracerebellar lacunar stroke: a central monoparesis of the tongue. J. Neurol. Neurosurg. Psychiatry 66, 495–501

Valtin, R. (1975): Ursachen oder Artefakte? Kritische Bemerkungen zum methodischen und theoretischen Konzept der Legasthenieforschung. Zeitschrift für Pädagogik 21, 407–418

Van der Lely, H. K. J. & Stollwerck, L. (1997): Binding theory and grammatical specific language impairment in children. Cognition 62, 245–290

Van Dongen, H.; Loonen, M. & van Dongen, K. (1985): Anatomical Basis for Acquired Fluent Aphasia in Children. Annals of Neurology 17, 306–309

Van Hout, A.; Evrard, Ph. & Lyon, G. (1985): On the Positive of Acquired Aphasia in Children. Developmental Medicine & Child Neurology, 231–241

Van Riper C. (1994): Letzte Gedanken über das Stottern. Kieselstein 16, 20

Van Riper C. (1986): Die Behandlung des Stotterns. Solingen: Demosthenes

Van Riper, C. (1982): The nature of stuttering. 2nd ed. Englewood Cliffs: Prentice Hall

Van Riper, C. (1978): Speech correction. Englewood Cliffs: Prentice Hall

Van Riper, C. (1971): The nature of stuttering. Englewood Cliffs: Prentice Hall

Van Riper, C. (1970): Stuttering and Cluttering. The Differential Diagnosis. Folia Phoniatrica 22, 347–353

Van Riper, C. & Irwin, J. (1984): Artikulationsstörungen. Diagnose und Behandlung. Deutsche Bearbeitung von Orthmann, W., Berlin: Marhold

Varley, R. A. & Whiteside, S. P. (2000): What is the underlying impairment in acquired apraxia of speech? Aphasiology 2000

Vater, H. (1996): Einführung in die Sprachwissenschaft. München

Vijayan, A. & Gandour, J. (1995): On the notion of a „subtle phonetic deficit" in fluent/posterior aphasia. Brain and Language 48, 106–119

Virchow, R. (1887): Mitheilungen des Prof. Dr. Rudolf Virchow über die von ihm erteilten Gutachten, betreffend die von Sir Morell Mackenzie aus dem Kehlkopf Seiner K. und K. Hoheit des Kronprinzen entfernten krankhaften Stellen. Berliner Klinische Wschr. 24, 877–880

Vogel, M. (1993): Flaccid Dysarthria. In: Blanken, G. et al. (ed.): Linguistic Disorders and Pathologies. Handbücher zur Sprach- und Kommunikationswissenschaft, Band 8, 457–461. Berlin, New York

Vogel, M. (1987): Einführung in die phonetische Beschreibung der Dysarthrophonien. In: Springer, L. & Kattenbeck, G. (Hrsg.): Aktuelle Beiträge zur Dysarthrophonie und Dysprosodie, 25–58. München

Vogt, W. (1989): Untersuchungen zur Strahlentherapie des Larynxkarzinoms. Med. Dissertation, Erfurt

Von Schwanewede, H. & Schuberth, H. (1996): Prothetische Behandlungsmethoden. In: Andrä, A. & Neumann, H.-J. (Hrsg.): Lippen-Kiefer-Gaumenspalten, Entstehung, Klinik, Behandlungskonzepte, 307–337. Reinbek: Einhorn-Presse

Von Suchodoletz, W. (1997): Neurobiologische Befunde bei Kindern mit umschriebenen Sprachentwicklungsstörungen. Zeitschrift für Kinder- und Jugendpsychologie 25, 35–45

Vrticka, K. (1995): Nasalität und Näseln. ORL Highlights 2 (4), 5

Wahl, H.-W. & Kruse, A. (1999): Psychologische Gerontologie im deutschsprachigen Raum 1988–1998: Einführung, kognitive Entwicklung im Alter (Teil I). Zeitschrift für Gerontologie und Geriatrie 32, 179–192

Walger, M. & Wedel, H. von (1994): Über den Einfluss von Hörstörungen auf die Reifung des Hörbahnsystems. Teil I: Morphologische und funktionelle Reifung des Gehörs. Audiologische Akustik 33, 4–11

Wallesch, C.-W. (1993): Medizinische Grundlagen bei erworbenen zentralen Kommunikationsstörungen. In: Grohnfeldt, M. (Hrsg.): Zentrale Sprach- und Sprechstörungen. Handbuch der Sprachtherapie Band 6, 13–29. Berlin: Edition Marhold

Warren, D. (1986): Compensatory speech behaviours in cleft palate: a regulation/control phenomenon. Cleft Palate 25, 251

Wängler, H.-H. & Bauman-Wängler, J. (1987): Phonetische Logopädie. Lieferung 6, Berlin: Marhold

Wängler, H.-H. & Bauman-Wängler, J. (1987): Die Behandlung von Kommunikationsstörungen auf phonetischer Grundlage. In: Phonetische Logopädie, Lieferung 6: 2.2.10. Multiples Stammeln, 2.3. Dysglossien, 2.4. Dysarthrien. Berlin: Marhold

Wängler, H.-H. & Bauman-Wängler, J. (1986): Die Behandlung von Kommunikationsstörungen auf phonetischer Grundlage. In: Phonetische Logopädie, Lieferung 5: 2.2.9. Andere Stammelerscheinungen, 2.2.10. Multiples Stammeln. Berlin: Marhold

Wängler, H.-H. & Bauman-Wängler, J. (1985): Die Behandlung von Kommunikationsstörungen auf phonetischer Grundlage. In: Phonetische Logopädie, Lieferung 4: 2.2.6. Die Ch-Laute und ihre Störungen, 2.2.7. R-Lautbildungen und ihre Störungen, 2.2.8. L-Lautbildungen und ihre Störungen, 2.2.9. Andere Stammelerscheinungen. Berlin: Marhold

Wängler, H.-H. & Bauman-Wängler, J. (1984): Die Behandlung von Kommunikationsstörungen auf phonetischer Grundlage. In: Phonetische Logopädie, Lieferung 2: 2.2.2. S-Lautbildungen und ihre Störungen (Diagnose / Sigmatismustherapie). Berlin: Marhold

Wängler, H.-H. & Bauman-Wängler, J. (1984): Die Behandlung von Kommunikationsstörungen auf phonetischer Grundlage. In: Phonetische Logopädie, Lieferung 3: 2.2.3. Sch-Lautbildungen und ihre Störungen (Diagnose / Sigmatismustherapie), 2.2.6. Die Ch-Laute und ihre Störungen. Berlin: Marhold

Wängler, H.-H. & Bauman-Wängler, J. (1983): Die Behandlung von Kommunikationsstörungen auf phonetischer Grundlage. In: Phonetische Logopädie, Lieferung 1: 1. Elemente – 2.2.2. S-Lautbildungen und ihre Störungen. Berlin: Marhold

Weber, A. (1951): Zum elektiven Mutismus der Kinder. Acta Paedopsychiatrica 17, 1–15

Weber, C. (1989): Selbstkonzept, Identität und Integration. Berlin

Webster, W. G. (1993): Hurried Hands and Tangled Tongues. In: Boberg, E. (Hrsg.): Neuropsychology of Stuttering, 73–111. Edmonton – Alberta
Wedler, H. (1999): Geriatrische Versorgung, ökonomischer Nutzen und die Euthanasiedebatte. Zeitschrift für Gerontologie und Geriatrie 32, 273–278
Weikert, K. (1999): Beratung und Therapie bei Sprechangst – ein ressourcenorientierter Entwurf. Die Sprachheilarbeit 44, 15–28
Weikert, K. (1996a): Stottern – Belastung und Bewältigung im Lebenslauf. Köln: Demosthenes
Weikert, K. (1996b): Bewältigungsprozesse stotternder Jugendlicher – aufgezeigt an Einzelfallbeschreibungen. In: Grohnfeldt, M. (Hrsg.) (1996): Lebenslaufstudien und Sprachheilpädagogik. Grundlagen und Beispiele einzelfallorientierten Vorgehens. Dortmund: modernes lernen
Weiner, F. F. (1979): Phonological process analysis. Baltimore
Weiner, H. (1991): Auf dem Weg zu einem integrierten biomedizinischen Modell: Folgerungen für die Theorie der psychosomatischen Medizin. Psychoth. Psychosomatik Med Psychol 40, 81–101
Weinert, S. (2000): Sprach- und Gedächtnisprobleme dysphasisch-sprachgestörter Kinder: Sind rhythmisch-prosodische Defizite eine Ursache? In: Müller, K. & Aschersleben, G. (Hrsg.): Rhythmus, 255–283. Bern: Huber
Weinert, S. (1991): Spracherwerb und implizites Lernen. Bern: Huber
Weingarten, R. & Günther, H. (Hrsg.) (1998): Schriftspracherwerb. Hohengehren: Schneider
Weiss, D. (1967): Cluttering. Folia Phoniatrica 19, 233–263
Weiss, D. (1964): Cluttering. New York
Welling, A. (1998): Mehrsprachigkeit und Sprachheilpädagogik – die verhängnisvolle Geschichte einer Pathologisierung. In: Gogolin, I.; Graap, S. & List, G. (Hrsg.): Über Mehrsprachigkeit, 21–42. Tübingen: Stauffenberg
Welling, A. & Grümmer, C. (2000): Variabilität sprachlicher Bewusstheit und Heterogenität sprachlicher Erfahrung. In: Balhorn, H.; Giese, H. W. & Osburg, C.: Betrachtungen über Sprachbetrachtungen. Jahrbuch der DGLS, 154–165. Seelze: Kallmeyersche Verlagsbuchhandlung
Welzl-Müller, K. u. a. (1997): Optimierung des Hörscreenings mittels Transient evozierter otoakustischer Emissionen (TEOAE) bei Neugeborenen. HNO 45, 227–232
Wendeler, J. (1988): Psychologie des Down-Syndroms. Bern
Wendlandt, W. (2000): Sprachstörungen im Kindesalter. Materialien zu Früherkennung und Beratung. (4. überarb. Aufl.) Stuttgart
Wendlandt, W. (1994): Stottern ins Rollen bringen. Die Kiesel des Demosthenes. Köln: Bundesvereinigung Stotterer-Selbsthilfe
Wendlandt, W. (1992): Grundkenntnisse und Handlungshilfen für den Umgang mit zweisprachig aufwachsenden Kindern in der sprachtherapeutischen Praxis. Sprache – Stimme – Gehör 16, 43–47
Wendlandt, W. (1992): Non-Avoidance-Prinzipien in der Therapie des Stotterns. In: Grohnfeldt, M. (Hrsg.): Störungen der Redefähigkeit. Handbuch der Sprachtherapie, Band 5, 425–445. Berlin: Marhold
Wendlandt, W.; Möller, C. & Reschke, B. (1993): Ausländische Kinder und Jugendliche mit Störungen des Sprechens und der Sprache in Berlin (ehem. West) – Eine empirische Untersuchung. Sprache – Stimme – Gehör 2, 68–76
Wendler, J.; Rauhut, A. & Krüger, H. (1986): Classification of voice qualities, J. Phonet 14, 483–488
Wendler, J.; Seidner, W.; Kittel, G. & Eyshold, U. (1996): Lehrbuch der Phoniatrie und Pädaudiologie. 3. Aufl. Stuttgart: Thieme
Wetzel, J. (1999): Erfassung der Kommunikationsfähigkeit von Schülerinnen und Schülern einer Heim-Sonderschule für Geistigbehinderte. In: ISAAC (Hrsg.): Unterstützte Kommunikation mit nichtsprechenden Menschen, 159–172. Karlsruhe
WHO: ICIDH-2, http: //www.who int.1998

Wiesinger, P. (1993): Die Einteilung der deutschen Dialekte. In: Besch, W.; Knoop, U.; Putschke, W. & Wiegand, H. E.(Hrsg.): Dialektologie. Ein Handbuch zur deutschen und allgemeinen Dialektforschung, 807–900. Berlin
Wiig, E. H. & Semel, E. M. (1984): Language assessment and intervention for the learning disabled (2. Aufl.). Columbus: Merill
Wiig, E. H.; Semel, E. M. & Nystrom, L. (1982): Comparison of rapid naming abilities in language-learning disabled and academically achieving eight-year-olds. Language, Speech and Hearing Services in Schools 13, 11–22
Wilgermein, H. (1999): Assimilationen – Fehlender Wechsel von Artikulationsstellen. In: Hacker, D. & Wilgermein, H. (Hrsg.): Aussprachestörungen bei Kindern. München: Ernst Reinhardt
Wilken, E. (2000a): Ursachen und Ausprägungsgrade der geistigen Behinderung bei Schülerinnen und Schülern in Tagesbildungsstätten und Sonderschulen in Niedersachsen. Unveröff. Ergebnisse einer Befragung
Wilken, E. (2000b): Sprachförderung bei Kindern mit Down-Syndrom. 8. Aufl. Berlin: Edition Marhold
Wilken, E. (2000c): Sprechenlernen mit GuK (Gebärden-unterstützte Kommunikation). Lauf
Wilken, E. (1999): Möglichkeiten der Förderung von Kommunikation und Spracherwerb durch kooperatives Handeln und durch die Gebärden-unterstützte Kommunikation (GuK) bei Kleinkindern. In: ISAAC (Hrsg.): Unterstützte Kommunikation mit nichtsprechenden Menschen, 173–181. Karlsruhe
Wilken, E. (1982): Verstehst du mich? zusammen 7, 6–9
Wilkins, R. (1985): A comparison of elective mutism and emotional disorders in children. British Journal of Psychiatry 146, 198–203
Wimmer, J. & Hacker, D. (1999): Veränderung von Artikulationsart und Artikulationsort – Plosivierung und Velarisierung. In: Hacker, D. & Wilgermein, H. (Hrsg.): Aussprachestörungen bei Kindern. München: Ernst Reinhardt
Wirth, G. (2000): Sprachstörungen, Sprechstörungen, Kindliche Hörstörungen. Lehrbuch für Ärzte, Logopäden und Sprachheilpädagogen. Köln: Deutscher Ärzte Verlag
Wirth, G. (1994): Sprachstörungen – Sprechstörungen – Kindliche Hörstörungen. Lehrbuch für Ärzte, Logopäden und Sprachheilpädagogen. 4. überarb. Aufl. Köln
Wittgenstein, L. (1951): Logisch-philosophische Abhandlungen (zweisprachige Ausgabe). New York: Humanities Press
Wohlleben, U. (1994): Die orofaziale Regulationstherapie im Rahmen des Erlanger Konzeptes. Spaltträger Forum 6/1, 22–28
Wolf, M. & Obregûn, M. (1992): Early naming deficits, developmental dyslexia, and a specific deficit hypothesis. Brain and Language 42, 219–247
Wolf, M. & Segal, D. (1992): Word finding and reading in the developmental dyslexias. Topics in Language Disorders 13, 51–65
Woods, B. (1982): Acquired Childhood Aphasia. In: Kirshner, H. & Freeman (Hrsg): The Neurology of Aphasia, 163–173
Wulff, H. (1996): Zur Therapie bei Lippen-Kiefer-Gaumenspalten. In: Grohnfeldt, M. (Hrsg.): Handbuch der Sprachtherapie, Bd. 2: Störungen der Aussprache, 121–147. Berlin: Spiess
Wygotski, Lew S. (1964): Denken und Sprechen. Frankfurt a. M.: Fischer
Yairi, E. & Ambrose, N. G. (1999): Early childhood stuttering I: Persistency and recovery rates. Journal of Speech, Language, and Hearing Research 42, 1097–1112
Yesavage, J. (1983): Development and validation of a geriatric depression screening scale. J. psychiat. Res. 17, 37–49
Yorkston, K. M.; Beukelman, D. R.; Strand, E. A. & Bell, K. R. (1999): Management of motor speech disorders in children and adults. 2nd Ed. Austin, Texas: PRO-ED
Zellerhof, R. (1992): Sprachliche Abweichungen bei mehrsprachigen Schülern – erwartbare Schwierigkeiten oder Störungen? In: Vorderwülbecke, K. (Hrsg.):

Phonetik, Ausspracheschulung und Sprecherziehung im Bereich Deutsch als Fremdsprache, 157–163. Regensburg: Roderer

Zellerhof, R. (1989): Sprachstörungen bei Mehrsprachigkeit. In: Die Sprachheilarbeit 42, 181–183

Ziegler, W. (2001): Apraxia of speech is not a lexical disorder. Aphasiology, in press

Ziegler, W. (1998): Grundlagen der Dysarthrien. In: Ziegler, W.; Vogel, M.; Gröne, B. & Schröter-Morasch, H. (editors): Dysarthrie. Grundlagen, Diagnostik, Behandlungsverfahren. Stuttgart: Thieme

Ziegler, W. (1998): Grundlagen der Dysarthrien. In: Ziegler, W.; Vogel, M.; Gröne, B. & Schröter-Morasch, H.: Dysarthrie. Grundlagen – Diagnostik – Therapie, 1–25. Stuttgart, New York: Thieme

Ziegler, W. (1991): Sprechapraktische Störungen bei Aphasie. In: Blanken, G. (Hrsg.): Einführung in die linguistische Aphasiologie. Freiburg

Ziegler, W. & Cramon, D. Y. (1989): Die Sprechapraxie – eine apraktische Störung? Fortschritte der Neurologie und Psychiatrie 57, 198–204

Ziegler, W. & Hoole, P. (1989): A combined acoustic and perceptual analysis of the tense-lax opposition in aphasic vowel production. Aphasiology 3, 449–463

Ziegler, W. & Vogel, M. (1998): Diagnostik dysarthrischer Störungen. In: Ziegler, W.; Vogel, M.; Gröne, B. & Schröter-Morasch, H.: Dysarthrie. Grundlagen – Diagnostik – Therapie, 26–52. Stuttgart, New York: Thieme

Ziegler, W.; Vogel, M.; Gröne, B. & Schröter-Morasch, H. (1998): Dysarthrie. Grundlagen – Diagnostik – Therapie. Stuttgart, New York: Thieme

Zuckrigl, A. (1982): Sprachbehinderte, Kommunikation zwischen Partnern. Hrsg: Bundesarbeitsgemeinschaft „Hilfe für Behinderte e. V."

# Stichwortverzeichnis

# Autorenverzeichnis

Bartolome, Gudrun, Städtisches Krankenhaus Bogenhausen, Englschalkinger Str. 77, 81925 München
Baur, Simone, Dr. phil.; Heckscher Klinik für Kinder- und Jugendpsychiatrie (Außenstelle Solln), Wolfratshauser Str. 350, 81479 München
Coninx, Frans, Prof. Dr. ir.; Universität zu Köln, Klosterstr. 79b, 50931 Köln
Dannenbauer, Friedrich Michael, Dr. phil.; Ludwig-Maximilians-Universität München, Leopoldstr. 13, 80802 München
Giel, Barbara, Dr. päd.; Universität zu Köln, Klosterstr. 79b, 50931 Köln
Glück, Christian, Dr. phil.; Ludwig-Maximilians-Universität München, Leopoldstr. 13, 80802 München
Grohnfeldt, Manfred, Prof. Dr. phil.; Ludwig-Maximilians-Universität München, Leopoldstr. 13, 80802 München
Hacker, Detlef, Dipl. Psych.; Logopädische Lehranstalt, Klingenbergstr. 73a, 26133 Oldenburg
Hahn, Vevi, Dr. phil.; Steinkirchner Str. 28, 81475 München
Hochmuth, Marianne, Dr. phil.; Alt-Stralau 17, 10245 Berlin
Iven, Claudia, Dr. päd.; Am Spelzgarten 12, 50129 Bergheim-Glessen
Jedik, Lilli, Dipl. päd.; Am Braunsacker 16, 50765 Köln
Johannsen, Helge S., Prof. Dr. med.; Phoniatrische Ambulanz der Universität Ulm, Frauensteige 14a, 89075 Ulm
Kriebel, Reinholde, Dr. rer. nat.; Gelderland-Klinik, Clemensstr. 1, 47608 Geldern
Kürvers, Axel, Dr. päd.; Am Seeblick 17, 45259 Essen
Neumann, Sandra, Dipl. päd.; Offenbacher Str. 31, 14197 Berlin
Osburg, Claudia, Dr. phil.; Upp'n Kopp 22, 27356 Rotenburg
Schoor, Udo, Dipl.-Psych., Prof.; Pädagogische Hochschule Ludwigsburg (Außenstelle Reutlingen), Postfach 2344, 72713 Reutlingen
Schulte-Mäter, Anne, Dr. phil.; Kinderzentrum München, Heiglhofstr. 63, 81377 München
Schöler, Hermann, Prof. Dr. phil.; Pädagogische Hochschule Heidelberg, Keplerstr. 87, 69120 Heidelberg
Spiecker-Henke, Marianne, Dipl.-Logopädin; Hochschule für Musik, Dechanatstr. 13–15, 28195 Bremen
Steiner, Jürgen, Dr. päd.; Universität zu Köln, Klosterstr. 79b, 50931 Köln
Weikert, Kerstin, Dr. päd.; Uelpebergstr. 65, 51674 Wiehl
Wildegger-Lack, Elisabeth, Dr. phil.; Hochfeldweg 13, 82556 Fürstenfeldbruck
Wilgermein, Herbert, Sonderschulleiter; Gartenstr. 18, 83734 Hausham
Wilken, Etta, Prof. Dr. phil.; Universität Hannover, Bismarckstr. 2, 30173 Hannover
Ziegler, Wolfram, Dr. rer. nat.; Städtisches Krankenhaus München, EKN Entwicklungsgruppe Klinische Neuropsychologie, Dachauer Str. 164, 80992 München